Kohlhammer

Der Autor

Dr. med. Alexander Korte ist seit 2010 Leitender Oberarzt an der Klinik für Kinder- und Jugendpsychiatrie, Psychosomatik und Psychotherapie der Ludwig-Maximilians-Universität München. Nach seinem Medizinstudium und der Facharztausbildung an der Berliner Charité erwarb er einen Master of Arts in Psychoanalytischer Kulturwissenschaft an der International Psychoanalytic University Berlin. Er ist Autor zahlreicher Fachpublikationen und politischer Debattenbeiträge und diente als medizinischer Sachverständiger für den Deutschen Bundestag und den Deutschen Ethikrat. Seine Monografie über die Auswirkungen von Internet-Pornografie auf die psychosexuelle Entwicklung (2018) machte ihn auch als Buchautor bekannt. Dr. Korte kombiniert erfolgreich empirisch-sexualwissenschaftliche, entwicklungspsychologische, psychoanalytische und kulturwissenschaftliche Perspektiven. Er ist Vorstandsmitglied der Deutschen Gesellschaft für Sexualmedizin und Sexualpsychologie sowie Mitherausgeber der Zeitschrift Sexuologie.

Alexander Korte

Hinter dem Regenbogen

Entwicklungspsychiatrische, sexual- und kulturwissenschaftliche Überlegungen zur Genderdebatte und zum Phänomen der Geschlechtsdysphorie bei Minderjährigen

Verlag W. Kohlhammer

Umschlag:
Titel-Illustration: Stephan Reichenberger
Autorenfoto: © Christian Angerer

1. Auflage 2024

Gesamtherstellung: W. Kohlhammer GmbH, Stuttgart

Print: ISBN 978-3-17-045588-7

E-Book-Formate:
pdf: ISBN 978-3-17-045589-4
epub: ISBN 978-3-17-045590-0

Für Jadea, Joela und Leonor

„Eine natürliche Ordnung ist eine stabile Ordnung. Die Schwerkraft wird nicht mit einem Mal aufhören zu existieren, nur weil wir nicht mehr an sie glauben. Im Gegensatz dazu läuft eine erfundene Ordnung ständig Gefahr, in sich zusammenzufallen wie ein Kartenhaus, weil sie auf Mythen gebaut ist, und weil Mythen verschwinden, wenn niemand mehr an sie glaubt. Um eine erfundene Ordnung aufrechtzuerhalten, sind konstant große Anstrengungen erforderlich. Einige dieser Anstrengungen können durchaus die Form von Zwang und Gewalt annehmen."

Yuval Noah Harari, Eine kurze Geschichte der Menschheit (2011)

„Students who suppress a distinguished scholar's lecture because they disagree with her have no place in a university. […] Those who think it's nonsense are entitled to stay away. Or come and argue. They should not censor views they think are nonsense. […] A university is not a ‚safe space'. If you need a safe space, leave, go home, hug your teddy and suck your thumb until ready for university."

Clinton Richard Dawkins (2015)

„Es gibt kein richtiges Leben im falschen."

Theodor W. Adorno (1951)

Inhalt

Vorwort[1]

> *„There are few other areas of healthcare where professionals are so afraid to openly discuss their views, where people are vilified on social media, and where name-calling echoes the worst bullying behaviour. This must stop."*
>
> (Dr. Hilary Cass, April 2024)

Glauben heißt nicht wissen. Jungfrauengeburt? Wer's glaubt, wird selig. „Die Erde ist eine Scheibe". Das glauben immerhin noch die Flat Earth Society und Xavier Naidoo.[2] „Es gibt mehr als zwei biologische Geschlechter". Dieses jeden Haustierbesitzer oder Viehzüchter verstörende Glaubensbekenntnis hat gerade Konjunktur in der westlichen Welt der Genderreligionen. In allen drei Fällen kognitiver Dissonanz erscheint es müßig, als Wissenschaftler dagegen zu halten. Jeder möge nach seiner Façon selig werden. Pardon: jede*r. Dem wäre mit Kant einschränkend zu entgegnen, dass die Freiheit des Einzelnen dort endet, wo die Freiheit des Anderen beginnt. Auch und besonders die Freiheit von Forschung und Lehre.

Womit wir bei einem Kernthema dieses Buches sind. Es tritt ein für die Freiheit der Wissenschaft angesichts ihrer existenziellen Bedrohung durch aktivistische, politische, antiaufklärerische Bestrebungen mit dem Ziel, Gefühlen (endlich wieder) den Primat über Fakten einzuräumen. Konkret geht es hier u. a. um Transaktivismus, Pubertätsblockade für Minderjährige, beliebige Geschlechtseinträge mit jährlichem Verfallsdatum sowie um die mutwillige Beschädigung und ideologische „Instandbesetzung" unserer Sprache, auch der Wissenschaftssprache, zum Zwecke einer schönen neuen, also gendergerechten Wohlfühlwelt um den Preis der Wahrheitsfindung.

---

1 Möchte als Überblick über Zielsetzung und Zielgruppe dieses Buches (dringend) gelesen werden.

2 „Christen, die an einen Globus glauben, lesen am falschen Ende der Bibel." Telegram, https://t.me/s/Xavier_Naidoo?after=2405 (Letzter Aufruf dieser wie aller weiteren in diesem Buch aufgeführten Webseiten: 19.07.2024)

An wen richtet sich dieses Buch? Als Monografie zunächst an *ärztliches, psychologisches und (sozial-)pädagogisches Fachpublikum,* insbesondere Kinder- und Jugendmediziner, -Psychiater, -Psychologen und -Psychotherapeuten (beiderlei Geschlechts); naturgemäß auch an Weiterbildungskandidatinnen und -kandidaten sowie Studentinnen und Studenten der genannten Fächer, ferner die Fachkräfte der komplementären (Kreativ-)Therapieverfahren und der Krankenpflege. Ich stelle die aktuelle empirische Datenlage zusammenfassend dar und bringe meine langjährige klinisch-therapeutische und wissenschaftliche Expertise auf den Punkt, nicht zuletzt, um möglichst vielen verunsicherten Fachkollegen die immer wieder erbetene Beratung im breiteren Rahmen zugänglich zu machen.

Seit April 2024 machen der britische Cass-Report (Cass, 2024) und eine Studie der Mayo-Klinik (Murugesh et al., 2024) Schlagzeilen und in Fachkreisen Furore mit konkreten Hinweisen auf die evidente Gefahr gesundheitlicher Schäden des transaffirmativen Behandlungsmodells, das nicht nur die schnelle Bestätigung der Selbstaussage eines Kindes oder Jugendlichen über seine „Geschlechtsidentität“ festschreibt, sondern auch eine frühe soziale und medizinische Tansition durch Pubertätsblocker und Hormone vorsieht. Der fatale deutsche Sonderweg steht international in der Kritik und damit auch die fast zeitgleich zur Verabschiedung des „Selbstbestimmungsgesetzes“ präsentierte, unter Federführung der kinder- und jugendpsychiatrischen Fachgesellschaft erstellte AWMF-Leitlinie zur Diagnostik und Behandlung genderdysphorischer Kinder und Jugendlicher. Diese lange vorhersehbare und zuletzt auch hierzulande in heftigen Kontroversen unter Fachkollegen eskalierende Entwicklung und die daraus zu ziehenden Konsequenzen werden von mir in mehreren Kapiteln behandelt.

Andererseits versteht sich der vorliegende Text eben gerade nicht als ein ausschließlich medizinisches Fachbuch, sondern vielmehr als *fächerübergreifender Debattenbeitrag* zu aktuellen kulturellen, gesellschafts- und rechtspolitischen Fragen rund um das Thema Geschlecht. Damit erweitert sich der Adressatenkreis ganz erheblich, und zwar nicht nur um den medizinisch-psychologisch interessierten Laien, sondern auch um Angehörige weiterer Professionen, die im Kontext ihrer beruflichen Tätigkeit direkt oder mittelbar mit der Thematik beschäftigt sind, bspw. *Juristen, Soziologen, Sozialarbeiter, Lehrer, Medienschaffende, Politiker* u.v.m. Vorausgesetzt deren Interesse geht hinaus über eine nur oberflächliche

Befassung mit Fragen der geschlechtlichen Zugehörigkeit und den verschiedenen damit zusammenhängenden Aspekten resp. konkreten alltagsrelevanten Problemstellungen.

Eine nicht nur Experten dienliche, wissenschaftlich fundierte Monografie als *Handreichung für Wissenschaft, Politik und Öffentlichkeit* vorzulegen, erscheint mir angesichts der chaotisch und mitunter gezielt desinformierend verlaufenden Debatte überfällig. Im Zuge zahlloser Fachgespräche und öffentlicher Anhörungen als Sachverständiger – bei verschiedenen Ausschüssen oder Fachstellen diverser Landesministerien sowie des Deutschen Bundestags – ist mir überdeutlich geworden, dass bei vielen politischen Entscheidungsträgern Grundlagenwissen in dieser speziellen Thematik keineswegs vorausgesetzt werden kann. Vorhandene Wissenslücken schließen zu helfen und gerade Politiker für die potentiellen Negativfolgen von Fehlentscheidungen im Zuge bereits beschlossener (und geplanter) Gesetzesänderungen zu sensibilisieren, gehört zu den vorrangigen Anliegen des Buches. Dabei geht es mir insbesondere darum, die Möglichkeit einer Überwindung gegengeschlechtlicher Identifizierung speziell bei Minderjährigen aufzuzeigen und daraus Schlussfolgerungen zu ziehen hinsichtlich des geeigneten Zeitpunktes einer medizinischen, sozialen und juristischen Transition.

Bei aller fachlich begründeten Kritik an dem „transaffirmativen Modell" in der Behandlung von Minderjährigen mit geschlechtsbezogenem Identitäts- bzw. Altersrollenkonflikt möchte ich klarstellen: Dieses Buch ist keineswegs ein Plädoyer dafür, einsichts- und einwilligungsfähigen volljährigen Personen mit irreversibler transsexueller Entwicklung (i.e. Geschlechtsdysphorie vom transsexuellen Typus) den Weg einer körpermodifizierenden Behandlung und einer juristischen Transition (Vornamens-/Personenstandsänderung) zu verstellen und zu verwehren. Jedoch bin ich der festen Überzeugung, dass nicht alles, was bei Erwachsenen mit abgeschlossener psychosexueller Entwicklung und anhaltendem genderdysphorischen Empfinden medizinisch, ethisch und rechtlich vertretbar erscheint, umstandslos auf Kinder und Jugendliche übertragen werden kann. Mit dieser Position stehe ich keineswegs allein. Ich darf nicht nur den Anspruch erheben, stellvertretend für meine sexualwissenschaftliche Fachgesellschaft sowie eine wachsende Zahl besorgter Kinder- und Jugendlichen-Psychotherapeuten zu sprechen; meine differenzierte Sicht wird auch geteilt von feministischen Wortführerinnen (Schwarzer und Louis, 2022; Stock, 2021), die dem Kinderschutz offensichtlich eine größere Bedeutung bemessen als so mancher Fachmediziner.

Es gibt noch eine weitere Zielgruppe für mich, wenngleich diese aufgrund des Fachbuchcharakters dieser Monografie nicht primärer Adressat sein kann. In den vergangenen Jahren bin ich im Rahmen meiner ärztlichen Tätigkeit von Hunderten von *Eltern betroffener Kinder* mit Auffälligkeiten der psychosexuellen Entwicklung und geschlechtsbezogenem Identitätskonflikt wiederholt um konkrete Literaturempfehlungen gebeten worden, zum Nachlesen als Orientierungshilfe und zur vertiefenden Auseinandersetzung mit dem Thema „Geschlechtsidentität". Als Arzt und Psychotherapeut mit klinischem Schwerpunkt noch in einem ganz anderen Bereich, nämlich der Diagnostik und Behandlung von anorektischen Essstörungen, arbeite ich seit über zwei Jahrzehnten intensiv mit Eltern, deren Bildungsniveau und Interesse an einem theoretischen Wissenszuwachs bezüglich der Erkrankung ihres Kindes gemeinhin als überdurchschnittlich gilt. Die vielfach noch größere Bereitschaft eines Großteils der Eltern von Minderjährigen mit Geschlechtsdysphorie, Expertise zu erwerben in Fragen der Entwicklungsabweichung ihres Kindes, um Ärzten unter Zeit- und Entscheidungszwängen, wenn schon nicht mit besseren Antworten, so zumindest mit besseren (Rück-)Fragen entgegnen zu können, hat selbst mich überrascht und nachhaltig beeindruckt.

Dabei fühlen sich (längst nicht nur) Eltern allein durch die neue Unübersichtlichkeit der Definitionen, Begriffe und Abkürzungen erschlagen: gender identity, gender dysphoria, gender incongruence, transgender/cis-gender, non binary, LGBT, LGBTQ, LGBTQ+, LSBT, LSBTI, LSBTIQ, FLTI (Frauen, Lesben, Trans*, Inter*), FINTA (Frauen, Intergeschlechtliche, Nichtbinäre, Transgender- und Agender-Personen), gender-queer, demi-gender, pan-gender, non-gender, fluide Geschlechtsidentität u. v. m. Eltern verstehen angesichts dieser babylonischen Sprachverwirrung meist nur noch „trans" und fühlen sich den daraus (von wem auch immer) abgeleiteten Diagnose-, Therapie- oder sonstigen Handlungsvorschlägen hilflos ausgeliefert. Mehrheitlich sind diese Eltern sich der überaus großen Verantwortung bewusst, Entscheidungen zu treffen und ihre Zustimmung zu erteilen zu möglichen medizinischen und/oder juristischen Maßnahmen, deren Folgen und langfristige Konsequenzen derart fundamental den Lebensverlauf ihres Kindes beeinflussen werden. Viele von ihnen beschäftigen sich nicht nur mit der eigenen familiären Situation, sondern auch intensiv mit den gesellschafts-, rechts- und kulturpolitischen Realitäten und haben ein starkes Interesse, ihre Sichtweise und persönliche Erfahrung in die politische Debatte einzubringen. Zugleich sehen sie sich mit dem Problem konfrontiert, dass öffentliche Auftritte die Konflikte in der Familie verschärfen können.

Der Wunsch dieser ratsuchenden, von der Situation nicht selten überforderten Eltern nach einer *systematischen Übersicht* war eine wichtige Triebfeder für mein Vorhaben, meinen fachlichen Erörterungen jeweils möglichst allgemein verständliche Zusammenfassungen des aktuellen Forschungsstands voranzustellen und zugleich eine kritische kultursoziologische Reflexion des infolge von Begriffsverwirrung bisweilen kaum noch nachvollziehbaren Fachdiskurses zu versuchen. Motiviert wurde ich hierzu auch durch den im Laufe der Jahre intensiver gewordenen Kontakt zu zwei Eltern-Selbsthilfe-Initiativen, „Parents-of-Rapid-Onset-Gender-Dysphoria-Kids (POROGD)“ und „Trans-Teen-Sorge-berechtigt (TTSB)“,[3] die sich nicht erst seit der Verabschiedung des „Selbstbestimmungsgesetzes“ der Ampelregierung, sondern seit vielen Jahren schon kritisch mit dem gender-affirmativen, d. h. den Trans-Wunsch ihrer pubertierenden (oder bereits adoleszenten) Kinder nicht mehr hinterfragenden Ansatz auseinandersetzen.

Der für dieses Buch bewusst gewählte Verzicht auf eine ausschließlich klinische Perspektive zugunsten eines Mehr-Ebenen-Ansatzes, der sich durch ein Nebeneinander von empirisch-wissenschaftlichen, entwicklungspsychologischen, psychoanalytischen und kultursoziologischen Verständniszugängen auszeichnet, birgt m. E. folgenden Vorteil: die Ermöglichung einer bislang unerreichten (wenn auch vorläufigen) Kontextualisierung in einen übergeordneten gesellschaftlichen Gesamtzusammenhang.[4] Hiervon erhoffe ich mir unter anderem, dass die Frage nach der ethischen Legitimation, gesunde kindliche bzw. jugendliche Körper einer derart einschneidenden Behandlung wie der Pubertätsblockade zu unterziehen, in neuem Licht erscheinen und die Medizin zur Wissenschaftlichkeit zurückkehren möge. Hierzu ist dieses Buch mein Beitrag.

---

3 parentsofrogdkids.com; transteens-sorge-berechtigt.net

4 Ich knüpfe damit an die Erfahrungen und das überaus positive Feedback auf mein erstes, 2018 im Psychosozial-Verlag erschienene Buch zu einem gesellschaftlich vergleichbar kontrovers diskutierten Thema an – die Auswirkungen von Internet-Pornografie auf die psychosexuelle Entwicklung und Paarsexualität –, das einem ähnlichen Konzept folgt.

Anspruch und Umfang der Kapitel variieren wegen der Komplexität des jeweiligen Themas. Mit Rücksicht auf Benutzbarkeit auch für interressierte Laien finden sich zu Kapitelbeginn jeweils Synopsen der Kernaussagen und am Ende des Buches ein Sachwortverzeichnis. Die zahlreichen Querverweise (▶) sollen die Orientierung erleichtern und das schnelle Auffinden relevanter Teilaspekte in anderen Kapiteln ermöglichen. Ich empfehle das Buch in der vorgegebenen Reihenfolge zu lesen. Da es sich aber auch an ein interdisziplinäres Fachpublikum richtet und manche vertiefenden Analysen enthält, ist selektive Lektüre ebenfalls möglich.

1 Einleitung – Anlass, Anspruch und Ambition dieses Buches

1.1 Hintergrund – Identitätspolitische Großwetterlage und aktuelle Fachdebatte

Nach monatelangen Geburtswehen hat die bundesdeutsche Ampelkoalition im April 2024 ihr umstrittenes „Selbstbestimmungsgesetz" (SBGG, ▶ Kap. 4.5) entbunden, dessen frühe Ultraschallbilder bereits Anlass zu höchster Besorgnis gaben, und das nun, *in corpore* vorliegend, noch nicht einmal bei den leiblichen Eltern (um die neuerdings fast schon gecancelten Fachausdrücke „Mütter" und „Väter" mitfühlend zu umgehen) vorbehaltloses Entzücken auslöst. Patenschaft des SBGG übernahm rechtzeitig eine neue Leitlinie des federführenden Fachverbandes der kinderpsychiatrischen (also auch meiner) Zunft, über die später noch mit einiger Zerknirschung zu reden sein wird (▶ Kap. 8.4.4). Dieses hässliche Kind, das hier in die Welt gestoßen wurde und an dem entgegen der zunächst ausdrücklichen Direktive seiner deutschen Erzeuger nun schon seit Monaten im Brutkasten der „Nachkonsentierung" herumgedoktert, genauer: herumprofessert wird, hat eine längere Vorgeschichte. Die sei hier kurz geschildert.

Rückblende ins Jahr 2021, vielleicht auch bereits früher, eine exakte zeitliche Einordnung ist schwierig: Das mediale Sturmtief der Berichterstattung über den lange von interessierter Seite hartnäckig geleugneten, explosionsartigen *Zuwachs vermeintlicher „trans-kids"*, einschließlich Enthüllung skandalträchtiger Vorkommnisse eines vorschnellen Einsatzes von Pubertätsblockern zur „geschlechtsaffirmativen" Behandlung dieser Kinder in der Londoner Tavistock-Klinik (▶ Kap. 8.4.2), war von den britischen Inseln über den Ärmelkanal ostwärts gezogen und hatte endlich auch Deutschland erreicht. Dies galt zugleich für die ideologisch aufgeladene Debatte um „Transrechte", konkret die Idee eines uneingeschränkten, nicht weiter zu hinterfragenden geschlechtsbezogenen „Selbstbestimmungsrechts" (self identification). Diese Idee propagiert das subjektive

Identitätsempfinden einer Person als fortan allein ausschlaggebend für deren Geschlechtskategorisierung und Eintragung im offiziellen Personenstandsregister.

Zu diesem Zeitpunkt war eine von Transaktivisten im Vereinten Königreich lancierte gesetzliche Neuregelung, die genau dies vorsah und schon seit Jahren für politische Auseinandersetzungen und Diskussionen vor allem innerhalb der Frauenrechtsbewegung sorgte, im englischen Parlament schon längst wieder vom Tisch – ungeachtet der identitätspolitischen Großwetterlage.[5] Doch die Katze war aus dem Sack. Zweigeschlechtlichkeit und deren einstige biologische und kulturelle Selbstverständlichkeit in Frage zu stellen trendete auch bei uns. Die Mär von der „Vielfalt der Geschlechter" wurde zum Mantra sich endlich voll aufgeklärt, wenn nicht gar erleuchtet wähnender Kreise. Wissenschaftlich legitimierte Identitäts-Avangardisten wandten das *zur Staatsräson erhobene Diversitätsdogma* an auf Fragen des Geschlechts und propagierten fortan die Überzeugung, ein/e jede/r könne das Geschlecht frei wählen, unabhängig von der Biologie. Die Forderungen nach frühzeitiger medizinischer wie juristischer Weichenstellung im Falle geschlechtsinkongruenten Erlebens, vorzunehmen bereits im Kindes-, spätestens im Jugendalter, erschienen dabei als das Nonplusultra.

Eine Debatte brach los über die *Binarität der Geschlechter*. Christoph Türcke spricht treffend von einem regelrechten „Feldzug gegen die Binarität (Türcke, 2022). Bisher unumstrittenes naturwissenschaftliches Faktum, wurde sie nun nicht mehr nur in akademischen Zirkeln und im „woken" subkulturellen Milieu hinterfragt, sondern begann zunehmend auch in der viel beschworenen Mitte der Gesellschaft herumzugendern, als gäbe es derzeit einen Mangel an weltbewegenden Themen. Etwas Grundlegendes schien im Gange – womöglich eine „neo"-sexuelle Revolution mit Ausweitung der Kampfzone (▶ Kap. 10.6): jederzeit erregungsbereit für weitere Eskalationsstufen. Umfragen zufolge vertrete mittlerweile angeblich rund die Hälfte der Bevölkerung die Auffassung, es gebe mehr als zwei Geschlechter. Klinisch relevante, mit Leidensdruck einhergehende, genau deshalb bislang als krankheitswertig eingestufte Normabweichungen der

5 In England gilt weiterhin die Regelung des *Gender Recognition Act* aus dem Jahr 2004: Erwachsene Transsexuelle dürfen ihren Geschlechtseintrag ändern, sofern sie medizinisch bestätigt unter Genderdysphorie leiden, zwei Jahre im anderen Geschlecht gelebt haben und beabsichtigen, das für den Rest ihres Lebens zu tun.

geschlechtlichen Identitätsentwicklung[6] wurden ebenso wie funktionsbeeinträchtigende Störungen der somato-sexuellen Differenzierung (▶ Kap. 3.2.3), also der *körperlichen* Geschlechtsentwicklung,[7] in biologisch-sexuelle „Diversitäten" oder Normvarianten umgedeutet. Und wer im Dickicht der Halbwahrheiten „Moment mal, Kollegen!" rief oder gar „Achtung, fake news!", fand sich unversehens abgedrängt in die Nachbarschaft rechtsextremer Populisten.

„Gebärende" oder „entbindende Person"[8] statt Mutter, „chest-feeding" statt breast-feeding,[9] „human milk" statt breast milk, Penisträgerin mit Stehpissoir-Privileg,[10] Eunuch als eigene Geschlechtsdiversifikation[11] – kein Tag, an dem das „woke" Gendertainment nicht um weitere Stil(l)blüten bereichert wurde. Die „von außen zugewiesene Geschlechtszugehörigkeit" sei lediglich als normativer Einordnungsversuch in ein Spektrum zu begreifen, als individueller Wert auf einer gedachten psychosozialen Männlichkeits-Weiblichkeits-Skala. Im Übrigen sei (auch) das biologische Geschlecht ohnehin nur ein soziales Konstrukt, hieß es (▶ Kap. 4.1). Die einstmals fixen Kategorien von männlich und weiblich, sie schienen plötzlich hinfällig, zeithistorisch überholt, von gestern. Der Selbstidentifikations-Marsch durch die Illusionen führte in immer neue Höhen, 2024 sogar bis auf den Olymp des „Eurovision Song Contest", als dort der „nonbinäre" Schweizer (mit Berliner Wohnsitz) Nemo sein Siegerlied in die Welt schrie: *„Now I found paradise / I broke the code / Oh, Oh, Oh!"* Vor dem Auftritt hatte Nemo sich noch schnell mit Anti-Israel-Demonstranten solidarisiert. Wenn schon den Code brechen, dann auf ganzer Linie, sozusagen „from the river to the sea". *„Welcome*

6 Geschlechtsinkongruenz/-dysphorie, Transsexualität – die notwendige Begriffsdifferenzierung erfolgt später.

7 „Intersexualität" – ist von „Transsexualität" zu unterscheiden, worauf ausführlich eingegangen wird.

8 „Entbindende Person" ist besonders kurios, denn das ist eigentlich der oder die Geburtshelfer/in.

9 https://www.thetimes.co.uk/article/breastfeeding-is-now-chestfeeding-why-are-the-language-police-trying-to-wipe-out-women-wfqmws0j0

10 https://www.parlament-berlin.de/ados/19/IIIPlen/protokoll/plen19-044-pp.pdf – in einer Planarsitzung des Berliner Abgeordnetenhauses (07.03.2024) beklagt die Abgeordnete Katalina Glennburg: „Wieso haben Penisträger und Penisträgerinnen in dieser Stadt einen privilegierten Zugang zu Stehpissoirs und Sitzpinklerinnen und Sitzpinkler haben diesen privilegierten Zugang nicht, […]?" (Plenarprotokoll 19/44, S. 4122)

11 https://www.wpath.org/soc8

to the show / Let everybody know / I'm done playing the game / I'll break out of the chains". Richtungsweisend voll auf die Zwölf sang bereits 2012 der binäre Flatearther und gesicherte Antisemit Xavier Naidoo: „*Baron Totschild gibt den Ton an und er scheißt auf euch Gockel / Der Schmock ist'n Fuchs und ihr seid nur Trottel.*"[12] Oh, oh, oh! Auch über die geistigen Mütter und Väter solcher paradoxen Interventionen wird später zu reden sein in diesem Buch (▶ Kap. 4.3).

Dass die in Umlauf gebrachte These, es gäbe mehr als zwei Geschlechter, aus Sicht einer dem kritischen Rationalismus verpflichteten Wissenschaft haltlos ist, ja kaum mehr als eine ideologisch-politisch motivierte, obendrein verstörend kreationistisch anmutende Theorie, phylogenetisch, ontogenetisch und empirisch problemlos widerlegbar (▶ Kap. 3.2), tat dem Ganzen keinen Abbruch. Weder im Netz noch im Feuilleton taugen solche Naturgesetze noch als Clickbait. Daran ändert auch das Argument nichts, dass es in der Welt des Organisch-Lebendigen keine biologischen Prozesse gibt – niemals und nirgends –, zu deren Erklärung weitere Geschlechter notwendig wären oder die eine Einführung weiterer Geschlechtsbegriffe rechtfertigen könnten.

1.2 Begriffsverwirrung, Bedeutungsverschiebung, Deutungshoheit – und „Recht auf Irrtum"

Weder im Diskurs über die postulierte „Geschlechtervielfalt", noch im Rahmen der parteienübergreifend geführten politischen Diskussion über eine Reform des Transsexuellengesetzes und dessen Ersetzung durch das „Selbstbestimmungsgesetz" (▶ Kap. 4.5) – die Debatte trat nach der Verabschiedung des Gesetzes in eine neue, noch vehementere Phase (hierin der bedingten Cannabisfreigabe nicht unähnlich) – nahmen und nehmen es die Diskutanten sonderlich genau mit Begrifflichkeiten. Allem voran mit der Unterscheidung zwischen biologischem Geschlecht (englisch: „sex") und der sozialen Geschlechtsrolle („gender") oder

12 https://www.bundesverfassungsgericht.de/SharedDocs/Pressemitteilungen/DE/2021/bvg21-108.html

überhaupt mit einer präzisen, allseits verbindlichen Definition von „Geschlecht" (► Kap. 3.1). Schlimmer noch: Diese notwendige und hinreichende Übereinkunft – im wissenschaftlichen Disput ebenso wie in politischen Debatten unverzichtbar zur Verständigung darüber, worüber denn überhaupt gesprochen und gestritten wird, die Festlegung also, was unter den Begriff fällt –, sie gilt vielen als überflüssig und einengend, sei doch das Geschlecht selbst flüssig („fluide") geworden. In jeglicher Hinsicht, juristisch wie medizinisch, ist „Selbstbestimmung" das neue Maß aller Dinge. Wissenschaftliche Genauigkeit wird in arroganter Selbstgerechtigkeit als transphobe Schamhaarspalterei denunziert.

Im Zuge systematischer Begriffsverwirrung und der dadurch beförderten Bedeutungsverschiebung wurde die Diskussion um Geschlechtsidentität/Transsexualität schrittweise aus dem medizinischen Kontext herausgelöst und zu einer Frage der Menschenrechte deklariert. Die bis dato selbstverständliche Orientierung an wissenschaftlichen Tatsachen (oder auch nur an trivialen Bäh-Maßstäben wie gesunder Menschenverstand und Alltagserfahrung) gilt zunehmend als verachtungswürdige Konvention und unzumutbares Korsett, das aufzubrechen und durch neue, „queere" Freiheitsgrade zu ersetzen sei. Dass man damit keineswegs das Paradies der Freiheit betritt, sondern sich einem geradezu erschreckenden Neokonformismus unterwirft, fällt im kollektiven Freudentaumel über die vermeintlich hinzugewonnene Buntheit und Vielfalt nicht weiter auf. Auch, dass für die Grenzüberschreitungen eines beispiellosen *medizinischen Machbarkeitswahns* nicht nur Erwachsene als kassenfinanzierte Versuchskaninchen herhalten sollen, sondern tausende von identitätsverlorenen Kindern und Pubertierenden, erscheint sub specie diversitatis schon in Ordnung. Vorsorglich gelte auch für die ärztlich-wissenschaftliche Off-label-Avantgarde, so stand zu lesen, „ein Recht auf Irrtum".[13] Dieses Recht wird sie bald geltend machen müssen.

Bereits jetzt wird deutlich, es geht in diesem Buch um mehrerlei: Die Auseinandersetzung mit dem Betrachtungsgegenstand „Geschlecht" führt den sexualwissenschaftlich, -pädagogisch oder -psychotherapeutisch Tätigen unvermeidlich auf ganz unterschiedliche Diskursebenen und zugleich auf politisch umkämpftes

13 https://taz.de/Geschlechtsidentitaet-von-Minderjaehrigen/!599929; https://www.nzz.ch/wissenschaft/pubertaetsblocker-pionierlaender-rudern-zurueck-die-deutschsprachigen-laender-schraenken-die-nutzung-nicht-ein-ld.1823216

Terrain. Berührt der Themenkomplex doch gleich mehrere, aktuelle und anhaltend kontrovers ausgetragene (Teil-)Debatten, die in Summe einen formidablen Kulturkampf provoziert haben bzw. sich als solcher eitel aufplustern. Die Diskussionen um „Geschlecht" und „das Sexuelle" sind hoch emotionalisiert, oft extrem polarisiert, und der Kampf um die Deutungshoheit wird allenthalben unerbittlich geführt. Dies mag vielleicht immer schon der Fall gewesen sein. Neu ist jedoch, dass Fragen zum Geschlecht und dessen vermeintliche Disponierbarkeit im Vergleich zu früher verstärkt auch im klinischen und schulischen Alltag auftauchen und verhandelt werden. Unweigerlich gerät man als Mediziner, Psychologe, (Sozial-)Pädagoge oder Angehöriger sonstiger Heil- und Erziehungsberufe in verschiedenste Spannungsfelder, auch zwischen die Fronten und auf ideologisch vermintes Gelände. Sich dort zurechtzufinden und die drohende Überforderung abzuwehren, führt geradewegs ins Dilemma: Einerseits fühlt man sich dem eigenen Anspruch verpflichtet, die Anliegen und das Vertrauen von Patienten ernst zu nehmen. Andererseits ist es ärztliche Pflicht, professionsimmanente, wissenschaftstheoretische und medizinethische Grundüberzeugungen gegen zeitgeistige Trends und pseudophilosophische Irrlehren zu verteidigen.

Nicht wenige meiner Kollegen an den Universitäten, in Versorgungskliniken und sozialpsychiatrischen und psychotherapeutischen Praxen verharren derweil in sprachloser Schutz- und Trutzhaltung. Verschreckt von Vernichtungsrufen aktivistischer pressure groups warteten sie auf die Ruhe nach dem Shitstorm, darauf hoffend, dass in deutschen Kliniken und Gender-Sprechstunden keine Suppe so heiß gelöffelt wird, wie von vielen hitzigen Köchen eingebrockt. Ruhe als erste Therapeutenpflicht? Der Eid des Hippokrates verpflichtet zur Verschwiegenheit über den Namen des Patienten, nicht zum Schweigen über gefährliche Experimente am leidenden Subjekt. Gerade wenn es um Kinder und Jugendliche geht, ist es unsere ärztliche Pflicht, über den Preis der Freiheit, wie manche Politiker und Ärzte sie meinen, laut und deutlich zu reden. In England tat dies die – in Anerkennung ihrer parteiunabhängigen Arbeit zwischenzeitlich ins House of Lords berufene – Kinderärztin Hilary Cass mit ihrem grundstürzenden Report über unverantwortliche Praktiken in der pädiatrischen „Gender-Medizin" (Cass, 2024).[14] In Deutschland legten kurze Zeit später 15 Hochschullehrer für Kinder-

14 https://cass.independent-review.uk/home/publications/final-report/

und Jugendpsychiatrie,[15] gefolgt von einer Zweidrittelmehrheit der Deligierten des 128. Deutschen Ärztetages,[16] ihr lautstarkes Veto ein gegen die neue Leitlinie unserer Fachgesellschaften (▶ Kap. 8.4.4). Spät, sehr spät, zu spät? Das führt zur Frage, was diese Monografie leisten kann und möchte.

1.3 Zwei Perspektiven – Wissenschaftliche Monografie und politischer Debattenbeitrag

Anspruch und Intention des Buches ist es, dem Leser einen umfassenden Überblick über die Vielschichtigkeit der Diskurse über Geschlecht zu verschaffen, inklusive eines tieferen Verständnisses der gegenwärtigen gesellschaftlichen, politischen und kulturellen Rahmenbedingen (▶ Kap. 4 u. ▶ Kap. 10), inmitten derer die Debatte in all ihren Facetten geführt wird, und Einflussfaktoren, die maßgeblich für die Zunahme geschlechtsbezogener Identitätskonflikte und Wünsche nach „Geschlechtswechsel“ verantwortlich sein dürften. Es geht also um weit mehr als nur die faktenbasierte Darstellung eines vor allem unter Minderjährigen grassierenden, neu ge-framten klinischen Phänomens. Was früher als „Geschlechtsidentitäts*störung*“ zu bezeichnen legitim war, wurde im Zuge einer aus Medizinersicht kritikwürdigen Entpathologisierungsdebatte (▶ Kap. 4.6) und erfolgreichen Einflussnahme von pressure groups umbenannt in „Geschlechtsdysphorie“ (DSM-5)[17] bzw. „Geschlechtsinkongruenz“ (ICD-11).[18] (▶ Kap. 3.5)

Es geht um den *Versuch einer gesellschaftlichen Einordnung* des Wandels von Anschauungen und Meinungen, inklusive kritischer Analyse der veränderten

---

15 https://www.aerzteblatt.de/nachrichten/151017/eschlechtsdysphorie-Jugendpsychiater-kritisieren-Leitlinienentwurf; https://www.welt.de/gesundheit/article251196828/Behandlungsleitlinie-fuer-Trans-Kinder-Jugendpsychiater-schlagen-Alarm.html

16 https://128daet.baek.de/data/media/Blc48.pdf

17 DSM-5: Diagnostic-statistical Manual der American Psychiatrisch Association (APA), 5. Auflage;

18 ICD-11: International Classification of Diseases der World Health Organization (WHO), 11. Auflage

kulturellen Deutungsmuster und Bewertungsperspektiven im Zusammenhang mit den vielfältigen Fragen rund um das Thema Geschlecht und geschlechtliche Identität. Um das Bemühen, Antworten zu finden auf die Frage, wie es soweit kommen konnte, dass die Diskussionen über Geschlecht im Allgemeinen und Transgeschlechtlichkeit im Speziellen allzu oft einseitig, häufig erschreckend unwissenschaftlich geführt wird: verkürzt, ohne ausreichende Sachkenntnis, mutwillig naiv und aus genau diesen Gründen letztlich für alle Diskursbeteiligten nicht gewinnbringend, geschweige zielführend für Patienten und ihre Belange. Und durch den oftmals rein politisch-ideologisch motivierten, polarisierenden und aggressiven Modus alles andere als hilfreich für mitunter höchst verzweifelte Eltern betroffener Kinder. Eltern, die sich ohnehin schon großen inneren Zerreißproben und quälenden Gewissensentscheidungen ausgesetzt sehen.

Ein wichtiges, jedoch nicht das alleinige Ziel ist, die drastische Zunahme der Inanspruchnahme einschlägiger Beratungs- und Behandlungsangebote, vor allem die in den letzten Jahren sprunghaft angestiegene Zahl von sog. „geschlechtsangleichenden“,[19] entwicklungs- und körperverändernden Behandlungen im Kindes- und Jugendalter aus (jugend-)psychiatrischer, sexualtherapeutischer sowie aus kulturwissenschaftlich-soziologischer Perspektive kritisch zu reflektieren und nach möglichen Erklärungen für die demografischen Verschiebungen zu suchen, insbesondere die beobachteten Veränderungen der Sex-Ratio, also des Verhältnisses von betroffenen weiblichen zu männlichen minderjährigen Patienten (► Kap. 2).[20] Dazu wird, anknüpfend an bisherige Erklärungsversuche in früheren Veröffentlichungen (Korte et al. 2008, 2017, 2021; Korte 2022a), die rasante, aus feministischer, entwicklungspsychiatrischer und psychodynamisch-therapeu-

19 Oft wird noch immer der Begriff „Geschlechtsumwandlung“ verwendet. Eine „Umwandlung“ des Geschlechts ist jedoch, anders als der Wechsel der sozialen Geschlechtsrolle und die Durchführung körperverändernder Maßnahmen zur Annäherung des äußeren Erscheinungsbildes an das subjektive geschlechtsbezogene Identitätsempfinden, ein Ding der Unmöglichkeit. Im Folgenden wird auch der Begriff „Geschlechtsangleichung“, der die komplikationsanfällige medizinische Transitionsbehandlung euphemistisch beschreibt, nur in Anführungsstrichen verwendet.

20 Die ausführliche Übersicht zur Epidemiologie, die naturgemäß aufgrund der vielen Zahlen etwas trocken wirkt (nur Gesundheitsminister Karl Lauterbach schätzt bekanntlich solche Bettlektüre), wurde bewusst als Kapitel 2 vorangestellt. Sie fasst die Ausgangs- und Faktenlage zusammen, um die die Fachwelt nicht länger herumschleichen kann. Auf die dadurch aufgeworfenen Fragen gilt es, Antworten und schlüssige Erklärungen zu liefern.

tischer Sicht höchst besorgniserregende, unverständlicherweise von manchen Fachkollegen ausschließlich positiv bewertete Entwicklung aus verschiedenen Blickwinkeln betrachtet. Auf Seiten der Leser erfordert dies eine Bereitschaft und Offenheit, sich auf die Sicht- und Denkweisen höchst unterschiedlicher „Wissenschaftskulturen“, also eine *fächerübergreifende Betrachtung* des komplexen Themas und auf die damit verbundenen, speziellen Herausforderungen einzulassen. Kurzum: die Zusammenführung sehr differenter Perspektiven.

Der Streitgegenstand Geschlecht und sein allgegenwärtiger Missbrauch im politischen Diskurs machen es unvermeidlich, dass sich dieses Buch auch als wissenschaftlicher, kritischer *Beitrag zur politischen Debatte um „geschlechtliche Selbstbestimmung“* versteht (► Kap. 4.4 u. ► Kap. 4.5). Es ist eine Antwort auf die lautstarke Forderung nach deren kompromissloser Umsetzung unter kompletter Ausblendung der Folgen für Minderjährige und deren Familien. Eine Antwort auch auf die Vernachlässigung gleichstellungspolitischer Perspektiven und auf die Marginalisierung von Rechtsansprüchen, die über Jahrzehnte von engagierten Feministinnen hart erkämpft wurden und an weibliche Geschlechtszugehörigkeit geknüpft sind: Solcher „Fortschritt“ ist unvereinbar mit der Wahrung von Frauen- und Kinderinteressen (Schwarzer und Louis, 2022; Stock, 2021)! Kritik an der nun erfolgten Gesetzesänderung wurde und wird verständlicherweise am deutlichsten von Feministinnen formuliert (► Kap. 4.2). Diese widersprechen am energischsten der kruden Transaktivisten-Conclusio, dass sich fortan alles Materielle, auch die Körpernatur von Geschlecht, in einem „mehrdimensionalen Kontinuum“ verflüchtigen möge und werde.

Aus „Ich denke, also bin ich“ wurde der neue kategorische Imperativ „Ich fühle, also bin ich, also fühle gefälligst auch du, was ich fühle!“. Triggerwarnung: Wer sich nur auf sein Gefühl verlässt, möge die Lektüre des Buches spätestens hier einstellen. Wissenschaft im Safe-Space-Modus ist ein Widerspruch in sich.

1.4 Exkurs: Krieg der Sternchen – Der Sprechakt in Zeiten des Kulturkampfes

Ein kurzer Exkurs in die Linguistik führt zu der wenig überraschenden Erkenntnis: Bei Betrachtung der Argumente, die im Rahmen des Streits um eine geschlechterneutrale Verwendung von Sprache vorgebracht werden, stößt man auf das gleiche *basale Missverständnis über „Sex" und „Gender"* sowie auf die bereits kurz angerissene, jede sachliche Diskussion nachhaltig erschwerende *Unschärfe bei der Begriffsverwendung*. Wenig überraschend deshalb, weil beide Diskurse – die Gender-Debatte und die anhaltende Kontroverse über „geschlechtergerechte" Sprache – aus demselben ideengeschichtlichen Schoß gekrochen und untrennbar miteinander verknüpft sind. Dies soll im Folgenden genauer erläutert werden.

1.4.1 Erstes Opfer: unsere Sprache. Generisches Maskulinum kennt kein Geschlecht

Die eigentlichen Probleme heißen auch hier mangelndes Bewusstsein und aktivistische Leugnung der Fakten. Nämlich, dass „Genus" (= grammatikalisches Geschlecht)[21] und „Sexus" (= biologisches Geschlecht) zwei verschiedene Dinge sind – so wie „Sex" und „Gender".[22] Hinzu kommt ein eklatantes Unverständnis für die grammatische Kategorie des generischen Maskulinums. Der Sprachwissenschaftler Peter Eisenberg, ehemaliges Mitglied im deutschen Rechtschreibrat und ein scharf(sinnig)er Kritiker des Sprachgenderns, hat klargestellt, dass die daraus resultierende semantische Charakterisierung des generischen Maskulinums „Frauen sind mitgemeint" inkorrekt und sprachlogisch unsinnig ist, denn „Frauen sind *gar nicht gemeint*, ebenso wenig wie Männer oder Geschlechtsidentitäten jenseits der binären Norm" (Eisenberg, 2018; Kursivsetzung AK). In der Verwendung im Plural (z. B. Ärzte, Psychologen, Lehrer) ist das generische

21 Ein Genus (Maskulinum, Femininum oder Neutrum) haben in der deutschen Sprache nahezu alle Nomen und etliche Pronomen (z. B. „jemand") – unabhängig davon, ob das Bezeichnete belebt oder unbelebt ist.

22 Siehe dazu die Vertiefung und ausführliche Begriffsklärung in ▶ Kap. 3.

Maskulinum sexus-*indifferent*, d. h. es steht in keinem Bezug zum natürlichen Geschlecht der Bezeichneten. Insofern macht die Aussage, dass *Frauen mitgemeint* seien, tatsächlich keinen Sinn, weil das biologische Geschlecht eben nicht die eigentlich wichtige Informationskategorie ist und selbiges somit überhaupt keine Rolle spielt.

Das Wort „Lehrer", egal ob im Singular oder Plural verwendet, so Eisenberg weiter, setze sich zusammen aus zwei Komponenten, dem Wortstamm des Verbs lehren und dem „Substantivierungssuffix *-er*, das zu Bezeichnungen von Personen führt, die das tun, was der Verbstamm besagt" (ebd.).[23] Gerade in seiner inklusiven Natur, dieser Meinung ist auch der Schweizer Publizist und Philosoph René Scheu, liege der große Vorteil, die besondere „Eleganz" des in der deutschen Sprache tief verankerten generischen Maskulinums: eben „weil es niemanden aus-, dafür aber alle einschließe" (Scheu, 2019). Tatsächlich ist die vermeintliche Zwangsläufigkeit einer mentalen Sexus-Zuweisung bei *un*-markierten Berufs- und Gruppenbezeichnungen keineswegs gegeben.[24] Vielmehr droht durch die sprachliche Unterteilung in Männer und Frauen oft genug die eigentliche Kernaussage verloren zu gehen, was sich an vielen Beispielen zeigen lässt. Die Parole „Proletarier aller Länder vereinigt euch" erhält eine andere, dabei ungewollt doppeldeutige Bedeutung, wenn im selben Satz die Paarform „Proletarierinnen und Proletarier" verwendet wird: Der Fokus verschiebt sich von der Gruppe der ausgebeuteten lohnabhängigen Arbeiter zu den Gruppen Frauen und Männer.

Als Argument gegen das generische Maskulinum werden von Verfechtern der Gendersprache oft psycholinguistische Experimente, meist Assoziationstests unter Laborbedingungen, ins Feld geführt, mit denen zu beweisen versucht wurde, dass bei sexus-neutraler Verwendung der maskulinen Form zur

23 Ergänzend dazu führt Eisenberg aus: „So kann Raucher nicht nur jemanden bezeichnen, der raucht, sondern auch ein Abteil, in dem geraucht werden darf. Ein Seufzer kann auch eine Lautäußerung sein, ein Träger kann ein T-Träger, ein Gepäckträger, ein Hosenträger und vieles mehr sein. Und ist ein Gesetzgeber männlich oder auch nur belebt? Solche abgeleiteten Bedeutungen sind regelhaft und gut verstanden. Sie zeigen, dass es mit der Bindung der er-Substantive an ‚männlich' nicht weit her ist". (Eisenberg, 2018)

24 Hingegen erfolgt bei Verwendung der weiblichen Form durch das Suffix „-in" (Bsp. „Lehrerin") – der Fachbegriff dafür ist *Movierung* – durch die so vorgenommene Markierung der femininen Form *unausweichlich* eine Sexus-Zuweisung, die Personen männlichen Geschlechts de facto exkludiert. Das Suffix „-in" kann nur an belebte, *nicht* aber an unbelebte Nomen (bspw. Institutionsbezeichnungen) angehängt werden.

Bezeichnung von gemischtgeschlechtlichen Personengruppen ausschließlich Individuen männlichen Geschlechts assoziiert werden würden, womit Frauen also „unsichtbar" blieben. Diese Assoziationstests sind jedoch, unter anderem wegen des nicht-naturalistischen Studiendesigns, unter Sprachwissenschaftlern höchst umstritten; von Eisenberg werden sie als nicht aussagekräftig zurückgewiesen. Auch die Linguistin Ewa Trutkowski (2020) vertritt die Position, dass es vom sprachlichen Kontext, teils zudem von außersprachlichen Faktoren abhänge, welche Assoziationen ein Wort auslöst; diese Differenzierung werde aber in Assoziationstests nicht vorgenommen. Berechtigte Kritik an Gendersprache mit traditionellen Gesellschaftsvorstellungen zu verlinken, hält sie für schlichtweg falsch.

Andere Autoren gehen in ihrer Kritik an der Gendersprache noch weiter. So bezeichnete die Publizistin Nele Pollatschek, die als Beruf auch „Schriftsteller" angibt, die Strategie eines „Sichtbarmachens" des Geschlechts durch Gendern als einen „sexistisch[en]" Akt, weil durch das Gendern das Geschlecht des Bezeichneten zur wichtigsten Informationskategorie gemacht werde (Pollatschek, 2020). Vergleichbar argumentiert der Psycholinguist Wolfgang Klein, der – ähnlich wie die Psychologin und Linguistikprofessorin Gisela Klann-Delius (2005) – in einem Beitrag von Ulrich Dewald (2008) kritisiert, dass durch den unangebrachten Bezug auf das natürliche Geschlecht (Sexus) unweigerlich auch sprachliche Ausdrucksnuancen verloren gingen.

Dass ein gezielt herbeigeführter Sprachwandel einen gesellschaftlichen Wandel bewirken kann, wie die Sprachwissenschaftlerin Luise F. Pusch (2017) glaubt, wird nicht nur von ihrer Zunft bezweifelt. Die Idee, „sprachliche Ungleichheit mit sozialer Ungleichheit zu verknüpfen und letztere durch Umkehrung der ersteren eliminieren zu wollen", sei zwar gut gemeint, aber Ergebnis einer krassen Fehleinschätzung; „zu glauben, durch eine veränderte Sprachnorm politische Versäumnisse heilen und soziale Realitäten umstülpen zu können", sei eine Illusion (Trutkowski, 2020). Der Einfluss von Sprache werde überschätzt. Es sei keineswegs so, dass in Ländern, deren Sprachen genusfrei sind, etwa der Türkei oder Ungarn, ein höheres Niveau an Geschlechtergerechtigkeit bestehe. Der österreichische Philosoph und Kulturwissenschaftler Robert Pfaller meint in der Fokussierung auf Sprachpolitik eine neoliberale Strategie zu erkennen, deren

Funktion darin bestehe, von der Frage der Verteilungsgerechtigkeit abzulenken (Pfaller, 2018). Auch dieser Einwand erscheint mir plausibel.

Der ideologische Feldzug gegen das generische Maskulinum und die anhaltend irrationale Debatte um „Geschlechtergerechtigkeit" in der Sprache hat mittlerweile ein ganzes Arsenal möglicher neuartiger Wortendungen, Ergänzungen oder Weglassungen, Ersatzformen und symbolhaft verwendete, teilweise nicht barrierefreie Satz- und Sonderzeichen sowie eine Reihe weiterer, alternativer Empfehlungen hervorgebracht, darunter

- die vollständige oder abgekürzte Paarform (Beidnennung, Binominalbildungen),
- das Binnen-I, die Schrägstrich-Schreibweise oder die Verwendung von Klammern,
- der Doppelpunkt oder (seltener) der Mediopunkt,
- das Gendersternchen („*Asterisk*"), der Unterstrich („*Gender-Gap*"),
- der Gebrauch geschlechtsneutraler Bezeichnungen (Partizipialsubstantive[25] oder substantivierter Adjektive[26]), vor allem, wenn Personen im Plural genannt werden,
- die Vermeidung von Personenbezeichnungen und Ersatz durch Nennung der Institutionen
- sowie eher exotische, noch grotesker erscheinende und alltagssprachlich untaugliche Formen wie die Ersetzung sämtlicher Wortendungen durch ein „x" (z. B. Professor-x) oder „y", welches die beiden geschlechtsspezifischen Endungen "-er" und "-in" ablösen soll,

25 Zwei Formen: entweder das Partizip Präsens (Partizip I) eines Verbs, gebildet durch Anhängen von „-end" an den Wortstamm – z. B. Teilnehmende, Studierende –; davon gibt es im Deutschen rund drei Dutzend, denen etwa 10.000 Substantive gegenüberstehen, die auf „-er", also dem sexus-indifferenten (generischen) Maskulinum enden (deverbale „er"-Derivation), das auch im Plural geächtet wird, weil dieser mit der Grundform im Singular identisch ist („Null-Plural"); oder das Partizip Perfekt (Partizip II) eines Verbs, häufig gebildet mit dem eingeschobenen Präfix „-ge" und einem angehängten „-t" oder „-ne" – z. B. Angestellte, Betroffene.

26 Die Substantivierung von Adjektiven erfolgt i. d. R. so wie die Beugung normaler attributiver Adjektive: z. B. Kranke, Gesunde, Minderjährige, Jugendliche, Erwachsene, Berufstätige, Erwerbslose, etc.

- oder aber der Vorschlag, künftig der Abwechslung halber einfach das generische Femininum zu verwenden – wobei übersehen wird, dass dieses als grammatische Kategorie im Deutschen, abgesehen von wenigen Ausnahmen (*die* „Fach-/Lehrkraft" oder „-person"), kaum gebräuchlich ist, und der femininen Form im Plural (z. B. Lehrer*innen*) zudem der ausschließliche Bezug auf weibliche Wesen fest eingeschrieben ist.

Als widerspruchsfrei und mehrheitsfähig erwies sich keiner der genannten Vorschläge. Der Deutsche Rechtschreibrat, die staatlich legitimierte und maßgebende Instanz für die Normierung der Orthografie, hat sämtlichen Anregungen, Schreibweisen, Satz- und Sonderzeichen jüngst die Aufnahme in sein amtliches Regelwerk zum wiederholten Mal verwehrt, allein die Doppelnennung zur „Sichtbarmachung" von Männern und Frauen fallweise als mögliche Option ausgewiesen. Die Festlegung, dass das überarbeitete Regelwerk für Schulen und Verwaltung verbindlich sei, wurde in einer aktuellen Pressemitteilung vom 3. Juli 2024 erneut bekräftigt; darin wurden insbesondere die Sonderzeichen im Wortinneren mit Hinweis auf nicht abschätzbare Folgeprobleme und die fehlende (sprach-)wissenschaftliche Begründbarkeit kategorisch abgelehnt.[27]

1.4.2 Partizipialsubstantiv, Asterisk, Glottisschlag – Sprachgendern als verbaler Gesslerhut

Abgelehnt wurde auch der inflationäre Gebrauch des *substantivierten Partizip I* zur Bildung von Ersatzformen, primär aus semantischen Gründen, denn das Partizipialsubstantiv (Studierende, Lehrende, Mitarbeitende, Tanzende) hat nun mal eine andere Bedeutung als das Nomen agentis[28] (Student/in, Lehrer/in, Mitarbeiter/in, Tänzer/in) – egal, ob letzteres als generisches Maskulinum sexusneutral oder in seiner abgeleiteten femininen Form verwendet wird. So ist der

27 https://www.rechtschreibrat.com/amtliche-deutsche-rechtschreibung-ueberarbeitetes-regelwerk-und-neufassung-woerterverzeichnis-fuer-schule-und-verwaltung-verbindlich/

28 lateinisch: nomen = Name, und agentis, Genitiv des Partizips von agere = tun, handeln. Nomina agentis bilden im Deutschen ca. 85 % der Substantive zur Bezeichnung von Menschen bzw. Personengruppen. Der Verbstamm beschreibt dabei die Tätigkeit, das Suffix „-er" liefert den Bedeutungsanteil „Person".

Sinn der Aussage „Die Mitarbeitenden werden das Ziel der Klasse erreichen" ein völlig anderer als „Die Mitarbeiter von Audi werden Erfolg haben", wie Eisenberg in einem Interview von Susanne Lenz (2019) in der „Berliner Zeitung" erläutert. Es gehe hier nicht um eine Tätigkeit als solche, sondern um eine „aspektuelle Überformung derselben"; zudem sei die im Partizipialsubstantiv anklingende Tätigkeit unabgeschlossen und in den meisten Fällen an „kontextuell gegebene Gleichzeitigkeit gebunden" (Eisenberg, 2022). Ähnlich argumentiert der Schriftsteller Max Goldt: „Wie lächerlich der Begriff Studierende ist, wird deutlich, wenn man ihn mit einem Partizip Präsens verbindet. Man kann nicht sagen: In der Kneipe sitzen biertrinkende Studierende [...]" (Goldt, 2002, S. 56).

Insbesondere *Genderstern* und *Gender-Gap* trennen nicht nur die Wörter, sondern auch die politischen Geister. Dabei fällt auf, dass nicht wenige Zeitgenossen und öffentliche Einrichtungen diese Zeichen benutzen, ohne zu wissen, was damit symbolhaft zum Ausdruck gebracht werden soll. Meist wird in Unkenntnis der genderideologischen Herleitung und zugeschriebenen Bedeutung davon ausgegangen, dass die Verwendung von Genderstern oder Unterstrich im Einklang mit dem ursprünglichen feministischen Anliegen stünde, die „patriarchalische Vormachtstellung des generischen Maskulinums" (Pusch, 2013; 2017) zu brechen und fortan beide Geschlechter abzubilden. Weit gefehlt. Genderstern und -unterstrich sollen vielmehr die „Vielfalt der Geschlechter" jenseits der Binarität symbolisieren. Die Schreibweise mit dem ins Wort gepressten Gendersternchen kam ab 2009 auf, wobei der Asterisk, in Anlehnung an dessen Verwendung in der Computersprache oder bei Datenbankabfragen, wo das Zeichen als Platzhalter für eine beliebige Zahl von anschließenden Buchstaben fungiert, mit seinen strahlenförmigen Ausläufern in alle Richtungen die postulierte Geschlechtervielfalt und die Fülle der „mitgemeinten Identitäten" sinnbildlich zum Ausdruck bringen soll.

Einige Jahre zuvor war zur typografischen Sichtbarmachung „non-binärer Geschlechterformen" der Gender-Gap vorgeschlagen worden. Sein Erfinder, der Sprachwissenschaftler Steffen „Kitty" Herrmann, sah im Gebrauch des Unterstrichs, wie das Gendersternchen zwischen Wortstamm und weibliche Endung einer Personenbezeichnung (das Suffix „-in", Bsp. „Lehrer_in") gesetzt, die Möglichkeit, durch „die Verräumlichung des Unsichtbaren" (Herrman, 2003) auch Angehörige des „dritten Geschlechts" und weiterer, „alternativer geschlechtlicher Kategorien", sprachlich abbilden zu können. In der gesprochenen Sprache soll eine kurze, holpernde Verzögerung, die sog. *Genderpause mit Glottisschlag*, ein stimmloser Verschlusslaut, den Genderstern oder Gender-Gap repräsentieren. Unglücklicherweise hat dies aber „in aller Regel zur Folge, dass der Hauptakzent des Wortes, der normalerweise auf dem Stamm liegt (Léhrerinnen), auf das feminine Suffix verschoben wird (Lehrer_ínnen)" (Eisenberg, 2022). Mit der regelwidrigen Verlagerung der Betonung aber kommt es, ob nun gewollt oder ungewollt, abhängig vom Satzkontext nicht selten auch zu einer Veränderung der transportierten, inhaltlichen Aussage. Offen bleibt zudem die Frage, inwieweit auch Gedichte, Kinderreime und Schlaflieder zukünftig mit Genderpausen vorgetragen werden sollen.

Anders als die etablierten Zeichen der deutschen Sprache, denen jeweils eine definierte sprachliche Bedeutung zufällt, fehlt diese beim Genderstern und Unterstrich; beide haben stattdessen ein ideologisches Bekenntnis zur Grundlage – mit den Worten von Eisenberg (2022): „Der Stern [...] ist nichts als der sprachliche Gesslerhut, den man zu tragen veranlasst werden soll". Hier irrt Eisenberg lediglich in der Annahme, dass der habsburgische Landvogt Gessler im „Wilhelm Tell" eine neue Kopfbedeckung durchsetzen wollte. Vielmehr ließ er seinen Hut in der Stadt aufstellen und verlangte von den Bürgern, in absentia diesen als Zeichen der Unterwerfung zu grüßen. Wer sich dem Genderzwang beugt, beweist gleichwohl ähnlichen Untertanengeist.

Nicht medizinisch, sondern kulturpessimistisch ließe sich das neuartige logopädische Krankheitsbild des zwanghaften Genderns als „Sprachdysphorie" einordnen: Eine Minderheit fühlt sich in die bei Geburt zugewiesene, „falsche Sprache" eingesperrt und versucht nun mit allen Mitteln der binären Mehrheit ihren Zungenschlag aufzunötigen. Dieser Mehrheit bleibt – frei nach Ludwig Wittgenstein – nur noch der „Kampf gegen die Verhexung unseres Verstandes durch die Mittel unserer Sprache." Optimistisch sei dagegengehalten: Wie die Natur sich durch Verfall und Renaturierung zurückholt, was der Mensch an ihr verdirbt, zuletzt den Menschen selbst, ist auch die Sprache mit ihrer Tendenz, unnötige Komplexität zu vermeiden, am Ende die Stärkere. Sie kokonisiert aufgepfropfte Fremdkörper, löst sie durch archaische Verdauungssekrete auf und entsorgt, was unverdaulich bleibt, umweltverträglich. Der Rest ist Schweigen.

1.5 Dreiecksverhältnis – Wissenschaft, Ideologie und Politik

In Fortführung des Postulats weltanschaulicher Neutralität wäre zu diskutieren, ob Autoren wissenschaftlicher Texte sich dem fortlaufenden Vergehen am Kulturgut Sprache durch Verwendung falscher grammatischer Formen oder sprachfremder Zeichen mit ideologischer Bedeutungszuschreibung nicht ebenso entgegenstellen sollten wie der Einführung des dritten Geschlechts im Biologieunterricht. Sprachgendern hat mit Geschlechtergerechtigkeit und effizienter Gleichstellungspolitik im Übrigen so viel zu tun wie der Einsatz von Pubertätsblockern (und weitere medizinische Maßnahmen zur „Geschlechtsangleichung") mit Menschenrechtsfragen: nichts. Beide Diskurse, die ideologisch motivierte Debatte über „gendergerechte" Sprache wie auch die ähnlich emotional geführte Diskussion um den richtigen Umgang mit Genderdysphorie bei Minderjährigen, finden in einer hochpolitisierten, nachhaltig vergifteten Atmosphäre statt. Die Auseinandersetzung über beide Streitthemen und deren zentrale Fragen ist längst zum *Kulturkampf* sich unversöhnlich gegenüberstehender Lager eskaliert, was die Suche nach Kompromisslösungen nachhaltig erschwert.

Mit Blick auf die zweitgenannte Debatte, die zunehmend medial ausgetragene fachliche Kontroverse um den transaffirmativen Behandlungsansatz ▸ Kap. 8) und dessen nicht vorhandene wissenschaftliche Evidenz, lässt sich festhalten, dass ein ursprünglich *medizinisches* Problem zu einer *politischen* Angelegenheit, wenn nicht gar einer Frage der Weltanschauung geworden ist bzw. gezielt zu einer solchen gemacht wurde (▸ Kap. 4). Wie andere ideologisch aufgeladene Themen hat diese Frage – öffentlich verhandelt unter der irreleitenden Überschrift „geschlechtliche Selbstbestimmung" und durch entsprechendes Re-framing als „Menschenrechtsthema" geadelt – das Potential, nicht nur die Fachwelt, sondern die ganze Gesellschaft zu spalten. Besonders sichtbar ist dies derzeit in den USA, wo die Kontroverse als Wahlkampfthema instrumentalisiert wurde und zu einem Schlachtfeld der beiden politischen Lager, Demokraten und Republikaner, geworden ist. Während erstere, gefangen im Sog ihrer identitätspolitischen (Neu-) Ausrichtung und übermäßigen Fokussierung auf Genderthemen resp. Fragen der geschlechtlichen Identität, „das gender-affirmative Modell kritiklos fördern, überbieten sich Republikaner in von ihnen regierten Bundesstaaten mit restriktiven Gesetzen, die gender-affirmative Behandlungen untersagen und unter Strafe stellen. Im Niemandsland zwischen den Fronten sind verzweifelte Eltern und Teenager, die Hilfe suchen" (Amelung, 2024).

Doch bedarf es nicht des Fingerzeigs auf den Niedergang der Debattenkultur in den Vereinigten Staaten. Denn eine vergleichbare Polarisierung lässt sich längst auch in Deutschland und Europa erkennen. Obwohl man es hätte besser wissen und anders hätte angehen können, aber aus aktivistisch-ideologischen Gründen nicht wahrhaben und anders handhaben wollte, hat man auch hierzulande eine *(partei-)politische Vereinnahmung* zugelassen – und damit billigend in Kauf genommen, dass eine angemessene fachliche Auseinandersetzung aus-, die dringend erforderliche, faktenbasierte wissenschaftliche Diskussion somit auf der Strecke geblieben ist.

Überdeutlich wurde dies im Frühjahr 2024 mit Bekanntgabe der AWMF-Leitlinie [29] „Geschlechtsinkongruenz und Geschlechtsdysphorie im Kindes- und Jugendalter – Diagnostik und Behandlung" (▶ Kap. 8.4.4) im Rahmen einer hastig anberaumten Pressekonferenz. Als die neue Leitlinie den geladenen Medienvertretern vorgestellt wurde, war die fachöffentliche Konsultationsphase noch gar nicht abgeschlossen und die Konsentierung durch die Vorstände der an der Leitlinienerstellung beteiligten Fachgesellschaften noch gar nicht erfolgt.[30] Der über den Gesetzentwurf zur „geschlechtlichen Selbstbestimmung" (▶ Kap. 4.5) monatelang uneinigen Ampelkoalition beizuspringen und Fakten zu schaffen statt über Fakten zu diskutieren, war die dem fragwürdigen Manöver offensichtlich zugrunde liegende Idee.

29 AWMF-Register-Nr. 028-014 – Arbeitsgemeinschaft wissenschaftlich-medizinischer Fachgesellschaften

30 Die Tatsache, dass der amtierende Vorstand der bei der Leitlinienerstellung federführenden Deutschen Gesellschaft für Kinder- und Jugendpsychiatrie, Psychosomatik und Psychotherapie e. V. (DGKJP) die Fachvertreter und Mitglieder der Fachgesellschaft kurz zuvor in einer Rundmail aufgefordert hatte, lediglich „redaktionelle" Änderungsvorschläge einzubringen, nicht jedoch an den Konsensusempfehlungen der Leitlinie zu rütteln, deren Inhalte kritisch zu kommentieren oder gar grundlegend infrage zu stellen, zeugte ebenfalls nicht von besonderer Diskussionsbereitschaft und Willen zu partizipativer Meinungsbildung.

1.5.1 Guilt by association – Diffamierung statt Debatte

Kurz zuvor war eine weitere Metaanalyse erschienen (► Kap. 8.3.4), veröffentlicht von vier KJP-Lehrstuhlinhabern in der Zeitschrift der kinder- und jugendpsychiatrischen Fachgesellschaft, und hatte einmal mehr die fehlende Evidenz des Benefits einer frühzeitigen hormonellen Intervention bemängelt (Zepf et al., 2024). Anstatt auf diese Kritik einzugehen – angesichts der Tatsache, dass die Federführung bei der Erstellung der Leitlinie bei eben dieser Fachgesellschaft (DGKJP) lag, eigentlich mehr als angemessen –, verkündeten vier Co-Autoren der Leitlinie während des Presse-Briefings: Der Einsatz pubertätsblockierender Substanzen sei in Europa lediglich in Russland verboten und ein gesetzliches Verbot werde in Deutschland ausschließlich von der rechtspopulistischen AfD gefordert. Dieser schlichtweg unwahre Hinweis findet sich dann auch im Leitlinientext, nachzulesen im Anhang „Divergierende Behandlungsempfehlungen in anderen Ländern für Kinder- und Jugendliche mit Geschlechtsinkongruenz". Bemitleidenswert und deprimierend zugleich, wie eine wissenschaftliche Debatte, anstatt sie als solche zu führen, durch einen politisierend-moralisierenden Rekurs geistig enthauptet und einseitig für beendet erklärt wird: Wer für die Pubertätsblockade argumentiert, ist lieb, links und human, wer dagegenhält, ist böse, braun-rechts und menschenverachtend.

Dass solche interessengeleiteten Politisierungen in einer medizinischen Leitlinie nichts zu suchen haben, müsste eigentlich ebenso klar sein wie die unwissenschaftliche Argumentationsweise dieser Strategie: Kritiker werden denunziert als Sympathisanten eines totalitären Herrschaftssystems und einer extremistischen Partei, um sie zu diskreditieren und sich nicht mit ihren Argumenten auseinandersetzen zu müssen. „*Guilt by association*" nennt man diese Taktik der Verunglimpfung und Einschüchterung: Wer möchte schon in gesellschafts-, rechts- und biopolitischen Fragen mit AfD und Putin-Regime in einem Atemzug genannt werden? Die weltanschauliche und politische Aufladung der Leitlinie, deren eigentlicher Sinn und Zweck darin besteht, sich sachlich-differenziert zu offenen Versorgungsfragen zu äußern und klinisch tätigen Medizinern und Psychologen/Therapeuten praktische Diagnostik- und Therapieempfehlungen an die Hand zu geben, wird bereits im Einleitungsteil deutlich, der befremdlich und entlarvend zugleich mit einer Präambel beginnt. Präambeln finden sich gewöhnlich am Anfang einer Verfassung oder eines Völkerrechtsvertrags. Auf das im Weiteren verwendete Vokabular, die Intention einer veränderten Terminologie und die dadurch betriebene Bedeutungsverschiebung wird noch zurückzukommen sein (▶ Kap. 3).

1.5.2 Disclaimer statt Präambel – Positionsbestimmung gegen Abschiebepolitik nach Rechtsaußen

Natürlich ist die Annahme naiv, Wissenschaft sei grundsätzlich eine politikferne Angelegenheit und in jedweder Hinsicht ideologiefrei. Nein, das ist sie nicht. Bereits die Orientierung an den Axiomen des kritischen Rationalismus ließe sich als weltanschauliches Bekenntnis auslegen. Darüber, dass sämtliche wissenschaftliche Disziplinen (zumal die Human- und Gesundheitswissenschaften) sich gefälligst auf dem Boden der freiheitlich-demokratischen Grundordnung unseres Rechtsstaates bewegen und die Werte des Grundgesetzes anerkennen, dürfte breiter Konsens bestehen. Doch immer wieder gibt es Anlässe, deretwegen Wissenschaftler sich öffentlich äußern müssen und in direkter Verantwortung stehen, ihrer staatsbürgerlichen Auskunftspflicht Rechnung zu tragen – etwa als Sachverständige für die Exekutive und Legislative, Ethikräte, Fachausschüsse und andere demokratische, parteiübergreifende Gremien (Korte, 2020a; Korte, 2021; Korte und Siegel, 2023). Natürlich nicht mit Wahlempfehlungen *für* eine Partei oder das Programm einer Koalitionsregierung, vielmehr mit Botschaften *an* die Politik. Nötigenfalls auch als Weckruf formuliert und vorgetragen.

Wenig überraschend versucht die extreme Rechte die Gender-Debatte mit all ihren gesellschaftlich und wissenschaftlich kontrovers diskutierten Fragen für ihre Zwecke zu kapern. Mein Standpunkt, übereinstimmend mit fast allen kritischen ärztlichen und psychologischen Kollegen, war stets eindeutig und unmissverständlich formuliert und wurde als solcher in der Vergangenheit mehrfach öffentlich und fachöffentlich vorgetragen: Kritik von Wissenschaftlern und Medizinern, Therapeuten und Pädagogen, ihre fachlich begründeten Einwände gegen die pubertätsblockierende Behandlung geschlechtsinkongruenter Kinder oder gegen das „Selbstbestimmungsgesetz“ (▶ Kap. 4.5) dürfen nicht für eine rechtspopulistische/-extreme Agenda und repressive Sexualpolitik eingespannt werden. Von den Versuchen der AfD, die unter Natur- und Geisteswissenschaftlern unterschiedlichster Disziplinen weit verbreiteten Vorbehalte gegenüber der Transideologie für ihre durchsichtigen und demokratiezersetzenden Motive politisch zu vereinnahmen, distanziere ich mich immer wieder ausdrücklich. Deshalb lehne ich auch jede Mitwirkung an öffentlichen Anhörungen, Diskussionspanels, Befragungen und sonstigen Auskunftsersuchen AfD-naher und anderer, vergleichbar demokratiefeindlicher oder religiös-fundamentalistischer Organisationen kategorisch ab. Ein Akt geistiger Hygiene, der 2024 von öffentlich-rechtlichen Talkshows abgeschafft wurde, die mit Hinweis auf Meinungsfreiheit und Umfragerekorde ihre Gäste nun auch aus braunen Sümpfen fischen.

Dass Klarstellungen solcher Art heute allein schon zum Schutz vor beruflicher Existenzvernichtung immer häufiger erfolgen (müssen), wo Wissenschaftler sich gegen den akademischen und medialen Zeitgeist positionieren und dagegen wehren, dass Wissen durch „Haltung“, Erkenntnis durch „Betroffenheit“ ersetzt wird, ist bezeichnend für die neue Lage. Wer beklagt, dass unter dem Deckmantel der Meinungsfreiheit die Einschränkung, wenn nicht gar Beseitigung von Wissenschaftsfreiheit gefordert wird, steht schnell da als Verschwörungstheoretiker und nützlicher Idiot der Reaktion. Wer die Errungenschaften der Aufklärung hochhält, nämlich Fortschritt durch Empirie, Diskurs, demokratische Debattenkultur und allem voran durch Würdigung von Fakten (Korte, 2022b),[31] wird von aktivistisch manipulierten Studenten, „queeren“ Fachschaftsinitiativen,[32] Lehrpersonal und Medien zum akademischen Muff aus tausend Jahren gerechnet, gegen den man mit der gleichen aggressiven Inbrunst vorgehen müsse wie in den 1960er Jahren gegen ewiggestrige Talarträger an den deutschen Universitäten.

Dass heutige Studentinnen und Studenten, die eben noch Vorlesungen störten und stürmten, in denen Wissenschaftler nichts anderes lehrten als die

31 https://www.welt.de/debatte/kommentare/article239506163/Transgender-Debatte-Kehren-wir-zurück-zu einem Dialog.html

32 Diese geben vor, im Namen der Studentenschaft zu sprechen und wenden sich gern direkt schriftlich an den Dienstherrn und das medizinische Dekanat; eine offene Debatte und Austausch der Argumente im Rahmen eines entsprechenden Diskussionspanels hingegen sind nicht so deren Kernkompetenz.

unwiderlegbare Faktizität (nur) zweier biologischer Geschlechter, auf dem Campusgelände inzwischen auch antisemitische Protestcamps errichten und dafür von hunderten Universitätslehrern und -lehrerinnen Freibriefe im Namen der Meinungsfreiheit erhalten, sind nur Varianten ein und derselben Schubumkehr zwischen Verstand und Gefühl, zwischen Aufklärung und Denkverweigerung.

Derweil halten wir fest: Geschlecht und Psyche junger Menschen werden gerade neu vermessen. Auch Minderjährige dürfen bzw. sollen den *goldenen Schnitt* ihrer Seelen und Körper nun selbst definieren und ihr pubertär verschwommenes Spiegelbild zum Maß aller Dinge erklären. Deutsche Gesetzgeber und Gremienpsychiater ermuntern sie dazu und halten ihnen widersprechende Informationen wortreich vom Leib, auch über woke Medien. Risiken und Nebenwirkungen (vulgo: Recht auf Irrtum) dürfen sie im Kleinstgedruckten suchen. Leonardo da Vinci war gestern, seine sectio aurea – engl. „Golden Ratio“, welch passende Mehrfachbedeutung für den Goldenen Schnitt! – ist außer Kraft gesetzt. Vorläufig zumindest gilt: emotio statt ratio. Die Politik assistiert transaffirmativ mit Rechtsanspruch auf jährlich freie Wahl von Personalpronomen und Namenseintrag sowie strafbewehrtem Verbot von „Deadnaming“ (► Kap. 4.5). Im Namen des Regenbogens flüstern Pädagogen, Psychologen und Mediziner vulnerablen Kindern bzw. ihren Eltern ein: anything goes! Ob das ihre Patienten (die so nicht mehr heißen dürfen) glücklicher und gesünder macht, ist die große Frage, der in diesem Buch nachgegangen wird.

Begeben wir uns also auf eine Forschungsreise in die Welt hinter dem Regenbogen, dorthin, wo die neuen Magier des Zeitgeistes ihre Zaubermittel mixen und sie medial und medizinisch vermarkten. Mixturen, für die es nur ein wirksames Gegengift gibt: Fakten!

2 Prävalenzanstieg – Ich fühle, also bin ich: Wie eine Diagnose sich ihre Nachfrage erschafft

Kernaussagen

- Angaben zur Häufigkeit von Geschlechtsinkongruenz, Geschlechtsdysphorie und Transsexualität variieren je nach Enge der Definition, Erhebungsmethode und -land stark.
- Unbestritten gibt es jedoch in den modernen Gesellschaften westlicher Prägung seit etwa zehn Jahren einen sprunghaften Anstieg von Kindern (bis 12/13 Jahre), Jugendlichen und jungen Erwachsenen (14–25 Jahre), die eine Geschlechtsinkongruenz/-dysphorie erleben und sich an medizinische Einrichtungen und Beratungsstellen wenden.
- Unter den betroffenen, oft psychisch stark belasteten Jugendlichen ist seit geraumer Zeit eine Umkehrung der Sex-Ratio mit Zunahme des Anteils biologischer Mädchen, vornehmlich in der frühen bis mittleren Adoleszenz, zu beobachten, deren Ursache ungeklärt ist.
- Die vier beschriebenen und inzwischen durch eine Reihe aussagekräftiger, unabhängiger Studien empirisch belegten epidemiologischen Veränderungen ...

  1. dramatische Häufigkeitszunahme von Genderdysphorie unter Minderjährigen,
  2. Verschiebung der Sex-Ratio zugunsten geburtsgeschlechtlich weiblicher Betroffener,
  3. Manifestation der geschlechtsdysphorischen Symptome erst in der Pubertät (ROGD),
  4. Zunahme psychiatrischer Komorbidität und der Rate schwerer Psychopathologie

… sind nicht isoliert, sondern vielmehr als eng miteinander verknüpfte Aspekte zu begreifen; die um Behandlung ersuchende Klientel hat sich gewandelt, wir haben es heute bei einem Großteil der Betroffenen mit einem veränderten Profil, einer neuen Phänomenologie zu tun.

- Daraus lässt sich eine wichtige Schlussfolgerung ziehen: Weil sich das klinische Bild der Patienten anders darstellt und vermutlich auch die Ursachen andere sind, die bei ihnen zur Ausbildung der Geschlechtsdysphorie geführt haben, ist es wissenschaftlich unzulässig und klinisch nicht gerechtfertigt, die einstigen Studienergebnisse der niederländischen Forschergruppe und die vermeintlichen Behandlungserfolge des „Dutch Protocol" (▶ Kap. 8.4.1) umstandslos auf die veränderte Klientel von heute anzuwenden und die Daten zur Beantwortung der offenen Versorgungsfragen heranzuziehen.[33]
- Ein Großteil der Patienten, die sich aktuell mit dem Wunsch nach „geschlechtsangleichenden" Maßnahmen an die Einrichtungen des Gesundheitssystems wenden, wäre von den niederländischen Kollegen von einer Teilnahme an den damals durchgeführten Behandlungs- und Evaluationsstudien von vornherein ausgeschlossen worden – wegen der berechtigten Befürchtung, dass in diesen Fällen die Risiken einer somatomedizinischen Transformationsbehandlung deren erhofften potentiellen Nutzen überwiegen könnten.

Die Anzahl von Minderjährigen, die wegen eines relevanten Leidensdrucks infolge bei sich wahrgenommener Geschlechtsinkongruenz vorstellig werden, ist in den letzten Jahren deutlich gestiegen. Diese Beobachtung gründet sich auf übereinstimmende Angaben von Leistungserbringern und Einrichtungen der kinder- und jugendpsychiatrischen (KJP) bzw. -psychotherapeutischen Versorgung –, also niedergelassenen Fachärzten, Kinder- und Jugendlichen-Psychotherapeuten, psychiatrischen Institutsambulanzen etc. – ebenso wie von pädagogischer Seite

33 Die Methode der pubertätsunterdrückenden Behandlung durch Einsatz der Gonadotropin-Releasing-Hormone-(GnRH)-Analoga wird weiter unten ausführlich erläutert. Wichtig ist die Information, dass die Studien der niederländischen Arbeitsgruppe, die das Verfahren erstmalig bei dieser Indikationsgruppe angewandt hat, lange *vor* Eintritt der hier beschriebenen demografischen Verschiebungen durchgeführt wurden.

(Ahrbeck und Felder, 2022) und von schulpsychologischen oder sozialpädagogischen Beratungsstellen. Zum selben Ergebnis kommen Ärztinnen und Ärzte für Pädiatrie, Allgemeinmedizin oder Frauenheilkunde (mit Schwerpunkt in der gynäkologischen Versorgung von Jugendlichen), die in vielen Fällen als erste Anlaufstelle von ratsuchenden Eltern eines sich geschlechtsatypisch verhaltenden Kindes konsultiert werden. Altersabhänig drängen die Betroffenen und teils auch die Sorgeberechtigten immer häufiger auf die Einleitung einer somato-medizinischen, körpermodifizierenden Behandlung – in der Hoffnung auf Überwindung oder Verbesserung jenes tiefgreifenden Unbehagens, das vormals als „Störung der Geschlechtsidentität" zu bezeichnen legitim war und als krankheitswertig gelten durfte.

Für heftige Diskussionen sorgten Zahlen, die den massiven Anstieg der von – wie es heute heißt – Genderdysphorie (GD) Betroffenen in der Adoleszenz, speziell unter geburtsgeschlechtlich weiblichen Jugendlichen, eindrucksvoll belegen. So bestätigte Anfang 2020 das National Board of Health and Welfare in Schweden einen Zuwachs der Diagnose-Häufigkeit in der Gruppe der 13- bis 17-jährigen Mädchen um nicht weniger als 1.500 % in der Zeit zwischen 2008 und 2018, wobei es sich hier ausschließlich um ärztlich bestätigte Diagnosefälle, nicht also um bloße Selbstkategorisierungen handelte. Ähnlich alarmierend waren die Angaben aus dem Gender Identity Development Service (GIDS) im Tavistock Center in London, wo bis 2022 sämtliche Fälle von betroffenen minderjährigen Patienten aus England, Schottland und Wales zentral erfasst wurden (De Graaf et al., 2018). Der Anstieg der im GIDS von 2009 bis 2019 registrierten und behandelten Minderjährigen betrug rund 4.500 %, mit einem Mädchenanteil von zuletzt 80 %, was Anlass gab für eine medienöffentlich ausgetragene und politische Debatte über die gesellschaftlichen und institutionellen Ursachen dieser Verschiebung

Die gleichen Erfahrungen berichten Einrichtungen in Deutschland, Österreich und der Schweiz, die ein spezielles Diagnostik- und Therapieangebot für diese Klientel vorhalten, z. B. die KJP-Universitätskliniken in Hamburg, München, Münster sowie Wien, Innsbruck und Zürich (Meyenburg et al., 2013; Korte et al., 2021; Herrmann et al., 2022). Im Unterschied zu Ländern mit staatlich organisierter Gesundheitsversorgung wie England und Schweden werden die Inanspruchnahme-Zahlen in den deutschsprachigen Ländern jedoch nicht in gleicher Weise zentralisiert und systematisch (flächendeckend) erfasst. Bachmann et al. (2024) haben aber durch Auswertung von bundesweiten Krankenkassendaten ermitteln können, dass die Häufigkeit, mit der die Diagnose bei gesetzlich krankenversicherten Minderjährigen gestellt wurde, zwischen 2013 und 2022 um das Achtfache gestiegen ist. Die höchste Steigerungsrate zeigte sich für jugendlichen Mädchen.

Zwei wichtige Punkte sind dabei zu beachten: Zum einen ist es nur bis zu einem gewissen Grad zulässig, von einer Zunahme der Anfragen in klinische Beratungs- und Behandlungszentren automatisch auf einen Prävalenz-Anstieg und/ oder eine Inzidenz-Zunahme von Geschlechtsdysphorie (DSM-5: 302.85/302.6) in der Gesamtbevölkerung zu schließen. Diese Schlussfolgerung wäre ausschließlich aus populationsbasierten Erhebungen an einer repräsentativen Stichprobe zu ziehen. Bevölkerungsrepräsentative epidemiologische Daten zur Prävalenz einer persistierenden Geschlechtsidentitätstransposition im Sinne einer Transsexualität gibt es aber bislang nicht. Es ist deshalb üblich, die Fallzahlen spezialisierter Behandlungszentren auf die Bevölkerung des angenommenen geografischen Einzugsgebietes zu beziehen und hochzurechnen, was ungefähre Schätzungen erlaubt (und zugleich die divergenten Angaben unterschiedlicher Publikationen erklärt).

Zum anderen besteht Uneinigkeit über die mutmaßlichen Gründe für diese erklärungsbedürftige, in weniger als einer Dekade eingetretenen Entwicklung. Theoretisch denkbar wäre, dass es gar nicht zu einer Häufigkeitszunahme gekommen ist, sondern lediglich die Zahl der Betroffenen, die ärztliche und psychologische Hilfe in Anspruch nehmen, sich also zu einer Konsultation entsprechender Stellen entscheiden, beträchtlich gestiegen ist. So oder so ist es aber sicher zulässig, von der Zunahme der Inanspruchnahme auf eine zunehmende Bedeutung des Problems gerade in jugendlichen Altersgruppen der Bevölkerung in Staaten westlicher Prägung zu schließen.

2.1 Prävalenz-Zahlen – Dependenz von definitorischen Begrenzungen und Erhebungskriterien

Ein bei der Interpretation der Zahlen zur Häufigkeit grundsätzlich mit zu bedenkender Aspekt betrifft die *Methodik der Prävalenz-Kalkulation*. Die Angaben zur Epidemiologie von Geschlechtsinkongruenz, Geschlechtsdysphorie und Transsexualität variieren je nach Enge der Definition, Erhebungsmethode und Land erheblich (► Tab. 1). Dies führt zwangsläufig zu sehr starken Schwankungen, was die Schätzung des Vorkommens in der Allgemeinbevölkerung anbetrifft (Bauer und Scheim, 2013). Wird bspw. eine eher breite Definition vorgenommen, indem man mit der Frage „Do you consider yourself to be transgender?" (Conron et al., 2012) nach „Varianten der Geschlechtsidentität"[34] – auch solche ohne klinisch relevanten Leidensdruck – oder nach „gender nonconformity"[35] fragt, so ergibt sich eine Häufigkeit zwischen 100 und 4.500 Fällen pro 100.000 Einwohner.

Wird hingegen die Anzahl *klinischer Diagnosestellungen*, die Häufigkeit vollzogener *Vornamens- und Personenstandänderungen*[36] oder gar die Zahl der erfolgten *geschlechtsangleichenden Operationen* als Kriterium herangezogen, so bricht die geschätzte Prävalenz dramatisch ein und erreicht ein Niveau von etwa 4 bis 14 Fälle auf 100.000 der erwachsenen Wohnbevölkerung (Collin et al., 2016). Online-Surveys, die anonymisiert nach geschlechtsinkongruentem Selbsterleben fragen und somit auch Personen erfassen, die nicht die diagnostischen Kriterien einer (anhaltenden) Geschlechtsdysphorie erfüllen, werden somit naturgemäß

34 In einer in den Niederlanden durchgeführten Online-Befragung ergab sich so eine Prävalenz von 1,1 % bei geburtsgeschlechtlichen Männern und 0,8 % bei Frauen (Kuyper & Wijsen, 2014).

35 Auf dieser Basis gelangt eine belgische Studie zu einer Prävalenz von 0,7 % für die männliche und 0,6 % für die weibliche Wohnbevölkerung in Flandern (Van Caenegem et al., 2015).

36 Für Deutschland liegen aus einer Erhebung für den Zehnjahreszeitraum von 1991 bis 2000 – freilich nicht mehr aktuelle – Zahlen zur Häufigkeit der gerichtlichen Entscheidungen zur Vornamens-/Personenstandsänderung gemäß Transsexuellengesetz vor (Meyer zu Hohberge, 2009). Demnach lag die Prävalenz von transsexuellen Geschlechtsidentitätsstörungen (nach ICD-10) in der BRD damals bei ca. 3,36 auf 100.000 erwachsene Einwohner (4,14 Mann-zu-Frau-Transsexuelle/100.000 männliche Bevölkerung, 2,63 Frau-zu-Mann-Transsexuelle/100.000 weibliche Bevölkerung). Dabei ist zu berücksichtigen, dass nicht alle Transsexuellen die gesetzlichen Regelungen in Anspruch nahmen und die Zahlen somit Mindestangaben darstellen.

immer zu einer Überschätzung der Prävalenz klinisch bedeutsamer, behandlungsbedürftiger Formen von geschlechtsbezogenen Identitätskonflikten führen, sofern diese wichtige Differenzierung bei der Dateninterpretation ausbleibt. Zusätzliche Schwierigkeiten bei der Feststellung der globalen Prävalenz von Genderdysphorie ergeben sich – neben ihrer oft fluktuierenden, vorübergehenden Natur – aus kulturellen Unterschieden im Geschlechtsausdruck und der je unterschiedlichen gesellschaftlich-kulturellen Akzeptanz geschlechtsvarianter Verhaltens- und Erlebnisweisen in verschiedenen Ländern (Zucker, 2017).

Tab. 1: Prävalenz in Abhängigkeit von der verwendeten Definition und Erhebungsland

Publikation	verwendete Definition	Region	Prävalenz
Conron et al. 2012	„Some people describe themselves as transgender, when they experience a different gender identity from their sex at birth. For example, a person born into a male body, but who feels female or lives as a woman. Do you consider yourself to be transgender?"	MA, USA	100–4.500 : 100.000 gemittelt 0.5 % ([CI] = 0.3 %, 0.6 %)
Collin et al. 2016	Selbsteinschätzung als Trans	weltweit	351–871 : 100.000 0.03-0.09 %
Reed et al. 2009	„Transgender people, defined as those who cross-dress"	UK	600 : 100.000 0.06 %
Meyer zu Hohenberge 2009	Anträge auf Vornamens- und Personenstandsände-rung nach dem TSG	BRD	3,88–4,80 : 100.000 0.004 %
Olyslager et al. 2007	geschlechtsangleichende Operation (mathematisches Re-Modeling) *{transgender}*	weltweit	12,5–50 : 100.000 0.0125–0.5 % {1 %?}
De Cruyper 2007	erfolgte geschlechtsanglei-chende Operation	Belgien	5,27 : 100.000 0.005 %
Collin et al. 2016	erfolgte geschlechtsanglei-chende Operation	weltweit	9,2 : 100:000 0.009 %

In einer Untersuchung der Amsterdamer Rijs-Universität wurde eine deutliche Zunahme der Prävalenz transsexueller Patienten in den Niederlanden in den 2000er Jahren festgestellt (Wiepjes et al., 2018). Auch weil sich in den Niederlanden, anders als in Deutschland, sämtliche Betroffene mit (klinisch relevanter) Geschlechtsdysphorie bzw. transsexuellem Wunsch zentral zur Diagnostik und Behandlung vorstellen, sind die Prävalenz-Raten deutlich höher als hierzulande, und man kommt auf eine Prävalenz von 1 auf 5.200 Einwohner für Frau-zu-Mann- und 1 auf 3.800 Einwohner für Mann-zu-Frau-Transsexuelle. Eine weitere, naheliegende Erklärung ist, dass die diagnostischen Kriterien für eine Transsexualität (i. S. einer irreversiblen Geschlechtsidentitätstransposition) im Amsterdamer Zentrum seinerzeit deutlich weiter gefasst waren als in Deutschland.

Ott und Garcia Nunez (2018) haben auf Grundlage existierender Studien die (zum Zeitpunkt der Datenanalyse) aktuelle *Prävalenz für die Bevölkerung der BRD* hochgerechnet; sie geben an, dass „zwischen 3.804 und 32.1372 [sic!] transgender Personen in Deutschland" leben, also ein Intervall im Umfang einer Zehnerpotenz. Die rasante Entwicklung der letzten fünf Jahre konnten in diesen Berechnungen noch nicht berücksichtigt werden, und eine Staffelung nach Altersgruppen wurde nicht vorgenommen. Letzteres ist jedoch aus KJP-Sicht von besonderem Interesse und wirft weitere Fragen auf: Wie verteilt sich die Fallzahl in Abhängigkeit vom Alter (und Geschlecht)? Und wie hoch ist die Prävalenz von geschlechtsbezogenen Identitätskonflikten unter Kindern und Jugendlichen aktuell anzusetzen?

2.2 Demografische Verschiebung – Zunahme der Diagnose-Häufigkeit speziell bei Jugendlichen

Auch im Kindes- und Jugendalter werden die Angaben zur Häufigkeit von Genderdysphorie umso höher sein, je niedriger die diagnostische Schwelle ist. Grobe Anhaltspunkte für die *Häufigkeit von Auffälligkeiten der Geschlechtsidentitätsentwicklung bei Minderjährigen* geben die Daten der als Screening- und Forschungsinstrument in der Kinder- und Jugendpsychiatrie routine mäßig eingesetzten

Fremdbeurteilungsfragebogen „Child Behavior Checklist". Diese können mit Blick auf jene beiden Items ausgewertet werden, die nach geschlechtsatypischem *Verhalten* (CBCL, Item 5, „verhält sich wie dem anderen Geschlecht zugehörig") oder normabweichendem Geschlechtsidentitäts-*empfinden* fragen (Item 110, „wünscht dem anderen Geschlecht anzugehören"). Eine gesicherte Diagnose ist darüber nicht zu stellen.

Bezüglich der Verteilung zwischen den Geschlechtern gilt, dass im Kindesalter seit jeher Jungen häufiger von einer klinisch relevanten GD betroffen sind (Zucker, 2017), wobei die Ursache dafür in der größeren Toleranz des sozialen Umfelds gegenüber geschlechtsrollenatypischem Verhalten bei Mädchen („*Tomboy*"-Verhalten) liegen dürfte. Interessanterweise ist die Vorstellungsrate von Mädchen im *Kindes*alter deutlich geringer und macht nur ca. 20 % der Inanspruchnahme-Gruppe aus, obwohl in den routinemäßig eingesetzten CBCL-Screening-Fragebögen geschlechtsatypisches Verhalten bei Mädchen insgesamt häufiger berichtet wird als bei den altersgleichen Jungen – was für die vorgeschlagene Erklärung spricht. Ein Grund für die ungleiche Verteilung in *Abhängigkeit von Alter und Geschlecht* könnte sein, dass die Veränderungen während der Pubertät biologischen Mädchen im Allgemeinen größere Integrations- und Anpassungsleistungen abverlangen als Jungen.[37] Dieser in seiner Bedeutung gar nicht zu überschätzende Aspekt wird uns später noch ausführlicher beschäftigen (► Kap. 6). Andererseits könnte die nach wie vor berichtete Überzahl der geschlechtsdysphorischen Jungen im Kindesalter (über die oben vorgeschlagene Erklärung hinaus) wenigstens zum Teil auch dadurch begründet sein, dass sowohl die *prä*natale *somato*-sexuelle („ADAM-Prinzip", ► Kap. 3.2.2) also auch die *post*natale *psycho*-sexuelle Entwicklung beim männlichen Geschlecht vergleichsweise komplizierter und damit störanfälliger verläuft als beim weiblichen Geschlecht.

Zu einer überraschend hohen Zahl von Kindern und Jugendlichen mit variantem Geschlechtsidentitätserleben kamen Coolidge et al. (2002) bei ihrer bereits vor über zwei Jahrzehnten durchgeführten Untersuchung von 309 ein- oder zweieiigen Zwillingspaaren im Alter von vier bis 17 Jahren: Nach Einschät-

---

37 Auch weil Mädchen mit Beginn der Pubertät die Nachteile des Frauseins in Form von Sexismus, Belästigung, Pornokultur usw. erst richtig zu spüren bekommen. Im Kapitel 6 wird darauf ausführlicher eingegangen.

zung der Eltern, die sich bei ihrer Beurteilung des Verhaltens ihrer Kinder an den DSM-IV-Kriterien für die Diagnose „Gender Identity Disorder in Children" (DSM-IV: 302.6) orientierten, traf dies für 2,3 % der Zwillinge zu. Wenngleich dieses subjektive Rating der Eltern ihrer nicht klinisch auffälligen (non-referred) Kinder mit Vorsicht zu betrachten ist, stimmt das Ergebnis mit der klinischen Erfahrung überein, dass geschlechtsatypisches Verhalten und auch eine klinisch bedeutsame Geschlechtsdysphorie eines (!) der Kinder von Zwillingspaaren überzufällig häufig auftreten. Einer früheren Auswertung Zuckers zufolge war gegengeschlechtliches Verhalten von Mädchen mit einem Zwillingsbruder seltener beobachtbar als bei Mädchen, die eine Zwillingsschwester hatten (Zucker et al., 1997)[38] – ein auch unter familien- und psychodynamischen Gesichtspunkten und im Hinblick auf die Frage nach der komplexen Ätiologie von Genderinkongruenz interessanter Befund.

Völlig neu ist das Auftreten von Genderdysphorie bei Minderjährigen nicht – neu hingegen das Ausmaß. Wie bei vielen Trends vollzog sich der Wandel erst allmählich, dann plötzlich. Erste Anzeichen für eine demografische Veränderung gab es seit Mitte der 2000-Nullerjahre, eine drastische Verschiebung wurde um 2014, 2015 sichtbar. Die inzwischen berühmt gewordene Grafik aus dem Gender Identity Development Service (GIDS) im Londoner Tavistock zur Fallzahlentwicklung zeigt ein Rinnsal von genderdysphorischen Jugendlichen in den Jahren bis 2012/13 und seitdem einen *dramatischen Anstieg der Neuvorstellungsrate*, der sich in gleicher Weise in den Übersichtsdarstellungen anderer klinischer Forschergruppen in unterschiedlichen Ländern (westlicher Prägung) wiederfindet und, in Relation zu den niedrigen Prävalenzraten früherer Jahrzehnte betrachtet, als Flutwelle bezeichnet werden kann. Wie bereits erwähnt, stieg in Großbritannien zwischen 2009 und 2016 die Zahl der Betroffenen weiblichen Geschlechts um mehr als das 70-fache (de Graaf et al., 2018). Zwischen 2020/2021 und 2021/2022 hat sich im Vereinten Königreich die Zahl der Überweisungen von genderdyphorischen Jugendlicher erneut verdoppelt (NHS, 2022). Auch in England kam man nun zu dem Schluss, dass es erforderlich sei, den Einfluss sozialer und kultu-

38 Es ist zu berücksichtigen, dass rollen-non-konformes *Verhalten* nicht gleichzusetzen ist mit gegengeschlechtlicher *Identifizierung*.

reller Faktoren auf genderdiverse Kinder und Jugendlichen besser zu verstehen (de Graaf et al. 2018, S. 4)

Mittlerweile ist die signifikante Zunahme der Inanspruchnahme entsprechend spezialisierter Beratungs- und Behandlungsangebote für Jugendliche durch eine Reihe systematischer Datenauswertungen verschiedener klinischer Forschergruppen aus Europa und Nordamerika empirisch belegt (Steensma et al., 2012; Wood et al., 2013; Aitken et al., 2015; Chen et al., 2016, 2023; Rodríguez et al., 2017; De Graaf et al., 2018; Delahunt et al., 2018; Kaltiala-Heino et al., 2019, 2020; Zhang et al., 2021; Thompson et al., 2022; Van der Loss et al., 2023). Vor allem in den englischsprachigen Staaten zeigt sich eine sehr dynamische Entwicklung, von der insbesondere die junge Generation betroffen ist: In einer als repräsentativ ausgewiesenen Studie an 8.166 Oberstufen-Schülern in Neuseeland war der Anteil der Jugendlichen, die sich als „Transgender" bezeichneten, mit 1,2 % bereits damals vergleichsweise hoch (Clark et al., 2014). Auch zwei später publizierte, auf Selbstauskunftsfragebögen basierende internationale Studien zur Geschlechtsidentität und ihren Variationen in der Normalbevölkerung berichteten, dass zwischen 0,17 bis 1,3 % der Adoleszenten und jungen Erwachsenen sich als „Transgender" selbstkategorisierten (Connolly, 2016; Zucker, 2017).

Obgleich populationsbasierte Daten in den USA wegen des dezentralisierten Systems der Gesundheitsversorgung nicht so leicht zu erheben sind, zeigen neuere Analysen, dass die Zahl geschlechtsdysphorischer Jugendlicher auch dort stark gestiegen ist, mit einem Zuwachs um ~70 % allein von 2020 bis 2021 (Respaut und Terhune, 2022). Mittlerweile gibt einer von 10–20 Schülern (Middle/High-school) und College-Studenten im Westen der USA eine „transgender-identity" an (ACHA, 2022; Kidd et al., 2021). In einer, wenige Jahre zuvor durchgeführten Umfrage unter High-School-Schülern zur Erfassung der Prävalenz lag die Rate derer, die sich als „Transgender" „identifizierten, noch bei 2 % (Johns et al., 2019). Auf die im Kontext solcher Erhebungen oft vorgenommene, *ungerechtfertigte Gleichsetzung von „Transgender" mit einer klinisch relevanten GD* und die sich daraus ergebenen gravierenden Probleme, die sich nicht nur auf die Datenvergleichbarkeit beziehen, wird noch zurückzukommen sein.

Eine sehr weit gefasste Definition fand auch Verwendung bei einer Online-Befragung aus dem Jahr 2021, die in 27 Ländern durchgeführt wurde („Ipos LGBT+

Pride 2021 Global Survey"); befragt wurden insgesamt 19.000 Personen im Alter zwischen 16 und 74 Jahren. Die Antwortoptionen waren vielfältig, erfasst wurden verschiedene Selbstbeschreibungen aus dem Queer-Spektrum wie *„transgender"*, *„gender-nonconforming"*, *„non-binary" oder „genderfluid"* – es ging also *nicht* um Genderdysphorie-Patienten i.e.S. und schon gar nicht um ärztlicher-/psychologischerseits gesicherte Diagnosen. Die Ergebnisse sind aber insofern interessant, als sie die in Sachen „gender identity" bestehenden *Unterschiede zwischen den Generationen* zu erkennen geben: Unter den Angehörigen der *Baby-Boomer*-Genration (geboren nach dem Zweiten Weltkrieg, bis 1964) lag der Anteil derer, die eine der o. g. Selbstkategorisierungen für sich reklamierten, unter 1 %, bei der *„Generation X"* (zwischen 1965 bis 1980 Geborene) bei 1 %, bei den zwischen 1981 und 1996 geborenen *„Millenials"* (*„Generation Y"*) bei 2 % und bei den nach 1997 geborenen Umfrageteilnehmern (*„Gen Z"*) bei 4 %.

2.3 Inversion der Sex-Ratio – Rapid Onset Gender Dysphoria (ROGD)

Bis vor etwa zehn bis 15 Jahren waren die meisten Patienten, die in „Gender-Kliniken" behandelt wurden, kleine, präpubertäre Jungen, die sich wünschten, ein Mädchen zu sein, und bei den meisten dieser Kinder löste sich im Verlauf die Identifizierung mit dem anderen Geschlecht auf, bevor sie das Erwachsenenalter erreichten (Hembree et al., 2017; Ristori und Steensma, 2016; Singh et al., 2021), wie später (▶ Kap. 8.2) noch ausführlich erläutert werden wird.

Unter geschlechtsdysphorischen Jugendlichen ist seit einigen Jahren eine Verschiebung der Sex-Ratio mit *massiver Zunahme des Anteils biologischer Mädchen* zu beobachten, deren Ursache ungeklärt ist. Aitken et al. (2015) stellten im Rahmen ihrer retrospektiven Auswertung der insgesamt 748 in den beiden Spezialkliniken in Toronto und Amsterdam behandelten adoleszenten Patienten fest, dass der Kipppunkt dort bereits das Jahr 2006 war; danach verschob sich das Verhältnis noch weiter in Richtung der geburtsgeschlechtlichen Mädchen.

Heute sind die mit Abstand meisten Patienten weibliche Jugendliche in der frühen und mittleren Adoleszenz (de Graaf et al., 2018; Kaltiala-Heino et al., 2018, 2023; Steensma et al., 2018; Zucker und Aitken, 2019; Zhang et al., 2021) mit einer – und auch das ist neu – zuvor geschlechtsnormativen Kindheit, deren Trans-Identifizierung und Outing erst während der Pubertät erfolgten (Aitken et al., 2015; Kaltiala-Heino et al., 2015, 2020; Chen, 2016; de Graaf et al., 2018; Zucker, 2019; Hutchinson et al., 2020; Herrmann et al., 2022; van der Loss et al., 2023).

Die dadurch erfolgte *Umkehrung (Inversion) der Sex-Ratio*, i. e. des zahlenmäßigen Verhältnisses von biologisch männlichen zu biologisch weiblichen Patienten im Jugendalter, ist insofern bemerkenswert, weil der Anteil der Betroffenen männlichen Geschlechts („transfeminin") über viele Jahrzehnte stets größer war als der Anteil der „transmaskulinen" Personen, und zwar um einen Faktor von zwei bis vier (► Tab. 2). Laut Ergebnis einer Metaanalyse mehrerer, an klinischen Stichproben durchgeführter Untersuchungen lag die durchschnittliche Prävalenz von Mann-zu-Frau-Transsexualität (MFT) bei 6.8:100.000, entsprechend einem Fall pro ca. 14.700 Einwohnern biologisch männlichen Geschlechts; für Frau-zu-Mann-Transsexualität (FMT) wurde eine Prävalenz von durchschnittlich 2.6:100.000 ermittelt, entsprechend einem Fall pro ca. 38.500 biologisch weibliche Personen (Arcelus et al., 2015). Mit einer über beide Geschlechter gerechnet durchschnittlichen Gesamtprävalenz von 4.6 auf 100.000 kam somit auf 21.739 Einwohner eine transsexuelle Person. Das Verhältnis der Häufigkeitsverteilung lag bei 2.6:1 zugunsten der Männer (d. h. Transfrauen), in keiner der berücksichtigten Studien aus zwölf Ländern gab es mehr FMT- als MFT-Transsexuelle.

Der Anstieg der Neuvorstellungsrate ist also vorrangig auf die hohe Anzahl von geburtsgeschlechtlichen Mädchen zurückzuführen. Von Interesse ist in dem Zusammenhang das erstmalig von Littman (2018) beschriebene, als *Rapid Onset Gender Dysphoria (ROGD)* bezeichnete, neuartige Phänomen bei – in 80 % der Fälle – weiblichen Teenagern, die plötzlich eine Geschlechtsdysphorie entwickelten. Dies ohne eine entsprechende Vorgeschichte geschlechtsinkongruenten Erlebens in der Kindheit, hingegen zu einem hohen Anteil mit mindestens einer psychischen Erkrankung (wie Depressionen, Angststörungen, Aufmerksamkeitsdefizit-Hyperaktivitätsstörung, Traumafolgestörung) oder neurokognitiven Entwicklungsstörung (speziell Autismus-Spektrum-Störung), *bevor* es zur

Ausbildung des Trans-Wunsches kam (Becerra-Culqui et al., 2018; Strang et al., 2018; Thrower et al., 2020; de Graaf et al., 2021; Kozlowska et al., 2021, Levine et al., 2022a).

Tab. 2: Prävalenz in Abhängigkeit vom biologischen Geschlecht (und Erhebungsland), Sex Ratio

Publikation	Land der Datenerhebung	MFT-Transsexualität	FMT-Transsexualität	Sex Ratio MFT : FMT
Tsoi et al. 1988	Singapur	1 : 2.900	1 : 8.300	3 : 1
Bakker et al. 1993	Niederlande	1 : 11.900	1 : 30.400	2,5 : 1
Weitze & Osburg 1996	Deutschland	1 : 36.000	1 : 94.000	2,3 : 1
Wilson et al. 1999	Schottland	1 : 7.400	1 : 31.150	4 : 1
De Cruyper 2007	Belgien	1 : 12.900	1 : 33.800	2,4 : 1
Meyer zu Hohenberge 2009	Deutschland	1 : 20.202	1 : 34.843	1,5 : 1
Wiepjes et al. 2018	Niederlande	1 : 3.800	1 : 5.200	1,4 : 1

Es gibt Hinweise, dass dem (bei anderen psychischen Erkrankungen gut bekannten) *Phänomen der sozialen Ansteckung* durch Gleichaltrige (Dishion und Tipsord, 2011; Schwartz-Mette und Rose, 2012), zusätzlich getriggert auch durch ein Abtauchen in entsprechende Internetforen inklusive wiederholter Rezeption von YouTube-Transitionsvideos, entscheidende Bedeutung für die Entwicklung der Trans-Identifizierung zukommt.[39] Sogar die World Professional Association of Transgender Health, die sich 2018 noch vehement gegen Littmans Forschung ausgesprochen hatte (WPATH, 2018), hat in der letzten Version ihrer „Standards of Care“ von 2022 die mögliche Relevanz von Peer-group-Kontakten eingeräumt: „[f]or a select subgroup of young people, susceptibility to social influence impac-

39 Auf das Phänomen der sozialen Ansteckung und die Bedeutung der internetbasierten sozialen Medien wird in den Kapiteln 6 und 10 nochmals gesondert und ausführlicher eingegangen.

ting gender may be an important differential to consider“ (Coleman et al., 2022, S. 45). Inzwischen gibt es weitere Forschungsarbeiten, die für einen Zusammenhang des Prävalenz-Anstiegs in der Adoleszenz mit ROGD auf der Grundlage einer vorbestehenden psychischen Erkrankung sprechen und der sozialen Ansteckung eine wichtige Rolle beimessen (Diaz und Bailey, 2023; Hutchinson et al., 2020; Schwartz, 2021; Zucker, 2019).

2.4 Veränderungen des Patientenprofils – Erhöhte Rate psychiatrischer Komorbidität

Die stark gestiegene Komorbiditätsrate stellt eine weitere Veränderung dar. Kliniker aus Finnland gehörten zu den ersten, die auf die *hohe Rate schwerer Psychopathologie* speziell unter den biologisch weiblichen, geschlechtsdysphorischen Jugendlichen hinwiesen, die mehrheitlich erst mit Eintritt oder im Laufe der Pubertät eine gegengeschlechtliche Identifikation reklamierten (Kaltiala-Heino et al., 2015, 2019, 2023). Dieselbe Entwicklung war in anderen skandinavischen Ländern und in Großbritannien zu beobachten (Kaltiala-Heino et al., 2020; de Graaf et al., 2018). Für Finnland geben Kaltiala-Heino et al. (2015; 2019) eine Sex-Ratio von 6.8:1 an, zugunsten der jugendlichen Mädchen, wobei auch hier nicht weniger als Dreiviertel der Patientinnen im Vorfeld wegen anderer psychiatrischer Störungen vorstellig geworden waren. Ein Befund stach besonders ins Auge: die Prävalenz von Autismus-Spektrum-Störungen in der Gesamtgruppe war mit 26 % auffallend hoch. Bemerkenswert ist dies insbesondere deshalb, weil geburtsgeschlechtliche Mädchen, bei denen die Häufigkeit von Autismus-Spektrum-Störungen eher niedriger ist, in der Studie überrepräsentiert waren (Kaltiala-Heino et al., 2015). Mobbingerfahrungen wurden von den untersuchten Minderjährigen außerdem als großes Problem genannt; größtenteils habe das „bullying“ bereits vor der Manifestation der geschlechtsdysphorischen Symptomatik begonnen und sei nach Auskunft der Betroffenen nicht auf das geschlechtsvariante Verhalten gerichtet gewesen (Kaltiala-Heino et al., 2015).

Die *zunehmende Heterogenität des Patientenspektrums*, das sich in punkto psychiatrischer Komorbidität von der (hinsichtlich der Psychopathologie homogeneren) Inanspruchnahme-Klientel früherer Zeiten erheblich unterscheidet, ist inzwischen durch eine Reihe von neueren Studien belegt (Twist und de Graaf, 2019; Chew et al., 2020; Hermann et al., 2022). Der Anteil psychisch schwer belasteter Jugendlicher mit vergleichsweise später Erstmanifestation der geschlechtsdysphorischen Symptomatik ist demnach deutlich gestiegen (Zucker, 2019; Hutchinson et al., 2020; Sorbara, 2020; Levine et al., 2022a/b), mancherorts stellen diese Patienten mittlerweile die größte Gruppe dar. Bei der in der universitären Kinder- und Jugendpsychiatrie in München behandelten Patientenkohorte ist dies ganz ähnlich, und auffälliger Weise war die Gender-Thematik im Rahmen der Vorbehandlung in vielen Fällen nicht problematisiert, eine Geschlechtsinkongruenz als solche zuvor gar nicht berichtet worden. Als ich vor über zehn Jahren auf die steigenden Fallzahlen vor allem unter weiblichen Jugendlichen hingewiesen und die These formuliert habe, dass – erstens – die Trans-Identifizierung in so manchem Fall eine Coping-Strategie für ganz andere psychische Probleme darstellen könnte, und – zweitens – dass wir es überdies mit einem Zeitgeistphänomen zu tun haben könnten, das die Jugend der westlichen Welt erfasst hat und welches es in erster Linie kultursoziologisch zu ergründen gelte, wurden meine Ausführungen als „transfeindlich" zurückgewiesen. Bei der bereits erwähnten Auswertung deutscher Krankenkassendaten lag der Anteil minderjähriger Patienten, für die den Versicherungsträgern in mindestens einem Quartal eine Diagnose aus dem Spektrum der Geschlechtsidentitätsstörungen (Geschlechtsdysphorie) übermittelt und bei denen zusätzlich mindestens eine weitere psychiatrische Diagnose gestellt wurde, bei über 70 % (Bachmann et al., 2024). Ein im Rahmen des Cass-Reports entstandener Review von Taylor et al. (2024c) bestätigt die eindeutige Tendenz, dass die heute vorgestellten genderdysphorischen Kinder/Jugendlichen im Vergleich zu früher zu einem deutlich höheren Anteil an Autismus-Spektrums-Störungen, ADHS, Angsterkrankungen, Depressionen, Essstörungen und selbstverletzendem Verhalten leiden.

Allein die Amsterdamer „Gender-Klinik" berichtet hinsichtlich der Komorbiditätsrate bei geschlechtsdysphorischen Jugendlichen anderslautende Ergebnisse, die dem allgemeinen Trend zuwiderlaufen, was Fragen aufwirft. Auch

Amsterdam hat seit Jahren einen starken Zustrom von Teenagern und ein deutliches Überwiegen von Betroffenen weiblichen Geschlechts zu verzeichnen, aber offenbar solche ohne psychische Probleme (Arnoldussen et al., 2020). Plausibel ist dieser abweichende Befund nicht, erinnert aber an ein gleich gelagertes, diskrepantes Ergebnis der Daten zur psychiatrischen Komorbidität, die im Rahmen der bislang einzigen europäischen Multi-Center-Studie an erwachsenen Trans-Patienten erhoben wurden: In Amsterdam und Gent (Belgien) lag die Rate von psychiatrisch relevanten Symptomen und komorbiden Erkrankungen auch damals niedriger als in den anderen beiden beteiligten Zentren Hamburg und Oslo (Heylens et al., 2014). Da regional kulturelle Unterschiede in den Ländern Nord-West-Europas wohl zu vernachlässigen sein dürften, ist der Verdacht naheliegend, dass die *Bewertungsmaßstäbe bei der Erhebung der Komorbidität unterschiedlich* waren. Dieselbe Hypothese bietet sich als mögliche Erklärung für die diskrepanten Ergebnisse von Arnoldussen et al. (2020) bei den adoleszenten Patienten an.

2.5 Angebot und Nachfrage – Gründe für die drastische Zunahme der Diagnose-Häufigkeit

Wie bereits in früheren Arbeiten dargelegt (Korte und Wüsthof, 2015; Korte et al., 2017, 2021), werden als mögliche Ursachen für den Anstieg der Neuvorstellungsrate von geschlechtsdysphorischen jugendlichen Patienten in den Ländern der westlichen Welt verschiedene Faktoren diskutiert, die vermutlich zusammenwirken (siehe auch Thompson et al., 2022):

- In begrenztem Umfang dürfte auch das gegenüber Transpersonen – zumindest in Ländern westlicher Prägung – *toleranter gewordende gesellschaftliche Klima* und die fraglos positiv zu bewertende wachsende Akzeptanz queerer Lebensentwürfe die Zahl der sich outenden und Behandlung suchenden Betroffenen jedweder Altersstufe erhöht haben.

- Erörternswert erscheint allerdings ebenfalls, ob nicht infolge medialer Dauerpräsenz des Themas und des damit zweifellos gewachsenen Bewusstseins für die Problematik abweichenden Geschlechtsidentitätserlebens, auch die Einrichtung von Spezialsprechstunden für isoliert betrachtete Symptome als eine Art *„baseline bias"* für die ausschließliche Bestätigung des Gesuchten wirksam werden, so wenig dies intendiert sein mag.
- Die zunehmende *mediale Verfügbarkeit von Informationen* zu Geschlechtsdysphorie im Kindes-/Jugendalter, sowie die Verbreitung des – i. d. R. nicht hinterfragten – kritikwürdigen Narrativs „Im-falschen-Körper-geboren", vornehmlich über entsprechende Internetforen, Chatrooms oder YouTube-Videos lässt die Vermutung zu, dass hier soziale Ansteckungsphänomene wirksam sind und dies einen Anstieg der Selbstdiagnosen nach sich zieht.
- Auch das Angebot neuartiger Behandlungsmethoden, hier in erster Linie die Möglichkeit einer pubertätsblockierenden Behandlung mittels GnRH-Analoga, dürfte maßgeblich zum Anstieg der Inanspruchnahme beigetragen haben; gerade in diesem Punkt, der vielerorts beworbenen und im Rahmen des transaffirmativen Ansatzes (▶ Kap. 8) vollzogenen frühzeitigen Weichenstellung durch Einleitung einer Hormonbehandlung, erscheint mir die Erwägung einer möglichen *angebotsinduzierten Nachfragesteigerung* angebracht.
- Der sich zunehmend in vielen Bereichen der Medizin durchsetzende *Machbarkeitsgedanke*, also die Annahme, dass eine „Geschlechtsumwandlung" problemlos mittels heutiger medizinischer Möglichkeiten durchgeführt werden kann, verbunden mit der in unserer Multioptionsgesellschaft weit verbreiteten Überzeugung, dass die *„freie Wahl des Geschlechts"* als Grundrecht anzusehen ist, dürfte ebenfalls (negative) Wirkung zeigen.

Im Vorgriff auf die ausführliche Darstellung der ätiologischen Erklärungsmodelle zur Geschlechtsdysphorie/Transsexualität (▶ Kap. 7) lässt sich bereits hier eine grundlegende Hypothese formulieren: In einigen Fällen mögen biologische Faktoren durchaus von Relevanz sein, in anderen Fällen jedoch sind eher psychosoziale Faktoren ausschlaggebend. Da sich aber *biologische* Faktoren in einem derart kurzen Zeitraum nicht wesentlich verändert haben können, dürften für die drastische Häufigkeitszunahme der letzten zehn Jahre und die Inversion der

Sex-Ratio maßgeblich *soziale und kulturelle Einflüsse* verantwortlich sein. Diesen Zusammenhängen wird in an späterer Stelle (► Kap. 6 u. ► Kap. 10) im Buch noch intensiv nachgegangen.

3 Paradigmenwandel? – Sexualwissenschaft in Zeiten des poststrukturalistischen Idealismus

Kernaussagen

- *Geschlecht* ist ein bio-psycho-soziales Phänomen mit einer biologischen Grundlage („*sex*"), daran anknüpfenden sozialen Rollenzuweisungen („*gender role*"), sowie einem auf beiden aufbauenden individuellen Prozess der Identitätskonstruktion („*gender identity*"). Biologisch gibt es zwei Geschlechter, basierend auf zwei verschiedenartigen Keimzellen.
- Es gibt verschiedene *geschlechtliche Differenzierungsebenen*: die chromosomale, gonadale, gonoduktale und genitale; darüber hinaus die zerebrale sowie eine psychosoziale Ebene. Während sich auf körperlicher Ebene geschlechts*spezifische* Unterschiede nachweisen lassen, finden sich auf der psychosozialen Ebene lediglich geschlechts*typische* Unterschiede, die Verhaltensweisen, (Tätigkeits-)Präferenzen und Leistungen betreffen.
- Die umgangssprachlich als „intersexuell" bezeichneten Störungen der körperlichen Geschlechtsentwicklung sind eine *heterogene Gruppe seltener angeborener Variationen* der genetischen, hormonalen, gonadalen oder genitalen Anlagen eines Menschen, infolge derer das Geschlecht nicht mehr eindeutig den biologischen Kategorien männlich oder weiblich zugeordnet werden kann. Der Grad der Beeinträchtigung variiert stark.
- Die Existenz von Intersex-Syndromen mit Übergangsformen der äußeren oder der inneren Geschlechtsanlagen ist keineswegs eine Widerlegung der *Geschlechterbinarität*. Letztere schließt nicht aus, dass es Menschen gibt, bei denen die geschlechtlichen Strukturen störungsbedingt nicht vollständig differenziert und damit nicht eindeutig zuordenbar sind.
- Menschen, die eine Diskrepanz zwischen ihrem Geschlechtskörper und ihrem Identitätsempfinden wahrnehmen, nutzen zur Selbstbeschrei-

bung verschiedene Bezeichnungen: trans*, transgender, bi-/a-gender, gender fluid, non-binary, transident, gender queer etc. Dies sind legitime *Selbstkategorisierungen*, aber keine medizinisch-wissenschaftlichen Begriffe, schon wegen der fehlenden Verknüpfbarkeit mit den Klassifikationssystemen.

- Eine ausgeprägte Diskrepanz zwischen dem geschlechtsbezogenen Identitätsempfinden und dem gegebenen körperlich-biologischen Geschlecht bzw. der zugewiesenen sozialen Geschlechtsrolle wird als *Geschlechtsinkongruenz* bezeichnet. Wenn Leidensdruck und damit eine Behandlungsbedürftigkeit bestehen, sollte in Anlehnung an das DSM-5 am besten der genau darauf abhebende Begriff *Geschlechtsdysphorie* verwendet werden.
- Veränderungen der Bezeichnungspraxis haben Auswirkungen auf Diagnosehäufigkeit. Geschlechtsinkongruenz/-dysphorie und Transsexualität sowie die Selbstkategorisierung als „*transgender*" sind nicht mit *Störungen der somato-sexuellen Entwicklung* (*disorder of sex development, Intersexualität*) zu verwechseln. „*Trans*" bezieht sich auf die psychosoziale Ebene von Geschlechtlichkeit, „*Inter*" betrifft die geschlechtliche Differenzierung.

Die Kernfrage nach möglichen Ursachen für die Häufigkeitszunahme von Geschlechtsdysphorie in der Bevölkerung bzw. – weiter gefasst – variantem, von der kulturellen Norm abweichendem Geschlechtsidentitätsempfinden ist untrennbar verbunden mit der Frage nach erkennbaren *Veränderungen des sog. Sexualitätsdispositivs der Gesellschaft*. Im Sinne Foucaults lässt sich ein Dispositiv definieren als ein vielschichtiger Komplex themenbezogener Vorstellungen, Anschauungen, Meinungen, Aussagen, Regeln, Bedingungen, gesellschaftlicher Konventionen und Praktiken. Laut Foucault organisiert und steuert dieser Komplex gesellschaftliche Machtbeziehungen, indem er Diskurse anregt, die neues Wissen erzeugen, was wiederum das Denken und Verhalten der Menschen, deren Einstellungen zu sich selbst und zur Welt beeinflusst und über die Zeit verändert (Foucault, 1987). Dabei gelte: Die jeweiligen Diskurse erschaffen sich die Gegenstände, von denen sie handeln, und stellen Überzeugungen („Wahrheiten") bereit, nach denen dann die Wirklichkeit (um)gestaltet wird.

Trotz gebotener Skepsis gegenüber den Theorien Foucaults – insbesondere seine Kritik an den Humanwissenschaften und sein Infragestellen des kritischen Denkens betreffend – lohnt es sich, seine Thesen im hier behandelten Zusammenhang zu berücksichtigen. Kennen, zumindest in den Grundzügen, sollte man sie aufgrund ihres großen Einflusses auf gewisse Strömungen innerhalb der Sozial- und Kulturwissenschaften ohnehin.

Es ist sicherlich nicht falsch zu behaupten, dass die Erzeugung von Wissen stets (auch) im sozio-historischen, kulturellen und gesellschaftspolitischem Kontext gesehen werden muss und nicht unabhängig von diesem erfolgt. Im Kern bedeutet das vor allem: Für „wahr" wird befunden, was als „Wahrheit" akzeptiert wird, und nicht allgemeingültiges „Wissen". Diese quasi regelhafte Kontingenz, das heißt die grundsätzliche historische Bedingtheit erstreckt sich auch auf wandelbare wissenschaftliche und medizinische Begriffe bzw. die dahinterstehenden Konzepte. Nach sozialkonstruktivistischem Verständnis wirkt das Sexualitätsdispositiv innerhalb der bestehenden gesellschaftlichen Machtverhältnisse auf das Einzelindividuum ebenso wie auf das Gesamtkollektiv und auf wichtige gesellschaftliche Institutionen. Zudem nimmt es unmittelbar *Einfluss auf den Prozess der Wahrheitsfindung der scientia sexualis* – wobei diese wiederum die Modifikation bzw. Transformation des Sexualitätsdispositivs vorantreibt, insofern sie maßgeblich dazu beiträgt, dass „das Sexuelle" fortwährend neu verhandelt wird.

3.1 Fischen im Trüben – Geschlechtsverwirrung als Neue Unübersichtlichkeit

Vor rund vierzig Jahren konstatierte Jürgen Habermas für das damalige intellektuelle und geistige Klima der Bundesrepublik eine „*Neue Unübersichtlichkeit*" (Habermas, 1985). Einen ähnlichen Eindruck bietet das Feld, auf dem die Frage der Geschlechtsidentität bzw. des Geschlechtlichen allgemein momentan verhandelt wird – sowohl was die Begrifflichkeit der Phänomene an sich betrifft als auch hinsichtlich der an der Debatte beteiligten Gruppierungen, einschließlich der

Debattenkultur selbst. Begriffe, die aufgerufen werden, sind u. a. folgende: gender identity, gender dysphoria, gender incongruence, transgender/cis-gender, non-binary, LGBT, LGBTQ, LGBTQ+, LSBT, LSBTI, LSBTIQ, FLTI (Frauen, Lesben, Trans*, Inter*), FINTA (Frauen, Intergeschlechtliche, Nichtbinäre, Transgender- und Agender-Personen), gender-queer, demi-gender, pan-gender, non-gender, fluide Geschlechtsidentität u.v.m. Weitgehend einig dürften sich die Protagonisten vor allem in ihrer Ablehnung der Zweigeschlechtlichkeit sein. Diese Ablehnung und ein damit verbundenes Eintreten für „Vielfalt“[40] oder für ein „Spektrum“[41] können sich allerdings nicht auf genetisch oder biologisch bedingte Unklarheiten der Gattung Mensch berufen, die als gonochorontische Spezies genauso der Zweigeschlechtlichkeit unterworfen ist wie Apfelbäumchen, Frösche und Elefanten.

Eine Beschäftigung mit dem Betrachtungsgegenstand „Geschlecht“ beginnt sinnvollerweise mit einer Definititon, was Geschlecht eigentlich ist. Im Folgenden soll daher zunächst eine Klärung der korrekten wissenschaftlichen Terminologie erfolgen, einschießlich einer zwingend erforderlichen begrifflichen Abgrenzung. Eine Definition gibt die notwendigen und hinreichenden Bedingungen dafür an, dass etwas unter einen verwendeten Begriff fällt.

3.1.1 Geschlecht als biologisches Merkmal

In Anlehnung an das bio-psycho-soziale Modell (Engel, 1977) in der Medizin (u. a. Gesundheits-/Humanwissenschaften) wird Geschlecht heute verbreitet als ein *bio-psycho-soziales Phänomen* konzeptualisiert; dabei lassen sich eine biologische (besser: körperliche) Ebene, eine psychische und eine soziale Ebene voneinander unterscheiden (▶ Abb. 1). Die englische Sprache bietet die Möglichkeit, die körperliche Ebene von Geschlecht mit dem Begriff *„sex“* zu adressieren, während für die Ebenen des Psychischen und des Sozialen der Begriff *„gender“* verwendet wird. Nichtsdestoweniger ist Geschlecht aus biologischer Sicht eindeutig und

40 Vgl. Bundesministerium für Familie, Senioren, Frauen und Jugend, 2015; McLaughlin et al., 2023.

41 Vgl. Ainsworth, 2015; Montañez, 2017; Viloria und Nieto, 2020; Zur Diskussion: Wright, 2020.

klar definiert, und zwar als *Entwicklungsrichtung eines Organismus* hin auf die Produktion eines bestimmten Keimzelltypus (Prinzip der Anisogamie, also der Ungleichartigkeit zweier spezialisierter Keimzellen). Geschlecht ist also zunächst ein körperliches Merkmal, dessen Ausprägungen, *male* oder *female*, sich aus den Fortpflanzungsfunktionen ergeben, und verfügt über eine objektive, d. h. an jedem menschlichen Körper prinzipiell wahrnehmbare Grundlage. Geschlecht ist *phylogenetisch*[42] für die Gattung Mensch das, was unsere geschlechtlich gezeugte Existenz erst ermöglicht, und *ontogenetisch*[43] zugleich das Endresultat eines somato-sexuellen Differenzierungsprozesses, ausgehend von einer bipotenten Gonaden-Anlage.

In den Naturwissenschaften ist die Unterscheidung zwischen dem männlichen und weiblichen Geschlecht bewährt und allseits akzeptiert. Sie ermöglichte es, wissenschaftliche Theorien über eine Vielzahl biologischer Prozesse aufzustellen, empirisch zu überprüfen und Natur zu erklären. Es gibt keine biologischen Prozesse, zu deren Erklärung weitere Geschlechter notwendig wären. Diese würden nur dann Sinn machen, wenn man mit ihnen Theorien aufstellen und empirisch belegen könnte, welche die Realität besser erklären als die Annahme der Zweigeschlechtlichkeit. Deswegen gibt es auch keine Gründe für die Einführung weiterer Geschlechtsbegriffe. Die Definition einer „Vielzahl der Geschlechter" mag außerhalb des naturwissenschaftlichen Diskurses mit eigener Logik und Legitimität diskutiert werden. Wir benötigen aber keine weiteren Geschlechtskategorien, um zu erklären, warum Menschen unter ihrer Geschlechtszugehörigkeit leiden, deren Ursachen herauszuarbeiten und diesen Menschen zu helfen (meist mit Psychotherapie, nur falls nötig auch mit Hormontherapien und chirurgischen Eingriffen).

---

42 Phylogenese: Stammesgeschichte, d. h. evolutionsbiologisch abzuleitende Grundlagen

43 Ontogenese: Entwicklung des Individuums von der Eizelle bis zum geschlechtsreifen Zustand

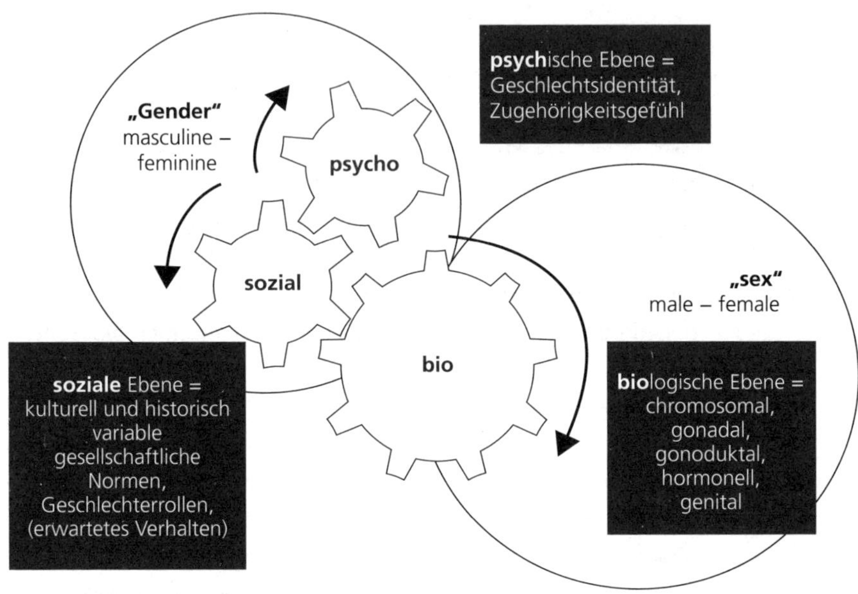

Abb. 1: Biopsychosoziales Modell von Geschlecht

Die Kriterien des biologischen Geschlechts sind i. d. R. eindeutig. Schwanger werden kann nur eine Frau, ein Kind zeugen kann dagegen nur ein Mann. Diese Fakten sind nicht nur für den Fortbestand der Menschheit grundlegend, sondern haben – unabhängig von der Identitätsfrage – auch in der Medizin erhebliche Bedeutung. Sichtbar wird dies bereits an den differenzierenden Fachspezialisierungen der Gynäkologie und der Andrologie. Dem Unterschied zwischen den biologischen Geschlechtern Rechnung tragend, hat sich darüber hinaus in jüngerer Zeit ein eigenständiger, genau darauf fokussierender Forschungsbereich etabliert. Die Disziplin, die sich dezidiert mit geschlechtsabhängigen Einflussfaktoren auf Erkrankungsmuster und auf Krankheitsverläufe beschäftigt sowie geschlechtsspezifische Besonderheiten der Wirkung von Arzneimitteln untersucht, hat zunehmend an Bedeutung gewonnen.

3.2 Der Kleine Unterschied und die Folgen – Warum es zwei Geschlechter gibt, aber kein drittes

Am Anfang war das Wort und das Wort war bei – Judith Butler:

> *„Der Widerstand gegen Gender ist, ebenso wie die Verteidigung der Familie (gegen jede Kritik an ihrer Heteronormativität) und der Nation (gegen jede Kritik am Konzept ethnischer Reinheit), eng verbunden mit einer Eugenik, die zur Geschichte und Gegenwart des Faschismus gehört".*
>
> (Butler 2024, Who's afraid of gender?)

Okay, hier fängt er also an, der Faschismusverdacht. Wozu braucht es überhaupt noch Geschlechter, wenn es doch (die neuerdings non-binäre) Judith Butler gibt. Für alle anderen hier nochmal von vorne: *birds and bees.*

3.2.1 It's the evolution, stupid! – Entwicklung von Geschlechtern

Um Vermehrung und Wachstum zu gewährleisten, ist Geschlecht nicht erforderlich. Auch Zellen oder einzellige Lebewesen pflanzen sich durch einfache Zellteilung fort, was als *vegetative Fortpflanzung* bezeichnet wird. Diese Art der Reproduktion erfordert keine unterschiedlichen Geschlechter. Pantoffeltierchen und andere Kleinstlebewesen paaren sich, indem sie Genmaterial über eine Plasmabrücke austauschen, eine Methode namens Konjugation. Dies ist jedoch keine echte geschlechtliche Fortpflanzung, da die Pantoffeltierchen isogam, also gleichförmig, sind. Erst mit der Entwicklung der *Anisogamie*, der Entstehung von zwei unterschiedlichen Keimzellen (Eizelle und Samenzelle), wurde eine echte Neukombination der Gene möglich. Diese Form der *sexuellen* (= geschlechtlichen)[44] *Fortpflanzung* führte zu einer großen Vielfalt neuer Merkmalskombinationen und ermöglichte die kambrische Artenexplosion vor etwa 541 Millionen Jahren. Die beiden Keimzellen, eine groß und nährstoffreich, die andere klein und

44 Der Geschlechtsbegriff ist somit a priori mit dem „Sexuellen" untrennbar verbunden.

beweglich,[45] bilden die Grundlage für das Zwei-Geschlechter-System. Ein „drittes Geschlecht" existiert nicht, da es keine dritte, mittelgroße Keimzelle gibt, die einen evolutionären Vorteil bieten würde: Sie würde im ewigen Wettlauf der Evolution mit ihrer nicht zur Ruhe kommenden Anpassungsdynamik, dem steten Ringen um Adaptivität, von den anderen beiden ganz einfach übertroffen. Soweit die evolutionsbiologischen, phylogenetischen Fakten.

3.2.2 Sex in progress – Die Stufen der Geschlechtsentwicklung

Geschlecht ist ein komplexes Phänomen und umfasst verschiedene Differenzierungsebenen:

- die chromosomale (XY vs. XX),
- die gonadale/endokrine (Hoden vs. Ovarien, Testosteron vs. Östrogen),
- die gonoduktale (Nebenhoden, Samenleiter/-bläschen, Prostata vs. Eileiter, Gebärmutter)
- die genitale Ebene (Penis, Skrotum vs. distale Vagina,[46] Klitoris, Labia majora/minora).

Dazu kommt noch eine zerebrale Ebene, ferner die psychosoziale Ebene (s. u). Geschlecht definiert sich letztlich über die *Fortpflanzungsfunktion*, weniger über die konkrete *Konfiguration*, weshalb es wenig Sinn macht, den einzelnen Ebenen oder Strukturen jeweils den Status eines eigenen Geschlechts zuzuordnen. Diese sind vielmehr Teile eines Ensembles, die erst in ihrem Zusammenwirken ihre ultimate Funktion, den spezifisch männlichen oder weiblichen Fortpflanzungsbeitrag (Gameten finden vs. Zygote bilden) ermöglichen.

Die *Ontogenese* beschreibt die Entwicklung eines Individuums von der Eizelle bis zum geschlechtsreifen Zustand. Die Mechanismen, welche die geschlechtliche Differenzierung steuern, können je nach Spezies unterschied-

45 Die Spezialisierung der beiden unterchiedlichen Keimzellen ist das Ergebnis eines von Evolutionsbiologen als „disruptive Selektion" bezeichneten Vorgangs.

46 Vestibulum vaginae; der proximale Anteil der Vagina ist den gonoduktalen Strukturen zuzuordnen.

lich sein, aber das Ergebnis sind immer zwei Geschlechter. Diese entstehen aus einer bipotenten Gonadenanlage,[47] die sich unter genetischen und hormonellen Einflüssen in die männliche oder weibliche Richtung differenziert. Beim Menschen entscheidet das SRY-Gen[48] auf dem Y-Chromosom über die Entwicklung der Gonaden. Bei vorhandenem SRY-Gen entstehen Hoden, bei fehlendem SRY-Gen entwickeln sich Ovarien. Unter dem Einfluss von Testosteron, gebildet ab der 9. Schwangerschaftswoche (SSW) in den Leydig-Zellen im Hoden, und anderen Genen[49] erfolgt die Differenzierung der inneren Geschlechtsorgane. Bei Männern entwickelt sich das Wolff'sche Gangsystem,[50] bei Frauen das Müller'sche Gangsystem. Die äußeren Genitalien entwickeln sich je nach Einfluss von Dihydrotestosteron (DHT) zu männlichen oder weiblichen Strukturen.[51] Die gesamte Entwicklungkaskade bis zur Differenzierung der äußeren Genitalien folgt

- einem Entweder-Oder-Prinzip, d. h. die Merkmale sind geschlechtsspezifisch, entweder männlich oder weiblich. Übergänge kommen zwar als sog. Intersex-Syndrome (s. u.) vor, haben dann aber Krankheitswert und sind deshalb nicht als „Normvarianten" oder „anderweitige Geschlechter" (Fausto-Sterling, 2000; Voß, 2019a/b) zu deklarieren.
- Es gilt ferner das Prinzip der sensiblen bzw. kritischen Phasen und der Zweizeitigkeit: nach einer pränatalen organisierenden Wirkung (Maskulinisierung oder Feminisierung) erfolgt postnatal, meist postpuberal hormonabhängig die Aktivierung.

---

47 Bis zur fünften Schwangerschaftswoche (SSW) ist die aus Urnierenzellen und Zölomepithel entstehende bipotente Gonadenanlage sexuell undifferenziert.

48 SRY: Sex determinig region of Y, lokalisiert auf dem kurzen Arm des Y-Chromosoms (YP11.3). Das Gen kodiert ein Funktionsprotein, den Hoden terminierenden Faktor (testis determining factor, TDF).

49 Weitere involvierte, auf den Autosomen gelegene Gene sind: DAX1, WT1, SF1, DMRT1/2, ATRX, DHH, MAMLD1 für die männliche Entwicklung, WNT4, SOX9, RSPO1 für die weibliche.

50 Unter dem Einfluss des Anti-Müller-Hormons (AMH), gebildet in testikulären Sertoli-Zellen.

51 Dies erfolgt zwischen der 12.-16. SSW, ausgehend von einer bipotenten Anlage, bestehend aus Genitalhöcker, -wulst und -falte, sowie Strukturen des Sinus urogenitales. Die männliche Differenzierung ist an funktionstüchtige Androgenrezeptoren und an das Enzym 5-α-Reduktase-2 gebunden.

- Das sog. ADAM-Prinzip schließlich bezieht sich auf den Umstand, dass die männliche Differenzierung größere Aufwendungen erfordert – mit der Folge, dass diese deutlich störanfälliger ist, was sich anhand vielfältiger Beispiele belegen lässt.[52]

3.2.3 Sonderfall Intersexualität – Störungen der geschlechtlichen Entwicklung

Im Zuge des kaskadenartigen ontogenetischen Differenzierungsprozesses von der Eizelle über das Blastenstadium, die Embryonal- und Fetalzeit bis hin zum geschlechtsreifen Zustand des ausgewachsenen Organismus kann es zu Abweichungen von der normalen Entwicklung hin zu einem männlichen oder weiblichen Phänotyp kommen. Biologisch nicht-eindeutige Geschlechtszugehörigkeit, umgangssprachlich meist als *Intersexualität*[53] bezeichnet, kommt mit einer Häufigkeit von 1 : 2.000 bis 1 : 5.000 Geburten nicht nur selten vor, sie gründet selbst auch auf Binarität und kann nicht als Argument für deren Widerlegung angeführt werden. Denn Zweigeschlechtlichkeit schließt nicht aus, dass es Menschen gibt, bei denen die geschlechtlichen Strukturen störungsbedingt nicht vollständig differenziert und damit nicht eindeutig sind. Für diese, im Deutschen unglücklicherweise als *„Varianten der Geschlechtsentwicklung“* bezeichneten Abweichungen ist aus Medizinersicht das Akronym DSD, *Disorder of Sex Development*,[54] zu bevorzugen – zum einen, weil es dem internationalen Sprachgebrauch entspricht (Hughes et al., 2006), zum anderen, weil es dem ärztlichen Auftrag (Behandlung von krankheitswertigen Zuständen) am besten gerecht wird.

Der Oberbegriff vereint eine heterogene Gruppe angeborener Variationen der genetischen, hormonalen, gonadalen oder genitalen Anlagen eines Menschen, infolge derer das Geschlecht der betroffenen Person nicht mehr eindeutig den Kategorien männlich oder weiblich zugeordnet werden kann (Thyen et al.,

52 Zu nennen wären hier Kryptorchismus, Hypo- oder Epispadien, 5-⍰-Reduktase-Mangel, partieller oder kompletter Androgenrezeptordefekt.

53 Als Intersexualität im engeren Sinne bezeichnet man Syndrome mit wirklich indifferentem Genitale.

54 entsprechend der Klassifikation der Chicagoer Konsensus-Konferenz von 2005

2006).[55] Ein Großteil unseres Wissens über die einzelnen Schritte der *somato*-sexuellen, teils auch der *psycho*sexuellen Entwicklung beruht auf dem Studium eben dieser Störungen der somatosexuellen Differenzierung.

3.2.4 Spoilerwarnung: Das größte Sexualorgan des Menschen ist sein Gehirn

Kurzgefasst: Geschlechtsabhängige Unterschiede im Gehirn entstehen durch unterschiedliche Hormonspiegel während der Entwicklung. Anders als bei den geschlechts*spezifisch* erfolgenden Differenzierungsvorgängen der Gonaden, Gonodukten und Genitalien, die nach dem Entweder-oder-Prinzip verlaufen, werden bei der Gehirnentwicklung geschlechts*typische* Sexualhormonspiegel zu fließenden Übergängen zwischen „eher männlichen" und „eher weiblichen" Struktur- und Funktionsdifferenzierungen führen. Dem Gehirn fällt gewissermaßen die Rolle eines „Umstellwerks" zwischen geschlechts*spezifischer somato*-sexueller und geschlechts*typischer psycho*sexueller Differenzierung zu. Nach der *Androgenisierungstheorie* (Dörner et al., 2001; Thornton et al., 2009) erfolgt abhängig vom pränatalen Testosteron-Spiegel in kritischen Phasen eine Maskulinisierung/Defeminisierung bestimmter Hirnstrukturen bzw. -funktionen, was auch hier als *pränatale Organisation* bezeichnet wird. Deren spätere *postnatale Aktivierung* führt – bereits im Kindesalter, in verschärfter Form dann mit Anstieg der Sexualhormone nach Eintritt in die Pubertät – zu geschlechts*typischen* Verhaltensdispositionen, Tätigkeitspräferenzen und Leistungsunterschieden (► Kap. 7.3.2).

Postuliert werden außerdem bestimmte bi-potente hypothalamische Regionen, die jeweils geschlechtsabhängig strukturelle bzw. funktionelle Unterschiede aufweisen:

- Die „Sex center" regulieren nach der Pubertät die Ausschüttung der Gonadotropine LH und FSH; beim Mann erfolgt diese tonisch, bei der Frau hingegen tonisch und zyklisch.

---

55 Zur Phänomenologie und Häufigkeit von DSD s. Bosinski et al., 2021.

- „Mating center" (Erotisierungszentren): Hier gibt es Unterschiede der Neuronenzahl und Größe des dritten interstitiellen Nukleus im vorderen Hypothalamus-Anteil (INAH 3). Diese scheinen in einem Zusammenhang mit der sexuellen Orientierung zu stehen (LeVay, 1991; Hines et al., 2015; Mustanski et al., 2002; Rahman, 2005; van Anders et al., 2005).
- Des Weiteren wird angenommen, dass es geschlechtstypische „Gender role center" gibt, die das geschlechtstypische Sozialverhalten beeinflussen sollen.

Während es für die Existenz der beiden erstgenannten geschlechtsdimorphen hypothalamischen Zellregionen stichhaltige Belege gibt, handelt es sich bei der Annahme der „*Gender role center*" bislang um eine Hypothese (▶ Kap. 7.3). Abgesehen von den teils widersprüchlichen Befunden dazu ist zu bedenken, dass geschlechtstypisches *Verhalten* nicht gleichzusetzen ist mit geschlechtsbezogenem *Identitätsempfinden*.

Wichtig ist folgender Aspekt: Die empirisch gesicherten Geschlechtsunterschiede im *Verhalten* und in Bezug auf (einige konkrete) *kognitive Leistungen* folgen einer überlappenden, geschlechts*typischen* Verteilung (▶ Abb. 2), vergleichbar etwa dem Merkmal Körpergröße:[56] Statistische Mittelwertunterschiede gibt es dabei lediglich im Geschlechter*gruppen*vergleich – d. h. die (Mittelwert-)Abweichung ist in diesem Fall die Regel, „ein einzelnes Individuum kann sich hinsichtlich eines bestimmten Merkmals innerhalb der Verteilung des anderen Geschlechts befinden, ohne dass dem unbedingt Störungscharakter zuzusprechen ist" (Bosinski, 2015, S. 23). Die Feststellung, dass ein Merkmal, das sich auf psychische, soziale Eigenschaften oder Verhaltensweisen beziehen kann, geschlechts*typisch* verteilt ist, sagt notabene nichts über seine Verursachung aus; diese kann biologischer oder soziokultureller Natur sein.

Die neurowissenschaftliche Forschung hat Hinweise geliefert, dass die geschlechtsdimorphe Gehirnentwicklung bereits *vor* der Gonadendifferenzierung einsetzt und somit weiteren, von der Wirkung der gonadalen Hormone unabhängigen Genen eine Bedeutung zufällt (Ngun et al., 2010; Sanchez und Vilain, 2011). Noch immer ist ungewiss bzw. wissenschaftlich umstritten, inwieweit dadurch

56 Männer sind meist größer als Frauen, aber es gibt Frauen, die größer sind als viele Männer und vice versa.

bisherige Modelle zur sexuellen Gehirndifferenzierung in Teilen zu relativieren bzw. zu erweitern sind.

Für das Verständnis geschlechtsnonkonfomer/-atypischer Verhaltens- und Erlebnisweisen mögen diese Erkenntnisse einen mehr oder weniger wichtigen Beitrag liefern. Doch lässt sich angesichts der unbestrittenen Tatsache, dass es ein breites Spektrum unterschiedlichster, geschlechtstypisch verteilter Merkmalsausprägungen und -kombinationen gibt, die Schlussfolgerung ziehen, es gäbe daher zwangsläufig auch mehr als zwei, ja, sogar eine „Vielfalt" der Geschlechter? Die Antwort lautet *nein*, zumindest nicht im biologischen Sinne! Was es gibt: vielfältige Möglichkeiten in der individuellen Ausgestaltung von Zweigeschlechtlichkeit und Geschlechterrollen. Ob ein Mann gern Röcke trägt oder seine Frau am Auto schraubt, spielt für deren Geschlechtszuordnung keine Rolle; beide durchbrechen lediglich *Geschlechtsstereotype*, kulturabhängige Erwartungshaltungen.

Fazit: Biologisch gibt es zwei Geschlechter, basierend auf den zwei Arten von Keimzellen (Eizellen und Spermien). Ein drittes Geschlecht existiert nicht, da es keine dritte, mittelgroße Keimzelle gibt. Soziale und kulturelle Einflüsse führen zu vielfältigen Ausgestaltungen von Geschlechterrollen, ändern aber nichts an der grundlegenden Binarität der Geschlechter.

Das letzte Wort hierzu überlasse ich wieder der allwissenden Judith Butler (im Interview mit dem „Spiegel", 2024):

> *„Für mich war es einfach unsinnig, mich nicht als non-binär zu bezeichnen, weil es ausdrückt, wie wenig ich grundsätzlich mit Kategorien anfangen kann."*

Amen.

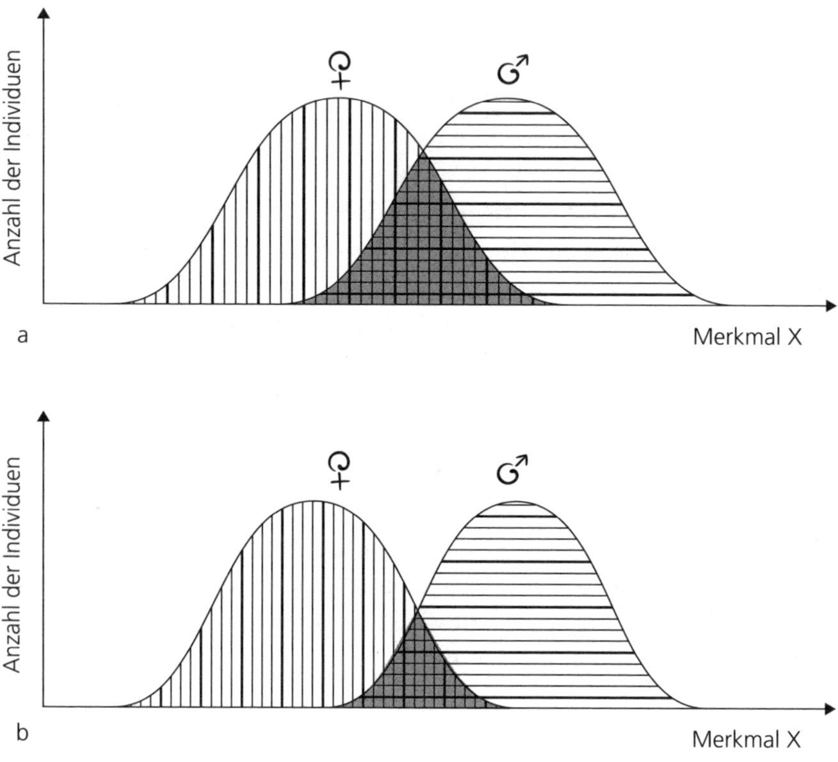

Abb. 2: Illustration zu geschlechtstypisch-normalverteilten Unterschieden; diese können körperliche, psychische oder soziale Eigenschaften//Verhaltensweisen betreffen und treten innerhalb der einen Geschlechtergruppe häufiger oder intensiver auf. Weitere Erläuterung s. Text.

3.3 Sex Playbook – Verteilte Rollen nach Geburt, Erziehung und Selbstwahrnehmung

In allen Kulturen werden Individuen auf der Grundlage ihrer körperlichen Geschlechtsmerkmale bei Geburt - mit den Möglichkeiten der Pränataldiagnostik bereits davor - sozial kategorisiert. Geschlechtszugehörigkeit ist das einzige Merkmal, das über alle Ethnien, Alters- und Sozialschichten hinweg die Menschheit in zwei Gruppen einteilt – auch wenn andere historische oder rezente Kulturen *soziale bzw. rituelle Geschlechtswechsel* kennen, die dort für gewöhnlich, aber nicht nur im Rahmen von animistisch-schamanistisch anmutenden Religionspraktiken vollzogen werden, oft nur in diesem Kontext zu verstehen sind. Beispiele dafür gibt es zahlreiche, gehäuft auf dem amerikanischen Doppelkontinent, etwa die *Mapuche*, ein indigener Stamm in Chile, die *Berdache* („Two-spirit-people") in Nordamerika oder die *Muxe* in der indigenen Volksgruppe der Zapoteken in Südmexiko. Dort wie auch in Teilen Südostasiens haben Transfrauen den offiziellen Status des „dritten Geschlechts", was ihnen jedoch nicht zwangsläufig gesellschaftliche Teilhabe garantiert und sie keineswegs vor Diskriminierung schützt; dies gilt bspw. für die *Hijra*[57] in Indien, Pakistan, Bangladesch, die *Bakla* auf den Philippinen oder die *Kathoey* („Ladyboys") in Thailand, die häufig ein Leben in der Prostitution führen. In Albanien gibt es die Tradition der *Burrnesha*, die mannsweibische „eingeschworene Jungfrau", deren Aufgabe es ist, einen fehlenden Mann und Ernährer im Haushalt zu ersetzen.

Für die beiden Geschlechtergruppen gibt es meist je unterschiedliche, von der jeweiligen Gruppennorm abhängige soziale Regeln, Verhaltenskodizes, Aufgabenteilungen, Kleidungsvorschriften etc. Grob kann all dies unter dem Begriff *soziale Geschlechtsrolle* (engl. *gender role* zusammengefasst werden. Jedes Individuum findet sich von Geburt an in seinem Körper und in einer spezifischen historisch-gesellschaftlichen Situation wieder und verhält sich sowohl zu seinem körperlichen So-Sein als auch zu den gesellschaftlichen Ansprüchen, sei es affirmativ oder kritisch bis ablehnend. „Gender" schließt sexuelle Attraktion

57 Die Betroffenen unterziehen sich nicht selten einer (freiwilligen) Kastration, „Nirwaan" genannt, und leben teilweise in Gemeinschaften, die im kultischen Dienst der Muttergöttin Bahuchara Mata stehen.

und Reaktion ein, ist hierauf aber nicht beschränkt, sondern umfasst ein ganzes Bündel mentaler Repräsentationen geschlechtstypischer Tätigkeitspräferenzen und Verhaltensdispositionen. Letztere sind biologisch prädisponiert, werden aber ebenso sicher kulturell moduliert – was nichts Anderes heißt, als dass auch der geschlechtsbezogene Anteil der Personalität eines Menschen in all seinen Facetten durch den Einfluss der Umwelt, der gesellschaftlichen Norm und des herrschenden Zeitgeistes geprägt wird, sich infolgedessen entwickelt und sich (in gewissen Grenzen) verändern kann. Das gilt auch für die Geschlechtsrollenidentifikation.

Dabei beschreibt „Gender" einerseits eine *Gerichtetheit im Verhalten*, eine mit gewisser Zwangsläufigkeit auftretende *Reaktionsbereitschaft* des Individuums, andererseits zugleich eine *Eigenschaftszuschreibung* seitens des sozialen Umfelds resp. *Erwartungshaltung* der Gesellschaft; diese orientiert sich am biologischen Geschlecht. Letzteres bestimmt also i.d.R. ganz wesentlich mit, wie eine Person sich selbst erlebt und wie die Mitmenschen mit ihr umgehen. Sämtliche Aspekte sind zeit- und kulturabhängig und zudem von entscheidender Relevanz für das *Erziehungsgeschlecht* – die Sozialisation als Junge oder Mädchen entsprechend den gesellschaftlich-kulturell üblichen Normen und Rollenerwartungen –, wobei die Varianz begrenzt ist. Tatsächlich existieren kulturübergreifende, universale Rollenmuster. In modernen, pluralistischen Gesellschaften haben Varianz und Abweichungen von bestimmten Idealtypen jedoch gerade in den letzten Jahren stark zugenommen. Parallel dazu ist auch die Akzeptanz von gender-nonkonformem Verhalten gewachsen. Der Toleranzspielraum kann allerdings zwischen verschiedenen gesellschaftlichen Schichten oder Subgruppen erheblich variieren. Das bedeutet letztlich auch, dass das „Problem" – sofern vorhanden – nicht zwangsläufig auf der Seite dessen liegen muss, der als „abnorm" erlebt wird, sondern ebenso sehr in der mangelnden Toleranz der jeweiligen Bezugsgruppe begründet sein kann.

Der Vollständigkeit halber sei daran erinnert, dass *gender* im Englischen ursprünglich der Bezeichnung des *grammatikalischen Geschlechts (Genus)* diente und erst von John Money (1973) für die Kennzeichnung der sozialen Geschlechtsrolle hergenommen wurde. Eine weitere, nicht unproblematische Bedeutungsmodifikation des Wortes „Gender" erfolgte dadurch, dass derselbe Begriff zur Beschreibung jener gefühlsmäßigen inneren Gewissheit der eigenen Geschlechtszugehörigkeit verwendet wird, die gemeinhin als *„Geschlechtsidentität“* (*gender identity*) bezeichnet wird – verstanden als basales, meist unhinterfragtes Selbstverständnis, basierend auf der überdauernden Erfahrung der eigenen Individualität, des eigenen Verhaltens und Erlebens als i. d. R. uneingeschränkt und eindeutig männlich oder weiblich. Kritisch anzumerken ist, dass hier maßgeblich Geschlechterstereotype zum Tragen kommen – Konventionen also, was denn eine Frau/einen Mann bzw. Frau-/Mann-sein auszeichnet.

Money hingegen verstand unter „gender identity“ weniger ein diffus bleibendes, inneres Gefühl, sondern vielmehr die *individuelle Ausgestaltung* und subjektive Erlebnisweise einer Person in Bezug auf ihre, je nach biologischer Geschlechtszugehörigkeit zugewiesene[58] und/ oder selbstgewählte soziale Geschlechtsrolle.[59] Die sich im Zuge der psychosexuellen Entwicklung konstituierende geschlechtliche Identität ist nach diesem Verständnis nur ein *Teil* der allgemeinen personalen Identität. Letztere bleibt aber gerade *nicht* lebenslang unverändert, sondern ist stetigen Veränderungen und individuellen Anpassungen unterworfen, die sich im Rahmen des Individuations- und Individualisierungsprozesses entlang gesellschaftlicher Konventionen und diesseits sozialer Normen oder auch jenseits derselben vollziehen. In der Adoleszenz, im Zusammenhang mit der Entwicklung der eigenen Sexualität, erfolgt i. d. R. eine Konsolidierung des geschlechtsbezogenen Identitätsempfindens. Begrifflich und inhaltlich zu unterscheiden ist „Geschlechtsidentität“, also welchem Geschlecht sich eine Person zugehörig fühlt, von der *sexuellen Identität*, d. h., ob sie sich als sexuelles Wesen selbst als „homo-“, „hetero-“, „bisexuell“, „asexuell“ oder wie auch immer definiert.

3.3.1 Kleiner, feiner Unterschied: Geschlechtstypisch oder geschlechtsspezifisch?

Üblicherweise werden Erziehungsgeschlecht, soziale Geschlechtsrolle und „Geschlechtsidentität“ als weitere, eigene sexuelle Differenzierungsebenen

58 „Zugewiesen“ wird nicht das Geschlecht, sondern die soziale Geschlechtsrolle.

59 „All those things [behaviors] that a person says or does to disclose him or herself having the status of boy or man, girl or woman, respectively“ (John Money).

betrachtet, anknüpfend an die Liste der somato-sexuellen Differenzierungsebenen (s. o.), zugleich aber in Abgrenzung zu jenen als psycho-sexuelle Ebenen gekennzeichnet. Zu betonen ist nochmals, dass es auf den drei Ebenen des *psychosozialen Geschlechts* keine geschlechtsspezifische, sondern lediglich geschlechtstypische Unterschiede gibt. Geschlechtsspezifische Unterschiede finden sich einzig bei denjenigen Funktionen und/oder Strukturen, die unmittelbar verbunden sind mit den spezifisch reproduktiven Funktionen der Geschlechter (diese sind, wie oben beschrieben, bipolar-dichotom, d. h. im Normalfall nur als männlich oder weiblich möglich).

Die nachfolgend genannten *geschlechtstypischen Unterschiede* lassen sich in gleicher Richtung – nicht aber unbedingt in gleicher Ausprägung – zu verschiedenen Zeiten (Epochen) und in verschiedenen Kulturen und Ethnien zeigen, messen oder erfragen; die Männlich-/Weiblich-Symbole zeigen an, welches Geschlecht bzgl. der genannten Fertigkeit oder Eigenschaft das andere übertrifft:

- Räumliche Wahrnehmung/Orientierung (spatial abilities) ♂
- Aggressivität (unprovoziertes, fremdverletzendes Verhalten) ♂
- Prosoziales Verhalten, nurturing activities ♀
- Sprachliche Fertigkeiten (verbal skills) ♀
- Interesse an okkasionellen Sexualkontakten ♂
- Sexuelle Orientierung

Die Unterschiede sind zwar in ihrer Ausprägung *durch psychosoziale Faktoren beeinflussbar, nicht* aber durch psychosoziale Faktoren *reproduzierbar* oder gar *umkehrbar*. Ergänzend sind in ▸ Tab. 3 typische Unterschiede zwischen Mädchen und Jungen aufgelistet, die sich (nur) im Gruppenvergleich feststellen lassen und selbstverständlich nicht absolut zu setzen sind.

Tab. 3: Geschlechtstypische Verhaltens- und Präferenzunterschiede zwischen Mädchen und Jungen

Jungen	Mädchen
schon *intrauterin* motorisch aktiver	*von Geburt an* „sozial sensibler“: Phänomen der „Gefühlsansteckung“
postnatal reizbarer, schwerer zu beruhigen, impulsiver	häufiger/längerer Blickkontakt; mimischer Ausdruck des Interesses: Hochziehen der Augenbrauen
bereits mit *6 Mon.* durchsetzungsorientierter, explorativer, furchtloser	empathischer, fürsorglicher, einfühlsamer
ab 10–12 Mon. Vorliebe für „Funktionelles“ (Autos, Technisches); riskantes Verhalten	*ab 12 Mon.* deutliche Präferenz für Puppen, Stofftiere (pflegerische Aktivitäten)
3. Lebensjahr. spielerisches Raufen, Imponiergehabe	„prosoziale Dominanz“ (eine Mischung aus Besorgtheit und Bevormundung)
Konfliktlösung: Kampf, stabile Rangordnung	indirektes Vorgehen: Beziehungsaggression (gegenseitige soziale Ausgrenzung)
brachiales Vorgehen, Gewaltdrohung, Selbstdarstellung, Dominanzgebären	Sich-kümmern, auch um darüber Anerkennung zu bekommen; ungefragte Ratschläge
daneben zugleich Kooperation; nur die eigene Position in der Gruppe wird i. d. R. überschätzt	Status stetig im Fluss; geringe Übereinstimmung in Einschätzung des Status der einzelnen
ab 2. Lebensjahr: Segregation der Geschlechter: die Kinder zieht es zu ihresgleichen, gemischt-geschlechtliche Aktivitäten in KiTas müssen von Erziehern initiiert werden	

Doch sind die Unterschiede biologisch-anlagebedingt *(nature)*, oder Effekte der Sozialisation *(nurture)*? Tatsache ist, Eltern behandeln Jungen und Mädchen unterschiedlich. Teils ist dies sicherlich durch gesellschaftlich geprägte Geschlechtsrollenvorstellungen begründet – aber: die potentiell ungleiche Behandlung, z. B. in Form positiver Verstärkung geschlechtstypischen Spielverhaltens, ist selbst auch bereits eine Reaktion auf unterschiedliche Verhaltensangebote von Jungen und Mädchen; d. h. Sozialisation ist nicht unidirektional-kausale Einflussnahme, sondern ein *interaktioneller Prozess*. Jungen werden nicht etwa dadurch „feminisiert“, dass Mütter oder Kindergarten-Personal non-aggressives Konfliktverhalten belohnen.

Beim Menschen kommen mit den Intersex-Syndromen/DSD biologische Veränderungen vor, die mit einer Veränderung der Unterschiedstendenz einhergehen (► Kap. 7.4). Dies unterstreicht die Bedeutung biologischer Einflussfaktoren für geschlechtstypische Verhaltensdispositionen, Präferenzen und Leistungsunterschiede. Stets zu bedenken ist jedoch: Veranlagung bedeutet nicht Determiniertheit, anlagebedingt heißt nicht unveränderbar – angeborene Dispositionen äußern sich in Neigungen, Interessen und Fähigkeiten (die als typisch männlich oder typisch weiblich gelten), legen unser Verhalten aber keineswegs fest!

3.4 Triumph des identitätslogischen Fundamentalismus – Die Ver(m)achtung von Wissenschaft

Anknüpfend an die eingangs formulierten Überlegungen zur Erzeugung von Wissen und zum Prozess der Wahrheitsfindung stellen sich folgende Fragen: Mit welchen „neuen Wahrheiten" sehen wir uns angesichts einer – zumindest in Teilen der akademischen Welt – augenscheinlich veränderten Sichtweise auf Geschlecht und „geschlechtliche Identität" derzeit konfrontiert? Und welche mittelbaren Folgen ergeben sich daraus für den fachwissenschaftlichen Diskurs, das ärztliche Handeln und die sexualpsychologisch-therapeutische Praxis? Vor allem aber, welche Auswirkungen und Konsequenzen hat dies für Menschen, deren geschechtsbezogenes Identitätsempfinden nicht im Einklang zu ihrem Körper steht?

In Anbetracht der Neufassung der Klassifikationssysteme DSM-5 und ICD-11 (► Kap. 3.5) und der darin erfolgten Re-Konzeptualisierung von Transsexualität ist vielfach von einem „*Paradigmenwechsel*" gesprochen worden. Selbiges war auch anlässlich der bereits Ende 2018 erfolgten Veröffentlichung der AWMF-Leitlinie zur Behandlung der Geschlechtsdysphorie bei volljährigen Patienten (bzw. „Behandlungssuchenden", wie es im Leitlinientext heißt) zu hören und zu lesen. Dieser angebliche „paradigmatic shift" wurde nach seiner Proklamation im wissenschaftlichen und öffentlichen Diskurs fortan beharrlich als vermeintliches Faktum *behauptet* und in so manchen themenbezogenen Publikationen, auch in kinder- und jugendpsychiatrischen Fachzeitschriften eifrig rezitiert (Strittmatter und Holtmann, 2020; Romer und Möller, 2020), jedoch kaum je kritisch *hinterfragt* bzw. auf seine Stichhaltigkeit überprüft.

Es fällt auf, dass die in zentralen Fragen veränderten Anschauungen keineswegs die Folge bahnbrechend neuer wissenschaftlicher Erkenntnis und eines fundamentalen Verständniszuwachses sind – etwa bezüglich der komplexen Ätiologie abweichenden Geschlechtsidentitätserlebens (▶ Kap. 7). Vielmehr spiegeln sie eine Meinung und einseitige Sichtweise auf das in der Sexualwissenschaft kontrovers diskutierte Konstrukt der „Geschlechtsidentität" wider. Dies erscheint aber schon allein deshalb höchst fragwürdig, weil es, wie im Verlauf noch ausführlicher dargelegt werden wird, regressiv und bemerkenswert naiv auf traditionelle Rollenklischees und nicht mehr zeitgemäße Geschlechterstereotype fokussiert (▶ Kap. 4.2). Im Kern geht es bei dem vermeintlichen „Paradigmenwechsel" vor allem um eines: das zweifelhafte ideologisch hergeleitete *Diktum einer bedingungslos transaffirmativen therapeutischen Haltung*, dem sich Behandler fortan unterwerfen sollen, was im eklatanten Widerspruch steht zum bislang geltenden Grundsatz der therapeutischen Neutralität und ausgangsoffenen Begleitung von gegengeschlechtlich identifizierten Personen (gleich welchen Alters).

Auch einige Kinder- und Jugendpsychiater haben diesen radikalen Standpunkt übernommen; sie gehen von ähnlichen Prämissen aus, wenn sie bspw. auf die – konstruierte – Analogie zwischen der Entpsychopathologisierung von Homosexualität und sog. „Transidentität" verweisen und diese unsinnige Gleichsetzung ebenso wenig hinterfragen wie die Eins-zu eins-Übertragbarkeit von Regelungen und Vorgehensweisen, die sich vielleicht für erwachsene Patienten diskutieren lassen, auf den Kinder- und Jugendbereich (Romer und Möller 2020). Des Weiteren favorisieren Vertreter des transaffirmativen Behandlungsansatzes meist ein *essentialistisches und biologi(sti)sches Entstehungsmodell von Geschlechtsidentität*, blenden die Einflüsse des sozialen Umfeldes und der Kultur(-industrie) auf Kinder, die dafür bekanntlich besonders vulnerabel sind, weitgehend aus, und lassen auch das fachspezifische Wissen über basale entwicklungspsychologische Prinzipien unberücksichtigt (▶ Kap. 6).

Seit langem deutete alles darauf hin, dass die während der Abfassung dieses Buches noch nicht final konsentierte Überarbeitung der komplementären AWMF-Leitlinie für Kinder- und Jugendliche mit Geschlechtsdysphorie sich eng an derjenigen für die Erwachsenen orientieren würde, was bereits vor deren Fertigstellung zu heftigen Diskussionen und einer medial ausgetragenen Debatte führte.[60] Konkret heißt das: Abkehr von einem heuristischen, bio-psycho-sozialen Modell von Sexualität und Geschlechtlichkeit zugunsten einer anstandslosen Übernahme des in der Sexualwissenschaft umstrittenen „Transgender"-Paradigmas.

Kritiker dieser Entwicklung beklagen die als unilateral und erstaunlich psychotherapiefeindlich empfundene Ausrichtung beider AWMF-Leitlinien; sie hinterfragen das Trans-Narrativ („im falschen Körper geboren"), i.e. die Überzeugung von einer biologischen Determinierung von „Geschlechtsidentität" und weitere Grundannahmen der neuen Trans-Orthodoxie, fordern die *nicht ausreichend evidenzbasierte Somato-Fixierung in der Behandlung* mit Inkaufnahme von körperliche Langzeitschäden, Sterilisation und Kastration der Betroffenen grundlegend zu überdenken (► Kap. 8.3 u. ► Kap. 9.5) und stattdessen stärker auf das positive Potential von Psychotherapie sowie auf den Entwicklungsaspekt zu fokussieren. Bemängelt wird ferner die Abkehr von der Forderung nach obligater Absolvierung einer psychotherapeutisch fachkundig begleiteten Alltagserprobung (► Kap. 9.1) zugunsten einer den transsexuellen Wunsch nicht mehr hinterfragenden therapeutischen Haltung.

Die Kritiker der Kritiker hingegen werfen diesen vor, ihre hinsichtlich einer frühzeitigen Weichenstellung geäußerten, medizin-ethischen Bedenken seien Ausdruck von „Transphobie"; sie verweisen auf die zu einer Art Katechismus gewordenen Standards der WPATH (World Professional Association for Transgender Health), die zum alleinigen Maßstab wissenschaftlicher Wahrheit und zum Kompass zeitgemäßer Behandlungspraxis stilisiert werden, während das aus den vorliegenden Katamnese-Studien zum Verlauf von Geschlechtsidentitätsstörungen abgeleitete, später im Detail zu erläuternde empirische Erfahrungswissen (► Kap. 8.2) als veraltet oder irrelevant abgetan wird. Jedwedes Ansinnen, das Trans-Paradigma zu hinterfragen, wird reflexhaft als Hate-Speech deklariert und harsch zurückgewiesen. Auf diese Weise dekuvriert sich der *Wissenschaftsdiskurs als eine Form bio-politischer Praxis.*

---

60 https://www.aerzteblatt.de/nachrichten/151017/Geschlechtsdysphorie-Jugendpsychiater-kritisieren-Leitlinienentwurf;

Ob es angesichts der unvermindert anhaltenden Diskussion über das „Transgender"-Narrativ und der widerstreitenden, letztlich inkommensurablen Standpunkte gerechtfertigt ist, von einem echten „Paradigmenwechsel" zu sprechen, ist höchst zweifelhaft. Einer Definition Thomas S. Kuhns' folgend, beschreibt ein wissenschaftliches Paradigma eine Konstellation von Meinungen, Werten, Methoden, die von den Mitgliedern einer gegebenen Gemeinschaft geteilt werden; überdies liefert es die Voraussetzung für konkrete Problemlösungen, die von der Fachwelt akzeptiert und aufgrund des daraus hervorgehenden Erkenntnisgewinns allgemein anerkannt werden – insofern stellt das Paradigma eine Art Grundlage dar, ausgehend von der andere wissenschaftliche Probleme und Fragestellungen lösbar sein sollten.

Gerade die in der Fachöffentlichkeit geführte Debatte über das keineswegs unumstrittene *Konstrukt „Geschlechtsidentität"* und die Diskussion um Transsexualität – sowie der Diskurs über die Binarität der Geschlechter ganz allgemein – zeichnen sich aber gegenwärtig dadurch aus, dass die wissenschaftlichen Positionen zwischen zwei Polen oszillieren, und dass in zentralen Fragen von einem Konsens derzeit keine Rede sein kann (vgl. Korte et al., 2016, 2017, 2021; Ponsetti und Stirn, 2019; Strauss und Nieder, 2019; Villa, 2019; Voß, 2019a/b; Korte 2022a; Korte und Siegel, 2024). Dies gilt insbesondere auch für die bereits angesprochene, vermeintliche (logisch nicht nachvollziehbare) Parallele zwischen Homosexualität und Transsexualität bzw. „Transidentität" sowie für die im Zuge der Durchsetzung von „Trans"-Rechten vielfach vorgenommene Gleichsetzung, resp. fehlende Differenzierung zwischen Trans- und „Cis-"Frauen, über die auch außerhalb der wissenschaftlichen Elfenbeintürme aufs heftigste gestritten wird.

3.5 Nomen est omen – Transsexualität, Geschlechtsdysphorie oder Geschlechtsinkongruenz?

Die in der Sache divergierenden Positionen von Vertretern der Sexualwissenschaft, Medizin und Psychologie bezüglich der Einordnung varianten Geschlechtsidentitätserlebens lassen sich bereits an der gewählten, keineswegs einheitlichen, sondern je nach Überzeugung unterschiedlich ausfallenden, *distinkten Bezeichnungspraxis* festmachen. So wurde die im fachlichen wie auch im populärwissenschaftlichen Diskurs verwendete Terminologie in den vergangenen zwei Jahrzehnten wiederholt verändert, was letztlich zu einer, zumindest für den Laien, kaum noch zu durchschauenden Sprach- und Begriffsverwirrung geführt hat. Eine differente Nomenklatur findet sich auch in den diversen Auflagen des DSM und der ICD, was eine gewisse Herausforderung für die Anwendung der mehrfach veränderten Klassifikationen im Rahmen einer operationalisierten Diagnostik (► Kap. 5) darstellt.

Die Tatsache, dass nicht nur die in den verschiedenen Versionen verwendeten *Bezeichnungen*, sondern auch die *diagnostischen Kriterien* nicht gleichgeblieben sind, erschwert die Vergleichbarkeit der je unterschiedlichen, unter den veränderten Diagnosebegriff fallenden Patientengruppen nachhaltig. So konnte in der ICD-10 unter der Diagnose *Transsexualismus* (F64.0) lediglich die extremste Form eines zeitlich überdauernden geschlechtsbezogenen Identitätskonflikts mit drängendem Wunsch nach körperverändernden Maßnahmen kodiert werden. Außerdem gab es, neben der separat, das heißt als eigenständige Diagnose in dem gemeinsamen Kapitel F64 aufgeführten *Geschlechtsidentitätsstörung im Kindesalter* (F64.2), die beiden Restkategorien *Sonstige* (F64.8) und *Nicht näher bezeichnete Geschlechtsidentitätsstörung* (F64.9), für die keine speziellen Kriterien definiert wurden, sowie die Diagnose *Transvestitismus unter Beibehaltung beider Geschlechtsrollen* (F64.1).

3.5.1 Klassenkrampf – Bedeutung der DSM-5- und ICD-11-Revisionen

Nachdem der Begriff „transsexuell“ im US-amerikanischen Klassifikationssystem DSM bereits beim Übergang vom DSM-III zum DSM-IV fallen gelassen worden war, entschied man sich im Zuge der Abfassung der fünften Auflage des DSM fortan auch die Bezeichnung *Gender Identity Disorder* nicht weiter zu verwenden – in der Annahme, dass die ihrem Wesen nach höchst subjektive „Geschlechtsidentität“ als solche nicht per se gestört sei, sondern dass diese nur nicht zum biologisch-anatomischen Geschlecht passe, bzw. von den Betroffenen als nicht im Einklang zum (objektiv gegebenen) Geschlechtskörper stehend empfunden werde. Die seitens der American Psychiatric Association gelieferte Begründung für die Distanzierung der Fachgesellschaft von dem Terminus „Transsexualität“ lautete, dass der Begriff zu sehr auf das Vorhandensein des Wunsches nach „geschlechtsangleichenden“ Maßnahmen fixiert gewesen sei – bzw. diesen Ausgang, die hormonelle und operative Transitionsbehandlung also, als vermeintlich einzige Option für die Betroffenen impliziert habe.

Im Zuge der Revision von DSM und ICD wurden mit Einführung der beiden Diagnose-Bezeichnungen *gender dysphoria* (DSM-5) bzw. *gender incongruence* (ICD-11) neue Begrifflichkeiten gewählt, die auf eine partielle Neu-Konzeptualisierung und veränderte Sichtweise auf das Phänomen normabweichenden geschlechtsbezogenen Identitätsempfindens hinweisen. Letztlich wurde mit Einführung des Begriffs *gender incongruence* in der ICD-11 den Forderungen der in den letzten zwei Jahrzehnten international politisch zunehmend einflussreicheren Interessensvertretung der Trans-Community entsprochen, die vorrangig auf eine Ent-stigmatisierung und Ent-pathologisierung jedweder Form abweichenden Geschlechtsidentitätserlebens abzielten und dieses Anliegen zum Maß aller Dinge erhoben.

Gleichwohl birgt die semantische Neuschöpfung „Geschlechtsinkongruenz“ ein begriffsimmanentes, formal-logisches Problem in sich, die Sinnhaftig- und Verstehbarkeit betreffend: Aus der neu gewählten Bezeichnung geht nämlich nicht direkt hervor, *was* denn eigentlich genau gemeint ist bzw. *welche* Komponenten des „Geschlechtlichen“ sich denn zueinander nicht kongruent verhalten, sondern disparat sind. Ein einzelner Aspekt kann nicht zu sich selbst inkongruent sein. Näherliegend und alleinig korrekt wäre gewesen, von „Sex-Gender-Incongruence“ zu sprechen; in diesem Fall wäre klar markiert, welche definierten Aspekte im Empfinden der Betroffenen unvereinbar scheinen. Dennoch hat sich *Geschlechtsinkongruenz* zur Beschreibung der Diskrepanz zwischen der *objektiv* gegebenen biologischen Geschlechtszugehörigkeit (engl.: *sex*) und dem *subjektiven* geschlechtsbezogenen Identitätsgefühl und Selbsterleben (engl.: *gender identity*) in den letzten Jahren durchgesetzt.

Besondere, auch versorgungsrelevante Implikationen hat der für die *ICD-11* beschlossene *Wegfall des Diagnose-Kriteriums eines klinisch relevanten Leidensdrucks* bzw. einer Beeinträchtigung in sozialen Funktionsbereichen. Folgerichtig findet sich die „Geschlechtsinkongruenz" (ICD-11: HA60/HA61) in der Systematik der ICD-Neufassung auch nicht unter den psychischen Erkrankungen, sondern in dem gesonderten Kapitel *Conditions related to sexual health* („Zustände mit Bezug zur sexuellen Gesundheit") Diese formal wie inhaltlich bedeutsame Veränderung gab Anlass zu der in den Medien während der letzten Jahre wiederholt verbreiteten und auch von einem Teil der „Trans"-Selbsthilfe-Organisationen kolportierten Meldung, die WHO habe entschieden, dass Transsexualität fortan keine Erkrankung mehr sei – eine bei näherer Betrachtung als verkürzte und folgenschwere Widergabe des aktuellen Diskussionsstandes zu kritisierende, unzulässige Vereinfachung eines komplexen Sachverhaltes.

Tatsächlich muss das Erleben einer Inkongruenz der biologischen und der psychosozialen Ebene von Geschlecht nicht zwangsläufig mit einem Leidensdruck des Betroffenen einhergehen. In einem solchen Fall besteht somit auch keine Krankheitswertigkeit (► Kap. 4.6).

3.5.2 Unschärferelationen – Störung, Variante oder einfach nur anders?

Es ist also notwendig, zwischen Störung, Variante oder einfach nur Anderssein zu unterscheiden, weil sich hieraus unterschiedliche Konsequenzen für den Umgang damit ergeben. In liberal-pluralistischen Gesellschaften haben sich soziale Empfangsräume etabliert, die ein Leben mit ausgeprägt geschlechtsatypischem Verhalten und Abweichungen bzgl. des geschlechtsbezogenen Identitätsempfindens ermöglichen. Es wurden für die entsprechenden gängige Geschlechterklischees transzendierenden „queeren" Lebensentwürfe eigene Bezeichnungen und eine kaum noch überschaubare Vielzahl von *Selbstbeschreibungen* kreiert, wie „gender queer", „bi-/agender", „pangender", „non-binary" etc., die sich als sehr fluide erwiesen haben und schwer abzugrenzen sind. Überdies sind manche Begriffsneuschöpfungen und die damit einhergehenden Bedeutungsverschiebungen auch Ausdruck politischer Bestrebungen, die über den Sprachgebrauch versuchen, zu einer Einstellungsänderung beizutragen, etwa indem dafür geworben wird, den Begriff Transsexualität durch „Transidentität" zu ersetzen.

Dies berührt einen zentralen Punkt. Für die wissenschaftliche Debatte besteht die Notwendigkeit einer präzisen Wortwahl, die sich nicht über die gültigen Klassifikationssysteme hinwegsetzt, sondern sich an den unter Wissenschaftlern konsentierten Begriffen orientiert. Die *fehlende Differenzierung durch mangelnde Präzision bei der Begriffswahl* hat dazu geführt, dass die ohnehin schon konfus anmutende Nomenklatur (Diagnose-Terminologie) noch weiter durcheinandergeraten ist. Herauszustellen ist der unterschiedliche Bedeutungsgehalt diverser Bezeichnungsformen, die – sei es als Selbstkategorisierung, sei es als externe Zuschreibung – leider oft synonym verwendet werden, obwohl sie nicht dasselbe meinen bzw. sich nicht auf die gleiche Personengruppe beziehen. Das erweist sich in mehrfacher Hinsicht als problematisch, sowohl für den wissenschaftlichen Diskurs als auch für die klinische Praxis, das heißt für die therapeutische Arbeit und den Dialog mit den Betroffenen.

Mit ► Abb. 3 wird versucht, die diversen im Rahmen medialer Berichterstattung, aber auch in fachöffentlichen Debatten derzeit verwendeten Bezeichnungen in Form einer Synopsis zusammenzuführen und gleichzeitig durch Verweis auf ihren je unterschiedlichen Bedeutungshorizont voneinander abzugrenzen – wobei die Differenzierung der Subgruppen vor allem wegen der damit verbundenen, ganz verschiedenartigen therapeutischen Implikationen unabdingbar ist (► Kap. 8 u. ► Kap. 9).

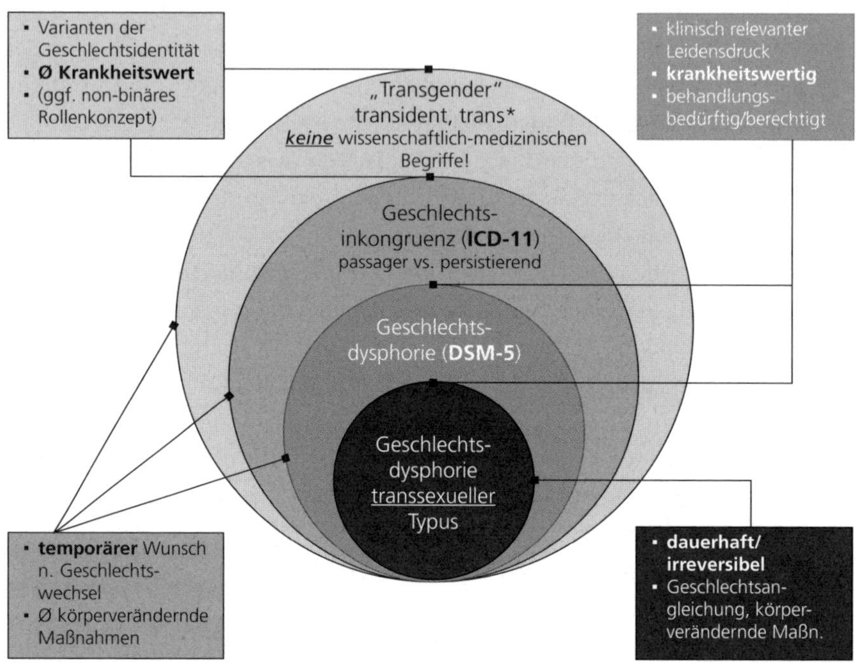

Abb. 3: Das Spektrum abweichenden geschlechtsbezogenen Identitätsempfindens mit und ohne Leidensdruck, Behandlungsbedürftigkeit und -berechtigung

Bei den Bezeichnungen „Transgender" und „Transidentität" handelt es sich, dies festzuhalten ist wichtig, eben *nicht* um wissenschaftlich-medizinische Begriffe, sondern um Termini, die einem szene-typischen Alltagsdiskurs entnommen wurden und überdies in die sozialwissenschaftliche Literatur Eingang gefunden haben. All diese Bezeichnungen, die nicht zuletzt infolge der massenmedialen Dauerpräsenz des Themas mittlerweile weit verbreitet und meistens – irrtümlich – synonym zu „transgeschlechtlich" und transsexuell verwendet werden, sind Umschreibungen einer legitimen *Selbstkategorisierung*. Mitunter liegt dem intentional eine – teilweise begrüßenswerte – Zurückweisung traditioneller Geschlechterrollen(-stereotypen) zugrunde, ggfs. auch eine prinzipielle Ablehnung des Konzepts der Geschlechterbinarität. Als medizinisch-diagnostische Kategorien eignen sie sich durch die fehlende eindeutige Verknüpfbarkeit mit den diagnostischen Klassifikationssystemen (DSM und ICD) aber nicht.

Bedauerlicherweise verwendet auch die WHO in aktuellen Publikationen die Bezeichnung „Transgender“ als Oberbegriff zur Beschreibung einer heterogenen Gruppe von Menschen, deren inneres Gefühl für ihr soziales Geschlecht (*gender*) vom körperlichen Geschlecht (*sex*) abweicht. Allenfalls im Hinblick auf das WHO-Ziel einer globalen Gesundheitsstatistik ergibt diese breite Definition vielleicht Sinn, insofern unter dem Klammerbegriff künftig sämtliche Abstufungen varianten Geschlechtsidentitätserlebens verschlüsselt werden können, die zur Vorstellung im Gesundheitssystem führen. Als Ausdruck individueller Persönlichkeitsentfaltung sollten die subjektiv erlebten und zum Ausdruck gebrachten Varianten von (sozialer) Geschlechtlichkeit seitens der Medizin, insbesondere der Psychiatrie, nicht per se pathologisiert werden. Es ist jedoch mehr als unglücklich und lädt zu Missverständnissen ein, bei diesen alternativen sozialen Ausdrucksformen von Geschlecht verkürzt von *„alternativen Geschlechtern“* zu sprechen, wie das – kaum zu glauben – in der ICD-11 unnötiger Weise geschieht.

Leider geht bei der Verwendung des unscharfen, nicht-differenzierenden Klammerbegriffs „Transgender“ die wichtige Information verloren, ob es gerade dieser Zustand ist, der Leid verursacht und eine weitergehende medizinische Behandlung erfordert. Vor diesem Hintergrund ist die dringende Empfehlung zu verstehen, – erstens – auch nach Einführung der ICD-11 bei bestehendem klinisch relevantem Leidensdruck statt des Begriffs *Genderinkongruenz* den präzisierenden DSM-5-Begriff *Genderdysphorie* zu verwenden und – zweitens – innerhalb des heterogenen Spektrums geschlechtsdysphorischer Zustände nochmals zu differenzieren und deren extremste Ausprägungsform, in Anlehnung an die alte Begrifflichkeit der ICD-10, als *Genderdysphorie vom transsexuellen Typus* zu bezeichnen. Diese zeichnet sich aus durch die anhaltende innere Überzeugung, dem anderen biologischen Geschlecht (m/w) anzugehören, verbunden mit einer starken Ablehnung der primären und sekundären körperlichen Geschlechtsmerkmale und der daran geknüpften gesellschaftlichen Rollenanforderungen sowie dem andauernden Bestreben, mittels somato-medizinischer Maßnahmen die körperlichen Merkmale des anderen Geschlechtes zu erlangen und/oder mittels juristischer Feststellungen (Personenstandsänderung) in dieser Rolle sozial anerkannt zu leben.

In unauflösbare Selbstwidersprüche verfangen sich diejenigen Betroffenen, die darauf beharren, dass der Begriff *transsexuell* generell ungeeignet sei, weil er einen direkten Bezug zum Sexuellen impliziere, dies aber ungerechtfertigt sei, da es um Sexualität nicht ginge, sondern um Identität. Widersprüchlich/unlogisch ist dies insofern, weil die allermeisten „Behandlungssuchenden" ja vorrangig auf eines drängen: dass man ihre primären und sekundären Geschlechtsmerkmale beseitigen, also den „Sexus" durch geeignete körpermodifizierende Maßnahmen verändern möge – wobei sie offenbar übersehen, dass sie mit diesem Bestreben nicht nur gesellschaftlich fixierte, traditionelle Rollenbilder und Gender-Konventionen zementieren, sondern sich überdies auch dem kosmetischen Gestaltungsimperativ (und häufig auch der „heteronormativen Penetrationsordnung") genau *jener* binären Geschlechter-Dichotomie unterwerfen, die sie doch eigentlich mehrheitlich überwinden zu wollen vorgeben.

▶ Abb. 4 zeigt die korrekte sexualwissenschaftliche Taxonomie und die diagnoserelevante Bedeutung des subjektiven Leidensdrucks. Die Übersicht verdeutlicht die Unzweckmäßigkeit des inklusiven Oberbegriffs „trans*", die zwingend erforderliche Binnendifferenzierung der diagnostischen Kategorie *Genderdysphorie* und die Unverzichtbarkeit einer entwicklungspsychiatrischen Perspektive; ausführlich wird darauf in ▶ Kap. 5 und ▶ Kap. 6 eingegangen.

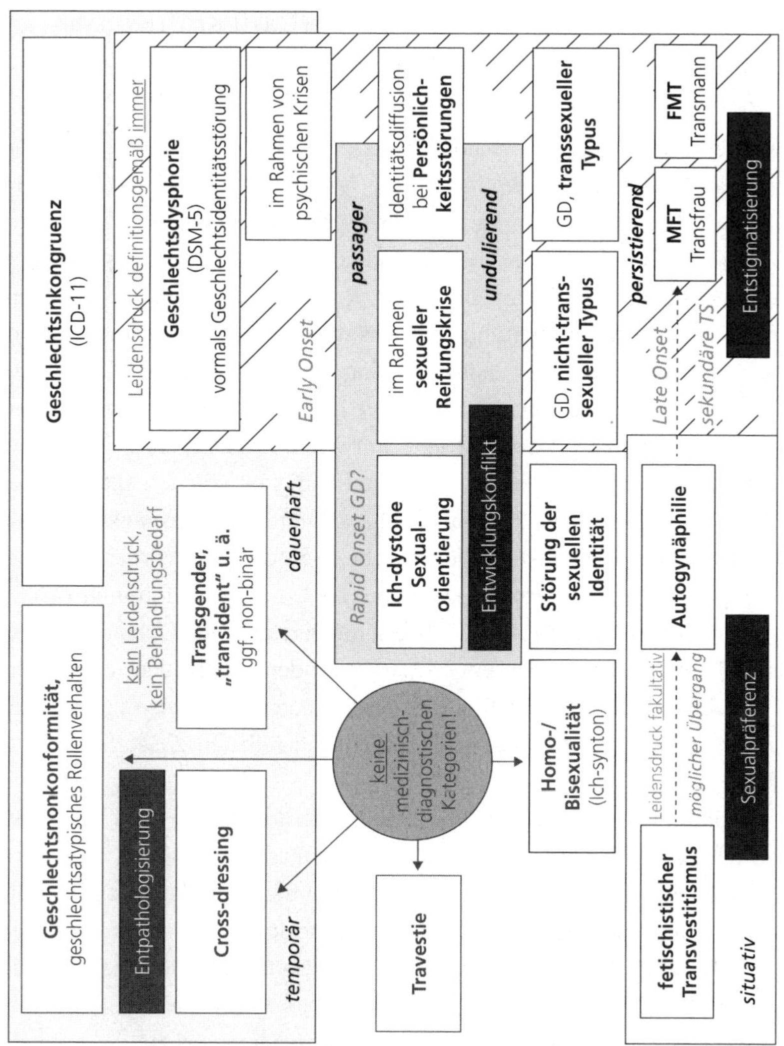

Abb. 4: Sexualwissenschaftliche Taxonomie: Begriffe – Selbstkategorisierungen – Diagnosen. Weitere Selbstbeschreibungen (pangender, bi-/trigender, agender, genderqueer, genderfluid etc.) wurden der Übersichtlichkeit halber nicht gesondert aufgeführt; sie sind unter „Transgender" zu subsumieren. Das Flussdiagramm betont den Entwicklungsaspekt, unterschiedliche Manifestationsformen und Verläufe.

3.6 (Un)Doing gender – Zur Performanz medizinischer Klassifikations- und Diagnosesysteme

Abgesehen von ganz pragmatischen Erwägungen, die sich vorrangig am Interesse der Patienten an einer Kostenübernahme finanziell aufwändiger Gesundheitsleistungen orientieren, sollte auch ein kritisches Bewusstsein dafür vorhanden sein, dass die veränderte, maximal konfundierende Bezeichnungspraxis und die zugrunde liegenden, abgewandelten Konzepte *als solche* Einfluss nehmen auf den Gegenstand der Betrachtung selbst. Nimmt man von den formalen Fragen Abstand und den Prozess der klinischen Diagnosestellung in den Blick, sieht man die Wechselwirkung zwischen der im Laufe der Zeit modifizierten Bezeichnung und deren Gegenstand. Dabei ist eine Entwicklung erkennbar: Die inhaltliche Bedeutung der Diagnose wandelt sich in Abhängigkeit von den aktuellen gesellschaftlichen Diskursen zum Thema. Darüber *hat das Klassifikationssystem unmittelbar eine Wirkung auf Patienten.* Foucault bezeichnet diesen Vorgang in anderem, aber vergleichbarem Kontext als „Einpflanzung". Genau genommen handelt es sich um eine bidirektionale, sich wechselseitig verstärkende Dynamik derjenigen Instanz, die neue Kategorisierungen („transgender", „transident", „non-binary" etc.) entwirft, und den Subjekten, die diesen neuen Kategorien zu entsprechen versuchen und diese, indem sie sie mit Bedeutung aufladen, zusätzlich verstärken und festschreiben.

Infolge der veränderten Bedeutungszuschreibungen und Bewertungskategorien sind die medizinischen Klassifikationssysteme selbst also Wirkfaktoren; sie bleiben nicht folgenlos für den Alltag der Betroffenen ebenso wie für deren sexualmedizinische Versorgung. Dabei bezieht sich letztere Feststellung auch auf die *Häufigkeit*, mit der ein vom Betroffenen (oder, im Falle von Kindern, von deren Eltern) berichtetes Inkongruenzerleben zum Anlass genommen wird, eine anerkannte medizinische Diagnose zu formulieren, welche die normabweichenden Verhaltens- und Erlebnisweisen vermeintlich zu erklären vermag. Diese kann – *erstens – als subjektive Entlastung empfunden* werden, selbst dann, wenn dem eine Fehlattribuierung innerer Leidenszustände zugrunde liegt („dem Kind einen Namen geben"); sie bringt zudem – *zweitens – das beruhigende Gefühl einer Gruppenzugehörigkeit* durch positive Identifizierung mit sich, nebst der Selbstaufwertung, außergewöhnlich und etwas Besonderes zu sein, was sich symptomverstärkend auswirkt; und aus ihr lässt sich – *drittens* – *ein sozialrechtlicher Versorgungsanspruch* gegenüber der Solidargemeinschaft ableiten.

Das Entscheidende ist, dass sich die Anzahl der „Trans"-Betroffenen durch die veränderte Bezeichnungspraxis nicht unerheblich vergrößert. Anders ausgedrückt: Die unscharfe, *die Grenzen unterschiedlicher Zustandsbilder verwischende Terminologie* dürfte mitverantwortlich sein für den Anstieg der (Selbst-)Zuordnung von psychisch instabilen Personen zur Gruppe von „Trans*-Menschen" und die dadurch bedingte, drastisch gestiegene Inanspruchnahme entsprechender Behandlungsangebote. Der US-amerikanische Wissenschaftsjournalist Ethan Watters liefert eine Reihe von Beispielen für die Kontingenz (historisch-kulturelle Bedingtheit) von Krankheitsbegriffen und Diagnosen. Unter Bezugnahme auf den kanadischen Medizinhistoriker Edward Shorter [61] kritisiert er die unreflektierte Anwendung von psychiatrischen Konzepten und legt dar, warum es den gängigen Klassifikationssystemen an Kultursensibilität mangelt. Zugleich zeigt er, auf welchem Wege psychiatrische Diagnosen weltweite Verbreitung finden und welche Rolle die Pharmaindustrie dabei spielt (Watters 2016). Psychiatrische Erkrankungen und Klassifikationssysteme *sind* nicht einfach *da*, sondern werden *gemacht* – so lassen sich die luziden Einsichten Watters' und Shorters' zusammenfassen.

Die in der ICD und im DSM definierten (und auf diese Weise gesellschaftlich legitimierten) psychischen Störungsbilder sind also abhängig von spezifischen historisch-kulturellen Bedingungen, die einem steten Wandel unterliegen. Sie sind damit zu einem gewissen Grade Artefakte der *Zeit*, in der sie kodifiziert und validiert werden, und des *Ortes*, an dem sie auftreten. Seit jeher *fungieren psychiatrische Diagnosen auch als Sinnangebote*; sie geben Menschen die Möglichkeit, ihrem Leiden in einer zu ihrer Zeit und in ihrer Kultur akzeptierten Form Ausdruck zu verleihen, wie Shorter es treffend formuliert hat. Und „Transgender" ist als Selbstbeschreibung und Identitätsschablone, das sollte kaum Widerspruch hervorrufen, allemal attraktiver als Störung der Geschlechtsidentität; genauso wie „Multiple Persönlichkeit" (oder „Borderline") besser und interessanter klingt als

61 Hauptwerke: From Paralysis to Fatigue: A History of Psychosomatic Illness in the Modern Era (1992) und A History of Psychiatry from the Era of the Asylum to the Age of Prozac (1997).

Dissoziative Störung (oder emotional-instabile Persönlichkeitsstörung). Womit die Parallele gezogen wäre zu anderen Trend-Diagnosen der jüngeren Psychiatriegeschichte, als der Diskurs in ähnlicher Weise um ein damals neu-entdecktes (besser: neu konzeptualisiertes) Krankheitsbild kreiste und ein vergleichbarer Prozess der „Subjektifizierung" im Foucault'schen Sinne vollzogen wurde.

Es ist erhellend, die Aufweichung der Diagnose- bzw. Ausweitung der Einschlusskriterien, die mit der Neu-Konzeptualisierung von Transsexualität im Zuge der DSM- und ICD-Revisionen zweifelsohne erfolgt ist, als einen *performativen Akt* zu erkennen, durch welchen neue Subjekt-Identitäten mit weniger eng umschriebenen Merkmalsausprägungen hervorgebracht werden. Die oft vorgenommene begriffliche Gleichsetzung von „Transgender" und „Transidentität" mit Geschlechtsdysphorie ist aus sexualwissenschaftlicher Sicht keineswegs korrekt und birgt die große *Gefahr einer fehlenden Differenziertheit bei der Indikationsstellung* von somato-medizinischen Interventionen, die im Falle ihrer Durchführung mit weitreichenden und irreversiblen Konsequenzen verbunden sind. Dies ist das wichtigste Argument für eine größere Sorgfalt bei der Wortwahl und notwendigen Begriffsabgrenzung. Insofern ist es geradezu zynisch, wenn die starke Zunahme der „Trans*"-Selbstdiagnosen unter Minderjährigen (► Kap. 2), die mehrheitlich Bedeutung, Tragweite und Folgen einer medizinischen Transitionsbehandlung[62] eben *nicht* hinreichend erfassen können, auf Seiten der Befürworter einer frühzeitigen Weichenstellung nicht etwa problematisiert und hinsichtlich potentieller, mit dem Zeitgeist im Zusammenhang stehender Ursachen kritisch hinterfragt, sondern als Ausdruck der Liberalisierung und verbesserten Aufklärung der Bevölkerung gefeiert wird.

Die *Kodifizierung und Validierung eines umschriebenen Symptomkomplexes* setzt eine Rückkopplungsschleife in Gang und zwar zwischen medizinischem Establishment, Massenmedien, Aktivisten und Fürsprechern für all jene von der neu-beschriebenen Merkmalskonstellation (dem negierten Krankheitsbild) – vermeintlich – Betroffenen und den Patienten selbst. Diese Rückkopplungsschleife und ihre fatalen Auswirkungen werden noch mehrfach Gegenstand meiner Betrachtungen sein.

---

62 Infertilität, Beeinträchtigung der sexuellen Erlebnisfähigkeit, Angewiesen-Sein auf lebenslange Hormonsubstitution, komplikationsanfällige genital-chirurgische und ggf. weitere ästhetisch-operative Eingriffe (► Kap. 8 u. ► Kap. 9)

4 Transpolitik, Transethik, Transaktivismus – Vom klinischen Befund zum Glaubenskrieg (und zurück)

Kernaussagen

- Dreh- und Angelpunkt der Debatte ist die Frage nach der *„Natur" von Geschlecht.* Gestritten wird darüber, auf welcher Grundlage eine geschlechtliche Zuordnung erfolgen sollte, *was* (und vor allem *wer*) darüber entscheidet, ob jemand männlich oder weiblich ist.
- Die „Queer Theory", die viele gesellschaftliche Handlungsfelder erfolgreich unterminiert hat, betreibt die *Aufhebung der Sex-Gender-Differenz* und Auflösung von Geschlechtergrenzen. Subjektives Zugehörigkeitsgefühl wird zur geschlechtsbestimmenden Instanz.
- Das sich aus der Inkongruenz zwischen Körper und Wahrnehmung ergebende Problem wird wie selbstverständlich auf der Seite des Körpers verortet, nicht etwa als *psychosoziales* sondern als *rein biologisches Phänomen* betrachtet.
- Geschlecht wird nicht „zugewiesen", sondern ist, seltene Ausnahmen ausgenommen, objektiv feststellbare Realität. „Zugewiesen" suggeriert Beliebigkeit, die weder existiert noch gerechtfertigt wäre.
- Im Kielwasser des Transgender-Narrativs feiert eine *Re-Traditionalisierung von Geschlechtsrollen* fröhliche Urstände, die sich gesellschaftspolitisch fortschrittlich gibt und doch nur überkommene Stereotype verstärkt, anstatt sie zu beseitigen.
- Neue Gesetzeslage ist, dass zukünftig eine jede Person mit Vollendung des 14. Lebensjahres gegenüber dem Standesamt rechtskräftig erwirken kann, dass die Angabe zu ihrem *Geschlecht und Personenstand im Personenregister* durch eine andere in § 22 Absatz 3 PstG vorgesehene Bezeichnung ersetzt oder gestrichen wird – voraussetzungslos.

- Aus Erfahrung steigt mit einmal vollzogener Personenstands- und Vornamensänderung die Wahrscheinlichkeit, dass der oder die Betroffene sich gedrängt fühlen wird, in der Folge auch medizinische Maßnahmen zur „Geschlechtsangleichung" einzufordern.
- Das *Selbstbestimmungsgesetz ist ein Etikettenschwindel.* Tatsächlich geht es um die Forderung nach Bestätigung durch andere: Welches Geschlecht auch immer eine Person für sich reklamiert, muss von allen anderen anerkannt werden.
- Dass sich die politische Linke seit rund zehn Jahren auf die Forderung nach „geschlechtlicher Selbstbestimmung" fokussiert, ist womöglich eine Art *Verschiebung im psychoanalytischen Sinne,* weil sie bislang immer noch keine Antworten auf die Herausforderungen der Globalisierung und keine Lösungen gegen den entfesselten Kapitalismus hat.
- Judith Butler verknüpft Gender und Gaza und fordert, dass Widerstand gegen Kolonialisierung eng mit dem Kampf für queere, trans- und intersexuelle Menschen verbunden sein sollte. Mit ihrer Täter-Opfer-Verschiebung löst sie Empörung aus.
- *Entpathologisierung* von Genderdysphorie und selbstbestimmte Geschlechtswahl stehen im Widerspruch zu einer Kostenübernahme medizinischer und körpermodifizierender Behandlungen durch die Solidargemeinschaft (Krankenkassen, private Versicherungen).

Anhand der bisherigen Ausführungen (► Kap. 3) zu den Veränderungen in den medizinischen Klassifikationssystem DSM-5 (Amerian Psychiatric Association, APA) und ICD-11 (World Health Organization, WHO) dürfte klar geworden sein, dass es um mehr geht als nur um eine veränderte Nomenklatur. Hinter Neuordnung der Terminologie und Bedeutungsverschiebung durch Modifikationen in der Begriffswahl verbirgt sich in der Regel ein verändertes konzeptionelles Verständnis bzw. ein vom Anwender erwarteter Einstellungswandel. In besonderer Weise trifft dies auf den Diskurs über Transsexualität bzw. „Transidentität" zu. Die Diskussion, auch die um das korrekte „wording", hat mittlerweile enorme politische Sprengkraft und gesellschaftliches Spaltungspotential erreicht. Dreh- und Angelpunkt der Debatte ist dabei die Frage nach der „Natur" von Geschlecht.

Gestritten wird vornehmlich darüber, auf welcher Grundlage eine geschlechtliche Zuordnung erfolgen sollte, was (und vor allem wer) darüber entscheidet, ob jemand männlich oder weiblich ist.

Im Folgenden richtet sich der Blick zunächst vertiefend auf die theoretischen und ideologischen Grundlagen der neuen Transorthodoxie. Sie hat Teile der geistes-, kultur- und sozialwissenschaftlichen Forschung, der Politik und viele gesellschaftliche Handlungsfelder erfolgreich unterminiert. Das phantasmatische Ziel der „Queer Theory" – eigentlich gedacht als kritische Fragestellung, nicht als Lebensform – ist kein geringeres als die Aufhebung der Sex-Gender-Differenz und die *Auflösung von Geschlechtergrenzen*. Die Begründung dafür: Die Unterscheidung von „Sex" und „Gender" sei obsolet, deren Trennung das Ergebnis sozialer und historischer Gegebenheiten, die es zu überwinden gelte. Diese Sichtweise hat nicht nur zur inflationären Verbreitung des problematischen Narrativs „Im-falschen-Körper-geboren" geführt, sondern auch zu einer Medikalisierung geschlechtsatypischer bzw. rollen-non-konformer Verhaltens- und Erlebnisweisen beigetragen.

4.1 Gender trouble – Vom Unbehagen einer (un)wissenschaftlichen Theorie

Der enorme Einfluss, den die „Queer Theory" auf wichtige gesellschaftliche Institutionen genommen hat, darunter auch auf manche wissenschaftlichen Disziplinen, ist unübersehbar. Und vieles spricht dafür, dass der Schatten einer pseudophilosophischen Irrlehre, die ihre Wurzeln und ideengeschichtlichen Grundlagen im Poststrukturalismus, vor allem im Dekonstruktivismus hat, sich hier und da auch über die medizinische Wissenschaft legte. Zumindest das Arbeitsergebnis der „unabhängigen" Kommissionen, die im Auftrag der APA und der WHO mit den Neuauflagen des DSM bzw. der ICD beschäftigt waren, setzt unserer Zunft nicht gerade Glanzlichter auf. Eher im Gegenteil. Die Bezeichnung „biologisches oder anatomisches Geschlecht" sucht man sowohl im DSM-5 als auch in der

ICD-11 vergeblich; vielmehr ist durchgehend von dem „bei Geburt zugewiesenen Geschlecht“ die Rede (► Kap. 3.5). Das *biologisch-anatomische Geschlecht hat sich verabschiedet,* die Körpernatur ist nicht mehr nur *sozial überformt,* sie ist *reine Sozialität* geworden, gleichsam *entmaterialisiert.* Für ein wissenschaftliches Diagnosesystem ist dies, vorsichtig formuliert, doch eine erstaunliche Wendung.

Bei Geburt „zugewiesen“ suggeriert eine Beliebigkeit, die weder existiert noch gerechtfertigt wäre. Geschlecht wird, überflüssig zu wiederholen, nicht „zugewiesen“, sondern ist, extrem seltene Ausnahmen ausgenommen, objektiv feststellbare Realität (► Kap. 3.2). Doch nicht nur in den wissenschaftlichen Elfenbeintürmen der „Gender studies“, sondern – kaum zu glauben – auch in Teilen der akademischen Medizin geht man also neuerdings davon aus, dass es eine auf der Biologie basierende, auf Grundlage der genetischen, hormonellen und anatomischen Ausstattung zu entscheidende, materielle Ebene der Geschlechtszugehörigkeit gar nicht gebe. Geschlechtzugehörigkeit wird zu einer Frage der persönlichen Entscheidung, des inneren Empfindens. Ohne Bezugnahme auf ein existierendes soziales Umfeld wird das *subjektive Zugehörigkeitsgefühl zur geschlechtsbestimmenden Instanz.* Es gebe „so viele Geschlechter wie es Menschen gibt“, so die neue, zur großen Überraschung vieler Ärzte und Naturwissenschaftler nun auch von wissenschaftlichen Organisationen offiziell verlautbarte Losung. Das klingt nach Vielfalt und modern.

„Geschlecht“ wird, ohne eine weitere begriffliche Präzisierung vorzunehmen, pauschal als historisch diskursiv bedingtes Konstrukt heruntergespielt. Es zeigt sich überdeutlich, wie sehr die *Dekonstruktion des Geschlechts,* aller wissenschaftlichen Rationalität und alltagsweltlichen Erfahrung zum Trotz, mittlerweile den Gender-Diskurs und bedauerlicher Weise eben auch die Arbeit wissenschaftlicher Gremien (z. B. Leitlinienkommissionen) dominiert. Die Einteilung von Menschen in zwei Geschlechter, Mann oder Frau, welche der traditionellen Auffassung von Geschlecht als ein körperliches, auf die Fortpflanzungsfunktion bezogenes Merkmal folgt, sei laut Judith Butler und weiterer Apologeten der Geschlechtervielfalt also das Ergebnis eines kognitiven oder sozialen Prozesses und deshalb eine soziale Konstruktion (Butler, 1991; Treibel, 2000). Eine Auffassung, die schon deshalb nicht zutrifft, weil Butlers Aufhebung der Sex-Gender-Differenz schlicht die unterschiedlichen Potentialitäten der weiblichen und männlichen Körper nicht berücksichtigt. Letztere zeigen sich von der Wirkmächtigkeit der „kulturellen Natur“ und der Illusion einer individuellen Verfügbarkeit von Geschlechtlichkeit reichlich unbeeindruckt: So werden Kinder immer noch von Frauen ausgetragen, und eine „Geschlechts-*umwandlung*“ wäre entgegen aller falschen Versprechungen auch heutzutage, anders als der Wechsel der sozialen Geschlechtsrolle und die Durchführung körperverändernder Maßnahmen zur äußerlichen *Angleichung* des Geschlechtskörpers an das innere Zugehörigkeitsempfinden, schlichtweg Hexenwerk.

Wenn Butler behauptet, sowohl *sex* als auch *gender* seien nichts weiter als die *Folge sprachlicher Zuschreibungen*, die gesellschaftliche Machtverhältnisse widerspiegelten, und eine Differenz zwischen beiden (biologischem und sozialem Geschlecht) sei nicht existent, so blendet sie in ihrer kruden Abstraktion einfach die Lebensrealität von Männern und Frauen aus bzw. leugnet diese. Dass sich patriarchalische Unterdrückungsmechanismen in unterschiedlichen Kulturen – der westlichen wie der islamischen – sehr viel präziser und vor allem faktenbasierter analysieren lassen, haben Feministinnen mit ihren (leider) unverändert aktuellen Beiträgen bereits vor Jahrzehnten gezeigt (z. B. Schwarzer, 1975, 2002, 2010). Auch wenn Butler in der theoretischen Herleitung ihrer Grundannahmen differenzierter vorgeht als hier verkürzt wiedergegeben, und ihr zentrales Argument, mit dem sie den klassischen Geschlechtsbegriff und mit ihm die biologischen Kategorien Mann und Frau infrage stellt, nicht ganz so trivial erscheint, sofern man ihr erkenntnistheoretisch folgt, bleibt festzuhalten: Die durch die Rezeption ihrer Arbeiten erfolgte Gleichsetzung zweier diskrepanter Begrifflichkeiten (bzw. der jeweiligen *Signifikate*, also der Inhaltsseite des Bezeichneten) ist linguistisch betrachtet rundweg falsch und epistemologisch irreführend. Vor allem die dadurch verlorengehende diskriminatorische Funktion, die Worte in der Kommunikation nun mal haben, wirkt sich höchst nachteilig aus.

Davon abgesehen tritt in solcher Argumentation á la Butler ein immanenter logischer Widerspruch zutage, der als das *zentrale Paradoxon des Transgender-Paradigmas* bezeichnet werden kann: Während einerseits die biologisch-materielle Grundlage für Geschlechtlichkeit (*sex*) geleugnet und ebenso wie die binäre Geschlechterordnung als sozial konstruiert zurückgewiesen wird, proklamiert ein Großteil der Trans*-Personen den essentialistischen Kern einer „angeborenen Geschlechtsidentität“ und postuliert als Ursache für die empfundene Inkongruenz bislang unentdeckte neurobiologisch-genetische Faktoren. Deren im Gehirn verortete, schicksalshafte Auswirkungen solle, so die Forderung, mit körpermedizinischen Eingriffen begegnet werden mit dem Ziel, der selbstempfundenen, prinzipiell nicht zu hinterfragenden geschlechtlichen Identität der Person zum Ausdruck zu verhelfen und ihrem Wunsch nach einem eher männlichen oder weiblichen Erscheinungsbild zu entsprechen.

Anders ausgedrückt: Das sich aus der Inkongruenz zwischen Körper und Wahrnehmung ergebene Problem wird wie selbstverständlich auf der Seite des Körpers verortet, nicht etwa als psychisches bzw. *psychosoziales*, sondern (anders etwa als bei der Anorexia nervosa) als rein *biologisches* Phänomen betrachtet. In letzter Konsequenz soll operativ korrigiert werden, was die Natur verwechselt hat. Biologistische Erklärungsmodelle, die den komplexen bio-psycho-sozialen Prozess der Identitätsentwicklung, inklusive Entwicklung eines geschlechtsbezogenen Zugehörigkeitsgefühls, auf ein automatisch ablaufendes biologisches Programm reduzieren und die ohne empirische Grundlage von einer ausschließlich genetischen oder hormonellen Determinierung von „Geschlechtsidentität“ ausgehen, greifen jedoch ebenso zu kurz wie die naiven Grundannahmen der Queer Theory und deren programmatische Anzweiflung der Sex-Gender-Differenz. Schwer zu sagen, welche der beiden Begrenztheiten – *biologistischer Reduktionismus* (Leugnung der psychosozialen Dimension und spezifischen Sozialität von Geschlecht) oder *voluntaristischer Reduktionismus* (Geschlechtszugehörigkeit als Resultat subjektiver Positionierung und persönlicher Entscheidung) – die Erkenntnisfähigkeit stärker einschränkt. Erstaunlich ist dabei weniger die empirische Unterkomplexität, sondern dass noch nicht einmal der Versuch unternommen wird, den offensichtlichen logischen Widerspruch aufzulösen. Aber die intellektuelle Attraktivität einer Idee – vor allem wenn es sich um einen Freiheitskampf handelt – liegt bisweilen eben in ihrer Simplizität, in der Rückkehr zu Einfachheit und heiliger Einfalt.

Auf weitere Ungereimtheiten des Trans-Paradigmas weisen Ponseti und Stirn (2019) hin, wenn sie die Idee von der *Existenz eines „psychologischen Geschlechts“ als Illusion* entlarven, die einer empirischen Überprüfung nicht standhalte. Jene Annahme, es gebe eine eindeutige Zuordnungsmöglichkeit zu einem Geschlecht anhand psychischer Merkmale, sozialer Eigenschaften, Verhaltensweisen, Tätigkeitspräferenzen usw., müsse als falsch zurückgewiesen werden. Dem ist zuzustimmen, insofern es bezüglich der vorgenannten Differenzmarkierungen zwar *gruppenstatistische Unterschiede* zwischen Männern und Frauen gibt – konstituiert über entsprechende Mittelwertabweichungen geschlechts*typisch* in die eine oder die andere Richtung –, diese sind jedoch nicht spezifisch (▶ Kap. 3.2). Geschlechts*spezifische* Unterschiede finden sich einzig bei denjenigen Funktionen und/oder Strukturen, die unmittelbar verbunden sind mit den spezifischen reproduktiven Funktionen der Geschlechter. Diese sind bipolar-dichotom, das heißt im Normalfall nur als männlich oder weiblich möglich. Übergänge kommen zwar vor, haben aber, z. B. als Störungen der somato-sexuellen Differenzierung (DSD), wie bereits erläutert, mehr oder weniger gravierende Auswirkungen unter anderem auf die Fortpflanzungsfunktion und den Charakter einer körperlichen Erkrankung. Andererseits gibt es, wie uns die Alltagserfahrung lehrt, zweifelsohne einige biologisch beeinflusste Verhaltensmerkmale, die als geschlechts*typisch* gelten (▶ Kap. 3.3), was nach Ponseti und Stirn (2019) als Beleg für den Einfluss des geschlechtsdimorphen (differenten) Fortpflanzungsinvestments auf die Psyche betrachtet werden könne.

4.2 Re-Traditionalisierung von Geschlechtsrollen – Gender als Gegenstand moralischer Panik

Die im 1. Kapitel kurz beschriebene emotionale und ideologische Aufladung der Thematik hat dazu geführt, dass eine ursprünglich *medizinisch-klinische* Problemstellung zur *politischen* Streittfrage geworden ist mit maximaler Polarisierung der divergierenden Standpunkte. Dazu trugen in Deutschland maßgeblich auch Leitmedien bei, die sich mit fließendem Übergang von „Haltungs"- zum einseitig-tendenziösen *Kampagnen-Journalismus zur Durchsetzung der Gesetzesvorhaben* der Ampelkoalition haben hinreißen lassen. Aus Sicht einer dem kritischen Rationalismus und dem Austausch von Sachargumenten verpflichteten Wissenschaft ist das bitter. Grundübel neben dem weltanschaulichen „Bauchgefühl“ der jeweiligen Journalisten ist und bleibt die mediale Verkürzung dieses hoch komplexen Themas auf leicht verdauliche Häppchen. Der durch Halbwissen und Mutwillen befeuerte Diskurs woker Print- und Online-Medien, vor allem aber in den Echokammern des Trans-Aktivismus, ist auf ein Niveau gesunken, dem nicht nur das von allen Seiten beschworene Kindeswohl zum Opfer fällt, sondern das auch die Suche nach politischen Kompromissen mangels intellektueller Befähigung der Kommunikatoren zum echten Diskurs fast unmöglich macht.

Angesichts des bedauernswerten Niedergangs einer vernünftigen, an der Sache und an den Fakten orientierten Debattenkultur drängt sich immer mehr der Eindruck auf, dass die Frage, ob man oder frau politisch „rechts“ oder „links“ steht, inzwischen hauptsächlich an der persönlichen Positionierung in der Genderfrage festzumachen sei – genauer gesagt, an der Haltung zu den länderübergreifenden „Self-ID“-Gesetzesinititiven und der queeren Theorie mit ihrem Hang zum identitären und tribalistischen Partikularismus. Im Kielwasser der neuen Transorthodoxie und ihrer medialen Penetration des Transgender-Narrativs feiert eine *Re-Traditionalisierung von Geschlechtsrollen* fröhliche Urstände, die sich gesellschaftspolitisch fortschrittlich gibt und doch nur ganz alte Stereotype verstärkt, anstatt sie zu beseitigen. Hierin Fortschritt und Befreiung zu sehen, erscheint mehr als fragwürdig (Schwarzer und Louis, 2022; Stock, 2021).

Dies gilt ganz besonders für die Erschwerung des homosexuellen Coming-Outs zugunsten der Entscheidung für einen transsexuellen Lebensentwurf. Auch darin ist kein progressives Momentum zu erkennen. Denn die Realisierung eines transsexuellen Wunsches bedeutet unausweichlich die lebenslange Abhängigkeit von hormoneller Substitutionstherapie und anderen, noch folgenreicheren medizinischen Maßnahmen, die sowohl das Risiko bleibender Beeinträchtigung der sexuellen Erlebnisfähigkeit als auch des dauerhaften Verlustes der Reproduktionsfunktion billigend in Kauf nehmen (▶ Kap. 8.3.2 u. ▶ Kap. 9). Diversität lässt sich eben *nicht* dadurch fördern, dass Individuen in starre Geschlechterstereotype und *Identitätsschablonen* gepresst werden. Kritisch wäre auch zu diskutieren, inwiefern die Pubertätsblockade das fragwürdige Ziel verfolgt, ein perfektes optisches Bild des Gegengeschlechts zu erzeugen (erfolgreiches „Passing“), und gerade damit das Bedürfnis der Betrachtenden nach Eindeutigkeit bedient und nicht das

Ideal von Diversität. Das hehre Ideal von Vielfalt und Offenheit schlägt hier in sein genaues Gegenteil um: in Konformismus.

Fatalerweise fokussiert das umstrittene Konzept einer nicht an den Körper gebundenen Geschlechtsidentität letztlich auf *Geschlechterstereotypen und Rollenklischees*, die in einer aufgeschlossen-modernen Gesellschaft fast überwunden geglaubt wurden. Es sei in diesem Zusammenhang hingewiesen auf die Convention on the Elimination of All Forms of Discrimination against Women (CEDAW, 1979) der Vereinten Nationen, in der betont wird, dass jede Diskrimination eine Basis für die Unterdrückung und Benachteiligung von Frauen darstellt – was in letzter Konsequenz bedeutet, dass traditionelle Geschlechtsrollensterotype de-legitimiert werden. Zum Verständnis der massiven Zunahme von Geschlechtsdysphorie bei weiblichen Jugendlichen bedarf es also auch einer kritischen Reflexion politischer Realitäten und einer sorgfältigen Evaluation von Gleichstellungsmaßnahmen, die auf Gleichberechtigung bzw. soziale und wirtschaftliche Chancengleichheit von Frauen/Mädchen abzielen.

Anspruch und Ziel von Frauenrechtlerinnen, die Gesellschaft durch Überwindung eben jener *Rolleneinengung* zu verändern und eine freie Entfaltung unabhängig von der Geschlechtszugehörigkeit zu ermöglichen, werden konterkariert durch transaffirmative Propaganda, die Körper der Jugendlichen zu modifizieren. Dass die Kritik an Trans-Paradigma und medizinischem Machbarkeitswahn vor allem seitens lesbischer Frauen vorgebracht wird, kommt nicht von ungefähr. Sie haben zuerst gesehen, wie sich ihre Communities verändern, wie burschikose Lesben verschwinden und zu Transmännern werden (Marchiano, 2017). Sie kennen die Frauen, die eine irreversible Schädigung durch drastische medizinische Maßnahmen erlitten haben. Sie sind Zeuginnen dessen, dass eine Transition für viele nicht die erhoffte Leidensreduktion bringt. Zugleich sehen sie sich am stärksten mit Angriffen von Teilen der Trans-Community konfrontiert (Louis, 2020; Stock, 2021), aus deren Kreisen lesbische Frauen aufgefordert werden, doch bitte auch Männer mit vermeintlich weiblicher Geschlechtsidentität als potentielle Sexualpartner(innen) zu betrachten. Homosexuelle Frauen, die im Kindes- und Jugendalter meist ebenfalls gender-nonkonforme Verhaltensweisen zeigten, erkannten früh, dass das gesellschaftlich akzeptierte Verhaltensspektrum für die junge Generation von heute infolge der Trans-Ideologie kleiner wird. Sie sind es auch, denen das Wohl junger lesbischer Mädchen besonders am Herzen liegt.

Anstelle einer dringend notwendigen Öffnung des Diskurses für diese und ähnliche kritische Versorgungs-, medizinethische, rechts- und gesellschaftspolitische Fragen und anstelle der so schmerzlich vermissten, authentischen Bereitschaft zur interdisziplinären Debatte unter Einbeziehung sämtlicher Perspektiven erleben wir derzeit das krasse Gegenteil: beispiellose, aggressive Polemisierung und Polarisierung sowie einen *Trend zu Denk- und Sprechverboten* bislang unbekannten Ausmaßes. Anschauliches Beispiel dafür ist die Diffamierung und Diskreditierung von Prominenten, die es wagen, öffentlich gängige Trans-Dogmen zu hinterfragen. Beispielhaft zu erwähnen sei hier die Harry-Potter-Autorin J. K. Rowling und ihre Kritik an der imperativen Transdoktrin, der zufolge für eine politisch korrekte Bezeichnung von („cis"-)Frauen fortan ausnahmslos die Umschreibung „Menschen, die menstruieren" zu verwenden sei. Dies brachte ihr prompt den Vorwurf der Transfeindlichkeit ein – mit der Begründung, die Verwendung konventioneller Geschlechterkategorien exkludiere all diejenigen („trans"-) Frauen, die keine Periodenblutung vorzuweisen hätten, weshalb es nicht länger statthaft und als hate-speech zu werten sei, lediglich von „Frauen" zu sprechen.

Zugegeben, auch aus den Reihen des politisch linksliberalen Lagers ist wiederholt darauf hingewiesen worden, dass der aktuelle Genderdiskurs angesichts solcher Kapriolen das große Risiko in sich berge, von weiten Teilen der Bevölkerung als wirklichkeitsfremde und *alltagsferne Eliten- und Metropolendiskussion* missbilligt zu werden – unbenommen der Tatsache, dass sich transidentifizierte Personen (mit je unterschiedlicher normativer Werteorientierung) in verschiedenen sozioökonomischen und -kulturellen Milieus finden. So konstatierte auch Mark Lilla von der New Yorker Columbia-University New York in den westlichen Demokratien eine Art moralischer Panik über Fragen geschlechtlicher und sexueller Identität und kritisierte deutlich die *Identitätspolitik der sog. „Neuen Linken"*, die – in diesem Punkt sehr vergleichbar den Vertretern rechter Ideologien (► Kap. 10.4) – mit ihren identitären Schemata und ihrer Fixierung auf Diskriminierung sexueller Minderheiten das gesellschaftlich-kulturelle Leben unter strengste Gesinnungsdisziplin stelle (Lilla, 2016).[63]

4.3 Butler, Schweiß und Tränen – Die große Opferverschiebung

Was uns Ärzte am meisten interessiert, nämlich die Frage nach den individuell unterschiedlichen medizinischen Bedürfnissen von Menschen mit Geschlechtsdysphorie, droht dabei immer weiter in den Hintergrund zu treten. Überdies sehe ich die große Gefahr, dass die übermäßige Betonung der Genderfrage zu *politischer Selbsteinschränkung* ausgerechnet jener progressiven Kräfte der Gesellschaft führt, deren engagiertes Eintreten für Demokratie, soziale Gerechtigkeit, Schutz von Minderheiten und Nachhaltigkeit im Umgang mit den ökologischen Ressourcen für die politische und kulturelle Entwicklung der Gesellschaft unverzichtbar ist. Weit davon entfernt, verschiedene politische Themenfelder und Partialinteressen hinsichtlich ihrer Wichtigkeit gegeneinander abwägen zu wollen, scheint es mir mit Blick auf die Wahrung der (zugegeben schwer zu definierenden) Verhältnismäßigkeit dennoch angebracht und zudem gesellschaftsdiagnostisch hoch interessant, darüber nachzudenken, welche Kräfte hier am Werke sind, welche unbewussten Motive dabei eine Rolle spielen könnten und welche zivilisatorisch-kulturellen Krisen in der Polarisierung und Spaltung sichtbar werden.

So stellt sich mir die Frage, ob die Inbrunst, mit der die politische Linke – nicht nur in Deutschland, sondern in den westlichen Industriegesellschaften insgesamt – sich seit rund zehn Jahren auf das (Trans-)Genderthema und die Forderung nach „geschlechtlicher Selbstbestimmung“ fokussiert, eine Art

63 Dass postmoderne Identitätspolitik und „Wokeness“ nicht gleichzusetzen sind mit „politisch links“ und gesellschaftlich progressiv, darauf hat die US-amerikanische Philosphin und Direktorin am Einstein-Forum in Potsdam, Susan Neiman (2023) kürzlich in einer lesenswerten Streitschrift hingewiesen, in der sie sich kritisch mit dem Essentialismus der Intersektionalitätstheorie, dem Dekonstruktivismus und weiteren Thesen Foucaults' auseinandersetzt.

Verschiebung im besten psychoanalytischen Sinne darstellt, weil sie bislang immer noch keine befriedigenden Antworten auf die Herausforderungen der Globalisierung und keine Lösungen gegen den entfesselten Kapitalismus hat. Dessen neokolonialistisches, repressiv-ausbeuterisches Moment kam spätestens im Rahmen der internationalen Finanzkrise offen zum Ausdruck, als die Völker der ökonomisch benachteiligten, sog. Dritte-Welt-Länder zu den Hauptleidtragenden der dem Börsencrash vorausgegangenen „Liberalisierung“, d. h. systematischen Deregulierung der Finanzmärkte geworden waren, und die globale Verteilungsungerechtigkeit einen neuen Höhepunkt erreicht hatte. Während damals sogar mancher Altkonservative ins Grübeln geriet, ob Marx nicht vielleicht doch recht hatte,[64] suchte die noch vom Zusammenbruch des Kommunismus traumatisierte Linke ihr Seelenheil in der Solidarisierung mit neuen Opfergruppen. Und sie wurde fündig. Ein Gespenst ging um in Europa, das Gespenst des Transaktivismus.

Der psychoanalytische Verschiebungsbahnhof führt seine Züge aktuell allerdings kreuz und quer und wild im Kreis herum – und daran hat wiederum die transaktive Verkehrsleitstelle Judith Butler ihren fatalen Anteil. Der Gendermutter jüdischer Abstammung ist es nicht nur gelungen, ihr Mitleid mit den israelischen Opfern des 7. Oktober 2023 abzuspalten von ihrem unverbrüchlichen Verständnis für die edlen Motive der Killer, Folterer und Vergewaltiger der Hamas. Die Welt solle das Hamas-Gemetzel vom 7. Oktober bitteschön nicht als „Terroranschlag“ und auch nicht als „antisemitisch“ bezeichnen, sondern als „bewaffneten Widerstand“ gegen eine Gewaltherrschaft.[65] Butler schlägt obendrein auf unfassbare Weise eine intellektuelle Volte in die nonbinäre Hemisphäre, der sie sich – fast sieben Jahrzehnte nach ihrer Geburt – selbst öffentlich zugewiesen hat. Hamas und Trans, Israel und Kolonialismus, das sind auf ihrer intergalaktischen Denk- und Gefühls-Umlaufbahn absolut nachvollziehbare Koalitionen, die gerade mit Blut, Schweiß und Tränen um die Deutungshoheit kämpfen, auch und gerade in Gaza. Wer dabei für Butler die Guten sind und wer die Bösen, daran lässt sie keinen Zweifel.

---

64 https://taz.de/Debatte-zu-Schirrmachers-Linksbekenntnis/!5113764/

65 https://misik.at/2024/03/die-tragoedie-der-judith-butler/

> *„Wenn man argumentiert – wie es viele zu Recht tun –, dass koloniale Macht Geschlecht auf patriarchale und heteronormative Art und Weise ordnet, dann bedeutet dies, dass der Widerstand gegen Kolonialisierung eng verbunden mit dem Kampf für queere, trans und intersexuelle Menschen sein sollte."*
>
> (Butler, Interview im Spiegel, 22/2024)

Propalästinensische Besetzer von Universitäten und ihre antisemitischen Parolen dürfen sich also auch auf Butler berufen. Politisch und sexuell. Ob rechter Antisemitismus von ihr damit ebenfalls exkulpiert wird oder als intellektuell nicht satisfaktionsfähig gilt: die Antwort auf diese Frage bleibt uns die große Vor- und Nachdenkerin des Genderkolonialismus schuldig. Die binäre Welt ist jedenfalls gespannt, wann die oberste Genderkämpferin von der Hamas als Gutachterin an den Internationalen Gerichtshof (IGH) geschickt wird. Gewiss würde sie den Ruf nach Den Haag ohne Zögern annehmen. In die Tunnel von Gaza vielleicht eher nicht.

4.4 Making-of – Über den Beitrag von Gesetzesinitiativen zur neuen Transorthodoxie

Welch weitreichenden Folgen die „Ver-machtung" von Wissenschaft haben kann und wohin die erkennbare Verlagerung der seit geraumer Zeit weniger als Fachdiskurs denn als *ideologische Auseinandersetzung* einzuordnende Debatte um „trans" uns führt, zeigte bereits die Diskussion um das am 7. Mai 2020 – noch zu Zeiten der großen Koalition – vom Deutschen Bundestag verabschiedete „Gesetz zum Schutz vor Konversionsbehandlungen". Ursprünglich als „Gesetz zum Schutz vor Behandlungen zur Veränderung oder Unterdrückung der sexuellen Orientierung" geplant, hinsichtlich seines Anwendungsbereichs also auf die (ebenso aussichtslosen wie aus medizinethischen Gründen in der Tat strikt abzulehnenden) Versuche einer „Umpolung" von Homosexuellen beschränkt, war nach Durchführung von zwei Fachtagungen im Herbst 2019 der in Umlauf gebrachte

Referentenentwurf um den Zusatz „oder der selbstempfundenen geschlechtlichen Identität" erweitert worden. Dies geschah auf Drängen von Vertretern der Trans-Organisationen/-Verbände entsprechend einer Empfehlung im Abschlussbericht der Bundesstiftung Magnus-Hirschfeld (8/2019) – kurz vor der Abstimmung über den Gesetzesentwurf im Bundeskabinett und der ersten Lesung im Parlament.

4.4.1 „Gesetz zum Schutz vor Konversionsbehandlungen"

An dem längst rechtskräftigen Gesetz selbst ist folgendes zu kritisieren: *Erstens*, die konstruierte Analogie zwischen Homosexualität und Transsexualität ist unsinnig. Homosexuelle möchten, sofern sie nicht gerade zu jener Subgruppe gehören, die unter ihrer sexuellen Orientierung leiden, von Ärzten und Psychotherapeuten nur eines: in Ruhe gelassen werden. Demgegenüber beanspruchen transidentifizierte/transsexuelle Menschen für sich medizinische Leistungen und deren Finanzierung durch die Solidargemeinschaft (was ihnen im Falle medizinischer Indikation auch zugestanden werden sollte). Sämtliche Bestrebungen, Homosexuelle zur Heterosexualität „bekehren" zu wollen, sind medizinisch nicht indiziert, deswegen auch nicht Gegenstand wissenschaftlich fundierter Psychotherapie und haben nichts zu tun mit dem Konzept einer ausgangsoffenen, supportiv-therapeutischen Abklärung der Unumkehrbarkeit eines transsexuellen Wunsches vor der Entscheidung zu lebenslangen Hormonbehandlungen und genitalchirurgischen (sowie ggf. weiteren plastisch-operativen) Eingriffen. Diese beiden Themen sollten daher nicht vermengt werden.

Zweitens, Kinder- und Jugendlichen-Psychotherapeuten befürchteten infolge des Gesetzes strafrechtliche Sanktionen, wenn sie fortan nicht dem Diktum einer transaffirmativen Therapie folgen, sondern sich an den Grundsatz einer ausgangsoffenen therapeutischen Begleitung halten und der Psychotherapie gegenüber der vorschnellen Einleitung körperverändernder Maßnahmen den Vorrang einräumen.

Drittens, es ist logisch nicht nachvollziehbar, wieso in dem Gesetz auf eine zum Haareraufen widersprüchliche Weise argumentiert bzw. mit zweierlei Maß gemessen wird, wenn es um die Einwilligungsfähigkeit von Minderjährigen geht. Im Begründungstext des Gesetzes unter B. Besonderer Teil, Zu §2, Absatz I ist zu lesen:

> […] *„Bei Personen unter 18 Jahren ist generell davon auszugehen, dass sie die Bedeutung und Tragweite einer Einwilligung in eine Konversionsbehandlung nicht adäquat einschätzen können. Sie sind nicht in der Lage, die fehlende Wirksamkeit und die Schädlichkeit der Behandlungen sowie die damit verbundenen Verletzungen ihrer sexuellen und geschlechtlichen Entwicklung und Selbstbestimmung angemessen zu beurteilen. Es ist davon auszugehen, dass sie in Bezug auf Konversionsbehandlungen generell einwilligungsunfähig sind. Denn Minderjährige befinden sich noch in der Phase der Persönlichkeitsentwicklung und Identitätsfindung. […]"*
>
> (BT-Drucks. 19/17278, Seite 16)

Bis hierher kein Widerspruch, doch: In Bezug auf köpermedizinische Eingriffe, „die darauf gerichtet sind, der selbstempfundenen geschlechtlichen Identität der Person zum Ausdruck zu verhelfen" (ebd.) oder ihrem Wunsch nach einem eher männlichen oder weiblichen Erscheinungsbild zu entsprechen, findet selbige Erkenntnis dann aber – und das ist der springende Punkt – keinerlei Anwendung, sie wird hier gar nicht erwähnt. Das Gesetz ist wenig geeignet, die Versorgungssituation zu verbessern. Während das Verbot der (versuchten) Konversion einer Homosexualität prinzipiell zu begrüßen ist, ist die im letzten Moment hinzugekommene Vermengung mit der Konversion geschlechtsbezogenen Empfindens insofern misslich, als eben genau jene Kriterien fehlen, die das transgeschlechtliche Identitätsempfinden als dauerhaftem Zustand vorhersagen könnten – zumal im Jugendalter, auf das sich das Gesetz ja im Wesentlich bezieht. Insofern war vorhersehbar, dass das Gesetz mehr politischen Aktivitäten dienen würde und weniger der verbesserten Gesundheitsversorgung; ganz abgesehen von denkbaren Rechtsstreitigkeiten bei späteren Rückumwandlungsbegehren.

Die Trans-Verbände haben hier, dezent formuliert, den Spielraum ihrer politischen Mitgestaltungsmöglichkeiten voll ausgeschöpft. Das von der Deutschen Gesellschaft für Transidentität (dgti) als großer Erfolg bezeichnete Ergebnis wurde erzielt durch Anwendung genau jener Strategie, die in einem Strategiepapier der

International Lesbian, Gay, Transgender, Queer and Intersex (LGBTQI) Youth & Student Organisation (IGLYO, 2019) empfohlen wird: Eine der dort nachzulesenden Empfehlungen ist, zur Durchsetzung der eigenen Forderungen und Ziele die Debatte um „Trans-Rechte“ aus dem medizinischen Kontext herauszulösen und stattdessen gezielt eine politische Kampagne auf den Weg zu bringen, die unter der Überschrift „Menschenrechte“ firmiert. Eine weitere bewährte Taktik sei es, sich mit den eigenen Forderungen in bereits laufende Bürgerrechtsinitiativen einzuklinken, bezüglich derer zu erwarten ist, dass sie in der Öffentlichkeit und bei politischen Entscheidungsträgern auf breite Zustimmung treffen werden. Zum dritten empfiehlt das Papier, die mediale Berichterstattung zum Thema im Vorfeld der Verabschiedung von damit im Zusammenhang stehenden Gesetzen eher klein zu halten. Diese Strategie ist im vorliegenden Fall exakt so umgesetzt worden.

4.4.2 Novellierung des Personenstandsgesetzes (PStG)

Ein weiteres Beispiel für den erfolgreichen Versuch einer gesetzlichen Kodifizierung des Trans-Paradigmas lieferten die fortgesetzten Bestrebungen einiger (nicht aller) Trans-Interessensverbände, bei der Novellierung des Personenstandsgesetzes (PStG) Regelungen, die auf Menschen mit Störung der somatosexuellen Differenzierung (DSD, Disorder of sex development, umgangssprachlich „Intersexualität“) – bzw. „Varianten der Geschlechtsentwicklung“ in Anlehnung an die uneindeutige Terminologie der gleichlautenden S2k-Leitlinie der AWMF vom Juli 2016 – zugeschnitten und ausschließlich für diese gedacht waren, auch auf transgeschlechtlich identifizierte Personen *ohne* DSD anzuwenden.

Zum Hintergrund: Einer Aufforderung des Bundesverfassungsgerichts folgend war im Dezember 2018 durch den Deutschen Bundestag beschlossen worden, dass neben den Optionen „weiblich“, „männlich“ und „ohne Angabe“ künftig auch „divers“ in das Geburtenregister eingetragen werden kann (§ 22 PStG). Die Gesetzesänderung sieht auch vor, dass der Eintrag im Nachhinein korrigiert werden kann, wenn das im amtlichen Personenstandsregister eingetragene Geschlecht nicht dem Wahlgeschlecht einer von DSD betroffenen Person entspricht, und dass auf Wunsch auch der Vorname geändert werden kann (§ 45b

PStG). Erforderlich ist die Vorlage einer ärztlichen Bescheinigung gemäß § 45b Abs. 3 Satz 1 PStG, in der das Vorliegen einer DSD attestiert wird. In nicht näher definierten Ausnahmefällen, wenn dem Betroffenen eine ärztliche Untersuchung unzumutbar erscheint, kann gemäß § 45b Abs. 3 Satz 2 PStG auch eine Erklärung an Eidesstatt dieses ärztliche Attest ersetzen.

Die erforderliche Abgrenzung von DSD („Varianten der Geschlechtsentwicklung") zu Transsexualität war im Übrigen auch vom Deutschen Ethikrat betont worden[66] – was die Deutsche Gesellschaft für Transidentität (dgti) e. V. nicht davon abhielt, über ihre Internetseite und weitere öffentlich zugängliche Informationskanäle die Rechtsauffassung zu verbreiten, der zufolge die §§ 45 b, 22 Abs. 3 PStG auch auf trans-Personen anwendbar und zur Umgehung des Transsexuellen-Gesetzes nutzbar seien. Konsequent wurden in Positionspapieren und Stellungnahmen der dgti fortan Transsexualität resp. „Transidentität" – fälschlicherweise – als „Variante/n der Geschlechtsentwicklung" ausgewiesen bzw. darunter subsummiert, was eine nicht näher quantifizierte Anzahl von Menschen mit transsexuellem Wunsch motivierte, unter Vorlage einer entsprechenden, wahrheitswidrigen ärztlichen Bescheinigung beim Standesamt, eine Personenstands- und Vornamensänderung zu erwirken.

Mit seinem Beschluss vom 22.04.2020 hat der Bundesgerichtshof klargestellt: „Der Anwendungsbereich der §§ 45 b, 22 Abs. 3 PStG ist auf Personen beschränkt, die körperlich weder dem weiblichen noch dem männlichen Geschlecht zuzuordnen sind. Personen mit lediglich empfundener Intersexualität sind hiervon nicht erfasst. Personen mit einer lediglich empfundenen Intersexualität können aber entsprechend § 8 Abs. 1 TSG erreichen, dass ihre auf „weiblich" oder „männlich" lautende Geschlechtsangabe im Geburtenregister gestrichen oder durch „divers" ersetzt wird" (Aktenzeichen XII ZB 383/19). Die Anwendung des § 45b PStG auf transsexuelle Menschen ist demnach also rechtsfehlerhaft. Ärzte, die dennoch ein – nicht vorhandenes – DSD attestieren, setzen sich mit dem Ausstellen eines unrichtigen Gesundheitszeugnisses der Gefahr der Strafbarkeit gem. § 278 StGB aus.

---

66 www.ethikrat.org/fileadmin/Publikationen/Stellungnahmen/deutsch/DER_StnIntersex_Deu_Online.pdf

Seit 2018 ist es in Deutschland nun möglich, neben den Optionen „männlich", „weiblich" und „ohne Angabe" auch „divers" in das Geburtenregister eintragen zu lassen. Die vom Gesetzgeber geschaffene Möglichkeit eines anderen positiven Geschlechtseintrags jenseits des männlichen oder weiblichen Geschlechts kann in besonders gelagerten Fällen, in denen sich von DSD Betroffene weder dem weiblichen noch dem männlichen Geschlecht zugehörig fühlen, sich gleichwohl nicht als „geschlechtslos" begreifen, sinnvoll sein – wobei die Erfahrung seit Inkrafttreten der gesetzlichen Neuregelung (§ 22 Abs. 3 PStG) zeigt, dass von dieser Option nur selten Gebrauch gemacht wird.

4.5 Geschlechtswechsel per Sprechakt – „Selbstbestimmungsgesetz" als Etikettenschwindel

Am 12. April 2024 wurde das von der Ampelkoalition lange angekündigte, unter Federführung von Familien- und Justizministerium erarbeitete „Gesetz über die Selbstbestimmung in Bezug auf den Geschlechtseintrag und zur Änderung weiterer Vorschriften (SBGG)" – kurz „Selbstbestimmungsgesetz" – verabschiedet. Die gesetzliche Neuregelung sollte ein modernes „medizinisches und gesellschaftliches Verständnis *von* Geschlechtsidentität" abbilden, vor allem das seit 1981 geltende Transsexuellengesetz (TSG)[67] mit seinen bislang erforderlichen Begutachtungen ablösen. Denn die bisherige Rechtslage, so die Begründung, habe den geänderten Vorstellungen auf diesem Feld „nicht ausreichend Rechnung" getragen. Künftig wird nur noch eine einfache Erklärung beim Standesamt für die „Geschlechtsänderung" nötig sein, die jährlich widerrufen werden kann.

67 Gesetz über die Änderung der Vornamen und die Feststellung der Geschlechtszugehörigkeit in besonderen Fällen (Transsexuellengesetz – TSG, vom 10.09.1980, in Kraft getreten am 01.01.1981 (BGBl. I S. 1654).

4.5.1 Rückblick – Teilrevision des TSG und Bekräftigung der Begutachtungspraxis

An den in der Vergangenheit vorgenommenen Revisionen des TSG seit Inkrafttreten des Gesetzes im Jahr 1981 lassen sich Veränderungen deutscher Rechtsauffassung festmachen. Diese betrafen die ursprünglich für eine Vornamens- und Personenstandsänderung gesetzten Altersgrenzen, die Regelungen zur Ehelosigkeit und zur Fortpflanzungsunfähigkeit, letzteres verbunden mit dem Zwang zur Durchführung entsprechender chirurgischer Maßnahmen als Voraussetzung für die rechtliche Anerkennung der neuen Geschlechtszugehörigkeit. Die letztgenannten Bedingungen wurden ebenso außer Kraft gesetzt wie die Forderung nach Vorliegen eines gesetzlichen Mindestalters, welches zuletzt – im Kontext der anhaltenden Debatte um das SBGG ist dies relevant – nicht mehr vorausgesetzt wurde. Eine Vornamens- und Personenstandsänderung konnte demnach unabhängig vom Alter vorgenommen werden, wenn die antragstellende Person sich „dem anderen Geschlecht als zugehörig empfindet" und „seit mindestens drei Jahren unter dem Zwang steht, ihren Vorstellungen entsprechend zu leben". Die Regelung durch das TSG sah die Hinzuziehung zweier Sachverständiger vor, die eine zukünftige, d. h. lebenslange Irreversibilität der „transsexuellen Prägung" feststellen mussten und zwar „mit hoher Wahrscheinlichkeit" (TSG §1 Abs. 1 Nr.1–2, Bundesgesetzblatt, Jahrgang 1980, Teil I, S. 1654).[68] Allerdings war es im Falle der Minderjährigkeit aufgrund der eingeschränkten rechtlichen Fähigkeiten von Kindern und Jugendlichen erforderlich, dass der Antrag auf Vornamens-/ Personenstandsänderung durch die sorgeberechtigten Eltern (oder einen gesetzlichen Vormund) gestellt wird.

In der Debatte ums SBGG war immer wieder zu hören, das Bundesverfassungsgericht habe die Verfassungswidrigkeit des TSG und der bisherigen Begutachtungspraxis festgestellt. Das stimmt nicht. Zwar hat Karlsruhe mit seiner

68 Nicht eingegangen werden soll auf die suboptimale Begriffswahl bzw. die offensichtlichen Bedeutungsunterschiede zwischen juristischem und medizinischem Vokabular. Insbesondere die Formulierung „transsexuelle Prägung" und dass der/die Betroffene „unter dem Zwang" stehe, ist ungünstig, da sie fälschlicherweise impliziert, die Ätiologie sei geklärt, und eine psychopathologisch-klassifikatorische Einordnung vornimmt, die als unzutreffend kritisiert werden muss.

Entscheidung im Jahr 2011 erklärt, dass man den Wechsel des Geschlechtseintrags nicht mehr an eine Operation knüpfen dürfe, weil die damit verbundenen gesundheitlichen Risiken nicht zumutbar seien. Und es hat in seiner Entscheidung von 2017 befunden, dass „sich das Geschlecht nicht allein nach genetisch-anatomisch-chromosomalen Merkmalen bestimmen oder gar herstellen lässt, sondern von sozialen und psychischen Faktoren mitbestimmt" werde. Das Gericht hat allerdings keineswegs verlangt, sämtliche Hürden auf dem Weg zum rechtlichen Geschlechtswechsel abzuräumen, im Gegenteil. Das Bundesverfassungsgericht hat vielmehr diese Praxis bestätigt und bereits zwei Klagen gegen die Gutachtenpflicht abgewiesen. Wörtlich heißt es in der Begründung:

> *„Da das Geschlecht maßgeblich für die Zuweisung von Rechten und Pflichten sein kann und von ihm familiäre Zuordnungen abhängig sind, ist es ein berechtigtes Anliegen des Gesetzgebers, dem Personenstand Dauerhaftigkeit und Eindeutigkeit zu verleihen, ein Auseinanderfallen von biologischer und rechtlicher Geschlechtszugehörigkeit möglichst zu vermeiden und einer Änderung des Personenstands nur stattzugeben, wenn dafür tragfähige Gründe vorliegen. Dabei kann er, um beliebige Personenstandwechsel auszuschließen, einen auf objektivierbare Kriterien gestützten Nachweis verlangen, dass die selbstempfundene Geschlechtszugehörigkeit, die dem festgestellten Geschlecht zuwiderläuft, tatsächlich von Dauer und ihre Anerkennung für den Betroffenen von existenzieller Bedeutung ist."*

4.5.2 Überblick – Rechtliche Regelungen des SBGG und Anwendungsbereich

Dem „Selbstbestimmungsgesetz" zufolge wird – entgegen der anderslautenden Empfehlung der Bundesärztekammer[69] – das Verfahren für die Änderung des Geschlechtseintrags und der Vornamen bei *Störungen/Varianten der Geschlechts-*

69 Die Bundesärztekammer hatte in ihrer ausführlichen Stellungnahme vom 14.02.2020 deutlich gemacht, dass sich mit Intersexualität/DSD und Transsexualität sehr unterschiedliche medizinische, rechtliche und ethische Fragestellungen verbinden, und begründet, warum es hier einer differenzierten, jeweils eigenen rechtlichen Regelung bedarf – vgl.: https://www.bundesaerztekammer.de/fileadmin/user_upload/downloads/pdf-Ordner/Stellungnahmen/2020-02-14_BAEK_Stellungnahme-RefE-DSD.pdf

entwicklung (DSD) einerseits und bei *Abweichungen der Geschlechtsidentität* vom Geschlechtseintrag andererseits vereinheitlicht und die Zusammenführung der bislang separaten rechtlichen Regelungen in einem gemeinsamen Verwaltungsverfahren abgeschlossen. Die Änderung des Personenstands und des Vornamens wird also für „transgeschlechtliche" sowie „nicht-binäre" und intergeschlechtliche (DSD) Personen fortan gleichartig geregelt, nicht mehr wie bisher in zwei verschiedenen Gesetzen mit je unterschiedlichen Voraussetzungen.

Neue Gesetzeslage ist, dass eine jede Person mit Vollendung des 14. Lebensjahres gegenüber dem Standesamt rechtskräftig erwirken kann, dass die Angabe zu ihrem Geschlecht und Personenstand im Personenregister durch eine andere in § 22 Absatz 3 PstG vorgesehene Bezeichnung ersetzt oder gestrichen wird – voraussetzungslos, d. h. ohne jede Prüfung der Ernsthaftigkeit, Wahrhaftigkeit und Beständigkeit des Wunsches und ohne eine obligate psychologische Beratung. Für eine Person, die geschäfts*un*fähig ist oder das 14. Lebensjahr noch nicht vollendet hat, sollen ihre gesetzlichen Vertreter – d. h. bei Minderjährigen in der Regel die sorgeberechtigten Eltern – die Erklärung abgeben. In dem Fall, dass letztere dies verweigern, soll die Abgabe der Erklärung, sofern die Änderung der Angabe zum Geschlecht und der Vornamen dem Kindeswohl nicht widerspricht, ersatzweise durch das Familiengericht erfolgen, und zwar auf dem Wege einer Kindschaftssache nach Buch 2 Abschnitt 3 des Gesetzes über das Verfahren in Familiensachen und in den Angelegenheiten der freiwilligen Gerichtsbarkeit.

4.5.3 Kritik der terminologischen Unschärfe aus sexualwissenschaftlicher Sicht

In den seltenen Fällen von Genderinkongruenz bzw. Genderdysphorie weicht die subjektiv empfundene „Geschlechtsidentität" einer Person von ihrem objektiv gegebenen körperlichen Geschlecht ab. Das SBGG versucht eine Lösung für die damit verbundene innere Konflikthaftigkeit und ein primär verfahrensrechtliches Problem zu finden, indem er die *personenstandsrechtliche* Kategorie *Geschlecht* mit dem psychologischen Konstrukt „Geschlechtsidentität" gleichsetzt. Zu kritisieren ist daran aus fachlicher Sicht dreierlei:

- die fehlende Differenzierung zwischen *subjektivem* Zugehörigkeits*gefühl* inklusive der daraus abgeleiteten Selbstkategorisierung einer Person und ihrem faktisch gegebenen, *objektiv* wahrnehmbaren körperlich-biologischen Geschlecht;
- die Gleichsetzung von geschlechtsbezogenem Identitätsempfinden und personenstandsrechtlicher Zuordnung im amtlichen Geburtsregister;
- die unzureichend vorgenommene Abgrenzung von Intersexualität/DSD zu Transsexualität, obwohl diese aus medizinischer Sicht notwendige Unterscheidung neben der Bundesärztekammer auch vom Deutschen Ethikrat betont worden war.

Das Personenstandsrecht ist aber aus ärztlicher und sexualwissenschaftlicher Sicht nicht das richtige Instrument, um die Selbstbestimmung der von Geschlechtsinkongruenz betroffenen Menschen zu gewährleisten, deren egalitäre Behandlung zu befördern und sie vor Diskriminierung im Alltag zu schützen. Mit Blick auf die Funktion des Personenstandsrechts erscheint es aus medizinischer und psychologischer Sicht alles andere als zweckdienlich, die juristische Zuordnung der subjektiven Einschätzung der Person selbst zu überlassen. Dies könnte in Fällen von Geschlechts*dysphorie* – also einer Ausprägung mit klinisch relevantem, krankheitswertigem Leidensdruck – die therapeutisch notwendige Auseinandersetzung mit der eigenen Geschlechtlichkeit und der damit verbundenen Identitätsproblematik erheblich erschweren. Denn eine vorschnelle und voraussetzungslose juristische Transition birgt die Gefahr, dass eine selbstkritische, tiefergehende Reflexion der individuellen kausalen Faktoren für den transsexuellen Wunsch und das damit häufig einhergehende „Umwandlungsbegehren“ (die medizinische Transition) eben *nicht* stattfindet.

4.5.4 Kritik aus entwicklungspsychiatrischer Sicht – Rechtsfolgen für Minderjährige

Besonders problematisch sind aus kinder- und jugendmedizinischer Sicht die neuen Regelungen bei Minderjährigen. Wie erwähnt, gilt nun bei unter 14-Jährigen, dass die Eltern bzw. Sorgeberechtigten eine Änderungserklärung abgeben müssen.

Bei älteren Jugendlichen bedarf es zwar der Zustimmung der Eltern, die jedoch im Falle der Verweigerung durch das Familiengericht ersetzt werden kann, sofern die Änderung der Angaben zum Geschlecht und der Vornamen dem Kindeswohl nicht zuwiderläuft. Es stellen sich hier die Fragen,

- wer denn, wenn nicht ein/e Facharzt/-ärztin für KJP, die Bewertung vornehmen soll, ob die Änderung der Angaben zum Geschlecht und der Vornamen dem Kindeswohl entspricht (oder diesem zuwiderläuft) und
- ob Elternrechte ausreichend berücksichtigt werden und
- ob Jugendliche mit vollendetem 14. Lebensjahr regelhaft in der Lage sind, Bedeutung, Tragweite und Folgen einer solchen Entscheidung einschätzen zu können?

Die meisten Jugendlichen befinden sich in dieser Phase noch mitten in der Identitätsfindung (▶ Kap. 6). Bekanntlich ist die Adoleszenz eine Phase der Neuorientierung und partiellen Neuerfindung. Die Neurowissenschaft hat mittels bildgebender Verfahren gezeigt, dass die Pubertät eine Phase erheblicher Umbau- und Reorganisationsprozesse des reifenden Gehirns ist (Giedd et al., 2012). Folglich kann eine zeitlich überdauernde Geschlechtsidentitätstransposition auch erst *nach* Abschluss der Pubertät sicher diagnostiziert werden. Wir wissen aus Langzeitstudien, dass sich die Selbstdiagnose „trans" im Entwicklungsverlauf vieler Kinder/Jugendlicher nachträglich als Fehleinschätzung herausstellt (▶ Kap. 8.2). Dies setzt allerdings voraus, dass dem Kind ein Entwicklungsraum und Zeit gewährt wird. Es ist indes nicht realistisch, dass die betroffenen Kinder im Falle einer frühzeitigen, bereits in jungen Jahren durchgeführten personenstandsrechtlichen Transition imstande sein werden, gegen die dadurch geschaffenen Fakten anzugehen, sprich: die getroffene Entscheidung mit all ihren Konsequenzen wieder rückgängig zu machen und einen anderen, alternativen Weg einzuschlagen.

Vielmehr droht die Gefahr, mit einer ungeprüft, in Form eines Verwaltungsaktes vorgenommenen Personenstandsänderung eine Persistenz der gegengeschlechtlichen Identifizierung und Ablehnung des eigenen Geschlechtskörpers hin zur Transsexualität als (vermeintlich) einzige Option für das Kind zu präjudizieren. Jüngere Studien (Morandini er al., 2023; Olson et al., 2022) liefern Hinweise, was ein früher sozialer Rollenwechsel und transaffirmativer Therapieansatz bewirken könnten: Sie treiben möglicherweise die Rate derjenigen Kinder und Jugendlichen in die Höhe, bei denen die gegengeschlechtliche Identifizierung persistiert – mit allen damit verbundenen Konsequenzen. Allerdings gibt es, dies gilt es einzuräumen, bis dato keine prospektiven Längsschnittstudien mit geeigneten Vergleichsgruppen, in denen die Auswirkungen der sozialen Transition auf die psychische Gesundheit und die Persistenzwahrscheinlichkeit bei Kindern/Jugendlichen systematisch untersucht wurden (Hall et al., 2024).[70] Die Einschätzung, dass es für den folgenreichen Entscheid einer juristischen Transition keiner fachlich fundierten psychiatrisch-gutachterlichen Stellungnahme bedürfe, wird von mir und einer seit 2024 wachsenden Zahl von Fachkollegen jedoch ebenso wenig geteilt wie der (naive) Optimismus, dass eine niederschwellige Personenstandänderung positiv dazu beitrage, durch die vollständige soziale Transition Rollensicherheit und Klarheit zu gewinnen, die dann zur Erhöhung der Sicherheit körpermedizinischer Maßnahmen führen sollen. Eine solche Argumentation unterschätzt die normative Kraft des Faktischen.

Aus empirischer Erfahrung steigt mit einmal vollzogener Personenstands- und Vornamensänderung vielmehr die Wahrscheinlichkeit, dass der oder die Betroffene sich gedrängt fühlen wird (nicht zuletzt durch einseitig transaktivistische „Begleitung" in den sozialen Netzwerken), zügig auch medizinische Maßnahmen zur „Geschlechtsangleichung" einzufordern. Entwicklungs- und körperverändernde Interventionen, dies gilt es als Verbesserung gegenüber den vorausgegangenen Referentenentwürfen von B90/Die Grünen und FDP (dazu Korte, 2021) anzuerkennen, werden im SBGG nicht geregelt. Es wird sogar betont, dass die Personenstandsänderung unabhängig von Indikationsstellungen für körpermodifizierende Maßnahmen zu betrachten sei. Diese sinnvolle Trennung von juristischer und medizinischer Transition war zuletzt auch im TSG vorgesehen, die beiden Aspekte haben sich dann jedoch als eng miteinander verwoben und sich wechselseitig beeinflussend erwiesen. Dass viele Kinder und Jugendliche, denen der Staat mit dem neuen Gesetz suggeriert, man könne sich sein Geschlecht einfach aussuchen, nun auch auf Hormonbehandlungen und Operationen drängen werden, liegt also auf der Hand.

70 Vgl. hierzu die Ausführungen zur Frage des Impacts einer frühzeitigen sozialen Transition, ► Kap. 8.2.2

Im Gesetz ist vermerkt – ohne dies weiter zu präzisieren –, dass beabsichtigt sei, „die Beratungsangebote insbesondere für minderjährige Personen auszubauen und zu stärken". Aus medizinisch-sachverständiger Sicht liegt die Zuständigkeit für die Prozessbegleitung ausschließlich bei qualifizierten ärztlichen oder psychologischen Psychotherapeuten. Die Beratung durch Mitarbeitende in den Beratungsstellen zu LSBTIQ*-Themen (Peer-Beratung) ist aufgrund der fehlenden entwicklungspsychologisch-psychiatrischen Expertise hingegen *un*zureichend. Ein weiterer Aspekt: Bisweilen kann die kinder- und jugendpsychiatrische Begutachtung auch eine therapeutische Intervention sein, ähnlich der lösungsorientierten Intervention in familienrechtlichen Verfahren. In Anbetracht der Tatsache, dass erfahrungsgemäß nicht selten zwischen den beiden Elternteilen kein Einvernehmen bzgl. der Frage einer vermeintlich transsexuellen Entwicklung ihres Kindes besteht, hätte die Beibehaltung der Begutachtungspraxis eindeutige Vorteile gegenüber der gesetzlichen Neuregelung, die nun nicht einmal mehr eine verpflichtende Beratung durch einen Arzt oder Psychologen vorsieht.

4.5.5 Frauenrechts- und gleichstellungspolitische Aspekte – Schutzräume und Hausrecht

Weitere wichtige Argumente gegen das „Selbstbestimmungsgesetz" kamen von Frauengruppierungen, die unabhängig von finanzieller Förderung durch Ministerien und auch unabhängig vom Deutschen Frauenrat sind. Sie wiesen darauf hin, dass und *wie* die gefühlte „Geschlechtsidentität" im Kern auf traditionellen Geschlechterstereotypen aufbaut. Staatliche Gleichstellungspolitik nach Art. 3 (2) GG, die diesen Stereotypen durch geeignete Maßnahmen entgegenwirken soll, würde damit konterkariert, Geschlechterstereotype und Rolleneinengung, die es ja gerade aufzulösen gelte, würden festgeschrieben. Mit der Neudefinition der rechtlichen Kategorie „Geschlecht", die im deutschen Rechtssystem seit jeher auf körperlichen Merkmalen beruht, nun aber auf der Grundlage eines „Geschlechtsidentitäts"-Empfindens definiert wird, könnten Gleichstellungspolitik und Frauen-/Mädchenförderprogramme nicht mehr an der objektiv gegebenen, körperlichen Geschlechtszugehörigkeit ansetzen, um Nachteile auszugleichen, die Frauen aufgrund eben dieser erleiden. Geschlechtsbezogene Daten und deren valide Erhebung sind aber essentiell für Sozial-, Medizin- und Kriminalstatistiken sowie für Transparenz und faire Bewertung bei Sportwettbewerben.

Zudem gefährde das SBGG Sicherheit und Sicherheitsempfinden von Frauen und Mädchen. Es sieht vor, dass Männer, die sich per Sprechakt zu Frauen erklärt haben, Zugang zu allen Institutionen und Bereichen erhalten, die zum Schutz von Frauen und Mädchen vor Übergriffen und Dominanz durch Männer geschaffen wurden. Dazu gehören z. B. Frauenhäuser, öffentliche Toiletten, Mädchen-/Frauenumkleiden und -duschen in Schulen und Sportstätten, Frauengefängnisse, Frauengesundheitszentren, Zimmer für Frauen in Krankenhäusern und Pflegeeinrichtungen sowie die separierten Bereiche für Frauen und Mädchen in Unterkünften für Geflüchtete. Mit dem Hinweis auf das Hausrecht würde die staatliche Verantwortung auf die Betreiber dieser Einrichtungen abgewälzt. Damit entzöge sich der Staat seiner Verantwortung, für den Schutz von Frauen und Mädchen zu sorgen, wozu er sich mit seiner Ratifizierung der UN-Frauenrechtskonvention (CEDAW) und der Istanbul-Konvention verpflichtet hat.

Dass andererseits auch Transpersonen selbst überproportional häufig Opfer physischer, psychischer Gewalt und sexueller Übergriffe sind, wird keinesfalls bestritten und sollte selbstverständlich die gleichen Anstrengungen seitens der Zivilgesellschaft und der staatlichen Organe motivieren, Personen dieser marginalisierten Gruppe effektiv zu schützen.

Hartnäckig ignoriert werden Negativ-Erfahrungen, die im Zuge mit *Self-ID*-Gesetzgebung in anderen Ländern gemacht wurden. Dass im SBGG der Begriff „schwangere“ oder „gebärende Person“ statt Frau/Mutter verwendet wird, erachten Feministinnen verständlicherweise als frauenverachtend. Die von juristischer Seite vorgebrachten Bedenken, durch eine ausschließliche Selbstdefinition der eigenen Geschlechtszugehörigkeit würde einer Beliebigkeit in der offiziellen geschlechtlichen Zuordnung der Weg geebnet, mit dann auch verwirrenden gesellschaftlichen und rechtlichen Konsequenzen, sind schwerwiegend und noch lange nicht ausdiskutiert. Eine rechtzeitige politische Debatte über das ideologische Fundament des SBGG und seine Rechtsfolgen für Frauen und Mädchen ist durch die Regierungsparteien und die beteiligten Ministerien im Vorfeld der Verabschiedung behindert, beschwichtigt und manchmal sogar unterdrückt worden, wovon der an vielen Anhörungen und Ausschüssen beteiligte Autor dieses Buches aus eigenem Erleben berichten kann. Auf diesen internationalen Missstand wies auch die UN-Sonderberichterstatterin über Gewalt gegen Frauen hin.[71] Mehrere Frauengruppierungen und Eltern-Selbsthilfe-Organisationen kritisieren, dass das BMFSFJ deren fristgerecht eingereichte kritische Stellungnahmen erst auf beharrliches Nachfragen hin und mit großer Verspätung auf seiner Internetseite veröffentlicht habe.[72] Damit habe das Ministerium den Meinungsbildungsprozess tendenziös beeinflusst. Im Juni 2024 hat UN-Sonderberichterstatterin Reem Alsalem in einem offenen Brief an Bundesaußenministerin Baerbock nochmals eindringlich davor gewarnt, Schutzräume von Frauen aufzulösen und die Risiken zu übersehen, die das Gesetz auch für den Kinderschutz berge.[73]

4.5.6 Etikettenschwindel: Zur Problematik des strafbewehrten Offenbarungsverbots

Das „Selbstbestimmungsgesetz" ist ein Etikettenschwindel. Tatsächlich geht es um das Gebot der Bestätigung durch andere. Welches Geschlecht auch immer eine Person für sich reklamiert, muss von allen anderen anerkannt werden, egal ob der Augenschein und Alltagserfahrung dafür oder dagegensprechen. Aus Sicht der allermeisten Kritiker des Gesetzentwurfs ist es eine Frage der Toleranz, der Höflichkeit und des Respekts, erwachsene transidentifizierte Personen nach erfolgter sozialer und juristischer Transition in ihrem Wunschgeschlecht mit dem gewählten neuen Namen und den gewünschten Personalpronomina anzusprechen. Das bußgeldbewehrte Offenbarungsverbot im SBGG jedoch zwingt die

71 Reem Alsalem, UN Special Rapporteur on violence against women and girls: "Allow women and girls to speak on sex, gender and gender identity without intimidation or fear" (22.5.2023) https://www.ohchr.org/en/press-releases/2023/05/allow-women-and-girls-speak-sex-gender-and-gender-identity-without

72 Alle kritischen Stellungnahmen listete EMMA auf: https://www.emma.de/artikel/das-gesetz-ist-voller-widersprueche-340341; inzwischen auch auf der Internetseite des BMFSFJ auffindbar: https://www.bmfsfj.de/bmfsfj/service/gesetze/gesetz-ueber-die-selbstbestimmung-in-bezug-auf-den-geschlechtseintrag-sbgg--224546

73 https://www.welt.de/politik/deutschland/article252966862/Brief-an-Baerbock-UN-Sonderberichterstatterin-kritisiert-Selbstbestimmungsgesetz.html

gesamte Gesellschaft unter Strafandrohung dazu, fremde Illusionen zu bestätigen und selbst gefühlte Realität zu leugnen.
Eine derartige Auslegung des Rufes nach „Trans-Rechten" bedeutete weit mehr, als nur mitfühlende Konzessionen zu machen, die es einer vulnerablen Minderheit ermöglichen, ein erfülltes Leben in Sicherheit und Würde zu leben. Dafür und für das erklärte Ziel, diese Gruppe vor Ausgrenzung und Diskriminierung zu schützen, tritt jeder aufrechte Demokrat ohne Wenn und Aber ein, auch die Kritiker von Genderideologie und Selbstbestimmungsgesetz.

Das Ziel, Menschen mit geschlechtsbezogenem Identitätskonflikt bzw. der medizinischen Diagnose Genderdysphorie in ihren Grundrechten zu stärken, darf aber nicht auf Kosten anderer und zu Lasten elementarer Bürgerrechte gehen. Auf dem Spiel steht nichts Geringeres als die Freiheit der Meinung, der Rede, des Gewissens und, wie weiter oben bereits moniert, auch die Wissenschaftsfreiheit. Deren Erkenntnisse zu leugnen ist für politische Entscheidungsträger ebensowenig legitim wie die Ausblendung der Alltagswirklichkeit der Menschen, einschließlich deren Wahrnehmungsfähigkeit bei der Erfassung des realen Geschlechts anderer.

Eine liberale, säkulare Gesellschaft kann viele unterschiedliche Glaubenssysteme aufnehmen, auch sich widersprechende. Was sie jedoch niemals darf, ist, eine illiberale Ideologie in die Gesetzgebung einzuschreiben und die Überzeugungen einer (kleinen) Gruppe allen anderen aufzunötigen. Genau dies erleben wir derzeit an allen Fronten.

4.6 Krankheitsbehandlung oder Wunscherfüllungsmedizin? – Sozialrechtliche Aspekte

Neben dem Personenstandsrecht und allgemeinen medizin- und berufsrechtlichenrechtlichen Bestimmungen sind im Zusammenhang mit der Behandlung und Beratung bei Genderdysphorie die gesetzlichen Vorgaben durch das Sozialrecht, insbesondere die Kostenübernahmeregelungen von Belang. Auch hier ist zwischen Transsexualität (Geschlechtsdysphorie) und Intersexualität (Disorder of Sex Development) zu unterscheiden, für die es – wie im Personenstandsrecht – bislang jeweils eigene rechtliche Regelungen gab.

Sozialrechtlich stellt sich im Regelungsbereich der Gesetzlichen Krankenversicherung (SGB V) die grundsätzliche Frage, ob in bestimmten Fällen überhaupt ein behandlungsbedürftiger Zustand (Krankheit im sozialrechtlichen Sinne) vorliegt und, wenn ja, welche medizinischen Behandlungsformen notwendig, ausreichend und zweckmäßig sind. Die indirekten Konsequenzen aus dem „Selbstbestimmungsgesetz" für die Gesundheitskostenträger waren bei Redaktionsschluss dieses Buches (Juli 2024) noch nicht annähernd ausdiskutiert.

4.6.1 Kriterium des klinisch relevanten Leidensdrucks

Wie bereits erläutert, liegt nicht bei jeder Person, die sich als „trans" (oder „trans*", „transgender", „agender", „gender-queer" etc.) definiert, auch eine krankheitswertige Störung vor (▶ Abb. 3 u. ▶ Abb. 4). Viele dieser Personen streben auch gar keine körperlichen Veränderungen an, sondern leben ihr geschlechtsbezogenes Identitätsgefühl und ihre Selbstkategorisierung in einer anderen Art und Weise aus. Genderinkongruenz (im Sinne der ICD-11) beinhaltet bzw. bedeutet zwar mitunter ein gewisses Unbehagen am und mit dem eigenen Geschlecht und/oder der zugewiesenen sozialen Geschlechtsrolle, aber eben noch nicht das *Vorliegen eines klinisch relevanten Leidensdrucks*, der eine Indikation für körper-medizinische Maßnahmen erst rechtfertigen würde. Körperbezogene Veränderungswünsche dieser Personengruppe, z. B. der Wunsch nach Verordnung von Hormonen, nach „geschlechtsangleichenden" operativen Eingriffen oder nach Epilation, sind demnach sozialrechtlich (zunächst) nicht anders zu bewerten als vergleichbare Wünsche von Personen ohne Genderinkongruenz, nämlich als *medizinisch nicht indizierte Eingriffe im Sinne der wunscherfüllenden Medizin*, mit allen rechtlichen Konsequenzen bzw. Kostenübernahmeeinschränkungen (Wienke, 2008).

Wenn eine Person wegen Genderinkongruenz klinisch relevanten Leidensdruck entwickelt, dann ist es analog der Rechtsprechung zu anderen, der Sache nach vergleichbaren inneren Leidenszuständen, z. B. körperdysmorphen

Störungen, primär angezeigt, dieses Leiden mit psychotherapeutischen Mitteln zu mindern. Eine OP stellt sozialrechtlich zunächst keine zweckmäßige Behandlung eines psychischen Leidenszustands dar. Erst wenn andere Optionen das Leid nicht zu lindern vermögen, und die angestrebte *körperverändernde Maßnahme im Einzelfall begründete Aussicht auf Erfolg* verspricht – wofür im Falle einer *Genderdysphorie vom transsexuellen Typ* klinische Erfahrungen vorliegen –, kann die Finanzierung einer solchen Maßnahme auch zu Lasten der Solidargemeinschaft erfolgen.

4.6.2 Entpathologisierung – Geschlechtsangleichung als Individuelle Gesundheitsleistung?

Mit Blick auf die Kostenübernahme notwendiger Behandlungen ist die Präzision in der Begriffswahl und – bis auf weiteres – die Verwendung der DSM-5-Diagnose *Genderdysphorie* alternativlos, weil sich die Krankenkassen in ihren Entscheidungen, ob medizinische Interventionen Bestandteil ihres Leistungskataloges sind, auf die Feststellung einer *krankheitswertigen Störung* beziehen. Letzteres ist also ausschlaggebend für die Anerkennung der Behandlungs*bedürftigkeit* resp. Behandlungs*berechtigung*. Im Zuge dieser Überlegungen wird auch deutlich, warum die Diskussion um Entpathologisierung von Geschlechtsdysphorie bzw. Transsexualität letztlich ins Leere läuft bzw. sich selbst *ad absurdum* führt. Während eine Entpathologisierung all jener Ausdrucksformen sozialer Geschlechtlichkeit von Menschen, die sich als „transgender" oder „transident" kategorisieren, durchaus sinnvoll erscheint und mitgetragen werden kann, ist das Ansinnen einer Entpathologisierung von *Genderdysphorie*, eines im DSM-5 klar definierten, abweichenden Gesundheitszustandes hingegen eine *contradictio in adiecto*. Sprachlogisch sinnvoll und erstrebenswert ist hier eine Ent-*stigmatisierung*.

Ebenfalls sozialrechtlich belangvoll ist der Begriff „Patient", der sich aus genau diesem Grunde nicht durch andere Begriffe, etwa das substantivierte Partizip „Behandlungssuchende/r" ersetzen lässt – es sei denn, man nimmt in Kauf, dass die gesetzlichen und privaten Krankenversicherungen medizinische Transitionsbehandlungen aus ihrem Leistungskatalog streichen und diese zukünftig als „Individuelle Gesundheitsleistungen" (IGeL) abgerechnet und somit nur von Wohlhabenden in Anspruch genommen werden können. Davon abgesehen wäre ohne Anerkennung einer Pathologie die Entfernung gesunder Fortpflanzungsorgane auch ethisch höchst fragwürdig. Besonders grotesk ist es schließlich, speziell solchen Betroffenen die Krankheitswertigkeit ihres inkongruenten Geschlechtsidentitätserlebens absprechen zu wollen, die an der extremsten Form, der *Geschlechtsdysphorie vom transsexuellen Typus* leiden: bei denen die Geschlechtsidentitäts*transposition* zeitlich überdauernd-irreversibel ist und eine Reduktion des enormen Leidensdrucks nach gegenwärtigem Kenntnisstand letztlich nur mittels (zusätzlich zur Psychotherapie angebotenen) körperverändernden, ggf. auch operativen Maßnahmen zur „Geschlechtsangleichung" erreicht werden kann.

4.6.3 Keine Kostenübernahme für körpermodifizierende Eingriffe bei „Non-Binärität"

Am 19.10.2023 hat der 1. Senat des Bundessozialgerichts entschieden, dass Versicherte, die ihr Geschlecht weder als weiblich noch als männlich empfinden, sich also als „non-binär" selbstkategorisieren, keinen Anspruch auf Kostenübernahme für eine „geschlechtsangleichende" Operation haben (Aktenzeichen B 1 KR 16/22 R). Die Kostenübernahme setze eine entsprechende Empfehlung durch den Gemeinsamen Bundesausschuss (GBA) voraus, diese fehle aber bislang. Dem vorausgegangen war das Revisionsurteil eines Landessozialgerichtes, das die Klage einer biologischen, sich als „non-binär" empfindenden Frau auf Übernahme der Kosten (rund 5000 Euro) für die Entfernung der weiblichen Brust abgewiesen hatte. Das Bundessozialgericht verwies in der Urteilbegründung auf geltende Rechtslage, konkret die Regelungen im Sozialgesetzbuch (SGB) Fünftes Buch (V) – Gesetzliche Krankenversicherung:

§ 27 Krankenbehandlung

(1) Versicherte haben Anspruch auf Krankenbehandlung, wenn sie notwendig ist, um eine Krankheit zu erkennen, zu heilen, ihre Verschlimmerung zu verhüten oder Krankheitsbeschwerden zu lindern.

§ 135 Bewertung von Untersuchungs- und Behandlungsmethoden

(1) Neue Untersuchungs- und Behandlungsmethoden dürfen in der vertragsärztlichen und vertragszahnärztlichen Versorgung zu Lasten der Krankenkassen nur erbracht werden, wenn der Gemeinsame Bundesausschuss auf Antrag eines Unparteiischen nach § 91 Abs. 2 Satz 1, einer Kassenärztlichen Bundesvereinigung, einer Kassenärztlichen Vereinigung oder des Spitzenverbandes Bund der Krankenkassen in Richtlinien nach § 92 Abs. 1 Satz 2 Nr. 5 Empfehlungen abgegeben hat über

1. die Anerkennung des diagnostischen und therapeutischen Nutzens der neuen Methode sowie deren medizinische Notwendigkeit und Wirtschaftlichkeit – auch im Vergleich zu bereits zu Lasten der Krankenkassen erbrachte Methoden – nach dem jeweiligen Stand der wissenschaftlichen Erkenntnisse in der jeweiligen Therapierichtung,
2. die notwendige Qualifikation der Ärzte, die apparativen Anforderungen sowie Anforderungen an Maßnahmen der Qualitätssicherung, um eine sachgerechte Anwendung der neuen Methode zu sichern, und
3. die erforderlichen Aufzeichnungen über die ärztliche Behandlung.

4.6.4 Wasch mir den Pelz, aber mach mich nicht nass

Wer Zehnjährigen die geistige Reife bescheinigt die Folgen von freier Geschlechtswahl, Pubertätsblockade und Körpermodifikation richtig einschätzen zu können, notabene ohne pflichtärztliche Begleitung durch den Sturm und Drang ihrer non-binären Adoleszenz, der wird bald auch die Frage beantworten müssen, warum selbstbestimmten Kindern der Führerschein oder das allgemeine Wahlrecht vorenthalten wird. Im Ernst: *It's the economy, stupid!* Hier öffnet sich unverhofft früh, nämlich bereits prä- oder zumindest frühpubertär, ein expandierender

Markt. Laut einer Finanzanalyse von Global Market Insights sei die Branche für „Geschlechtsangleichungen" eine höchst lukrative Investition. In den USA betrug allein der Umsatz für transmedizinische Operationen im Jahr 2019 316 Millionen US-Dollar, mit einer geschätzten Wachstumsrate von jährlich 25 % (Ekis Ekmann, 2024).

In Deutschland kommt dieser Kuchen allerdings erst dann großzügig zur Verteilung, wenn ein fataler Geburtsfehler des gesamten Gesetzgebungsverfahrens korrigiert wird, nämlich die Leugnung der Krankheitswertigkeit des zu behandelnden Leidens durch die neue Selbstklassifikation. Wo keine Krankheit, da kein Kostenersatz, diese eherne Regel soll fallen. Entpathologisierung und Krankenkasse sind nun aber zwei Begriffe, für die es schon der hybriden Denkstrukturen einer Judith Butler bedürfte, um sie rechtssicher (und für die binäre Solidargemeinschaft möglichst schmerzlindernd unverständlich) amalgamieren zu können.

Die Ampelkoalition arbeitete bei Redaktionsschluss dieses Buches noch fieberhaft daran, der schönen neuen Wohlfühlwelt ihrer Sozialgesetzgebung die garantierte Kostenübernahme durch Krankenkassen und private Versicherungsträger einzuschreiben. Es konnte nur auf eine Art verbaler Geistheilung hinauslaufen. Wenn es unter „Transpersonen" keine Kranken und keine Patienten mehr gibt, sind alle Behandlungssuchenden per definitionem gesund. Nur manche eben etwas weniger. Um welche juristische Klassifikation unsere nach Eindeutigkeit gierende Fachsprache am Ende bereichert sein wird, damit Nicht-Kranke die Allgemeinheit zur Krankenkasse bitten dürfen, bleibt abzuwarten. „SBGG-Genderberechtigte gemäß non-morbus Ampel" wäre mein unmaßgeblicher fachärztlicher Rat gewesen.

5 Psychisch „krank" – Medizinische Grundlagen für das gecancelte K-Wort

Kernaussagen

- Das *Spektrum der Genderinkongruenz (bzw. -nonkonformität)* reicht von variantem Geschlechtsidentitätserleben, dem keinerlei Krankheitswert beizumessen ist, über leicht-und mittelgradige Formen der Unzufriedenheit bis zur schwersten Form, der Geschlechtsdysphorie vom transsexuellen Typus mit einem überdauernden Gefühl der Zugehörigkeit zum anderen Geschlecht.
- Menschen mit geschlechtsinkongruentem Erleben haben und äußern oft den Wunsch nach einer sozialen, juristischen und mitunter auch medizinischen Transition, um als Person in der gewünschten Geschlechtsrolle leben zu können. Sofern kein *klinisch relevanter Leidensdruck* besteht, sollte dies nicht automatisch als behandlungsbedürftig und -berechtigt betrachtet werden. [73]
- Klinisch bedeutsame Formen geschlechtsbezogenen Inkongruenzerlebens können bereits bei jungen Kindern, etwa ab dem Kindergartenalter manifest werden und sind von *geschlechtsatypischen kindlichen Verhaltensweisen* zu unterscheiden (die ebenfalls nicht unnötigerweise pathologisiert werden sollten). Es ist andererseits keineswegs so, dass alle gender-nonkonformen Kinder und Jugendlichen später transsexuell werden, auch nicht diejenigen mit eindeutiger *Genderdysphorie.*
- Die operationalisierte Diagnostik orientiert sich an den gültigen Klassifikationssystemen, ist prozessual und folgt einem altersdifferenzierten Vorgehen. Entwicklungspsychiatrische Aspekte müssen dabei ebenso

73 Ärzte und Psychotherapeuten verstehen sich als Anwälte ihrer Patienten und nehmen eine pragmatische Haltung ein: Maßgeblich ist für sie das Leiden (altgriechisch: πάθος, páthos) der Betroffenen, aus dem sich die Einordnung der geschlechtsdysphorischen Symptomatik als pathologische Kondition ableiten lässt.

berücksichtigt werden wie die häufig vorliegenden psychischen *Begleiterkrankungen* und wichtige *Differenzialdiagnosen*. Letztere sind von ganz besonderer Bedeutung, wenn die Genderdysphorie in der Adoleszenz neu auftritt.

- Bei Minderjährigen sollte für die Diagnosestellung das multiaxiale Klassifikationsschema für psychische Störungen im Kindes- und Jugendalter verwendet und während des gesamten Therapieprozesses der *Fokus immer auch auf andere Entwicklungsaufgaben* jenseits der Geschlechtsidentitätsthematik gerichtet werden. Nicht selten werden weitere Konfliktthemen hinter der alles überstrahlenden Genderproblematik verborgen gehalten.
- Im Kontrast zu (meist jüngeren) Betroffenen, bei denen sich, abgesehen von der Genderinkongruenz, keine psychischen Auffälligkeiten finden, stellen sich zunehmend Jugendliche vor, bei denen die Symptomatik im Kontext einer allgemeinen Identitätsdiffusion bei beginnender Persönlichkeitsstörung steht, also nicht als isoliertes Problem zu betrachten, sondern Ausdruck einer verzerrten Eigenwahrnehmung ist („falsches Selbst").
- Eine für erwachsene Tanspersonen gängige, wenn auch nicht unumstrittene Differenzialtypologie berücksichtigt die sexuelle Orientierung der Betroffenen. Für die entsprechenden vier Subgruppen sind je unterschiedliche, typische Entwicklungswege beschrieben.

5.1 Geschlechtsinkongruenz als Spektrum – Erscheinungsbild und Ausprägungsgrade

Die subjektiv erlebte Diskrepanz zwischen den verschiedenen Ebenen von Geschlechtlichkeit, das *Gefühl der Inkommensurabilität* von *geschlechtsbezogenem Identitätsempfinden (gender identity)* und objektiv gegebenem *biologisch-körperlichen Geschlecht (sex)* kann als *das* definierende Symptom der Genderinkongruenz verstanden werden. Bei der Äußerung einer Geschlechtsinkongruenz handelt es sich – ebenso wie bei jedwedem der Gruppennorm zuwiderlaufenden geschlechtsrollenatypischen (gender-nonkonformen) Verhalten – lediglich um *eine* unter vielen möglichen, individuellen Ausdrucksformen geschlechtlichen Verhaltens und Erlebens, und selbstverständlich hat nicht jede von der Gruppennorm abweichende Ausdrucksform Krankheitswert, wie bereits im ▶ Kap. 3.5.2 ausführlich erläutert. Der Versuch der klassifikatorischen Einordnung dient der Eingrenzung und Unterscheidung. Klassifikationssysteme (DSM-5, ICD-11) und Typologien sind heuristische Instrumente, die den individuellen Besonderheiten jenseits der typologischen Merkmale nur bedingt gerecht werden können. Gleichwohl kommen wir in der Medizin ohne sie nicht aus.

Da es sich bei der Frage der wahrgenommenen Kongruenz oder Inkongruenz von körperlichen Geschlechtsmerkmalen und empfundener Geschlechtszugehörigkeit naturgemäß um eine Frage des *subjektiven individuellen Erlebens* und der persönlichen Bewertung handelt, kann es keine objektiven Kriterien geben. Auch die Frage, ob und wie sehr eine Person unter einer solchen Inkongruenz leidet, kann nur durch den Betroffenen selbst beantwortet werden. Es handelt sich somit also in gewisser Weise stets auch um eine (zunächst) vom Patienten selbst gestellte Diagnose. Erst mit *Feststellung des Leidensdrucks*, der dann ggf. auch zu einer Vorstellung im Gesundheitssystem mit entsprechendem Wunsch nach Behandlung führt, kann und sollte von einer krankheitswertigen Störung gesprochen werden. In den letzten Jahren hat sich für den abweichenden Gesundheitszustand einer Geschlechtsinkongruenz, der mit krankheitswertigem Leidensdruck verbunden ist, der genau darauf abhebende, auch im DSM-5 verwendete Begriff *Geschlechtsdysphorie* durchgesetzt.

Ähnlich wie bei der Persönlichkeit bzw. den Persönlichkeitszügen haben wir es mit einem Spektrum zu tun. Die *Bandbreite der Geschlechtsinkongruenz* reicht dabei von

- *individuellen Varianten der Geschlechtsidentität*, die in einer Population statistisch selten vorkommen, denen aber aufgrund des fehlenden Leidensdrucks keinerlei Krankheitswert beizumessen ist,

- über *leicht- und mittelgradige Formen der Unzufriedenheit* mit der eigenen Geschlechtszugehörigkeit und *zeitlich begrenzte, passagere oder undulierende Wünsche und Fantasien hinsichtlich eines „Geschlechtswechsels“*
- bis zur schwersten Form, der *Geschlechtsdysphorie vom transsexuellen Typus* mit einem überdauernden Gefühl der Zugehörigkeit zum anderen Geschlecht.

Das Verhältnis der einzelnen Abstufungen und Schweregrade zueinander kann am besten in Form des eingangs vorgeschlagenen Mengendiagramms (▶ Abb. 3) illustriert werden. Wie jeder Versuch einer Kategoristisierung menschlichen Erlebens und Verhaltens haben eine solche idealtypische Einteilung und das Bemühen um scharfe Grenzziehung Vor- und Nachteile.

5.2 Diagnostik – prozessual, entwicklungsorientiert, holistisch und multiaxial

Nachfolgend werden die komplexen Anforderungen an eine entwicklungspsychiatrische und prozessuale Diagnostik vorgestellt, die eine differenzielle Einordnung der geschlechtsdysphorischen Symptomatik bei Betroffenen unterschiedlicher Altersgruppen erlauben. Das sich an dem multiaxialen Klassifikationsschema für psychische Störungen in der Kinder- und Jugendpsychiatrie orientierende, um wichtige sexualmedizinische Aspekte erweiterte diagnostische Vorgehen wird ausführlich erläutert.

5.2.1 Operationalisierte Diagnose nach DSM-5 und ICD-11 – Qualitätsanforderungen

Zur Diagnose-Stellung sollten die Diagnose-Kriterien des DSM-5 für Geschlechtsdysphorie bei Kindern (302.6), resp. jene für Geschlechtsdysphorie bei Jugendlichen und Erwachsenen (302.85) herangezogen werden. Verglichen mit den in der

ICD genannten Kriterien sind diese in der Beschreibung der klinischen Symptomatik präziser. Erforderlich ist die Abgrenzung klinisch bedeutsamer Formen eines mit Leidensdruck verbundenen geschlechtsbezogenen Inkongruenzerlebens von einfachen geschlechts-nonkonformen Verhaltensweisen: Sowohl die ICD als auch das DSM betonen ausdrücklich den Unterschied zwischen einem nur atypischem Geschlechtsausdruck und Verhalten, das episodenhaft oder auch kontinuierlich auftreten kann, i. d. R. aber nicht von einem (relevanten) Leidensdruck begleitet ist und deshalb keinerlei Krankheitswert hat, und der tiefen Ablehnung der körperlichen Geschlechtszugehörigkeit.

Bedacht werden sollte außerdem Folgendes: Aus entwicklungspsychiatrischer Sicht ist die für Erwachsene und Jugendliche gemeinsame Liste der diagnostischen Kriterien für Geschlechtsdysphorie (DSM-5) bzw. Genderinkongruenz (ICD-11) insofern misslich, als dadurch suggeriert wird, die Situation und Prognose bezüglich des wahrscheinlichen weiteren Verlaufs seien für erwachsene Patienten und für betroffene Jugendliche identisch. Damit aber werden dem Entwicklungsaspekt und der hohen Verlaufsvariabilität in keiner Weise Rechnung getragen; die unbestreitbare, empirisch belegte Tatsache einer deutlich größeren Volatilität abweichenden Geschlechtsidentitätserlebens während der Adoleszenz bleibt unberücksichtigt. Passagere Geschlechtidentitätsunsicherheiten, die mit einer geschlechtsdysphorischen Symptomatik klinisch relevanten Ausmaßes einhergehen können, treten keineswegs nur im Kindesalter auf, sondern auch in der Pubertät; sie sind hier zunächst als Ausdruck eines Altersrollenkonflikts oder als mögliche Manifestationsform einer Adoleszenzkrise zu begreifen, worauf noch ausführlich eingegangen wird (▶ Kap. 6). Deshalb ist die Verlaufsbeobachtung ein wichtiges Prinzip, was per se einen längeren diagnostisch-therapeutischen Prozess erfordert; somit ist die prozessual erfolgende Diagnostik nur bedingt von der Behandlung zu trennen.

Diagnose-Kriterien für DSM-5, 302.6:

Geschlechtsdysphorie bei Kindern (F64.2)

A. Eine seit mindestens 6 Monaten bestehende ausgeprägte Diskrepanz zwischen Gender und Zuweisungsgeschlecht, wobei mindestens sechs der folgenden Kriterien erfüllt sein müssen (von denen eines Kriterium A1 sein muss):

1. Ausgeprägtes Verlangen oder Insistieren, dem anderen Geschlecht (oder einem alternativen Gender, das sich vom Zuweisungsgeschlecht unterscheidet) anzugehören.
2. Bei Kindern mit männlichem Zuweisungsgeschlecht: ausgeprägte Vorliebe, sich weiblich zu kleiden und zu schminken; bei Kindern mit weiblichem Zuweisungsgeschlecht: ausgeprägte Vorliebe für ausschließlich typisch maskuline Kleidung und großer Widerstand, typisch feminine Kleidung zu tragen.
3. Ausgeprägte Vorliebe dafür, in Rollen- und Fantasiespielen gegengeschlechtliche Rollen einzunehmen.
4. Ausgeprägte Vorliebe für Spielzeug, Spiele oder Aktivitäten, mit denen sich Kinder des anderen Geschlechts typischerweise beschäftigen.
5. Ausgeprägte Vorliebe für Spielgefährten des anderen Geschlechts.
6. Bei Kindern mit männlichem Zuweisungsgeschlecht: ausgeprägte Ablehnung typisch jungenhafter Spiele, Spielzeug und Aktivitäten und ausgeprägte Vermeidung von Raufen und Balgen; bei Kindern mit weiblichem Zuweisungsgeschlecht: ausgeprägte Ablehnung typisch mädchenhafter Spiele, Spielzeug und Freizeitaktivitäten.
7. Ausgeprägte Ablehnung der eigenen primären Geschlechtsmerkmale.
8. Ausgeprägtes Verlangen nach den primären und/oder sekundären Geschlechtsmerkmalen im Einklang mit dem erlebten Gender.

B. Klinisch bedeutsames Leiden oder Beeinträchtigungen in sozialen, schulischen oder anderen wichtigen Funktionsbereichen.

Bestimme, ob:
Mit einer Variation bzw. Störung der Geschlechtsentwicklung *(z. B. ein adrenogenitales Syndrom, wie E25.0, die angeborene Nebennierenrindenhyperplasie, oder E34.50, das Androgenresistenz-Syndrom).*

Codierhinweis: *Wenn dies zutrifft, ist sowohl die Variation bzw. Störung der Geschlechtsentwicklung als auch die Geschlechtsdysphorie zu codieren.*

Diagnose-Kriterien für DSM-5, 302.85:

Geschlechtsdysphorie bei Jugendlichen und Erwachsenen (F64.0)

A. Eine seit mindestens 6 Monaten bestehende ausgeprägte Diskrepanz zwischen Gender und Zuweisungsgeschlecht, wobei mindestens zwei der folgenden Kriterien erfüllt sein müssen:

1. Ausgeprägte Diskrepanz zwischen Gender und den primären und/oder sekundären Geschlechtsmerkmalen (oder, bei Jugendlichen, den erwarteten sekundären Geschlechtsmerkmalen).
2. Ausgeprägtes Verlangen, die eigenen primären und/oder sekundären Geschlechtsmerkmale loszuwerden (oder, bei Jugendlichen, das Verlangen, die Entwicklung der erwarteten sekundären Geschlechtsmerkmale zu verhindern).
3. Ausgeprägtes Verlangen, nach den primären und / oder sekundären Geschlechtsmerkmalen des anderen Geschlechts.
4. Ausgeprägtes Verlangen, dem anderen Geschlecht anzugehören (oder einem alternativen Gender, das sich vom Zuweisungsgeschlecht unterscheidet).
5. Ausgeprägtes Verlangen danach, wie das andere Geschlecht behandelt zu werden (oder wie ein alternatives Gender, das sich vom Zuweisungsgeschlecht unterscheidet).
6. Ausgeprägte Überzeugung, die typischen Gefühle und Reaktionsweisen des anderen Geschlechts aufzuweisen (oder die eines alternativen Gender, das sich vom Zuweisungsgeschlecht unterscheidet).

B. Klinisch relevantes Leiden oder Beeinträchtigungen in sozialen, schulischen oder anderen wichtigen Funktionsbereichen.

Bestimme, ob:
Mit einer Variation bzw. Störung der Geschlechtsentwicklung *(z. B. ein adrenogenitales Syndrom, wie E25.0, die angeborene Nebennierenrindenhyperplasie, oder E34.50, das Androgenresistenz-Syndrom).*

Codierhinweis: *Wenn dies zutrifft, ist sowohl die Variation bzw. Störung der Geschlechtsentwicklung als auch die Geschlechtsdysphorie zu codieren.*

Bestimme, ob:
Nach der Geschlechtsangleichung: *Die Person lebt vollständig in der gewünschten Geschlechtsrolle (mit oder ohne gesetzliche Anerkennung) und hat sich mindestens einer geschlechtsangleichenden Behandlungsmaßnahme unterzogen (oder bereitet eine solche vor) – entweder eine regelmäßige gegengeschlechtliche Hormonbehandlung und/oder eine geschlechtsangleichende Operation (z. B. Penektomie, Vaginal-*

plastik bei männlichem Zuweisungsgeschlecht; Mastektomie und/oder Phalloplastik bei weiblichem Zuweisungsgeschlecht).

Diagnose-Kriterien für ICD-11, HA-60:

Genderinkongruenz im Jugend- oder im Erwachsenenalter

A. Die Genderinkongruenz im Jugend- und Erwachsenenalter ist gekennzeichnet durch eine ausgeprägte und anhaltende Inkongruenz zwischen der subjektiv empfundenen Geschlechtszugehörigkeit (gender) und dem zugewiesenen Geschlecht, welche sich in wenigstens zwei der folgenden Punkte manifestiert:
   - A1. ein starkes Nicht-Mögen oder Sich-Unwohlfühlen in Bezug auf die eigenen primären oder sekundären Geschlechtsmerkmale aufgrund ihrer Inkongruenz zu der subjektiv empfundenen Geschlechtszugehörigkeit;
   - A2. ein ausgeprägter Wunsch, die eigenen Geschlechtsmerkmale loszuwerden aufgrund ihrer Inkongruenz zu der subjektiv empfundenen Geschlechtszugehörigkeit;
   - A3. ein ausgeprägter Wunsch, die Geschlechtsmerkmale des subjektiv empfundenen Geschlechts zu haben;
   - A4. starker Wunsch, wie ein Angehöriger des subjektiv empfundenen Geschlechtes behandelt zu werden

B. Die Geschlechtsinkongruenz muss durchgehend für wenigstens einige Monate bestanden haben.

Die Diagnose kann nicht vor dem Einsetzen der Pubertät gestellt werden. Geschlechtsvariante Verhaltensweisen und Präferenzen alleine sind für die Diagnose nicht ausreichend.

Diagnose-Kriterien für ICD-11, HA-61:

Genderinkongruenz im Kindesalter

- Die Geschlechtsinkongruenz im Kindesalter ist charakterisiert durch eine ausgeprägte anhaltende Unstimmigkeit zwischen dem subjektiv empfundenen und dem zugewiesenem Geschlecht. Dies zeigt sich bei prä-pubertären Kindern in folgenden Punkten/Symptomen:
  - starker Wunsch, ein anderes als das (bei Geburt) zugewiesene Geschlecht zu sein;
  - eine starke Abneigung des Kindes gegenüber seiner sexuellen Anatomie oder den zu erwartenden sekundären Geschlechtsmerkmalen und/oder ein starkes Verlangen nach den primären oder erwarteten sekundären Geschlechtsmerkmalen, die dem empfundenen Geschlecht entsprechen;
  - Vorliebe für Phantasiespiele, Spielzeug, Spiele oder Aktivitäten und Spielkameraden, die typisch für das empfundene Geschlecht und nicht für das zugewiesene Geschlecht sind.
- Die Geschlechtsinkongruenz besteht sei mindestens zwei Jahren durchgehend.
- Geschlechtsvariantes Verhalten und geschlechtsvariante Präferenzen alleine sind für die Diagnose nicht ausreichend.

5.2.2 Exploration – Anamnese – Untersuchung – Verhaltens- und Verlaufsbeobachtung

Aus den im Erstgespräch gewonnenen anamnestischen Informationen kann zunächst allenfalls eine *Verdachtsdiagnose* gestellt werden. Die Tatsache, dass die DSM- bzw. ICD-Kriterien formal erfüllt sind, stellt eine *notwendige*, aber noch keine *hinreichende* Bedingung zur Vergabe der Diagnose dar. Insbesondere aber ist es unmöglich, nach einem Erstkontakt bereits eine Aussage darüber zu treffen, ob eine anhaltende Geschlechtsdysphorie vom transsexuellen Typus vorliegt und die Voraussetzungen für die Einleitung körpermodifizierender Maßnahmen erfüllt sind. Dies sollte den Patienten und ihren Eltern eingangs gesagt werden, um falschen Erwartungen vorzubeugen. Auch in Fällen, in denen die Intensität der Geschlechtsdysphorie vom Betroffenen sehr drastisch geschildert und eine scheinbar lupenreine, idealtypische „vita transsexualis“ berichtet wird, kann sich hinter der vordergründig schlüssig erscheinenden Gender-Thematik eine weit komplexere, oft nicht sogleich durchschaubare Problemkonstellation verbergen, deren Ursachenerkennung wie auch korrekte diagnostische Einordnung deutlich mehr Zeit und einer differrenzierteren Betrachtung bedürfen.

Bereits aus diesem Grund sollte die *Sicherung der Diagnose* stets durch einen, in der Arbeit mit Kindern und Adoleszenten mit psychosexuellen Entwicklungsbesonderheiten erfahrenen Facharzt für Kinder- und Jugendpsychiatrie erfolgen, alternativ durch einen Kinder- und Jugendlichenpsychotherapeuten mit entsprechender Qualifikation in der Diagnostik und Therapie psychosexueller Störungen. In manchen Veröffentlichungen der letzten Jahre ist verbreitet die Rede von „Gender-Spezialisten“, was aus KJP-Sicht eines kritischen Kommentars bedarf. So gutgemeint der Hinweis auf die erforderliche, besondere Expertise der Behandler auch sein mag – „Gender-Spezialist“ ist weder eine Facharzt- oder Gebietsbezeichnung noch eine Qualifikation, die als Zusatzbezeichnung in der Muster-Weiterbildungsordnung (MWBO) gelistet ist und im Rahmen eines entsprechenden, von der Ärztekammern anerkannten und seitens sexualwissenschaftlicher Fachgesellschaften zertifizierten Curriculums erworben werden kann.

Bei allem Verständnis für die in der klinischen Versorgungslandschaft heutzutage so weit verbreitete Tendenz einer interessensgeleiteten Festlegung von Therapeuten auf ausgewiesene Tätigkeitsschwerpunkte – es ist fragwürdig, wie sinnvoll diese Art „Hyper-Spezialisierung“ und (im Extremfall) ausschließliche Befassung mit nur *einem einzigen* sexualmedizinischen Indikationsgebiet letztlich ist. Angesichts der anspruchsvollen Differenzialdiagnostik, der hohen Rate von psychiatrischen Begleiterkrankungen und der hohen Anforderungen einer differenziellen Indikationsstellung wäre eine möglichst breite sexualtherapeutische *und* allgemein-psychiatrische Erfahrung wünschenswert und von großem Vorteil für die Patienten. Überdies garantiert die Selbst-Nominierung als „Gender-Spezialist“ natürlich in keiner Weise, dass er/sie auch über ein *ausreichendes entwicklungspsychologisch-psychiatrisches Wissen* verfügt. Das ist der Grund, warum die therapeutische Begleitung und Behandlung von minderjährigen Patienten durch Erwachsenen-Psychiater bzw. -Therapeuten aus kinder- und jugendpsychiatrischer Sicht problematisch erscheint.

Kurzum: Die Qualitätsanforderungen für eine operationalisierte Diagnostik einer Gendersdysphorie, die in einigen, aber nicht in allen Fällen in eine transsexuelle Entwicklung einmünden wird, sind prinzipiell hoch anzusetzen. Erst die in einem Richtlinienverfahren erfolgende Behandlung, die *Bereitstellung eines geschützten therapeutischen Raumes* und Etablierung einer vertrauenswürdigen therapeutischen Beziehung, im Rahmen derer ein ergebnisoffener *Prozess der intensiven Selbstreflexion* angestoßen und eine angstfreie Auseinandersetzung des Patienten mit Fragen der eigenen geschlechtlichen und sexuellen Identität ermöglicht wird, schaffen die nötigen Voraussetzungen dafür, dass eine prozessuale Diagnostik als solche überhaupt stattfinden kann. Darauf müssen sich die Betroffenen und auch deren Eltern einstellen. Und darüber, dass dies ausreichend Zeit, eine zuverlässige Wahrnehmung der vereinbarten Termine und eine innere Bereitschaft zur Therapie erfordert, sollte bereits im Erstgespräch aufgeklärt werden.

Grundsätzlich stützt sich die Diagnose auf die Kombination von

- Exploration/Anamnese,
- klinische Untersuchung,
- Verhaltensbeobachtung,
- Evaluation des Verlaufs.

Essentiell und weit aufschlussreicher als eine pseudo-objektive formalistische Fragebogen-Diagnostik, für die mancherorts stark geworben wird, sind die Verhaltensbeobachtung und eine sehr *gründliche Anamnese und Exploration* sowohl der betroffenen Kinder/Jugendlichen als auch der sorgeberechtigten Bezugspersonen. Ziel ist eine lückenlose Erhebung des bisherigen Entwicklungsverlaufs und potentieller psychosozialer Belastungsfaktoren,

- die mit der normalen psychosexuellen Reifung des Kindes/Jugendlichen interferiert,
- die Integration von pubertätsbedingten Veränderungen – sofern bereits eingetreten – behindert
- und darüber die Konsolidierung der geschlechtlichen (und sexuellen) Identität in negativer Weise beeinträchtigt haben könnten.

Daraus ergibt sich, dass die störungs*spezifischen* Fragen zur Entwicklung der geschlechtsdysphorischen Symptomatik im Kontext einer ausführlichen *allgemeinen* kinder- und jugendpsychiatrischen Anamnese formuliert werden müssen.

Ein möglicher *zeitlicher Zusammenhang des Auftretens der Symptome mit relevanten Lebensereignissen* (z. B. Trennung der Eltern, Auszug, Erkrankung oder Tod eines Elternteils, Geburt eines Geschwisters, Schulwechsel, traumatisches Erlebnis/sexueller Missbrauch o. ä.) ist ebenso zu erfragen wie der genaue Kontext, in dem die Geschlechtsinkongruenz erstmalig beklagt wurde und wem gegenüber dies erfolgt ist. Wichtig ist die Klärung, ob die geschlechtsdysphorischen Äußerungen und das atypische Rollenverhalten kontinuierlich oder situationsgebunden (z. B. bei Streit der Eltern) bzw. nur im Zusammensein mit *einem* der Elternteile auftreten und wer die Vorstellung des Kindes initiiert hat (und warum zu diesem Zeitpunkt). Dazu ist eine – gegebenenfalls separat durchzuführende – *ausführliche Befragung beider Elternteile* erforderlich (Steensma und Cohen-Kettenis, 2012).

Die gründliche Exploration der Eltern dient auch der Klärung von deren Erwartungshaltungen und individuellen Reaktionen auf das geschlechtsatypische Verhalten sowie der *Aufdeckung potentiell verstärkender intrafamiliärer Bedingungen* bzw. der Funktionalität, welche der geschlechtsbezogenen Verhaltensabweichung des – dann als klassischer Symptomträger zu betrachtenden – Kindes im Familiensystem möglicherweise zukommt (Korte et al., 2008; 2014). Die *elterlichen Geschlechtsrollenmodelle, Einstellungen* (z. B. zu den Varianten sexueller Orientierung) und eventuelle *Delegationstendenzen* eigener Konflikte sind dabei ebenso von Interesse wie die Hypothesen der Eltern bezüglich der vermuteten Ursachen für das abweichende Geschlechtsidentitätsempfinden ihres Kindes.

Aufseiten des Kindes bzw. Jugendlichen gilt es, im Zuge der gründlichen Eingangsdiagnostik (Erhebung des *psychopathologischen Befundes*, Exploration, Verhaltensbeobachtung) und mittels ergänzender psychometrischer Testverfahren (z. B. routinemäßige Durchführung eines Intelligenztests) dessen kognitives, sozio-emotionales, somato- und psychosexuelles Entwicklungsniveau sowie die Reflexions-/Mentalisierungsfähigkeit und die vorhandenen individuellen Ressourcen möglichst exakt zu erfassen. Neben mehr oder weniger stark ausgeprägten interpersonellen Schwierigkeiten des betroffenen Kindes/Jugendlichen mit einem oder mit beiden Elternteil/en oder mit Gleichaltrigen lassen sich unbewusste intrapsychische Konflikte und *ich-strukturelle Defizite bzw. defizitäre Selbst-Entwicklungen* nicht selten erst im Rahmen des therapeutischen Prozesses aufdecken (und im besten Fall überwinden).

Das *multiaxiale Klassifikations-/Diagnose-Schema* für psychische Störungen des Kindes- und Jugendalters sollte verwendet und – ganz im Sinne des entwicklungspsychiatrisch orientierten Vorgehens – der *Fokus auch auf andere Entwicklungsaufgaben* jenseits der Geschlechtsidentitätsthematik gerichtet werden (Möller et al., 2009); wie bereits erwähnt, werden andere wichtige Themen oft hinter der Gender-Problematik verborgen gehalten.

5.2.3 Erweiterte sexualmedizinische Anamnese/Diagnostik

Bei fortgeschrittener somato- und psychosexueller Reifung und Entwicklung der Patienten kommt der erweiterten, *ausführlichen Sexualanamnese* eine immer größere Bedeutung zu:

- Wichtig ist bei Jugendlichen die Exploration bisheriger sexueller Erfahrungen, auch möglicher sexueller Übergriffe,
- des Körpererlebens vor und während der Pubertät, des subjektiven Erlebens der eigenen geschlechtlichen Attraktivität sowie
- die Klärung der sexuellen Wünsche und die Aufschlüsselung der individuellen sexuellen Präferenzstruktur (hinsichtlich des präferierten Geschlechts des Sexualpartners, des präferierten Entwicklungsalters des Sexualpartners und der präferierten Art und Weise sexueller Interaktionen).

Letzteres erfordert auch Gespräche mit den Betroffenen über deren sexuelle (Masturbations-)Fantasien, einschließlich der Frage, wie die Selbstbefriedigung erlebt wird und ob Schuldgefühle, Ekel oder Ängste damit verbunden sind. Die Exploration der Sexualpräferenz ist deshalb von zentraler Bedeutung, weil nur so wichtige Differenzialdiagnosen ausgeschlossen werden können, welche die besonderen Modalitäten eines nur passager veränderten – und deshalb eben *nicht*-transsexuellen – Geschlechtsidentitätsempfindens während der Adoleszenz treffend beschreiben und zu erklären vermögen. Dies betrifft allem voran die abgewehrte Homosexualität.

Im Rahmen der zahlreichen Vorträge, Weiterbildungsseminare und Workshops, die ich in den letzten Jahren zum Thema halten konnte, gab es immer wieder interessierte Nachfragen und mitunter lebhaft-kontroverse Diskussionen im Auditorium darüber, wann denn wohl der *richtige Zeitpunkt für eine vertiefende Sexualanamnese* sei. Sollte diese frühzeitig erfolgen also im Zuge der Eingangsdiagnostik oder erst nach Aufbau einer therapeutischen Beziehung? Abschließend beantworten lässt sich die Frage nur schwer – für beide Positionen gibt es Argumente. Die Meinung, man könne (und dürfe) „nicht gleich mit der Tür ins Haus fallen", um die Betroffenen nicht mit schamhaft besetzten Themen zu verschrecken, ist ebenso nachvollziehbar wie der – mir stichhaltiger erscheinende – Standpunkt, dass es eine unnötige *Tabuisierung zentral wichtiger Erlebnisdimensionen unbedingt zu verhindern* gilt. Tatsächlich ist eine Zurückhaltung und übertriebene Scheu des Therapeuten beim Thema „Sex" mit dem großen Risiko verbunden, ungewollt zu vermitteln, es gäbe etwas, worüber zu reden per se schwierig sei. Meines Erachtens spricht vieles für einen offensiven Umgang mit direkten Fragen zum sexuellen Erleben in Fantasie und Verhalten.

Letztlich ist die Frage nur individuell, fallbezogen zu entscheiden, in Abhängigkeit von der auf Seiten des Patienten bestehenden Bereitschaft, sich bereits zu einem frühen oder doch erst zu einem späteren Zeitpunkt auf eine Selbstreflexion des eigenen sexuellen Begehrens (inklusive der mit diesem möglicherweise verbundenen Ängste, Hemmungen, Scham- und Schuldaffekte) einzulassen. Auf Seiten der Therapeuten erfordert dies in jedem Fall eine möglichst *wertfreie, authentisch liberal-aufgeschlossene Haltung* und einen souveränen, *sicheren und offenen Umgang mit sexuellen Themen.*[74] Das jedoch setzt voraus, dass er/sie sich, über das durchschnittliche Maß an Selbst-Introspektion und -Reflexion von

74 Auch und gerade dann, wenn es um „Randbereiche" menschlicher Sexualität geht, also um ungewöhnliche Vorlieben, Fantasien und sexuelle Präferenzbesonderheiten (Paraphilien), die sicherlich nicht in Gesprächen mit präpubertären Kindern, sehr wohl aber in Sexualanamnesen mit Jugendlichen, vor allem mit geburtsgeschlechtlich männlichen Adoleszenten, und mit erwachsenen Patienten Thema werden können und die im besonderen Maße eine – solange es sich um einvernehmliche Sexualität in nicht-asymmetrischen Machtverhältnissen handelt – offen-tolerante, vom Therapeuten bereitzustellende Gesprächsatmosphäre erfordern.

Angehörigen der Therapeutenberufe hinausgehend, zuvor intensiv mit Fragen der eigenen geschlechtlichen und sexuellen Identität, der eigenen sexuellen Sozialisation, Anschauungen und internalisierten Geschlechtsrollenmodellen auseinandergesetzt hat. Aus sexualmedizinischer Sicht erscheint dies nur dann möglich, wenn die Behandler zumindest in geringen Umfang eine themenbezogene Selbsterfahrung durchlaufen haben, wie sie im Rahmen entsprechender Basiskurse der sexualmedizinischen Curricula (obligatorisch) angeboten wird.

Doch wie ist es in der Versorgungsrealität um die sexualmedizinische Qualifikation der ärztlichen, psychologischen und sozialpädagogischen Therapeuten bestellt? Wiederholt haben wir zur Kenntnis nehmen müssen – anfangs ungläubig, dann zunehmend mit Unverständnis und Kopfschütteln –, dass jugendliche Patienten, die sich in unserer Psychiatrischen Institutsambulanz zur Diagnostik vorstellten, glaubhaft versicherten, im Rahmen ihrer, wegen einer seit längerem bestehenden geschlechtsdysphorischen Symptomatik eingeleiteten, teilweise seit bereits über einem Jahr laufenden Vorbehandlung *kein einziges* Gespräch über Sexualität mit ihrem Therapeuten geführt zu haben. Auf mitunter aktive Nachfrage unsererseits bei den Vorbehandlern wurde das von diesen dann tatsächlich bestätigt – und rechtfertigend damit begründet, dass es bei „Transidentität" ja schließlich nicht um Sexualität, sondern ausschließlich um „Identität", um Belange des identitären Zugehörigkeitsgefühl gehe, weshalb eine vertiefende Sexualanamnese als „obsolet" erachtet worden sei.

In zwei lehrreichen und deshalb erwähnenswerten Fällen von geschlechtsdysphorischen männlichen Jugendlichen, bei denen im Vorfeld eine transsexuelle Entwicklung diagnostiziert worden war, entpuppte sich die gegengeschlechtliche Identifizierung im Laufe der sexualmedizinischen Diagnostik als Bewältigungs- bzw. Abwehrversuch einer von den Betroffenen befürchteten, nur bei einem der beiden wahrscheinlich tatsächlich bestehenden pädophilen Sexualpräferenz. Dem transsexuellen Wunsch lag in beiden Fällen die Hoffnung zugrunde, mit der sozialen Transition und Übernahme der (mutmaßlich) passiven weiblichen Geschlechtsrolle die wahrgenommene, sexuelle Ansprechbarkeit auf ein kindliches Körperschema loswerden und die als realistisch empfundene Gefahr, in der Zukunft einen pädo-sexuellen Übergriff zu begehen, sprich zum Täter zu werden, „bannen" zu können.

Während bei einem der beiden Patienten die sexuelle Präferenzbesonderheit wirklich vorlag und Anlass gab, ihn in eine Psychoedukations- und Selbstmanagement-Therapiegruppe des Präventionsprojektes zur Verhinderung sexuellen Kindesmissbrauchs zu vermitteln,[75] erwies sich die vermeintliche Pädophilie im anderen Fall als Ausdruck einer ich-dystonen Zwangsbefürchtung (Korte et al., 2014). Die „transsexuelle Lösung" war also hier lediglich ein Symptom einer seit längerem bestehenden Zwangserkrankung, deren bereits zuvor durchgehend aggressiv getönte Inhalte sich im Zuge der pubertären Reifeentwicklung zunehmend auf sexuelle Themen verschoben. Eine überdauernde Geschlechtsidentitätstransposition lag auch hier nicht vor – dennoch war bei dem Patienten von einem niedergelassenen Arzt eine Behandlung mit dem Testosteronrezeptor-Blocker Cyproteronacetat eingeleitet worden.

Bei zwei weiteren, ebenfalls biologisch männlichen Betroffenen wies vieles darauf hin, dass der transsexuelle Wunsch auf eine autogynäphile Sexualpräferenz zurückzuführen bzw. in dieser begründet war. Autogynäphilie als Vorläufer einer sich später (nicht selten erst in der vierten oder fünften Lebensdekade) manifestierenden Transsexualität ist bei einem Teil der Mann-zu-Frau-Transsexuellen anamnestisch eruierbar (vgl. Differenzialtypologie, ► Kap. 5.6). Therapeutisch war hier in erster Linie angezeigt, mit den Patienten zu erarbeiten, die sexuelle Präferenzbesonderheit als solche zu akzeptieren und die Zwangsläufigkeit einer transsexuellen Identifizierung als vermeintlich einzige Option zur Auflösung der als unerträglichen wahrgenommen inneren Spannung und fortwährenden Selbstabwertung zu hinterfragen.

Mit diesen Fallbeispielen wurde der weiter unten erfolgenden, ausführlichen Darstellung möglicher Differenzialdiagnosen vorgegriffen (► Kap. 5.5), um den hohen Stellenwert und die *Unverzichtbarkeit einer gründlichen Sexualanamnese* im Falle bereits eingetretener Pubertät zu unterstreichen. Die Beispiele illustrieren anschaulich, warum es nebst des allgemeinpsychiatrischen auch eines breiten sexualmedizinischen Wissens bedarf, ohne dass die erforderlichen differenzialdiagnostischen Überlegungen sowie eine korrekte Einordnung der vordergründigen, vermeintlich eindeutigen Symptomatik gar nicht möglich gewesen wäre.

75 https://kein-taeter-werden,de

5.2.4 Ergänzende Fragebögen und testpsychologische Verfahren

Neben dem routinemäßigen Einsatz von kinderpsychologisch/-psychiatrischen Sreening-Instrumenten – z. B. die *Child Behavior Checklist* (CBCL, auszufüllen von den Bezugspersonen) und für Jugendliche der *Youth Self Report* (YSR) – zur Beurteilung von Begleiterkrankungen bzw. differenzialdiagnostisch abzugrenzenden Störungen wird mancherorts die Verwendung *spezieller Geschlechtsdysphorie-Fragebögen und -Interviews* empfohlen, die von der Amsterdamer Arbeitsgruppe entwickelt und ins Deutsche übersetzt wurden, wobei eine Validierung der deutschsprachigen Version aussteht; das *Gender Identity Interview for Children, GIIC* (Wallien et al., 2009) wurde in den Niederlanden und in Kanada wiederholt angewendet. Der tatsächliche Mehrwert insbesondere der standardisierten Fragebogendiagnostik des *Utrecht Gender Dysphoria Scale, UGDS* (Cohen-Kettenis und van Goozen, 1997) ist jedoch sehr kritisch zu hinterfragen. Die Validität der Fragebögen, vor allem deren Aussagekraft in der Beweisführung einer Verbesserung der GD-Symptomatik nach erfolgter medizinischer Transition, wurde zurecht sehr stark in Zweifel gezogen (Abbruzzese et al., 2023). Im direkten Vergleich hat sich der Einsatz der in Toronto entwickelten, m. E. deutlich aussagekräftigeren Eltern-Fragebögen bzw. strukturierten Interviews als hilfreicher erwiesen (Johnson et al., 2004; Deogracias et al., 2007).

Als projektives Verfahren kommt bei jüngeren Betroffenen häufig der sogenannte „*Mensch-Zeichen-Test*" (ohne Vorgabe des Geschlechts) zur Anwendung; die Mehrheit der Kinder mit geschlechtsdysphorischer Symptomatik zeichnet eine Person, deren Geschlecht kongruent zum eigenen geschlechtsbezogenen Identitätserleben ist. Gerade bei jüngeren Kindern kann sich daraus ein Anknüpfungspunkt ergeben, mit dem Kind ins Gespräch zu kommen.

Neben diesen, ihrem Anspruch nach störungsspezifischen und den oben genannten Screening-Testinstrumenten ist es vielfach angezeigt, weitere spezielle Testverfahren einzusetzen, die der Erfassung der häufig bestehenden für die Behandlungsplanung wichtigen *psychischen Begleiterkrankungen* dienen. Über die Auswahl der Instrumente ist im Einzelfall und nach klinischem Ermessen individuell zu entscheiden. Bei einem nach klinischem Eindruck und mit Blick auf die bisherige Schullaufbahn und die Schulzeugnisse völlig unauffällig erscheinenden

Intelligenz-Profil und (mindestens) durchschnittlicher Leistungsfähigkeit ist die Sinnhaftigkeit der vielerorts routinemäßig durchgeführten testpsychologischen Überprüfung der *kognitiv-intellektuellen Gesamtbefähigung* fraglich.

5.3 Somatische Anamnese – Körperliche Untersuchung – Erweiterte Diagnostik

Die in der Kinder- und Jugendpsychiatrie weithin übliche Regel, dass der fallführend zuständige Therapeut - sofern Arzt - nicht gleichzeitig auch die körpermedizinische Betreuung und somatische Diagnostik übernimmt, sondern dass hier eine strikte Aufgabentrennung vorgenommen wird, gilt selbstverständlich auch bei geschlechtsdysphorischen bzw. transidentifizierten Minderjährigen. Die *Erhebung der somatischen Anamnese* und die sich daraus bestenfalls ergebenen Gespräche über Veränderungen der Körperwahrnehmung aber gänzlich dem internistisch-pädiatrisch zuständigem Kollegen zu überlassen, wäre der Bedeutung, welche die Auswirkungen der Pubertät für die Betroffenen haben, völlig unangemessen. Im Übrigen sei daran erinnert, dass eine körperliche Untersuchung und eine *komplette medizinische Anamnese* Teil jeder kinder- und jugendpsychiatrischen Eingangsdiagnostik sein sollte.

Das Wissen um etwaige körperliche Beeinträchtigungen und chronische Erkrankungen,[76] Behinderungen, eingetretene Komplikationen im Rahmen von Kinder- bzw. Infektions- und sonstigen *Vorerkrankungen*, Unfälle oder in der Vergangenheit erforderlich gewordene chirurgische Eingriffe sowie möglicherweise im Vorfeld diagnostizierte Teilleistungsstörungen, Entwicklungsverzögerungen, resp. Auffälligkeiten in der frühkindlichen Meilensteinentwicklung, ist für eine ganzheitliche Betrachtung und Einordnung der Symptomatik unverzichtbar. Dass Operationen im Genitalbereich, etwa wegen Phimose, unterschiedlicher

76 Bspw. Herz- oder Lungenerkrankungen, schwere Allergien/Asthma, Diabetes-Typ I, Epilepsie/neurologische Erkrankungen, Behinderungen, überstandene Tumor-/Krebserkrankungen u.v.m.

Formen eines Hodenhochstands (Maldescensus testis),[77] Hypospadie,[78] Labiensynechie[79] oder aus religiösen Motiven durchgeführte Beschneidungen von ganz besonderer Relevanz sind, bedarf wohl keiner ausdrücklichen Erklärung. Und wie so oft gilt auch hier der Grundsatz: Man erfährt bisweilen nur das, wonach man explizit fragt. Grundsätzlich empfehlenswert ist es, sich sämtliche ärztliche Befunde bzw. Abschlussberichte etwaiger Vorbehandlungen aushändigen zu lassen und auch einen Blick in das *Vorsorgeuntersuchungsheft* zu werfen. Bei Vorliegen einer wechselseitigen Schweigepflichtentbindung ist es fast immer gewinnbringend, die Vorbehandler, sofern vorhanden, zu kontaktieren und sich mit ihnen auszutauschen.

Im Rahmen der Eingangsdiagnostik sollte stets auch eine Untersuchung durch einen erfahrenen Kinder- und Jugendmediziner, optimalerweise einen pädiatrischen Endokrinologen erfolgen; diese/r kann dann über die Notwendigkeit weiterer diagnostischer Maßnahmen zum Ausschluss von Störungen der somatosexuellen Entwicklung (DSD) entscheiden. Bei Vorliegen einer Geschlechtsinkongruenz/-dysphorie ist die Feststellung, wie weit die somato-sexuelle Reifung fortgeschritten ist, natürlich von zentraler Bedeutung.

Die gründliche *körperliche Untersuchung* hat, neben der Bedeutung für eine frühzeitige Erkennung möglicher Internistischer oder neurologischen Erkrankungen, folgende Funktionen:

- Ausschluss einer Besonderheit der körperlichen Geschlechtsentwicklung oder einer Entwicklungsverzögerung; diese kann gelegentlich zum Zeitpunkt der Erstvorstellung und Diagnostik dem Patienten und den Sorgeberechtigten noch unbekannt sein.
- Aufdeckung etwaiger (oberflächlicher oder tieferer) Selbstverletzungen, inklusiver möglicher Schäden oder Negativ-Effekte z. B. eines zu engen

77 Pendelhoden, Gleithoden, Leistenhoden, Kryptorchismus, Hoden-Ektopie – ein Maldescensus testis wird bei bis zu 2 % der männlichen Säuglinge gefunden.

78 Angeborene Fehlbildung im Bereich der männlichen Harnröhre – häufigste urogenitale Fehlbildung beim Jungen, die bei ca. 1:300 bis 1:1000 Neugeborenen beobachtet und familiär gehäuft auftritt.

79 Komplette oder partielle Verklebung der kleinen, inneren Schamlippen des Mädchens

Abbindens der Brust oder Kompression des Genitals, sowie schwergradiger Automutilationszeichen.

- Feststellung von Auswirkungen einer bereits begonnenen Hormoneinnahme (s. dazu auch die Ausführungen im ► Kap. 9), die ggfs. auch klandestin, also ohne Wissen der Eltern und/oder der bisherigen Behandler/Therapeuten, erfolgt sein kann.

Zu berücksichtigen ist, dass vor allem die im Verlauf unverzichtbare genitale Inspektion zur *Bestimmung des Tanner-Stadiums* bei nicht wenigen Jugendlichen extreme Schamgefühle hervorrufen kann, bisweilen auch Widerstand bis hin zu offen-feindselig anmutender Ablehnung und totaler Verweigerung. Dem ist Verständnis und Empathie entgegenzubringen; in einigen Fällen bedarf es Geduld und mehrerer Anläufe, den/die Betroffene/n von der Notwendigkeit einer vollständigen somatischen Diagnostik inklusive Genitaluntersuchung zu überzeugen, bei anderen ist dies vordergründig oder tatsächlich kein Problem. Erfahrungsgemäß tun sich Mädchen schwerer als Jungen. Dass die Anforderungen an das Einfühlungsvermögen und ein besonders behutsames Vorgehen im Falle von Missbrauchserfahrungen der Patienten maximal hoch sind, versteht sich von selbst. Als hilfreich hat es sich erwiesen, die Kinder/Jugendlichen selbst mitentscheiden zu lassen, ob die körperliche Untersuchung von einer weiblichen oder männlichen Person durchgeführt wird. Auch die Entscheidung, ob (bei Jugendlichen) ggfs. eine Bezugsperson im Untersuchungsraum anwesend ist, sollte mit den Betroffenen gemeinsam getroffen werden – wenngleich hier mit Blick auf die Förderung der Autonomie sicherlich vieles dafür spricht, die Eltern draußen zu lassen, was von den meisten Adoleszenten ohnehin gewünscht wird. Je mehr *Entscheidungskompetenz und Mitbestimmungsrecht* den Betroffenen zugesprochen werden, desto einfacher wird es ihnen in der Regel fallen, ihre Zustimmung zu erteilen.

Mittel-/langfristig sollte bei älteren Jugendlichen und bei bereits volljährigen Patienten, spätestens wenn „geschlechtsangleichende“ Maßnahmen in Betracht gezogen werden, außerdem folgende *erweiterte Diagnostik* durchgeführt/veranlasst werden:

- eine endokrinologische Blutuntersuchung,[80] die eine Bestimmung der Sexualhormone, Gonadotropine sowie der Nebennierenrindenhormone umfasst – ggfs. inklusive funktionell-dynamischer Testung der Nebennierenrinden-Funktion mittels Synacthen-Test zum Ausschluss eines adrenogenitalen Syndroms (falls 17-OHP erhöht: genetische Untersuchung auf AGS, ▶ Kap. 7.4.1);
- eine gynäkologische bzw. eine andrologisch-urologische Untersuchung; bei Frauen ist eine Sonographie der Ovarien z. A. eines polyzystischen Ovarsyndroms indiziert.

5.4 Komorbidität als Folge von Minoritätenstress? – Die Frage nach der Henne und dem Ei

Hochkontrovers diskutiert wird im Zuge der Entpathologisierungsdebatte die Frage, ob es sich bei den häufig auftretenden psychischen Begleiterkrankungen (Komorbidität) nur um eine *„assoziierte" Psychopathologie* handelt, die als „reaktiv erworben" (infolge Minoritätenstress) zu verstehen sei (Arcelsus et al., 2016; Chodzen et al, 2018; Vrouenraets et al., 2015), oder ob die gefundenen psychiatrischen Auffälligkeiten mitunter nicht vielmehr als das eigentliche, dem Identitätskonflikt ursächlich zugrunde liegende, primäre Problem betrachtet werden müssen, aus dem sich auch der Wunsch nach einem Geschlechts-(rollen) wechsel nährt. Die klinische Erfahrung zeigt, dass von einigen Jugendlichen die angestrebte „Geschlechtsumwandlung" irrtümlich als „Lösungsstrategie" für sämtliche Probleme betrachtet wird, wenn ihnen andere Entwicklungsaufgaben als nicht zu bewältigen erscheinen (Korte et al., 2014). In einer solchen Problemkonstellation kommt die „komorbide" Störung eher als Differentialdiagnose in Betracht.

80 Für Details bzgl. der endokrinologische Basisdiagnostik und der initial zu kontrollierenden Laborparameter: ▶ Kap. 9.2, Abschnitt Medizinische Voruntersuchungen und Verlaufskontrollen unter CSH-Behandlung

Preuss verwendet hier zur Verdeutlichung der jeweiligen Sachlage folgende, distinkte Bezeichnungen. Er spricht von *Differenzialdiagnostik*, „die zwischen verschiedenen Geschlechtsidentitätsstörungen und anderen Störungsbildern, zu deren Symptomatik eine Geschlechtsdysphorie gehören kann [unterscheidet]“, und von *differenzieller Diagnostik*, worunter „die Identifizierung zusätzlicher Begleiterkrankungen oder auch Komorbiditäten verstanden“ werden kann (Preuss, 2016, S. 119). Diese haben einen Einfluss auf die Therapie.

Einer älteren Studie (Meybodi, Hajebi und Jolfaei, 2014) zufolge wiesen 62,7 % der (erwachsenen) Patienten, die mit einer Geschlechtsdysphorie diagnostiziert waren, mindestens eine weitere psychische Erkrankung auf. Chen et al. (2017) sahen bei über 70 % der von ihnen untersuchten Kinder, die finnische Arbeitsgruppe bei >75 % der untersuchten Jugendlichen die Kriterien für mindestens eine vorausgegangene oder aktuelle psychische Störung erfüllt (Kaltiala-Heino et al., 2015; 2023; Karvonen et al., 2022). Ob diese ursächlich für die Geschlechtsdysphorie waren und wie sie mit dieser interferieren, oder eine Folge derselben, lässt sich nicht mit Sicherheit sagen. So oder so ist die Berücksichtigung der Komorbidität für die Behandlungsplanung und optimale Beratung der Betroffenen stets von größter Bedeutung:

- In Abhängigkeit vom Alter sind dies vorrangig *depressive Syndrome* und (Trennungs-)*Angststörungen* (Aitken et al., 2016; Arcelus et al., 2016; Chew et al., 2020; Chodzen et al., 2018; Kaltiala-Heino et al., 2015; Sorbara et al., 2020) sowie *selbstverletzendes Verhalten und Suizidgedanken* (Chen et al., 2016; Holt et al., 2016). Jugendliche, die sich als „Transgender” identifizieren, entwickeln vier- bis sechsfach öfter eine Depression und zeigen häufiger selbstverletzende und parasuizidale Verhaltensweisen (Clark et al., 2014; Connolly et al., 2016; Surace et al., 2020). Zum Problem der Suizidalität siehe die gesonderte Darstellung im ► Kap. 8.3.3.
- Des Öfteren kommt es zu *schulvermeidendem Verhalten*, wobei die Schulabstinenz in engem Zusammenhang mit einer *Sozialen Phobie* oder einer Somatisierungsstörung stehen kann (Becker et al., 2014); in beiden Fällen kann die Körper-Geschlechtsinkongruenz bzw. Geschlechtsdysphorie dem ursächlich zugrunde liegen.

- Überdurchschnittlich häufig bei GD-Betroffenen sind auch Symptome einer Essstörung, mit Abweichungen des Essverhaltens in beide Richtungen, d. h. sowohl (partielle oder komplette) *anorektische oder bulimische Essstörungssyndrome* als auch eine manifeste *Adipositas* (Diemer et al., 2015; Guss et al., 2017; Holt et al., 2016). Es ist naheliegend, dass die der Essstörung zugrundeliegende Körperbildstörung hier in einem engen Zusammenhang mit der Geschlechts- bzw. sexuellen Identitätsthematik resp. der Ablehnung des eigenen Geschlechtskörpers steht. Dieser Aspekt wird im ▶ Kap. 6 vertiefend behandelt, Gemeinsamkeiten beider Störungen werden ausführlich erörtert.
- Drummond und Mitarbeiter berichten in einer Follow-Up-Studie neben einer hohen Rate von Depressionen, Angststörungen und Suizidversuchen auch von häufigem *Substanzmissbrauch bzw. -abhängigkeit* betroffener Mädchen (Drummond et al., 2017).
- Besonders weibliche Jugendliche mit geschlechtsdysphorischer Symptomatik zeigen des Öfteren *dissoziale Entwicklungen* oder vorübergehende *Sozialverhaltensstörungen* (Clark et al., 2014; Holt et al., 2014; Reisner et al., 2014).
- Nicht vollständig verstanden ist die erhöhte Rate von *Autismus-Spektrum-Störungen* (ASS) bei Jugendlichen, die wegen Genderdysphorie in spezialisierten Zentren vorstellig werden (de Vries et al., 2010; Kaltiala-Heino et al., 2015; Chen et al., 2016; Holt et al., 2016; Van Der Miesen et al., 2016; 2018; Strang et al., 2018; Thrower et al., 2020).

Nach den Ergebnsse einer Metaanalyse von Kallitsounaki und Williams (2023) wird die Prävalenz eines gemeinsamen Auftretens von GD und ASS von etwa 11 % angegeben. Einen Überblick über Hypothesen, die diese häufige Assoziation zu erklären versuchen, lieferte die finnische Arbeitsgruppe in einem Review (Kaltiala-Heino et al., 2018); auch Preuss (2016) und Herrmann et al. (2021) gehen ausführlicher darauf ein.

In der Fallkonstellation von Genderdysphorie und Autismus zeigt sich exemplarisch das Grundproblem der psychiatrischen Komorbidität bei trans-Identifizierten Kindern und Jugendlichen. Hierbei stellt sich die Frage, ob es sich um das gleichzeitige Auftreten zweier schwerwiegender psychischer Beeinträchtigungen (Störungen) handelt, oder ob das abweichende Geschlechtsempfinden – besonders bei betroffenen Mädchen – eine Folge des gefühlten „Andersseins“ ist, das eigentlich auf autistische Merkmale zurückzuführen ist. Besteht die Geschlechtsdysphorie also unabhängig von Autismus oder ist der geschlechtsbezogene (Rollen-)Konflikt ein Teil der Identitätsproblematik, die sich bei vielen Autismus-Betroffenen im Laufe der Adoleszenz einstellt bzw. krisenhaft zuspitzt?

Auffällig ist der überproportional hohe Anteil biologischer Mädchen, bei denen zusätzlich zu Autismus eine Geschlechtsdysphorie diagnostiziert wird (Kaltiala-Heino et al., 2015). Mädchen mit manifestem Autismus (mit massiver Beeinträchtigung der sozio-emotionalen Reziprozität, sozialen Interaktion und Kommunikation) oder mit zumindest ausgeprägt autistischen Zügen haben selbst bei vergleichsweise hohem Funktionsniveau per se größere Schwierigkeiten, den gesellschaftlichen Erwartungen und weiblichen Rollenbildern zu entsprechen, was vielfach in der Pubertät zu einem Konflikt mit der sozialen Umwelt führt und die (vermeintliche) Koinzidenz beider Störungen erklären könnte.

Höchst interessant sind andererseits neurobiologische Ätiologiemodelle, die sowohl autismustypische Beeinträchtigungen der Emotionserkennung und des Empathievermögens als auch geschlechtsatypisches Verhalten und transgeschlechtliche Identifizierungen von Frauen/Mädchen (FMT) mit einer erhöhten pränatalen Androgen-Konzentrationen in Verbindung bringen (▶ Kap. 7.3). Sollte sich diese ätiologische Hypothese (die sog. *Androgenisierungstheorie*) durch weitere Forschung bestätigen – wofür es im Falle des Autismus bereits seit längerem stichhaltige Belege gibt (u. a. Auyeung et al., 2009; Lutchmaya et al., 2002a/b) –, wäre das gemeinsame Auftreten von autistischen Traits und Geschlechtsdysphorie (Khorashad et al., 2024; Warrier et al., 2020) nicht überraschend. Ob die Doppeldiagnose in solchen Fällen sinnvoll bzw. zwingend erforderlich ist und, wichtiger noch, die Einleitung einer „geschlechtsangleichenden“ Behandlung gerechtfertigt, wäre m. E. zu diskutieren und in jedem einzelnen Fall besonders kritisch zu prüfen.

Auch hier zeigt sich, wie gefährlich es ist, wenn Medizin, Legislative und Social Media das affirmative Gaspedal durchdrücken, noch bevor es belastbare Evidenzen gibt.

5.4.1 Unterschiedlich hohe Komorbiditätsraten in unterschiedlichen Altersstufen

Weil in vielen *Interview- oder Aktenstudien* nicht zwischen Kindern und Jugendlichen differenziert wurde, ist nicht auszuschließen, dass die Prävalenz psychiatrischer Komorbiditäten fürs Kindesalter eher über-, für Jugendalter dagegen unterschätzt wird. Auch in *klinischen Fragebogenstudien* waren Kinder weniger belastet als Jugendliche, wiesen aber im Vergleich zur Normalpopulation häufiger Auffälligkeiten sowohl im emotionalen Erleben als auch im Sozialverhalten auf (Aitken et al., 2016; Sievert et al., 2021). Jugendliche zeigten erhöhte Auffälligkeiten ebenfalls in beiden Störungskategorien (internalisierende und externalisierende Symptome), wobei Angst, Depression, Rückzug und psychosomatische Beschwerden gegenüber sozialen Verhaltensproblemen überwogen (de Graaf et al., 2018; Levitan et al., 2019). Dass die Zunahme der Komorbiditätsrate auch eine Folge des mit zunehmender pubertärer Reifeentwicklung wachsenden Unbehagens sein kann und sich zum Teil durch die krisenhafte Zuspitzung der Körperbildstörung erklärt, ist naheliegend.

Es soll nicht unerwähnt bleiben, dass es vor allem unter jüngeren Kindern Betroffene gibt, die „auffällig unauffällig" erscheinen, das heißt, bei denen sich, abgesehen von dem abweichenden Geschlechtsidentitätsempfinden, keinerlei psychische Auffälligkeiten feststellen lassen. Im starken Kontrast dazu gibt es eine derzeit nicht quantifizierbare Subgruppe von jugendlichen Patienten, bei denen die Geschlechtsdysphorie nach Eintritt der Pubertät im Kontext einer übergeordneten Identitätsdiffusion und Persönlichkeits*entwicklungsstörung* – bzw. Borderline-Persönlichkeitsorganisation im Sinne Kernbergs – steht und somit nicht als isoliertes Problem zu betrachten ist. Das abweichende Geschlechtsidentitatsempfinden ist hier vielmehr Symptom einer verzerrten Eigenwahrnehmung infolge der Entwicklung eines „falschen Selbst".

5.4.2 Zunehmende Heterogenität und Anstieg der Komorbiditätsrate unter Jugendlichen

Bereits bei der Darstellung der epidemiologischen Veränderungen (► Kap. 2) wurde erwähnt, dass neuere Studien explizit auf die zunehmende Heterogenität des Patientenspektrums hinweisen. In punkto psychiatrischer Komorbidität unterscheidet es sich von der deutlich homogeneren Inanspruchnahme-Klientel früherer Zeiten (Chew et al., 2020; Hermann et al., 2022; Twist und de Graaf, 2019; Taylor et al., 2024c). Gerade unter Minderjährigen mit Genderdysphorie ist der Anteil stark belasteter Patienten mit einer hohen Rate komorbider Erkrankungen, *schwerer Psychopathologie und vergleichsweise später Erstmanifestation der GD-Symptomatik* empirisch belegt und in den letzten Jahren kontinuierlich gestiegen (Bachmann et al., 2024; Becerra-Culqui et al., 2018; de Graaf et al., 2021; Hutchinson et al., 2020; Kaltiala-Heino et al., 2015, 2018, 2020; 2023; Karvonen et al., 2022; Sorbara et al, 2020; Strang et al., 2018; Taylor et al., 2024c; Thrower et al., 2020; Zucker, 2019). Mancherorts stellt dies die größte Gruppe dar. Die vermeintlich „komorbiden" Störungen wurden vielfach manifest, lange bevor das Trans-Outing erfolgte.

Wie ich in ► Kap. 8.3 u. ► Kap. 9.5 noch ausführlich erläutern werde, gibt es bislang zu wenige Studien, die die Langzeitfolgen von „geschlechtsangleichenden" somato-medizinischen Maßnahmen und deren Benefit für die häufig bestehenden psychiatrischen Komorbiditäten untersucht haben. Die Ergebnisse der wenigen Katamnesen, die einen ausreichend langen zeitlichen Follow-up und objektive, valide Daten zugrunde legen, waren hinsichtlich des erreichten psychischen Wohlbefindens nach *sex reassignment surgery* (SRS) keineswegs zufriedenstellend:

- durchschnittlich nicht weniger Arztbesuche,
- nicht weniger Hospitalisierungen,
- nicht weniger Angststörungen oder Suizidversuche.

Patienten bleiben nach erfolgter medizinischer Transition eine Risikogruppe, die sehr lange psychotherapeutische Begleitung benötigt. Es ist also nicht belegt, dass begehrenskonforme Behandlungen tatsächlich Verbesserungen in Bezug auf kritische Zielvariablen der psychischen Gesundheit und der psychiatrischen Komorbidität bewirken.

„2011 erschien in Schweden eine repräsentative, bevölkerungsgestützte Langzeitstudie, in der die Daten von 324 transsexuell lebenden Personen ausgewertet wurden, die alle eine ‚Geschlechtsumwandlungsoperation' hinter sich hatten. Die Studie kommt zu dem Schluss: Die Selbstmordrate bei den operierten transsexual lebenden Personen war fast zwanzigmal höher als in der Allgemeinbevölkerung. Etwa ab dem zehnten Jahr nach den Operationen stieg die Suizidrate rasant an" (Heyer, 2016). Heyer bezieht sich auf die Langzeitkatamnese von Dhejne et al. (2011). Auch Simonsen et al. (2016) fanden in ihren Langzeit-Follow-up-Untersuchungen, dass die Komorbiditäten bei Geschlechtsdysphorie vor und nach „geschlechtsangleichenden" Maßnahmen gleichbleiben.

5.5 Alternative Peilungen – Differenzialdiagnosen in Kindheit und Adoleszenz

Die ► Abb. 4 gibt einen Überblick über wichtige Ausschluss- bzw. Differenzialdiagnosen. Diese sind in Abhängigkeit vom Alter und biologischen Geschlecht unterschiedlich.

(1) Bei beiden Geschlechtern sind – im Vorschulalter deutlich häufiger als später – bisweilen eine *passagere Geschlechtsidentitätsunsicherheit* und Wünsche des Kindes, dem anderen Geschlecht anzugehören, sowie *geschlechtsrollen-non-konformes Verhalten*, insbesondere Cross-dressing zu beobachten. Meist verschwinden diese Wünsche und Verhaltensweisen spontan (Olzewski et al., 2020). Sie sind meist deutlich weniger intensiv ausgeprägt als bei geschlechtsbezogenen Identitätskonflikten i.e.S., führen aber dennoch häufiger zur Vorstellung des Kindes, oft primär beim Kinderarzt, und nicht selten zur Fehldiagnose.

(2) Die wichtigste Differenzialdignose in der frühen und mittleren Adoleszenz ist die in der ICD-10 beschriebene *sexuelle Reifungskrise* (ICD-10: F66.0), mit einer im Rahmen der Pubertät neu auftretenden, temporären Unsicherheit der geschlechtlichen oder sexuellen Identität. Das bedeutet, der geschlechtsbezogene Identitätskonflikt ist zeitlich nicht überdauernd, wobei die mit der bestehenden Körperirritation einhergehende Beeinträchtigung durchaus sehr ausgeprägt und mit großem Leidensdruck verbunden sein kein. Es handelt sich weniger um einen „echten“ Geschlechtsidentitäts-, sondern vielmehr um einen *Altersrollenkonflikt* infolge einer wahrgenommenen Diskrepanz zwischen mentaler, sozioemotionaler und psychosexueller Entwicklung einerseits und einer pubertätsbedingt bereits fortgeschrittenen, noch nicht integrierten körperlichen Entwicklung andererseits. Häufiger davon betroffen sind erfahrungsgemäß Mädchen, die im besonderen Maße unter den Erwartungszwängen eines rigiden, traditionellen Geschlechterrollenmodells leiden und infolge des erlebten Drucks des herrschenden Schönheitsideals größere Schwierigkeiten in der Akzeptanz ihres sich reifungsbedingt (unter dem Einfluss der Sexualhormone) verändernden Körpers haben (▶ Kap. 6.2). Die Selbstkategorisierung als „transgender“/“transident“ ist in dieser Situation nicht nur Zeichen des Protests und Garant für Aufmerksamkeit seitens des sozialen Umfeldes. Sie bietet auch eine Möglichkeit, individuellem Leiden in einer heute zunehmend akzeptierten Form Ausdruck zu verleihen und so auf die subjektive Überforderung zu reagieren.

Die gegengeschlechtliche Identifizierung kann für manche pubertierenden Mädchen also im Kern ein *Ausweichen vor geschlechtstypischen Rollenerwartungen* sein oder als eine *Coping-Strategie* genutzt werden, um mit dem negativen Selbstbild bzw. Selbsthass zurechtzukommen, der sich am eigenen Körper manifestiert. In einigen Fällen ist das Fehlen positiver weiblicher Rollenmodelle von Bedeutung. Überdies liegt nahe, auf Gemeinsamkeiten und Parallelen zu psychogenen Essstörungen zu schauen, zumal es weitere Analogien zur Anorexia nervosa gibt (▶ Kap. 6.5): Bei nicht wenigen selbsterklärten „trans*“-Jugendlichen steht die gegengeschlechtliche Identifikation primär im Dienste der *Sexualabwehr*. So liegt dem Wunsch nach Geschlechtswechsel in einigen Fällen das – vielfach unbewusst bleibende – Motiv zugrunde, die eigene sexuelle Attraktivität im biologischen Geschlecht durch Flucht in die gegengeschlechtliche Rolle und Manipulationen am Körper (bspw. Abbinden der weiblichen Brust) quasi „ungeschehen-machen" zu wollen.[81] Mitunter geschieht dies in der nicht unberechtigten Hoffnung, sich so vor sexuellen Nachstellungen oder Anzüglichkeiten zu schützen bzw. sich entsprechende Begehrlichkeiten vom Leib halten zu können.

(3) Des Weiteren kann eine Genderdysphorie – insbesondere, wenn sie in der Pubertät neu auftritt – auch Ausdruck einer *verdrängten, ich-dystonen homosexuellen Orientierung* sein (ICD-10: F66.1), kausal zurückzuführen mitunter auf Homophobie im sozialen Umfeld. Die gegengeschlechtliche Identifizierung ist dann als der verzweifelte Versuch zu verstehen, das eigene Begehren und diesbezügliche Beziehungswünsche leben zu können, ohne gegen die internalisierte „heteronormative" Sexualordnung und deren tradierte Geschlechterrollenmodelle mit entsprechenden Erwartungszwängen zu verstoßen. Vor allem in Familien mit muslimischen oder anderweitig religiös-konservativen Bekenntniskulturen spielt dies erfahrungsgemäß häufiger eine entscheidende Rolle.

Weil die hier nur kurz angeschnittenen *psychosexuellen Entwicklungskonflikte* als Ursache für eine Geschlechtsdysphorie im Jugendalter von allergrößter Relevanz sind und mit Blick auf ihre relative Häufigkeit als Differenzialdiagnosen zur Transsexualität an erster Stelle stehen, wird im folgenden Kapitel darauf sehr viel ausführlicher eingegangen (▶ Kap. 6) – auch deshalb, weil die damit unmittelbar verbundenen entwicklungspsychologisch-psychiatrischen Überlegungen letztlich das Kernargument gegen den transaffirmativen Behandlungsansatz und die frühzeitige hormonelle Weichenstellung mittels Einsatz pubertätsblockierender Substanzen (GnRH-Analoga) darstellen(▶ Kap. 8).

Für die bereits vorliegende ICD-11 wurde entschieden, all jene in der ICD-10 im Kapitel F66, *Psychische und Verhaltensstörungen in Verbindung mit der sexuellen Entwicklung und Orientierung* beschriebenen, entwicklungsbezogenen Diagnosen (Sexuelle Reifungskrise, Ich-dystone Sexualorientierung, Sexuelle Beziehungsstörung, sonstige psychosexuelle Entwicklungsstörungen) ersatzlos zu streichen. Damit stehen wichtige, alternative Kodiermöglichkeiten bzw. differenzialdiagnostisch in Betracht zu ziehende Diagnosen zukünftig nicht mehr zur Verfügung, die

81 Nach ICD-10 konnte eine derartige Konstellation bzw. Motivlage und der der Diagnoseziffer F66.8, Sonstige psychosexuelle Entwicklungsstörung kodiert werden.

bislang die besonderen Modalitäten eines nur passager veränderten, nicht-transsexuellen Geschlechtsidentitätsempfinden während der Adoleszenz brauchbar zu beschreiben und erklären vermochten. Aus entwicklungspsychiatrischer Sicht ist diese Neuerung mehr als bedauerlich, weil die so wichtige Binnendifferenzierung des heterogenen Spektrums ganz unterschiedlich bedingter Manifestationen geschlechtsdysphorischen Erlebens verloren zu gehen droht. Die in der ICD-11 vollzogene Veränderung ist umso weniger nachvollziehbar, wenn man sich vor Augen führt, dass im Jugendalter die unterschiedlichen Formen der psychosexuellen Entwicklungskonflikte bzw. *phasentypische adoleszente Identitätskrisen* durchaus häufig sind.

(4) Wie im Rahmen der Diskussion über die häufigen Komorbiditäten bereits angedeutet, kann die gegengeschlechtliche Identifizierung auch Teil einer übergeordneten Identitätsdiffusion im Rahmen einer beginnenden Persönlichkeitsstörung sein. Im Jugendalter spricht man angesichts der noch nicht abgeschlossenen Persönlichkeitskonstituierung korrekterweise besser von *Persönlichkeitsentwicklungsstörung* – oft zeigen sich hier Borderline- oder histrionische Persönlichkeitsanteile, die in dieser Phase im Vergleich zu erwachsenen Patienten eine deutlich größere Volatilität aufweisen. Sind die diagnostischen Kriterien einer Persönlichkeitsstörung erfüllt, so ist die Diagnose einer transsexuellen Entwicklung sehr zurückhaltend zu stellen, weil die gegengeschlechtliche Identifizierung sich im Verlauf verändern oder auflösen kann – insbesondere im Zuge einer erfolgreichen Therapie.

(5) Letztgenannte Empfehlung ist eins-zu-eins übertragbar auf die Ausschlussdiagnose einer *körperdysmorphoben Störung*. Auch hier ist die psychotherapeutische Behandlung der Grunderkrankung indiziert, körperverändernde Maßnahmen werden hier nicht zu einer dauerhaften Zufriedenheit und Beseitigung des Leidensdrucks führen.

(6) *Fetischismus* (ICD-10: F65.0) und *Fetischistischer Transvestitismus* (ICD-10: F65.1) kommen im Jugendalter differenzialdiagnostisch in Betracht, wenn sich unter dem Einfluss der nativen Sexualhormone die sexuelle Präferenzstruktur

konsolidiert. Betroffen sind überwiegend bis ausschließlich biologisch männliche Personen. Anzumerken ist, dass ein fetischistischer Transvestitismus, meist über die Zwischenstufe einer Autogynäphilie, *sekundär* in einen – in der Regel weiterhin fetischistisch gefärbten – sog. *Late-Onset*-Transsexualismus übergehen kann (Blanchard, 1985; Smith et al., 2005; ▶ Abb. 4). Siehe dazu die Erläuterungen unter Differenzialtypologie (▶ Kap. 5.6).

(7) In der ICD-10 gab es überdies noch die Kodiermöglichkeit unter der Diagnose-Ziffer F64.1, *Transvestitismus unter Beibehaltung beider Geschlechtsrollen*. Die Betroffenen betreiben ein Cross-dressing, um zeitweilig die Erfahrung der (vermeintlichen) Zugehörigkeit zum anderen Geschlecht zu erleben, jedoch ohne dass der Wunsch nach einer langfristigen „Geschlechtsangleichung" bestünde.

(8) Eine eher seltene, jedoch wegen der damit verbundenen therapeutischen Konsequenzen wichtige, differenzialdiagnostisch auszuschließende Konstellation ist die Verkennung der Geschlechtszugehörigkeit bei Vorliegen einer *wahnhaften oder schizophrenen Psychose* (ICD-10: F20, F22). Die geschlechtsdysphorische Symptomatik kann in diesen Fällen auch unabhängig von der Grunderkrankung bestehen, der Erstmanifestation der Psychose gegebenenfalls zeitlich auch vorausgehen. Natürlich ist bei Vorliegen psychotischer Symptome deren Behandlung vorranging.

Es steht außer Frage, dass eine stark ausgeprägte, nicht-passagere Geschlechtsdysphorie im Kindes- und Jugendalter auch die *frühe Manifestation einer überdauernden und profunden Geschlechtsidentitätstransposition* im Sinne einer Transsexualität sein kann *(Early-Onset)*. Das Problem ist, dass es bislang keine verlässlichen Prädiktoren gibt, mittels derer sicher vorhersagbar wäre, bei welchem der betroffenen Kinder bzw. frühadoleszenten Jugendlichen die gegengeschlechtliche Identifikation persistiert und im Erwachsenenalter in eine (dann so zu bezeichnende) *irreversible Transsexualität* mündet.

Allerdings zeigen sämtliche katamnestische Untersuchungen übereinstimmend, dass der statistische Zusammenhang zwischen einer Geschlechtsinkongruenz im Kindesalter und Transsexualität im Erwachsenenalter deutlich schwächer ist als jener zwischen Geschlechtsinkongruenz und der späteren Manifestation einer homosexuellen Orientierung (Drummond et al., 2008/2017; Singh, 2012; Steensma und Cohen-Kettenis, 2008/2012; Wallien et al., 2008; Zucker, 2005; Steensma et al., 2011/2013). Grundsätzlich klärt sich die Frage, ob eine zeitlich überdauernde Geschlechtsidentitäts*transposition* (i.e. Geschlechtsdysphorie vom transsexuellen Typus) vorliegt, erst durch eine Verlaufsbeobachtung – wobei nochmals zu betonen ist, dass im Kindes- und Jugendalter die Identitätsbildung noch nicht abgeschlossen, sondern über längere Zeit erheblichen Veränderungen und Anpassungen unterworfen ist. Auf die Verlaufsstudien (Katamnesen) wird weiter unten im Buch noch ausführlicher eingegangen (▶ Kap. 8.2).

Fazit: Die unter 1 bis 8 beschriebenen Konstellationen und Problemlagen sprechen allesamt für den *nicht*-transsexuellen Typus der Geschlechtsdysphorie, also die potentielle Reversibilität resp. die Möglichkeit einer Überwindung der ausschließlich negativen Befassung mit dem eigenen Geschlechtskörper und Auflösung des Leidensdrucks durch andere, weniger – im Wortsinn – einschneidende Maßnahmen.

5.6 Differenzialtypologie – Gynäphil, androphil, bisexuell. Oder nonbinär, fluide, pansexuell?

Eine Binnendifferenzierung des heterogenen Spektrums von Betroffenen mit Geschechtsdysphorie erfolgt naheliegender Weise vor allem nach dem *Schweregrad* (der Ausprägung der Symptomatik und des subjektiven Leidensdrucks) und den verschiedenen *Verläufen*. Klinische Beobachtungen und systematische empirische Untersuchungen zeigen über alle Altersgruppen ein buntes Bild phänomenologisch vielfältiger, diskrepanter Verlaufsformen, mit einer nur passageren, undulierenden oder anhaltenden geschlechtsdysphorischen Symptomatik.

Von besonderem Interesse ist die Frage nach dem *Alter bei Erstmanifestation*: Ist das *Lifetime*-Kriterium erfüllt oder handelt es sich um einen typischen Fall von *Rapid-onset Gender Dysphoria*, ohne Vorgeschichte geschlechtsinkongruenten Erlebens schon in der Kindheit? Unterschiede im Entwicklungsverlauf ergeben sich darüber hinaus aus dem *biologischen Geschlecht* der Betroffenen. Mit Blick auf die postulierte Bedeutung biologischer Faktoren als *eine*, wenn auch nicht alleinige Einflussgröße, sind hier geschlechtsabhängig unterschiedliche neuroendokrine Expositionen zu bedenken. Diese dürften auch ätiologisch bedeutsam sei (► Kap. 7).

Die grundlegenste und wichtigste, bereits in ► Kap. 3 erläuterte Unterscheidung innerhalb der Gesamtgruppe unterschiedlichster Schweregrade aber ist die zwischen

- den *nicht* transsexuellen Formen geschlechtsinkonkruenten/-dysphorischen Erlebens und
- der schwersten Ausprägung, der Geschlechtsdysphorie *vom transsexuellen Typus*.

Nur bei letzterer können körpermodifizierende Maßnahmen zu einer signifikanten Linderung des in diesem Fall besonders starken Leidensdrucks führen. Angesichts der gravierenden und lebenslangen Konsequenzen bei Durchführung weitgehend irreversibler Maßnahmen, auch bereits einer Therapie mit maskulinisierenden/feminisierenden Hormonen, ist diese differenzialdiagnostische Abgrenzung von herausragender Bedeutung für das Wohl des Patienten.

Eine in der sexualwissenschaftlichen Forschung seit langem etablierte Differenzialtypologie erwachsener *(sic!)* Trans-Personen berücksichtigt deren Sexualpartnerorientierung bzw., weiter gefasst, deren *sexuelle Präferenzstruktur und sexuelle Identität* und richtet sich nach dieser. Die Rationale dafür ist, dass sich bei den verschiedenen Subgruppen jeweils unterschiedliche, typische Entwicklungswege erkennen lassen. Referenzpunkt für die Selbstdefinition in Bezug auf die sexuelle Orientierung ist für transgeschlechtliche Personen i.d.R. ihr geschlechtsbezogenes Identitätsempfinden, also ihr Wunschgeschlecht, nicht die real gegebene, biologische Geschlechtszugehörigkeit. Das bedeutet, dass Transfrauen, die sich sexuell zu Männern hingezogen fühlen, sich selbst meist als „hetero“ definieren, während Trans-Männer, also biologische Frauen, deren präferierte Sexualpartner biologisch männlichen Geschlechts sind, von sich selbst mehrheitlich sagen, sie seien schwul/homosexuell.

Um einer Verwirrung infolge unterscheidlicher Benennungspraktiken vorzubeugen, ist zu empfehlen, anstelle der relationalen Begriffe „hetero“ und „homo“ besser die sich auf das präferierte biologische Geschlecht beziehenden Begriffe *androphil* (sexuelles Interesse an Männern) und *gynäphil* (sexuelles Interesse an Frauen) zu verwenden. Zur Einschätzung der sexuellen Präferenz sind die *präorgastischen Sexualfantasien* heranzuziehen, denn diese sind entscheidungsrelevant, weniger die realen soziosexuellen Erfahrungen – das bedeutet, der Fantasieebene fällt hier die wichtigere Bedeutung zu, nicht dem Verhalten.

Abgesehen davon, dass eine solche grobe Einteilung (wie jeder Versuch der Klassifikation), insofern sie der menschlichen Vielfalt und Individualität nicht gerecht werden kann, natürlich *per se* gewissen Limitationen unterliegt, ist einzuräumen: Diese differenzialtypologische Subgruppenbildung lässt sich aus verständlichen Gründen nicht ohne weiteres auf Minderjährige übertragen. Zumindest bei Kindern und Frühadoleszenten ist die Entwicklung der sexuellen Präferenzstruktur noch nicht abgeschlossen, denn deren Konsolidierung erfolgt erst unter dem Einfluss der nativen Sexualhormone während der Pubertät. Für Jugendliche in der mittleren oder späten Adoleszenz wird es dann zunehmend leichter möglich sein, Mutmaßungen über deren androphile oder gynäphile Sexualpartnerorientierung anzustellen bzw. diese mit den Betroffenen gemeinsam zu ergründen. Für Kinder wird man eine solche Zuordnung meist erst retrospektiv, also nachträglich vornehmen können. Das schränkt die Nutzbarkeit dieser Differenzialtypologie für Kinder- und Jugendlichentherapeuten zwar ein; gleichwohl bildet sich in ihr jahrzehntelanges Erfahrungswissen von Sexualmedizinern und Sexualtherapeuten ab, das – jenseits seiner akademischen Bedeutung – auch differenzialdiagnostisch von Relevanz ist und durchaus einen klinisch-praktischen, mithin prognostischen Wert für die professionelle Beratung und Begleitung von Betroffenen hat.

Eine Synopsis der Unterscheidung nach sexueller Orientierung, deren Sinn und Zweck und universelle Anwendbarkeit insbesondere von manchen Interessensvertretungen transsexueller Menschen auch kritisch hinterfragt wurde, findet sich in ▶ Tab. 4. Dabei ist zu berücksichtigen, dass sich die Einteilung überwiegend auf Erfahrungen stützt, die in der Versorgung von *erwachsenen* Betroffenen gesammelt wurden. Es ist nicht auszuschließen, vielleicht sogar wahrscheinlich, dass die Katamnesen von aktuellen Patienten, die nunmehr bereits als *Minderjährige* in spezialiserten Zentren gesehen werden und deren Zahl innerhalb kürzester Zeit so dramatisch gestiegen ist, ganz andere (oder zusätzliche) Entwicklungslinien zu erkennen geben werden – zumal sich die Phänomenologie ja *tatsächlich* bereits gewandelt hat (▶ Kap. 2.4, Epidemiologie, u. ▶ Kap. 5.4.2, Komorbidität). Zumindest die Durchnittswerte für das typische Alter zum Zeitpunkt des „Trans-Outing" dürften sich in den letzten zehn Jahren bereits deutlich nach unten verschoben haben. Allerdings ist mit Blick auf genau diesen Aspekt eines veränderten Patientenprofils, inklusive des spontanen Auftretens der genderdysphorischen Symptomatik in der Adoleszenz, der grundsätzliche Einwand angebracht, dass es sich bei einem Großteil der Jugendlichen – wahrscheinlich der weit überwiegenden Mehrheit – gerade eben *nicht* um eine transsexuelle Geschlechtsdysphorie (sondern um eine passagere Form) handeln dürfte!

Neben dem Phänomen der *Rapid-Onset Gender Dysphoria* und der empirisch nachgewiesenen, dramatischen Veränderung der Sex-Ratio wird von Kinder- und Jugendpsychiatern und Jugendlichentherapeuten eine weitere klinische Beobachtung berichtet: Der Anteil adoleszenter biologischer Mädchen, die sich als „trans" identifizieren, also als Junge selbstkategorisieren, und auf die Frage nach ihrer sexuellen Orientierung angeben, „auf Jungs zu stehen" und sich sexuelle Kontakte ausschließlich mit Angehörigen des männlichen Geschlechts vorstellen können, ist in den letzten Jahren deutlich gestiegen. Ob dies jedoch dazu führt, dass *dauerhaft* der Anteil androphil orientierter Trans-Männer ansteigt (und die diesbezüglichen Angaben in der letzten Zeile der ▶ Tab. 4 geändert werden müssen), bleibt abzuwarten. Ebenso ist derzeit unklar, ob die Angaben zum typischen Coming-out-Alter speziell für diese Subgruppe noch Gültigkeit besitzen oder bald schon nach unten korrigiert werden müssen.

Des Weiteren gibt eine wachsende Zahl der genderdysphorischen Jugendlichen beiderlei biologischen Geschlechts bei der Beantwortung der Frage nach ihrem sexuellen Begehren an, sie seien „pangender", also sexuell interessiert an „allen Geschlechtern", einschließlich varianter/alternativer oder „nonbinärer Geschlechtsidentitäten". Auch die eigene „Geschlechtsidentität" wird seit geraumer Zeit zunehmend häufiger als *non-binär* angegeben, wobei die Selbstkategorisierungen zum einen gerade im Jugendalter einer deutlich größeren Volatilität unterliegen, also häufig nicht zeitkonstant sind, zum anderen aufgrund der Vielzahl unterschiedlicher Definitionen nicht immer trennscharf voneinander abgrenzbar. Ob diese selbstproklamierte Multioptionalität und Offenheit nach allen Seiten auch real gelebt wird, erscheint ungewiss – ebenso wie die Antwort auf die Frage, ob in solchen Fällen des Sich-nicht-festlegen-Wollens oder -Könnens wirklich davon ausgegangen werden kann, dass die Entwicklung einer sexuellen (und geschlechtlichen) Identität bereits erfolgt ist und der adoleszente Selbstfindungsprozess abgeschlossen; ob die Angaben zur sexuellen Orientierung also valide sind. Anderen Jugendlichen fällt es schwer, sich überhaupt zu ihrer sexuellen Orientierung zu äußern („asexuell"); dies trifft deutlich häufiger zu für biologische Mädchen. Und auch hier ist wiederum keine abschließende Beurteilung möglich, ob tatsächlich eine transsexuelle Entwicklung vorliegt.

Wenn im Folgenden die anamnestischen Besonderheiten (und wohl auch ätiologisch bedeutsamen) Unterschiede der Subgruppen einer erst nach Abschluss der psychosexuellen Entwicklung sicher zu diagnostizierenden *Geschlechtsdysphorie vom transsexuellen Typus* erläutert werden, geschieht dies unter dem Vorbehalt, dass in jedem einzelnen Fall natürlich Abweichungen von dem skizzierten (ideal-)typischen Verlauf möglich sind und dass für die Angehörigen der „Generation Z" in ein paar Jahren in der Rückschau möglicherweise andere, von diesen Mustern abweichende Entwicklungsverläufe nachgezeichnet werden können. Außerdem sollte reflektiert werden, dass sich Aussagen wie „geschlechtsatypisch", „gender-nonkonform" oder „burchikos-jungenhaft" stets an gesellschaftlichen Geschlechterstereotypen orientieren bzw. diese zum Bezugspunkt haben. Wichtig und vermutlich auch in prognostischer Hinsicht höchst aufschlussreich wird es sein, zukünftig noch genauer danach zu schauen, aus welcher der vier (sich aus der Kombination aus eigener geschlechtlicher Zuordnung und Sexualpartnerorientierung ergebenen) Teilgruppen sich diejenigen Personen rekrutieren, die ihre Enscheidung bereuen und detransitionieren. Momentan sieht es so aus, als ob dies nicht nur in *absoluten Zahlen* (wegen ihres

Tab. 4: Differenzielle Entwicklungswege bei transsexueller Geschlechtsdysphorie: Synopsis der vier Subgruppen

	„Trans-Mann" (FMT)		**„Trans-Frau" (MFT)**	
sexuelle Orientierung	**gynäphil**	**androphil**	**androphil**	**gynäphil**
Alter zum Zeitpunkt des „Trans-Outing"	~ 18–25 (?)	> 35 (?)	~ 18–25	> 40
Angaben zur Kindheit	Typischer *„Tomboy"*	unbekannt	*„Sissy-boy"*	unauffällig
Spielverhalten, Peergroup	Jungenspiele in Jungengruppen	unbekannt	Mädchen-spiele in Mädchengruppen	Jungenspiele in Jungengruppen, oft Einzelgänger
Kleidung, Haartracht	Ablehnung von Mädchenklei-dung u. langen Haaren	unbekannt	frühes offenes Cross-Dressing	spätes heimliches Cross-Dressing
Geschlechtsdys-phorie	gelegentlich bis häufig, mitunter bereits GD im Kindesalter	unbekannt	häufig – auch bereits im Kindesalter stark ausgeprägt	keine objektiven Hinweise
Angaben zur Pubertät	Thelarche und Menarche „traumatisch"	körperliche Entwicklung eher unproblematisch	körperliche Entwicklung „unstimmig", Bartwuchs „traumatisch"	körperliche Entwicklung eher unproblematisch
Masturbations-fantasien	gynäphil	unbekannt	androphil	gynäphil, oft paraphil besetzt
soziosexuelle Erfahrungen	selten einzelne heterosexuelle Erfahrungen, überwiegend sexueller Kontakt zu Frauen, oft als „Mann" auftretend	oft hetero-sexuelle Vorerfah-rungen, kaum homosexuelle Erfahrungen	meist „passive" homosexuelle Kontakte; gelegentlich in sexuellen Kontakten als „Frau" auftretend	heterosexuelle Vorerfahrungen (Eheschließung, Vaterschaft), daneben trans-vestitisches Crossdressing
Relation im Patientenkollektiv	überwiegend	(bislang) selten	50–70 %	30–50 %

überproportionalen Anteils), sondern auch *relativ* betrachtet deutlich mehr biologisch weibliche Personen betrifft, aber dies muss noch genauer analysiert werden.

5.6.1 Gynäphile biologische Frauen mit Genderdysphorie vom transsexuellen Typus

Auch infolge der Umkehrung der Sex-Ratio bildet diese Gruppe inzwischen eindeutig die Mehrheit unter den Personen, die mit einer klinisch relevanten Genderdysphorie und einem Wunsch nach Einleitung „geschlechtsangleichender", medizinischer und/oder juristischer Maßnahmen in Einrichungen des Gesundheitswesens oder psychosozialen Beratungsstellen vorstellig werden. Ihrem Selbstverständnis nach sind sie „heterosexuelle Transmänner" – wobei wie gesagt gerade bei jungen Frauen (aber auch bei biologisch männlichen, gender-nonkonformen Personen) in jüngster Zeit die Identifikationsschablone *non-binary* großen Zulauf erfährt und zukünftig die Mehrheitsverhältnisse in eine andere Richtung verschieben könnte.

Meist wird rückblickend bereits für die Kindheit ein typisches *Tomboy*-Verhalten, also auffallend burschikoses Auftreten, ein ausgeprägt jungenhaftes Sozialverhalten (sog. „Wildfang") sowie jungentypische Präferenzen bei der Spielzeug-, Spielkameraden- und Kleidungsauswahl bei gleichzeitiger Ablehnung von als mädchentypisch geltenden Attributen berichtet. Dabei ist zu berücksichtigen, dass solche Schilderungen aber durchaus auch nicht ungewöhnlich sind für lesbische jugendliche Mädchen oder junge Frauen, wenn diese nach ihrem homosexuellen Coming-out später über ihre eigene Kindheit reflektieren! Gelegentlich wird erinnert, mitunter fremdanamnestisch berichtet, dass bereits in jungen Jahren der explizite Wunsch formuliert wurde, ein Junge sein zu *wollen* – oder gar der Überzeugung Ausdruck verliehen wurde, in Wirklichkeit ein Junge zu *sein*.

Menarche und Menstruation sind zumeist hoch aversiv besetzt und wurden mehrheitlich „immer schon" als sehr belastend empfunden. Es ist altes sexualmedizinisches Wissen, dass die oft berichteten Dys- und Oligomenorrhoen in einigen Fällen auch durch die in dieser Gruppe überproportional häufig nachweisbaren polyzystischen Ovarsyndrome und Hyperandrogenämie mitbedingt sein können

(Bosinski et al., 1997a/b).[82] Eine libidonöse oder autoerotische Besetzung des eigenen Körpers als Quelle der Lust ist i. d. R. nicht oder nur sehr eingeschränkt möglich. Typischerweise ist der Pubertätseintritt – markiert durch beginnendes Brustwachstum (Thelarche) und alsdann die erste Periodenblutung – der Zeitpunkt, ab dem eine Akzeptanz des sich weiblich entwickelnden Körpers und eine positive Befassung mit diesem den Betroffenen immer schwerer fällt. Die weiblichen Rundungen werden (in diesem Punkt vergleichbar dem Verhalten vieler anorektischer Mädchen) durch weite Kleidung verborgen gehalten, insbesondere die Brust, als Inbegriff des Weiblichen, wird massiv abgelehnt, bisweilen durch stark komprimierende Sport-BHs, enge Shirts oder gar professionelle *Binder* abgeschnürrt, teilweise in selbstschädigender, schmerzhafter und die Atemexkursionen des Brustkorbs mehr oder weniger stark beeinträchtigender Weise. Typisch ist eine entsprechend verkrampft, unsicher oder beschämt wirkende Körperhaltung, mit nach vornunten gezogenen Schultern.

Freizeitaktivitäten insbesondere bei sommerlichen Temperaturen im Freien, vor allem der Besuch von Freibädern, Strandurlaube, das Umziehen in Sammelumkleiden etc. werden phobisch gemieden, ebenso der Blick in den Spiegel, bisweilen wird auch die Körperhygiene (Duschen/Waschen) stark vernachlässigt. Als wichtigstes Anliegen wird häufig der Wunsch nach Entfernung der Brust und Unterdrückung der Menstruation vorgebracht.

Psychopathologisch findet sich, je nach ich-strukturellem Funktionsniveau und abhängig von der bisherigen Bindungs- und Beziehungsgeschichte, die gesamte Bandbreite von insgesamt unauffälliger Persönlichkeitsentwicklung bis hin zu schweren Persönlichkeitsstörungen mit schädlichem Alkoholkonsum oder Drogenmissbrauch, selbst-, seltener fremd-schädigenden Verhaltensweisen – schlimmstenfalls mit schwersten Automutilationen – im Rahmen einer manifesten Borderline-Pathologie, ggfs. auch solche mit schizoiden oder antisozialen Zügen. Das heißt, es gibt in dieser Gruppe schwer psychiatrisch kranke Patienten, aber auch Personen, die „auffällig unauffällig“ erscheinen und einzig den unaufgeregt, konsistent, beständig und überzeugend vorgetragenen Wunsch formu-

82 Eine ähnliche Häufung findet sich interessanter Weise auch in der Gruppe der *„Butch"*-Lesben, eine nicht despektierlich gemeinte, in der Lesbenszene gebrauchte Bezeichnung für sehr maskuline homosexuelle Frauen.

lieren, sozial akzeptiert und, erleichtert durch ein mittels somatomedizinischer Maßnahmen entsprechend verändertes, adäquates äußerliches Erscheinungsbild, ihre Identität als Trans-Mann ausleben zu können.

5.6.2 Androphile biologische Frauen mit Genderdysphorie vom transsexuellen Typus

Chivers und Bailey (2000) sowie Bockting, Benner und Coleman (2009) haben in zwei Übersichtsarbeiten schon in den Nullerjahren über die mittlerweile zunehmend häufiger vorstellig werdenden biologischen Frauen berichtet, die transidentifiziert sind und ihre sexuelle Orientierung/Identität als homosexuell angeben. Hierzulande waren solche Fälle androphiler Trans-Männer lange vergleichsweise selten, und meist handelte es sich um Trans-Outings erwachsener Personen jenseits des 30. Lebensjahres nach einer bis dato heterosexuellen, nicht selten sehr belasteten Lebensgeschichte, oft mit erlittener sexueller Traumatisierung und typischer Borderline-Pathologie, Substanzmittel-/Alkoholkonsum u. ä. Die insgesamt wenigen Berichte über die Therapieverläufe geben wenig Grund zu der Annahme, dass in solchen Fällen die Realisierung des transsexuelen Wunsches mit einer psychischen Stabilisierung verbunden gewesen wäre resp. diese nach sich gezogen hat.[83]

Nach eigenem klinischem Eindruck wächst der Anteil selbsterklärter „schwuler Trans-Jungen/-Männer" derzeit stark an, wobei diese Feststellung meines Wissens noch nicht empirisch gesichert ist – und zudem die bereits formulierten Zweifel hinsichtlich der Beständigkeit dieser (Selbst-)Zuordnung angebracht erscheinen. Auch hier gilt, dass eine Festlegung bei der Entscheidung zwischen nicht-transsexueller Geschlechtsdysphorie und tatsächlich unumkehrbarer transsexueller Entwicklung nicht übereilt getroffen werden sollte. Androphile Transmänner dürften es, vorsichtig formuliert, in der homosexuellen Community

83 Womit nicht gesagt werden soll, dass in Fällen, in denen die Trans-Identifizierung offenbar ein traumakompensatorisches Reaktionsmuster darstellt, ein Transitionswunsch *per se* nicht umgesetzt werden sollte. Auch in solchen Konstellationen kann die Einleitung körperverändernder Maßnahmen erfolgen, wenn diese Entscheidung gut begründet ist. Jedoch sollte die Indikation umso kritischer geprüft werden.

nicht einfach haben, so dass die Chancen eines gelingenden partnerschaftlichen Arrangements mit einer wünschenswerten sexuellen und Beziehungszufriedenheit dann am größten sein dürften, wenn zwei androphil orientierte Trans-Männer sich finden, was tatsächlich häufiger der Fall ist. Möglicherweise verändert sich in der jungen Generation die Situation derzeit aber auch grundlegend. Empirische Daten liegen auch dazu meines Wissens noch nicht vor.

5.6.3 Androphile biologische Männer mit Genderdysphorie vom transsexuellen Typus

Androphile biologische Männer mit Geschlechtsdysphorie haben i. d. R. das Selbstkonzept von sich als „heterosexuelle Frau“ und wünschen sich eine Liebes- und sexuelle Beziehung zu einem heterosexuellen Mann, der sie als Frau wahrnimmt und akzeptiert. Die Betroffenen ersuchen oft schon in jungen Jahren, zunehmend häufiger bereits in der (frühen) Adoleszenz um Hilfe und drängen vielfach auch mit Nachdruck auf die rasche Einleitung medizinischer Maßnahmen zur „Geschlechtsangleichung“. Insbesondere die fortschreitende Maskulinisierung infolge der Testosteronwirkung im zweiten Lebensjahrzehnt bereitet ihnen einen oftmals enormen Leidensdruck, was leicht nachvollziehbar ist. Das durchschnittliche Alter bei Erstvorstellung liegt deutlich unter dem von gynäphilen biologischen Männern mit transsexueller Geschlechtsdysphorie (s. u.).

Anamnestisch ist zu erfahren, dass sie meist schon in frühester Kindheit Mädchen als Spielgefährten bevorzugten, meist eine Vorliebe für als mädchentypisch geltende Spiele, Kleidungsstücke/Haartracht und Accessoires zeigten und sich nicht selten durch ein frühzeitiges Cross-dressing und stark effiminiertes Verhalten auszeichneten, das bisweilen schon im Vorschulalter auffiel und offen ausgelebt wurde, spätestens mit Eintritt in die Pubertät aber für größeres Aufsehen und Konflikte, oft genug auch für Hänseleien, Beleidigungen und (mehr oder weniger) leidvoll erlebten sozialen Ausgrenzungserfahrungen sorgte. Die Darstellung wird meist von den Eltern oder anderen nahen Bezugspersonen bestätigt, bisweilen gibt es auch Fotografien, die das dokumentieren. Gelegentlich wird von massiven homo- oder transphoben Anfeindungen und Angriffen resp.

psychischen und physischen Gewalterfahrungen mit Traumatisierungspotential und teils auch körperlichen Verletzungen berichtet, die manchmal bereits Anlass zur Vorstellung beim Kinderarzt oder Psychologen gaben.
Mit Eintritt in die Pubertät und dem Erwachen von explizit sexuellen Fantasien und Interessen kommt es meist, wenn auch nicht immer, zur Verschlechterung des psychischen Wohlbefindens im Zuge der Auseinandersetzung mit Fragen der geschlechtlichen und sexuellen Identität. Dieser Selbstfindungsprozess ähnelt in mancher Hinsicht dem Coming-out einiger homosexueller Jungen (solange deren sexuelle Orientierung noch ich-dyston ist und von ihnen konflikthaft erlebt wird), verläuft aber meist viel dramatischer. Sofern Selbstbefriedigung möglich ist und nicht ausschließlich scham- und schuldhaft besetzt, fantasieren die Betroffenen sich i. d. R. als von anderen Männern/Jungen begehrte Frau, mehrheitlich ohne paraphile Färbung, oft begleitet von romantischen Gefühlen und einem Schwärmen für bewunderte und begehrte Liebesobjekte. Das Cross-Dressing wird fortgesetzt, ist aber eher Ausdruck der innerlich empfundenen geschlechtlichen Zugehörigkeit zur Gruppe der Frauen und *nicht*, wie bei diagnostisch auszuschließenden, anders gelagerten Konstellationen, einer fetischistisch-transvestitischen Neigung. Die differenzialdiagnostische Abgrenzung erfolgt anhand der unterschiedlichen Vorgeschichte und über eine gründliche Sexualanamnese: So spielt das Cross-Dressing im Kontext der Selbstbefriedigung keine Rolle, d. h., sexuelle Erregung beim Cross-Dressing wird im Regelfall glaubwürdig verneint.

Vielfach überzeugen die Betroffenen in ihrem Auftreten als Mädchen/Frau, das Gesamtbild ist kohärent, und das effeminierte Verhalten stimmt überein mit der gewählten sozialen Geschlechtsrolle. In Kenntnis der bisherigen lebensgeschichtlichen Entwicklung, deren Verlauf ggfs. fremdanamnestisch bestätigt wird, fällt es nicht schwer, sich vorstellen zu können, dass dieser Mensch tatsächlich immer schon in der weiblichen Rolle gelebt hat. In manchen Fällen wirkt das Bemühen um einen femininen Geschlechtsausdruck aber auch übertrieben – was im Einzelfall natürlich Ausdruck des subjektiven Gefühls bzw. aus Angst entstandenen Bedüfnisses sein kann, das soziale Umfeld überzeugen zu müssen. Bisweilen kann dies zu einer dann nicht mehr stimmigen Übersteigerung führen, wirkt nicht mehr authentisch, und das Auftreten gleicht einer Parodie, insofern Geschlechtersterotype grotesk überzeichnet werden.

Der für die allermeisten Betroffenen wichtigste Wunsch ist der nach einem möglichst guten „Passing", um so weit wie möglich diskriminierungsfrei in der gewünschten sozialen Geschlechtsrolle und dem eigenen geschlechtsbezogenen Identitätsempfinden ensprechend ihr Leben führen zu können. Außerdem kommt dem Wunsch nach einer kohabitationsfähigen Scheide eine große Bedeutung zu, ferner wird der Aufbau einer weiblichen Brust (mittels Hormoneinnahme oder Implantat) angestrebt und die kosmetische Entfernung des männlichen Haarwuchses gewünscht, allem voran der Gesichtsbehaarung (Laserepilation), sowie eine weibliche Stimme; diese Ziele werden häufig mit großem Nachdruck verfolgt.

5.6.4 Gynäphile biologische Männer mit Genderdysphorie vom transsexuellen Typus

Es handelt sich um biologische Männer, die sich selbst als lesbische Frau empfinden und eine sexuelle und Liebesbeziehung mit einer Frau anstreben, die sexuelle Orientierung ist also gynäphil. Aufgrund des i. d. R. deutlich späteren Coming-outs wird oft die Bezeichnung *late-onset* oder *sekundäre Transsexualität* verwendet. Von „sekundär" wird deshalb gesprochen, weil dem Trans-Outing häufig eine längere, jahre- oder sogar jahrzehntelange Phase eines Lebens in der männlichen Geschlechtsrolle mit heterosexuellen Partnerschaften (teilweise inklusive Eheschleißungen und eigenen Kindern) vorausging, nicht selten mit einem – zumeist im Verborgenen, im Sinne eines klassischen Doppellebens heimlich betriebenen, bisweilen aber auch innerhalb einer Partnerschaft ausgelebten – fetischistischen Transvestitismus (▶ Abb. 4).

Bei einer Subgruppe spielt der Wunsch nach einer Partnerschaft keine große Rolle bzw. wird ersetzt durch die autoreotische Fantasie, mit *sich selbst als Frau* sexuellen Umgang zu haben, was als *Autogynäphilie* bezeichnet wird (in der ICD-10 zu kodieren unter F65.1, Sonstige Störung der Sexualpräferenz). Darunter versteht man die sexuelle Neigung eines Mannes, sexuelle Erregung durch die Vorstellung von sich selbst als Frau zu erlangen; der eigene Körper wird als sexueller Fetisch feminisiert und so als sexuell erregend erlebt (Blanchard, 1985; Smith et al., 2005). Anamnestisch berichtet wird ein meist früh, machmal bereits in der frühen Kindheit erwachendes, spezielles Interesse an dem Tragen von Frauenkleidung (Strumpfhosen, BHs, Nacht- oder Unterwäsche oder andere weiblichen Accessoires), das mit Eintritt in die Pubertät und dem Beginn masturbatorischer Aktivitäten eine eindeutig sexuell konnotierte, fetischistische Besetzung erfährt. Das bedeutet konkret, dass die weiblichen Wäschestücke vor dem Spiegel posierend getragen und zur Selbstbefriedigung benutzt werden. Eine autogynäphile Sexualpräferenz kann bereits bei Jugendlichen diagnostiziert werden, setzt aber natürlich voraus, dass der Betroffene offen über seine Masturbationsfantasien zu sprechen bereit und in der Lage ist. Ein mögliches transsexuelles Coming-out erfolgt in diesen Fällen meist aber erst im mittleren Lebensalter, durchschnittlich im vierten Lebensjahrzehnt, teilweise aber auch noch später.

Wie kommt es dazu? Im Verlauf kann eine Entwicklung eintreten, in denen die Betroffenen sich zunehmend wohler, ruhiger und entspannter beim Tragen von weiblicher Kleidung und in der weiblichen Geschlechtsrolle fühlen – oder aber, im Falle eines bisherigen Doppellebens, die innere Spannung schlechterdings nicht mehr länger ertragen. In nicht wenigen Fällen wird das drohende Scheitern des bisherigen „Lebens im Falschen" für die Betroffenen immer offensichtlicher und konflikthafter. Das führt zu einer wachsenden Ablehnung der mittlerweile endgültig als unstimmig und fremd empfundenen männlichen Rolle, bisweilen begleitet von Beziehungsabbrüchen, Problemen am Arbeitsplatz, mitunter auch einem schädlichen Gebrauch von Alkohol oder anderer Substanzen. Unter diesen desolaten Umständen stellen sich die Betroffenen dann häufig einem Arzt oder Psychologen vor und vertrauen sich diesem an, auch hinsichtlich ihrer häufig nicht vollständig ins Selbstkonzept integrierten paraphilen Neigung. Die Trans-Identifizierung mutet dabei wie eine Art Flucht aus einem gescheiterten bisherigen Leben an, und die mehr oder weniger vehement geforderte „Umwandlung" als letzte Hoffnung und Rettungsanker in einer hochproblematischen Lebenskrise.

Letzteres bedeutet *nicht*, dass eine „geschlechtsangleichende" Behandlung bei dieser Patientengruppe unter keinen Umständen in Betracht zu ziehen wäre: Auch für diese Gruppe kann die Einleitung einer Transition zu einer Reduktion des massiven Leidensdrucks führen, so dass eine Indikationsstellung nach entsprechend gründlicher Diagnostik fallweise gerechtfertigt werden kann. Geglückte postoperative Verläufe wurden beschrieben (Lawrence, 2003).

„Allerdings bedürfen gerade bei dieser Patientengruppe die gelegentlich vorhandenen überzogenen Heilserwartungen und Illusionen über eine ‚Neugeburt' als Frau notwendig der Relativierung in der hier obligaten psychotherapischen Begleitung."

(Bosinski, 2015)

Unter allen Patienten mit transsexueller Geschlechtsdysphorie sind diese diejenigen mit den größten psychopathologischen Auffälligkeiten und mit hoher Assoziation mit Suchterkrankungen, Depressionen (inklusive Suizidalität), dissoziativen Störungen, schweren Persönlichkeitsstörungen, überwiegend mit Borderline- oder narzisstisch-histrionischen Anteilen, in anderen Fällen auch mit Anhaltspunkten für eine dissoziale Entwicklung. Die genuin sexuelle Konnotierung des „Umwandlungsbegehrens", dessen Ursprung ja in einer paraphilen Neigung liegt, beeinflusst nicht selten die Patientenwünsche bzgl. der angestrebten körperlichen Veränderungen, bspw. die Fixierung auf einen möglichst großen Busen. Bisweilen besteht der Wunsch, den Penis zu behalten bei gleichzeitigem Insistieren auf einem Brustaufbau, um ein Leben als „weiblicher Penisträger mit Brüsten" führen zu können – wobei die oft bereits zuvor bestehende Tendenz zu ausgeprägter Promiskuität sich nahtlos fortsetzt oder noch steigert.

6 Pubertätskrise – Die Leiden der jungen Generation am eigenen Geschlecht

Kernaussagen

- Die Pubertät ist eine Phase umwälzender körperlicher, psychischer und sozialer Veränderungen – teilweise induziert oder sogar maßgeblich gesteuert durch gerichtete Umbau- und Reorganisationsprozesse des reifenden Gehirns, das seinerseits dem Einfluss der Sexualhormone unterliegt bzw. in einzigartiger Weise mit diesen interagiert.
- Ziel und Entwicklungsaufgabe von Pubertät und Adoleszenz ist die Ich-Integration des sich reifungsbedingt verändernden Körpers und der Sexualtität mit ihren vier Funktionsdimensionen bzw. Sinnaspekten (Identitäts-, Beziehungs-, Lust-, Reproduktionsfunktion); die notwendigen Entwicklungsschritte verlaufen für Jungen und Mädchen unterschiedlich.
- Nicht nur infolge medialer Hypersexualisierung (inklusive Objektifizierung der Frau) stellen die erforderliche Festigung einer neuen Körperidentität, die Konsolidierung der geschlechtlichen Identität sowie die Entwicklung der sexuellen Erlebnisfähigkeit und Gestaltung sexueller Beziehungen für Mädchen im Vergleich zu Jungen deutlich größere Herausforderungen dar.
- Typisch für weibliche Jugendliche sind Unsicherheiten in der Körperwahrnehmung und ein depressives Selbstkonzept. Das Risiko für die Entwicklung psychischer Störungen steigt in dieser Zeit stark an. Neben affektiven Erkrankungen (Ängsten, Depressionen) sind in der weiblichen Adoleszenz anorektische und bulimische Essstörungen häufig.
- Angesichts der Tatsache, dass mittlerweile über 80 % der Jugendlichen mit Wunsch nach medizinischen Maßnahmen zur „Geschlechtsangleichung“ Mädchen sind, muss darüber nachgedacht werden, inwieweit die Trans-Identifizierung primär als Versuch zu sehen ist, den als über-

wältigend wahrgenommenen Anforderungen der weiblichen Pubertät auszuweichen.

- Um in diesem Punkt zu einem tieferen Verständnis vorzudringen, ist es hilfreich, die zugrundeliegenden entwicklungspsychologischen bzw. mutmaßlichen psychodynamischen Ursachen herauszuarbeiten sowie die Analogien einer in der Adoleszenz neu aufgetretenen Genderinkongruenz und der Pubertätsmagersucht genauer in den Blick zu nehmen.
- In beiden Fällen handelt es sich um körperdysphorische Störungen mit Bezug zur Sexualität, bei denen intrapsychische und interpersonelle (z. B. Autonomie-Abhängigkeits-)Konflikte in Ermangelung reiferer Bewältigungsstrategien auf den Körper projiziert werden.
- Als charakteristischer Abwehrmechanismus lässt sich bei Geschlechtsidentätsstörungen wie auch bei schweren Essstörungen – neben deutlichen intrapsychischen Spaltungsphänomenen – oft eine Wendung der Aggression gegen das eigene Selbst erkennen, die Ausdruck mangelnder Selbstakzeptanz bzw. eines ausgeprägten Selbsthasses ist.
- Eltern und andere Bezugspersonen sind bei beiden Konditionen häufig massiven Ohnmachts- oder Schuldgefühlen ausgesetzt. Im Rahmen einer entsprechenden Beziehungsdynamik kann sich dies ebenso verstärkend auf die Symptomatik des Patienten auswirken wie die gegenwärtig extrem starke gesellschaftspolitische Affirmation.

Dass die Jugendzeit die schönste und sorgenfreieste Zeit im Leben sei, diese Meinung kann nur dem chronischen Gedächtnisoptimismus Erwachsener entsprungen sein. Nie wieder fühlt man (und vor allem frau) sich so fremd im eigenen Körper, und nie wieder im Leben sind eine solche Fülle umwälzender Veränderungen zu verarbeiten wie in der Pubertät. Ziel und Aufgabe von Pubertät und Adoleszenz sind die Ich-Integration des sich reifungsbedingt verändernden (Geschlechts-)Körpers und der Sexualität, der Aufbau intimer Beziehungen, die Entwicklung der Fruchtbarkeit und Fortpflanzungsfähigkeit, von Identität, Selbständigkeit und Autonomie, sozialer Kompetenz und von realistischen Zukunftsperspektiven. Diese Vorgänge berühren das Leben mit all seinen Brechungen, Sehnsüchten und Ängsten und setzen einerseits Widerstandskraft und Durchsetzungsfähigkeit, andererseits ein hohes Maß an Veränderungsbereitschaft, Flexibilität sowie fortgeschrittene Fähigkeiten zur Emotions- und Selbstregulation voraus.

Aspekte der psychosexuellen und Identitätsentwicklung

- Festigung einer neuen Körperidentität und Ich-Integration des sich im Zuge der Pubertät wandelnden Körpers; Konsolidierung des geschlechtsbezogenen Zugehörigkeitsgefühls
- Auseinandersetzung mit der sich unter dem Einfluss der (nativen) Sexualhormone während der Pubertät manifestierenden individuellen sexuellen Präferenzstruktur
- Gestaltung sexueller Beziehungen und Entwicklung der eigenen sexuellen Identität auf der Grundlage altersgemäßer soziosexueller Erfahrungen
- Autonomie/Ablösung von den Eltern, Relativierung des Einflusses der Herkunftsfamilie und Festlegung eigener Einstellungen, Bewertungskategorien und Wertrangfolgen
- Entwicklung realistischer beruflicher Pläne und Lebensentwürfe sowie von geeigneten Strategien zur eigenen Positionierung unter Gleichaltrigen

Im Folgenden werden nach einem einleitenden Überblick über die während der Pubertät stattfindenden psychischen Wandlungs- und Hirnreifungsprozesse – *erstens* – die zentralen Entwicklungsaufgaben der Adoleszenz und die damit oft einhergehenden Schwierigkeiten ausführlichst erörtert. Dies sind zum einen die im Zuge der Pubertät erforderliche Festigung einer neuen Körperidentität, zum anderen die sexuelle Identitätsfindung inklusive Entwicklung der sexuellen Erlebnisfähigkeit. Im Geschlechtervergleich verlaufen sowohl die Ich-Integration des sich verändernden Körpers als auch die Konsolidierung des eigenen Begehrens und die Gestaltung sexueller Beziehungen in manchen Punkten unterschiedlich. Für Mädchen sind die dafür notwendigen Entwicklungsschritte ganz besonders herausfordernd. Aus diesem Grunde erscheint es nicht nur *sinnvoll*, sondern eingedenk der erklärungsbedürftigen Inversion der Sex-Ratio (► Kap. 2) bei den Fällen neu-diagnostizierter Geschlechtsdysphorie im Jugendalter geradezu *unverzichtbar*, auf einige Besonderheiten der weiblichen Adoleszenz vertiefend einzugehen und die unausweichlichen Anpassungs- und psychischen Integrationsaufgaben von jugendlichen Mädchen im Zuge der pubertätsbedingten körperlichen, psychischen und sexuellen Reifung gesondert im Detail zu betrachten.

Ausgehend von diesen primär entwicklungspsychologisch-psychiatrischen Überlegungen werden – *zweitens* – evidente Analogien von Geschlechtsdysphorie und Anorexie diskutiert. Die Gemeinsamkeiten bestehen unter anderem darin, dass es sich in beiden Fällen um körperdysphorische Störungen mit direktem Bezug zur Sexualität handelt, und dass beide psychische Erkrankungen als maladaptive Lösungsstrategien zur Bewältigung eines subjektiven Überforderungserlebens während der Pubertät/Adoleszenz verstanden werden können, welches sich bei weiblichen Jugendlichen erfahrungsgemäß deutlich häufiger einstellt.

6.1 Moratorium Pubertät – „Friedhof der Kuscheltiere. Exhumierung nicht ausgeschlossen"[84]

Bis vor einigen Jahren war es gängige Lehrmeinung, dass die für die Pubertät und Adoleszenz typischen Verhaltensweisen Jugendlicher vorwiegend auf die Wirkung der geschlechtsspezifischen Sexualhormone zurückgehen. Mittlerweile besteht Konsens, dass Hormone und gerichtete Umbau- bzw. Re-Organisationsprozesse des Gehirns in dieser Zeit in einzigartiger Weise interagieren (Giedd, Raznahan, Mills und Lenroot, 2012). Dabei verläuft die Reifung des Gehirns sozusagen von „hinten nach vorn", von den einfacheren zu den höheren Funktionen, d. h. nicht alle Hirnregionen und neuronalen Netzwerke reifen gleichzeitig oder gleich schnell. Wahrnehmung, Bewegungssteuerung und räumliche sowie zeitliche Orientierung oder der Schlaf-Wachrhythmus werden jetzt, wenn auch oft genug ineffizient, neu justiert, und zuletzt reift der präfrontale Cortex, der für

84 Nach einem Zitat von Peter Rudl (*1966), deutscher Aphoristiker

planendes Handeln, Abwägen, überlegte Entscheidungen, Besonnenheit und Impulskontrolle zuständig ist (Krone, 2011). Bestimmte Verhaltensweisen und vorübergehende Beeinträchtigungen sind – mit individuellen Unterschieden – bei beiden Geschlechtern gleichermaßen pubertätstypisch:

- Gefühlsschwankungen und Schwierigkeiten der Emotionsregulation
- Wechselnd-alternierende Überwertigkeit-/Minderwertigkeitsgefühle
- Identitäts- und Rollenunsicherheit, Schüchternheit, „Schamkrise"
- Eingeschränkte Fähigkeit zu vorausschauendem Planen und Handeln
- Mangelnder Sinn für Gefahren, riskantes und leichtsinniges Verhalten
- Egozentrismus und rebellisches Verhalten, „physiologischer Narzissmus"

Jugendliche suchen neue Erfahrungen, deren Konsequenzen nicht immer richtig bedacht und deren Risiken nicht korrekt eingeschätzt werden können – viele Wirren der Pubertät erklären sich aus dieser Abfolge der Hirnreifungsprozesse. Die Pubertät ist eine Zeit, in der Gefühle und Verhalten Jugendlicher den Eltern gegenüber besonders widersprüchlich sein können, gelten doch die Individuation und Ablösung von den primären Bezugspersonen, die Umgestaltung der Objektbeziehungen sowie die Relativierung des Einflusses der Herkunftsfamilie und die Entwicklung eigener Bewertungsmaßstäbe als wesentliche Entwicklungsaufgaben der Adoleszenz. Im Zuge dessen ist es wichtig und richtig, wenn Eltern dann auch ihre eigene Meinung geltend machen, auf Regeln bestehen, auch mal entschieden „Nein" sagen. Erzieherische Gleichgültigkeit ist auch und gerade in der schwierigen Lebensphase der Pubertät für Jugendliche verletzend, sie wollen Gewissheit haben und Grenzen erfahren – und sei es nur deshalb, damit sie spüren können, wann sie eine Grenze erreichen oder überschreiten. Denn Grenzüberschreitung und Tabubruch können in der Pubertät durchaus lustvolle Erlebnisse sein und sind auch notwendig, um eigene Handlungsspielräume und Grenzen auszuloten, was aber nur möglich ist, wenn es Grenzsetzungen gibt.

Dabei spielen die Auseinandersetzung mit Sexualität, das vorsichtige Ausloten bzw. der Abgleich eigener psychischer, emotionaler, erotisch-sexueller Bedürfnisse mit denjenigen der anderen, einschließlich des erforderlichen Ausbalancierens von alterstypischen Autonomie- und Abgrenzungsbestrebungen einerseits und regressiv-kindlichen Bedürfnissen andererseits, in der Adoleszenz eine überragende Rolle. Kurz gesagt: „Das Sexuelle“, in einem weiter gefassten, dem mehrdimensionalen Verstandnis von Sexualität gerecht werdenden, aber auch im engeren, expliziten Sinne, ist *das* zentrale Thema dieser Lebensphase und stellt andere Entwicklungsaufgaben der Adoleszenz in den Schatten. Die Herausforderungen und beinahe regelmäßig eintretenden, mehr oder weniger stark ausgeprägten Irritationen während der Pubertät beziehen sich auf die Wahrnehmung der körperlichen Veränderungen ebenso wie das in dieser Qualität und Intensität erstmalige Erleben erotischer Attraktion, Verliebtheit und sexueller Erregung. Im Vergleich zu Kindern erleben Jugendliche diese altersabhängigen, bio-psychosozialen Entwicklungs- und Reifungsschritte deutlich reflektierter. Sie nehmen die pubertätsbedingten Veränderungen des Körpers, das zunehmende sexuelle Verlangen und die im Rahmen dessen erfolgende, individuelle Ausgestaltung des eigenen sexuellen Begehrens ebenso bewusst wahr wie die veränderten Reaktionen der erwachsenen Umwelt auf den nunmehr geschlechtsreifen Körper – ganz zu schweigen von den sich radikal wandelnden Peer-Beziehungen in- und außerhalb der eigenen Geschlechtergruppe.

Dabei ist festzuhalten, dass die Entwicklung von Jungen und Mädchen in der Adoleszenz in mancherlei Hinsicht – somatisch wie auch psycho-soziosexuell – unterschiedlich verläuft und dass die Anforderungen der zu bewerkstelligen Integrationsleistung und Anpassung an die neue Situation zwischen den Geschlechtern erheblich differieren. Aus vielerlei Gründen wird der Schwierigkeitsgrad bei der Verarbeitung und Akzeptanz der eintretenden körperlichen Veränderungen für weibliche Jugendliche höher liegen, woran die in unserer Gesellschaft übliche Fetischisierung des Geschlechtskörpers der Frau, insbesondere das übertriebene und unrealistische Schlankheitsideal einen nicht unerheblichen Anteil haben dürfte.

Einen deutlichen Ausdruck findet die offenbar höhere emotionale Belastung von adoleszenten Mädchen in der in dieser Entwicklungsphase zu konstatierenden, empirisch nachgewiesenen Zunahme der Inzidenz psychischer und psychosomatischer Erkrankungen bei weiblichen Jugendlichen. Neben anderen, vorrangig internalisierenden Störungsbildern, respektive affektiven Erkrankungen (Depressionen, Angststörungen) sind hier vor allem anorektische und bulimische

Essstörungen (Pubertätsmagersucht) samt der diesen Erkrankungen zugrunde liegenden Körperwahrnehmungs-/Körperbildstörung sowie der in jüngerer Zeit zu verzeichnende, weiter oben ausführlich erläuterte Zuwachs an Erstvorstellungen von jugendlichen Mädchen mit – oft nur temporärer, nicht überdauernder – Geschlechtsinkongruenz bzw. Genderdysphorie zu nennen (Aitken et al., 2015; Kaltiala-Heino et al., 2015). Für diese Störungsbilder sind der direkte Sexualbezug und ein ursächlicher, wenn auch sicher nicht monokausaler Zusammenhang mit subjektivem Überforderungserleben und dem Scheitern an pubertätsspezifischen Anpassungs-, Bewältigungs- und Integrationsaufgaben offensichtlich.

6.2 Probleme der weiblichen Adoleszenz – Körperdysphorie, depressives Selbstkonzept

In den vielen Jahrzehnten, in denen Kinder- und Jugendpsychiater bzw. Kinder- und Jugendlichen-Psychotherapeuten[85] der schulischen und elterlichen Sexualerziehung ihre ärztliche, psychologische und (sozial-)pädagogische Kompetenz in Beratungs- und Behandlungskontexten an die Seite stellen – stets haben weibliche Jugendliche dieses Informations- und Unterstützungsangebot mit großem Interesse angenommen. Andererseits haben sie aber auch immer wieder ein altersphasentypisches, in der weiblichen Adoleszenz häufig auftretendes depressives Selbstkonzept und Unsicherheiten in der Körperwahrnehmung zu erkennen gegeben (► Abb. 5 links). Bemerkenswert ist, dass dies für nicht-klinische Stichproben von Schülerinnen und für manifest psychisch erkrankte, behandlungsbedürftige jugendliche Mädchen gleichermaßen gilt, wenn auch in unterschiedlicher Häufigkeit, Ausprägung und Schwere.

Wenn aber im vergangenen Schuljahr eine große Anzahl von Mädchen (im Rahmen einer eigens auf die Fragen und speziellen Bedürfnisse weiblicher Jugenlicher zugeschnittenen Mädchensprechstunde) auf die an sie gerichtete Frage nach

85 Oder auch Fachärzte für Frauenheilkunde, Pädiatrie oder Allgemeinmedizin im Rahmen der Primär- (hausärztlichen) und psychosomatischen Grundversorgung.

dem Wunsch an eine gute Fee antwortet „dass ich lieber ein Junge wäre" (▶ Abb. 5 rechts) – eine Antwort, die uns früher so konkret nur äußerst selten begegnet ist –, dann kann man das nicht losgelöst von der aktuellen medialen Präsenz dieses Themas erklären (Korte und Tschuschke, 2023; Korte et al., 2020). Die Nachfrage, ob es dabei um den Wunsch nach einem Penis und anderen primären und sekundären männlichen Geschlechtskennzeichen geht, wird von der Mehrzahl der Mädchen verneint. Im Vordergrund steht vielmehr, dass Mädchen-Sein und Frau-Werden ganz grundsätzlich und insbesondere heute mit vielfältigen Nachteilen, Einschränkungen und Überforderung verbunden wird.

Es liegt somit zwar eine starke Ablehnung des sich verändernden weiblichen Körpers und/oder der weiblichen Geschlechtsrolle vor, aber *kein* dezidiertes Verlangen nach den Körpermerkmalen des anderen Geschlechts. Diese Mädchen erfüllen demnach also *nicht* die diagnostischen Kriterien einer klinisch relevanten Geschlechtsdysphorie nach DSM-5. Dennoch führt eine solche Symptomschilderung des Öfteren zu *Fehldiagnosen* und veranlasst manche ärztlichen Kollegen zur eilfertigen Überweisung der Jugendlichen an entsprechende Spezialambulanzen. Zumal nicht wenige der verunsicherten Teenager diesen externen Zuschreibungen gar nicht widersprechen, erfahren sie doch darüber – die Fremd- und Selbstkategorisierung als „trans" – das ersehnte Gefühl, *in* und *mit* ihrem Leiden an den pubertätsbedingten Veränderungen ernst genommen zu werden. Dadurch kann sich eine folgenreiche *Eigendynamik* entwickeln, mit vollständiger Übernahme jener gesellschaftspolitisch derzeit so hoch im Kurs stehenden Identifikationsschablone („trans-kid"). Das ist verständlich, weil diese eine plausibel erscheinende Erklärung für das negative Selbst- und Körpergefühl liefert („im-falschen-Körper-geboren").

- **Ich bin** 13 **Jahre alt**
- **Ich bin** / **cm groß**
- **Ich wiege** / **kg**
- **Fühlst du dich in deinem Körper wohl:**

  ○ immer

  ⊗ nicht immer
  warum nicht? ist einfach so

  ○ nein
  warum nicht?
- **Würdest du gerne etwas an dir austauschen?**

  ○ nein

  ⊗ ja
  was? Alles
- **Wenn es eine gute Fee gäbe, worum würdest du sie bitten?**

  das ich Hübscher werde und deiner ein Pferd

- **Ich bin** 14 **Jahre alt**
- **Ich bin** 153 **cm groß**
- **Ich wiege** **kg**
- **Fühlst du dich in deinem Körper wohl:**

  ○ immer

  ○ nicht immer
  warum nicht?

  ⊗ nein
  warum nicht? Würde Lieber ein Junge sein
- **Würdest du gerne etwas an dir austauschen?**

  ○ nein

  ⊗ ja
  was? das geschlecht
- **Wenn es eine gute Fee gäbe, worum würdest du sie bitten?**

  das ich ein Junge werden will

Abb. 5: Links: Depressives Selbstkonzept einer 13-Jährigen (2021) Rechts: „das(s) ich ein Junge werden will" (2023)

Neben den beschriebenen Verstärkungsmechanismen dürfte in einem Teil der Fälle auch das pubertätstypische Bedürfnis nach Einzigartigkeit, Originalität und zugleich identitätsstiftender Gruppenzugehörigkeit eine nicht unbedeutende Rolle spielen (Korte und Tschuschke, 2023). Zu verhindern wäre diese überaus missliche, bisweilen fatale Weichenstellung durch eine höhere Beratungskompetenz in der Primärversorgung. Keineswegs im Widerspruch dazu stehend ist einzuräumen: Die Grenze zwischen den verschiedenen Ausdrucksformen pubertätsbedingter Reifungskonflikte ist nicht in jedem Fall leicht und eindeutig zu ziehen. Denn zunehmend häufiger gibt es Überschneidungen und fließende Übergänge, z. B. zwischen Anorexie, körperdysmorpher Störung (etwa die isolierte Ablehnung der weiblichen Brust) und Geschlechtsdysphorie, worauf bei der Erörterung der häufigen Komorbiditäten (▶ Kap. 5.4) bereits eingegangen wurde und noch zurückgekommen wird.

Selbstverständlich muss eine Differenzierung hinsichtlich der unterschiedlichen Ausprägungen und Schweregrade körperdysphorischen Empfindens vorgenommen werden. Festzuhalten ist jedoch gleich vorneweg: Auch bei einem Großteil der stärker betroffenen, die diagnostischen Kriterien einer Geschlechtsdysphorie vollumfänglich erfüllenden Mädchen gibt es – das ist der springende Punkt – oft keinerlei Hinweise auf eine Vorgeschichte geschlechtsinkongruenten Erlebens in der Kindheit. Vielmehr erfolgte das „Trans-Outing" plötzlich und für das familiär-soziale Umfeld überraschend erst mit Einsetzen der Pubertät, offenbar ursächlich damit im Zusammenhang stehend, im Sinne einer maladaptiven Reaktion auf die als belastend oder überfordernd empfundenen, reifungsbedingten Veränderungen. Um den anhaltenden Trend einer Inversion der Sex-Ratio erklären zu können (► Kap. 2.3), lohnt sich der Blick auf geschlechtstypische Unterschiede in der Perzeption der pubertätsbedingten (körperlichen und psychischen) Reifungsprozesse.

6.2.1 Festigung einer neuen Körperidentität – Tatsächliches und gefühltes Übergewicht

Der Mädchenkörper verändert sich während der Pubertät zielführend im Hinblick auf den Fortpflanzungsaspekt der Sexualität. Dabei schafft die Natur zunächst alle Voraussetzungen, bevor sie mit Eintritt der Menarche die Funktion selbst etabliert. Die äußeren Zeichen der weiblichen Geschlechtsreife beginnen mit der Entwicklung der Schambehaarung, gefolgt von der Brustentwicklung und der Achselbehaarung. Darüber hinaus nimmt bei Mädchen in der Pubertät das Fettgewebe um 50 % zu, der weibliche Körper wird kurvig – ein seit Jahrtausenden bewährtes Prinzip, um auch in Hunger- und Notzeiten durch Rückgriff auf das eigene Körperfett den Erfolg einer Schwangerschaft zu gewährleisten. Etwa zwei Jahre nach Beginn der Brustentwicklung ist die erste Menstruation zu erwarten, mit deren Einsetzen ist das Längenwachstum von Mädchen im Wesentlichen abgeschlossen. All diese reifungsbedingten Veränderungen des Körpers verlangen den Mädchen *erhebliche Integrations- und Anpassungsleistungen* ab. Angesichts dieser gewaltigen Umwälzungen stellt sich unter anderem die Frage: Wie formieren sich weibliches Körperbild und Körperzufriedenheit junger Mädchen?

Der Begriff „Körperbild“ (body image) wurde in den 1930er Jahren von Paul Ferdinand Schilder eingeführt und als *picture of our own body which we form in our mind* definiert (Schilder, 1935). Heute wird der Begriff weiter gefasst und bezieht sich neben der Perzeption und den Vorstellungen über den eigenen Körper auch auf dessen subjektive Bewertung. Letztere unterliegt in entscheidendem Maße gesellschaftlich-normativen Vorgaben, kulturellen Prägungen und zeitgenössischen, medial vermittelten ästhetischen Idealen oder wird zumindest durch diese stark beeinflusst. Viele Mädchen wachsen mit Barbie auf, einer Kunstfigur mit extrem schlanker Taille und ebensolchen Hüften, deren Gestalt keinerlei Platz lässt für Organe, von einer Schwangerschaft ganz zu schweigen. Im Vergleich empfinden Mädchen ihren weiblich veränderten Körper in der Regel als zu weich, entgrenzt und dick. Dazu gibt es eindrucksvolle statistische Zahlen: Nach Analyse der BMI-Daten von 936 Mädchen im Alter zwischen 11 und 17 Jahren waren laut KiGGS-Studie des Robert-Koch-Instituts (Schienkiewitz, 2019) 18,1 % übergewichtig oder adipös, 7,5 % waren untergewichtig, 74,5 % normalgewichtig. Etwa jedes fünfte Mädchen zwischen 11 und 17 Jahren in Deutschland ist also nach objektiven Kriterien zu dick. Die KiGGS-Daten zeigen aber darüber hinaus, dass unter den objektiv normalgewichtigen Mädchen viele unter einem verzerrten Körper-Selbstbild leiden, wenn 54,5 % der 11–17-jährigen normalgewichtigen Mädchen angeben, dass sie sich für „ein bisschen zu dick“ oder „viel zu dick“ halten. Der Anteil normalgewichtiger Teenager weiblichen Geschlechts, die durch diese unrealistische Körperwahrnehmung Einbußen ihres Selbstwertgefühls erleiden, war dabei stärker gestiegen als der Anteil der objektiv Übergewichtigen.

Die sozialen, medialen und kulturellen Einflüsse auf adoleszente Mädchen, sich – nicht selten in selbstschädigender Weise – dem Diktat des herrschenden Schönheits- und Schlankheitsideals zu unterwerfen (Borkenhagen, Stirn und Brähler, 2013), treten hier offen zu Tage. Vor allem infolge *medialer Hypersexualisierung* wird ein erheblicher Druck aufgebaut. Der Glaube an die eigene Attraktivität ist für viele Frauen so schwer zu erlangen wie die perfekte physische Schönheit selbst. Das unrealistische Ideal von androgyner Schlankheit und virtueller Schönheit verhindert, dass Mädchen ihren erwachsen werdenden Körper und die hinsichtlich der Fertilität symbolische Bedeutung dieser Veränderungen akzeptieren können („Ich habe so einen Pferdearsch gekriegt").

Eine Reihe von Studien liefern Hinweise, dass eine große Zahl pubertierender Mädchen als Reaktion darauf *massive Selbstzweifel* entwickeln: Sie halten sich für hässlich, unattraktiv und schämen sich infolge einer gestörten Selbstwahrnehmung für bestimmte Teile ihres Körpers. Die vermeintlich mangelnde Festigkeit des Körpers durch Zunahme des Fettanteils, Schambehaarung und auch die Menstruation stehen im Widerspruch zum Körperkult einer sich in Selbstoptimierung übenden Gesellschaft und zu den Möglichkeiten der Körpermodifikation. Infolgedessen muss das Urteil über die eigene körperliche Ausstattung negativ ausfallen. Wenn aber das eigene Körperbild permanent diskrepant von dem erwünschten wahrgenommen wird, dann führt das zu einer tiefen Verunsicherung über den Wert als Person, von der sich viele Frauen, wenn überhaupt, erst spät wieder befreien können.

6.2.2 Ideal der geschlossenen Muschel – Körperakzeptanz am Beispiel des äußeren Genitales

Nicht wenige Mädchen sind unsicher, ob das, was sie an sich bemerken, normal ist, und können sich aus naheliegenden Gründen schwerer als Jungen durch simples Vergleichen Sicherheit verschaffen. Die Befürchtung, anders zu sein als andere, hinterlässt Unklarheit und Selbstzweifel (► Abb. 6). Das aktuelle ästhetische Ideal der Vulva ist definiert durch straffe, volle äußere Schamlippen, die die inneren vollständig bedecken. Mädchen ahnen nicht, dass die Bilder in Hochglanzmagazinen häufig nachbearbeitet und retuschiert wurden und sind verunsichert durch ihre vermeintliche eigene ästhetische Unzulänglichkeit. Die Gründe für den nachgewiesenen Anstieg ästhetisch motivierter Eingriffe am äußeren weiblichen Genitale sind komplex. Aber sicher tragen knappe Badebekleidung, die starke Präsenz von Nacktheit in den Medien und nicht zuletzt die Verbreitung von erotischem/pornografischem Bild- und Filmmaterial in den digitalen Medien bzw. im Internet (Korte, 2018; 2020b) dazu bei, dass sich für diesen Körperbereich ästhetische Normen herausgebildet haben.

Zudem haben partnerschaftliche Sexualpraktiken eine Diversifizierung erfahren, der Oralverkehr ist auch für Jugendliche Teil des sexuellen Repertoires. Die Modeerscheinung der Intimrasur ist da nur eine logische Konsequenz, die wiederum zu einer neuen Sichtbarkeit der äußeren Genitalien führt.

> *„Eine bis dato primär zur Privatsphäre zählende Körperregion – die Schamregion – unterliegt fortan einem Gestaltungsimperativ."*
>
> (Borkenhagen und Brähler, 2010, S. 8)

Das männliche Genital muss möglichst groß und prominent sein, was durch die heutzutage weit verbreitete Intimrasur unterstützt wird, das weibliche dagegen klein und vorpubertär – dem „Ideal der geschlossenen Muschel" entsprechend, wie man in Werbeannoncen für genitalchirurgische Eingriffe (Labienreduktionsplastik) lesen kann.

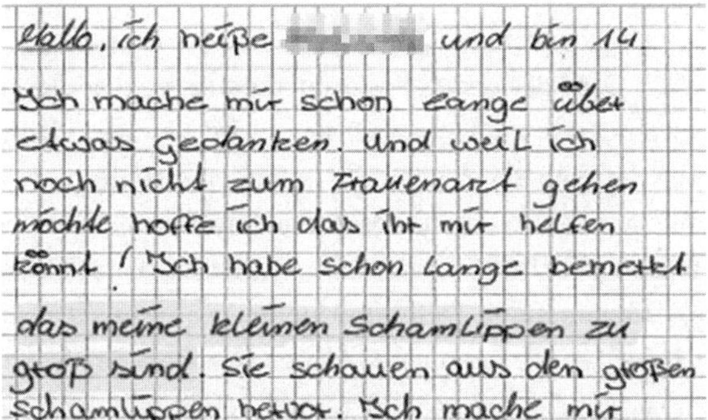

Hallo, ich heiße [illegible] und bin 14.
Ich mache mir schon lange über etwas Gedanken. Und weil ich noch nicht zum Frauenarzt gehen möchte hoffe ich das ihr mir helfen könnt! Ich habe schon lange bemerkt das meine kleinen Schamlippen zu groß sind. Sie schauen aus den großen Schamlippen hervor. Ich mache mir große Gedanken darüber und weiß nicht was ich tuen soll. Es sieht ziehmlich ekelig aus. Was ist wenn ich mit einem Jungen schlafen will und er ekelt sich davor? Geht das wieder weg oder ist das immer so? Bitte helft mir?

Abb. 6: „meine kleinen Schamlippen sind zu groß …"

6.2.3 Die Menstruation – Geschenk, notwendiges Übel oder Zumutung?

Ein eklatanter Unterschied der geschlechtsspezifischen somato-sexuellen Entwicklung liegt darin, dass der Eintritt der Sexualreife bei adoleszenten Mädchen durch die *Menarche* markiert wird, einem in der Regel nicht besonders lustvollen, vielmehr häufig unangenehm erlebten, bisweilen konflikthaft verarbeiteten körperlichen Reifungsvorgang, während die Erfahrung der *Ejakularche* heutzutage für die große Mehrzahl der Jungen ein überwiegend positiv bewertetes Ereignis darstellt, das für den pubertierenden Jugendlichen nicht selten sogar Anlass einer „jubilatorischen Geste" ist. Die subjektiv so verschiedenartige Wahrnehmung der unterschiedlich verlaufenden somato-sexuellen (und damit einhergehenden psycho-sexuellen) Reifungsschritte bei Mädchen und Jungen ist seit Langem belegt. Die erstmalige Menstruation erlebt ein Drittel der Mädchen als unangenehm (33 %), ein Viertel als ambivalent (22 %), wohingegen nur ein geringer Prozentsatz der Jungen unangenehme Assoziationen (4 %) berichtetet (Kluge, 1998). Dass der erstmalige Samenerguss vom adoleszenten Jungen zumeist positiv wahrgenommen und verarbeitet wird, wundert nicht, weil er in der Regel im Rahmen der Selbstbefriedigung stattfindet, also mit dem Erleben eines einzigartig sinnlichen Gefühls einhergeht oder während eines ebenfalls meist positiv konnotierten „feuchten Traums" erfolgt. Nur in Einzelfällen überwiegen hier Scham- und Schuldgefühle. Liefert bei Jungen spätestens die Ejakularche den Orgasmus quasi „frei Haus", sammeln Mädchen sexuell-orgastische Erfahrungen erst im weiteren Verlauf der Pubertät oder im frühen Erwachsenenalter (teilweise noch später), und diese sind eben nicht, anders als bei männlichen Jugendlichen, ein Marker der eingetretenen körperlichen Sexualreife.

Die Veränderungen der inneren weiblichen Geschlechtsorgane bleiben dem Blick von Mädchen verborgen, und nur die wenigsten Mädchen haben jemals Gelegenheit, von kompetenter Seite etwas über die faszinierenden Abläufe in ihrem Körperinneren zu erfahren.[86] Der durch die Menarche dokumentierte Eintritt

86 Zitat einer Jugendlichen: „Als ich meiner Mutter erzählt habe, dass ich meine erste Regel bekommen habe, hat sie nur gesagt ‚Ach Du Schreck, jetzt bist du auch mit dem Mist dran'."

der Sexualreife stellt also für Mädchen ein merkwürdiges, ambivalent besetztes Geschehen dar: Einerseits wird erste Menstruation von den meisten Mädchen mit Spannung erwartet, symbolisiert sie doch Erwachsenwerden und eine positive Bestimmung der definitiven Zugehörigkeit zum weiblichen Geschlecht. Andererseits konfrontiert die Regel die Mädchen mit einer Fülle von Missempfindungen. Die damit verbundenen Assoziationen beruhen vor allem auf einem Verlust von Sauberkeit und Kontrollle. Viele Mädchen werden in ihren ersten fertilen Jahren durch mehr oder minder starke Dysmenorrhoe geplagt. Auch die Bewegungseinschränkung wird beklagt, Mädchen fühlen sich durch den Verlust des kindlich unabhängigen Körpergefühls gehandicapt. Prämenstruelle Stimmungsverschlechterung, Gewichtsschwankungen, Heißhungergefühle, Veränderungen des Hautbildes, Introvertiertheit und soziale Empfindlichkeit begleiten viele Mädchen während des vierwöchentlichen Zyklus – und viele Mädchen empfinden die Regel in der Konsequenz als belastend und wahre Zumutung (► Abb. 7).

Wenn unumstritten ist, dass das körperliche und seelische Befinden vor und während der Menstruation von jedem Mädchen vor dem Hintergrund ihres Wissens und ihrer Einstellung wahrgenommen wird, dann kann es nicht wundern, dass viele Mädchen aus Mangel an Informationen von kompetenter Seite diesen prinzipiell vitalen Vorgang ihres Körpers verdrängen und so die Handlungsebene und damit ein positives, autonomes Körpergefühl nur schwer wiedererlangen können (Gille et al., 2010). Das wiederum bereitet den Boden dafür, dass sich auf Basis negativer Konditionierung das Gefühl einstellt: Jungen haben es irgendwie leichter! Die Auseinandersetzung mit dem weiblichen Körper im Allgemeinen und der Menstruation im Besonderen ist deshalb ein sozialer Lern- und Entwicklungsprozess, auf den ein Mädchen im Sinne der *Fertility awareness* ein Anrecht hat.

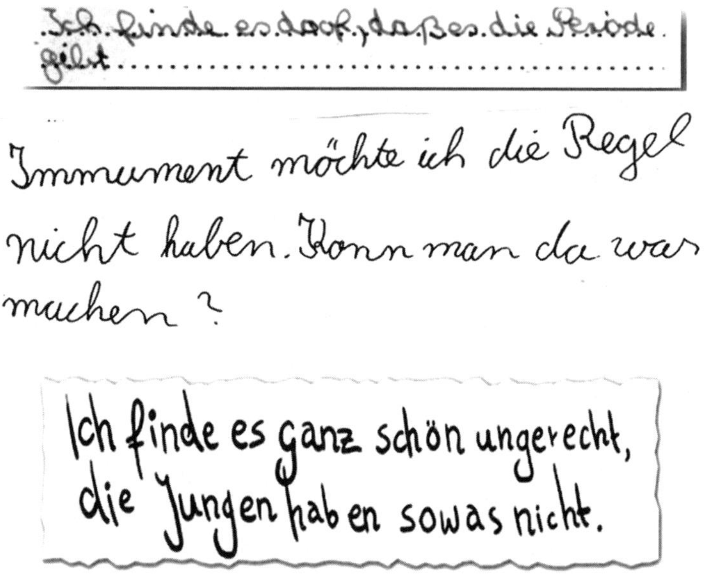

Ich finde es doof, daß es die Periode gibt

Immoment möchte ich die Regel nicht haben. Kann man da was machen?

Ich finde es ganz schön ungerecht, die Jungen hab en sowas nicht.

Abb. 7: Menstruationsperzeption junger Mädchen

6.3 Gestaltung sexueller Beziehungen – Lieben lernen in Zeiten innerer Orientierungslosigkeit

Sexualität ist ein Grundbedürfnis eines jeden Menschen nach körperlich-sinnlichem Lustempfinden, nach Nähe, Intimität, Geborgenheit, Selbstvergewisserung und Bestätigung, liebens- und begehrenswert zu sein. Und Pubertät und Adoleszenz sind *die* lebensgeschichtliche Phase, in der Körperlichkeit und Sexualität zu zentralen Themen werden und in denen Mädchen im besten Fall ein positives, lustvolles Verhältnis zu ihrem Körper und zu ihrer Weiblichkeit entwickeln. Mit ihren vier Sinnaspekten begleitet uns Sexualität ein Leben lang, mit durchaus unterschiedlicher individueller, geschlechts- und lebensphasenspezifischer Gewichtung oder Ausprägung.

Die Sinnaspekte der Sexualität

- Identitätsaspekt: sich als Individuum als begehrenswert, angenommen und akzeptiert zu erfahren, geliebt zu werden, zugleich selbst jemanden lieben zu können und darüber ein stabiles Selbstwertgefühl zu entwickeln
- Beziehungsaspekt: Emotional gebunden zu sein in einer Beziehung zu einem anderen Menschen; sich geborgen zu fühlen und die Gewissheit zu erfahren, nicht allein zu sein
- Lustaspekt: sexuelle Aktivität als einzigartiges sinnliches Erlebnis und zugleich körpersprachliche Kommunikations-/Ausdrucksform im Zusammensein mit einem geliebten Menschen; Antrieb und Belohnung für sexuelles Verhalten
- Fortpflanzungsaspekt: Zeugung, Austragen und Geburt eines Kindes und damit Gründung einer eigenen Familie, jedoch fakultativ und zeitlich begrenzt (von der Menarche/Pubertät bis Menopause)

Den Identitäts- und Beziehungsaspekt erleben Kinder von Anfang an, auch die Lustdimension ist angeboren und sollte pädagogisch begleitet werden, um Kindern ein positives und ganzheitliches Bild von Sexualität zu vermitteln und ihnen zugleich die Ideale der sexuellen Selbstbestimmung, notwendigen Grenzziehung und wechselseitigen Rücksichtnahme nahezubringen. Der Fortpflanzungsaspekt dagegen wird erst unter dem Einfluss der geschlechtsspezifischen Sexualhormone in der Pubertät relevant.

6.3.1 Sexuelle Triebimpulse werden geschlechtsspezifisch wach

Jungen erreichen im Gegensatz zu den Mädchen ihre Fortpflanzungsfähigkeit mit der Ejakularche häufig schon, bevor ihre eigentliche körperliche Entwicklung, d. h. die Ausgestaltung eines männlichen Körpers mit Scham- und Achselbehaarung, Stimmbruch und Bartwuchs einsetzt. Es besteht also ein direkter enger Zusammenhang zwischen dem Anstieg des männlichen Geschlechtshormons Testosteron im Blut und dem Auftreten nächtlicher Samenergüsse, masturbatorischer Handlungen und sexueller Neugierde. Auch Jungen in der Pubertät sind zarte Geschöpfe mit vielen verwirrenden Gefühlen. Aber für Jungen steht der Beginn der Pubertät durch den Samenerguss in direktem Zusammenhang mit der Lustdimension von Sexualität, die sich häufig im Kontext der Selbstbefriedigung an ihm selbst Ausdruck verleiht und zu einem gesellschaftlich geschätzten Potenzzuwachs im umfassenden Sinne führt. Während also beim Jungen die Verknüpfung von Fortpflanzungsfunktion/-fähigkeit und Lusterleben quasi biologisch vorgegeben ist, verhalten sich die Dinge beim Mädchen komplizierter.

Anders als Jungen erreichen Mädchen mit der Menarche ihre Fortpflanzungsfähigkeit erst nach dem Wachstumsschub und erst nach der Entwicklung einer weiblichen Figur. Der weibliche Körper wird jetzt sexuell attraktiv und oft schon früh bewertend kommentiert – Sexualität wird *an* einem Mädchen entdeckt, bevor sie sich *in* ihr selber entfaltet. Mädchen begreifen schnell den Zusammenhang zwischen äußerlicher Attraktivität und Erfolg innerhalb der Peergroup, und einzelne Mädchen stellen jetzt ihren Körper früherwachsen zur Schau, um so auf ihre Art Interesse an Kontakten zu signalisieren. Aufgrund dieser frühen auffälligen Körperveränderungen erfahren Mädchen also eine von außen an sie herangetragene Sexualisierung ihres Körpers, die noch wenig Bezug hat zu ihren eigenen Gefühlen. Denn die erste Regel als Symbol für die weibliche Pubertät hat keine wirklich *sexuelle* Qualität, sondern lenkt das Interesse der Mädchen zunächst ins Körperinnere. Die mit der ersten Menstruation immer auch verbundene Entfaltung sexueller Ahnungen wird überlagert durch die Fokussierung auf ein Hygieneproblem und einer diffusen Trauer wegen des Verlustes des kindlich unabhängigen Körpergefühls. Darum brauchen Mädchen mehr Zeit, sexuelle Empfindungen aufzuspüren und zuzulassen. Weibliche Sexualität wird also zunächst weg vom *Lust*- hin zum *Fortpflanzungs*aspekt verschoben. Demgegenüber überlagert beim Jungen das Lusterleben beim Samenerguss dessen Bedeutung als Beginn der Zeugungsfähigkeit.

6.3.2 Blaupause des Begehrens, Lovemaps und zentrale Masturbationsfantasie

Ungeachtet der geschlechtsbedingten Unterschiede erfolgen mit fortschreitender Integration der neuartigen somato-psycho-sozio-sexuellen Erfahrungen bei beiden Geschlechtern während der Pubertät die Konsolidierung des geschlechtsbezogenen Identitätsempfindens, die Weiterentwicklung der sexuellen Identität und Manifestation der individuellen, alsdann lebenslang fortbestehenden *sexuellen Präferenzstruktur*. Letztere beschreibt die Präferenz für ein Geschlecht im Sinne der sexuellen *Orientierung* (hetero-, homo- oder bisexuell), die Präferenz für das Körperschema im Sinne der *Ausrichtung* (vor-, früh- oder postpubertär) und die Präferenz für die Art der sexuellen Interaktion sowie von Typen und Merkmalen von Sexualpartnern bzw. -innen im Sinne der *Neigung* (bevorzugte Praktiken, ggf. auch sexuelle Verhaltensabweichungen oder Präferenzbesonderheiten, z. B. in Form eines Fetisches). Interdisziplinär, d. h. aus sexual- und neurowissenschaftlicher wie auch aus kinderpsychologischer Sicht, besteht Konsens, dass sich die Struktur des individuellen sexuellen Verlangens bereits in der Kindheit und Vorpubertät formiert, und zwar weitgehend durch Erfahrungen in primär nicht-sexuellen Bereichen. Bedeutsam ist dabei die jeweilige Beziehungs-, Körper-, und Bedürfnisgeschichte des Kindes, einschließlich der frühkindlichen Bindungserfahrungen und der mehr oder weniger geglückten Bewältigung alterstypischer Konflikte und Reifungskrisen im Zuge der sozio-emotionalen, psycho- und somato-sexuellen Entwicklung. Hinzu kommen kindliche Vorstellungen über sexuelle Interaktionen und sexuelle Fantasien,[87] die lange vor den ersten realen soziosexuellen Erfahrungen ausgebildet werden und sich zu einer

87 Lebendigen Ausdruck finden diese kindlichen Fantasien in diversen alterstypischen Rollenspielen, z. B. Vater-Mutter-Kind-, Zeugungs-, Geburts- und Doktorspielen, in denen die sich entwickelnden Vorstellungen über Sexualität und Partnerschaft auf der Handlungsebene durchexerziert werden.

Art Verhaltensdisposition verdichten. Die auf diesem Wege vorbereitete „Blaupause des Begehrens", die von Simon und Gagnon (1986) als „intrapsychisches Skript" beschrieben, von John Money (1986) mit dem Begriff *lovemaps* versehen wurde, wird dann während der Pubertät sexualisiert und konkret ausgestaltet. Robert Stoller (1979) verwendete die Bezeichnung *Microdots*, in denen die für die Entwicklung der individuellen sexuellen Präferenzstruktur relevanten lebensgeschichtlichen Erfahrungen festgehalten seien; M. Laufer und E.G. Laufer (1994) sprechen von der *zentralen Masturbationsfantasie*.

Aus dem Gesagten ergeben sich wichtige Schlussfolgerungen, etwa in Hinblick auf die viel diskutierten, potentiellen Auswirkungen von multimedial-audiovisueller Pornografie auf die psychosexuelle Entwicklung (Korte, 2018; 2020b). Angesichts der unterschiedlichen Nutzungsgewohnheiten von Mädchen und Jungen ist dies freilich vorwiegend für männliche Jugendliche und deren intrapsychische sexuelle Skripte von Relevanz. So ist *nicht* etwa davon auszugehen, dass Jugendliche „einer leeren Tafel [gleichen], in die nun pornotypischen Skripte eingraviert werden" (Starke, 2010a, S. 97). Vielmehr besteht Grund zur Annahme, dass sexuelle Stimuli, auch in Form erotischen oder pornografischen Filmmaterials, auf eine bereits vorhandene Struktur des sexuellen Begehrens treffen, und dass die Betroffenen sich vorrangig für *die* Art sexueller Inszenierungen interessieren, die ihrem bereits bestehenden sexuellen Skript entsprechen. Die Auswahl im Falle der Nutzung explizit sexuell erregendem, erotischem oder pornografischen Materials wird demnach nicht zufällig, sondern in Abhängigkeit von der Präferenzstruktur erfolgen.

Weitgehende Einigkeit besteht unter Sexualwissenschaftlern allerdings auch darin, dass die intrapsychischen sexuellen Skripte bzw. „Liebeslandkarten" stets fort- und umgeschrieben, das heißt unter dem Eindruck neuartiger (Beziehungs-)Erfahrungen und Erlebnisse in gewissem Maße modifiziert werden; auch veränderte gesellschaftliche Rahmenbedingungen stellen einen Einflussfaktor dar. Freilich ist eine Veränderung der sexuellen Präferenzstruktur nur bis zu einem bestimmten Grad möglich, wie bspw. das lebenslange, unveränderbare Fortbestehen vieler sexueller Präferenzbesonderheiten resp. -störungen, etwa der Pädophilie, zweifelsfrei dokumentiert.

6.3.3 Verhältnis von Beziehungs- und Lustdimension in der Sexualität junger Mädchen

Auch Mädchen in der Pubertät sind neugierig auf das, was Liebe und Sexualität zu bieten haben. Dabei sind sie aber – und dies unterscheidet sie von den meisten der altersgleichen Jungen – zunächst ganz erfüllt vom Beziehungsaspekt der Sexualität, d. h. von der Sehnsucht nach romantischen Gefühlen und einer symbiotischen Liebe voller Nähe und Zärtlichkeit. Mädchenfreundschaften haben in dieser Phase einen besonders wichtigen Stellenwert. Die Beziehung zu einer gleichaltrigen Freundin, mit der sie Fantasien, Geheimnisse und auch Zärtlichkeiten teilt, erhält eine große Bedeutung auch für den Ablösungsprozess von den Eltern, insbesondere von der Mutter. Die Freundin als bestätigende Gleiche gewährleistet ein Gefühl der Sicherheit. Nicht wenige Mädchen durchlaufen in der Frühadoleszenz ein *homoerotisches Durchgangsstadium*, durchaus auch mit konkreten erotisch-sexuellen Fantasien, resp. Aktivitäten und Austausch von Zärtlichkeiten.

Über viele aufeinander folgende und miteinander verwobene Entwicklungsschritte wechseln heterosexuelle Mädchen später hinüber zu dem von libidinösen Impulsen und Triebansprüchen geprägten Werben eines jungen Mannes. Das gelingt den Mädchen unterschiedlich gut. Die selbstwertsteigernde Erfahrung, begehrenswert zu sein, verführt insbesondere Mädchen aus problematischen Herkunftsfamilien oder wenn kein stabilisierendes Elternhaus mehr besteht, den ersten Geschlechtsverkehr als eine Form „psychologischer Anpassungsleistung" an ihre Sehnsucht nach Liebe, Zärtlichkeit und Jemandem-etwas-bedeuten zu akzeptieren. Auch dem inflationären gesellschaftlichen Umgang mit Sex in den Medien können sich manche Mädchen kaum entziehen, die sexuelle Erfahrung Gleichaltriger wird häufig grandios überschätzt. Und viele Mädchen sind irritiert, wenn es Jungen drängt, ihre Gefühle und Bedürfnisse nach Nähe in einer stark vom Lustaspekt geprägten Weise zum Ausdruck zu bringen (▶ Abb. 8). Junge Männer begreifen Sexualität bzw. die Lustdimension durchaus als etwas Eigenständiges, das losgelöst vom Beziehungskontext gelebt werden kann. Die meisten Mädchen dagegen können Sexualität zunächst nicht losgelöst von ihren Gefühlen/Beziehung/Partnerschaft sehen, was im Gegensatz zu den Botschaften eines sexpositiven Feminismus in den Medien steht. Dass dabei auch kulturelle

Einflüsse in Form tradierter Geschlechtsrollenmodelle mit entsprechenden Erwartungszwängen, erziehungsbedingten Hemmungen und sonstige Sozialisationseffekte eine Rolle spielen, sei eingeräumt.

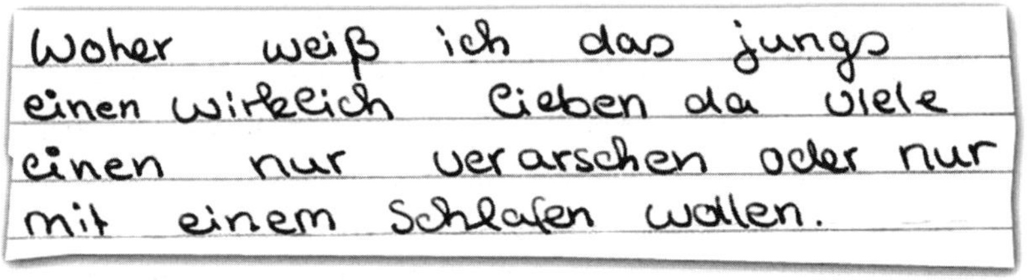

Woher weiß ich das jungs einen wirklich lieben da viele einen nur verarschen oder nur mit einem schlafen wollen.

Abb. 8: Verhältnis von Beziehungs- zur Lustdimension in der Sexualität junger Mädchen

6.3.4 Potentielle Auswirkung von Objektifizierung und misogynen pornografischen Skripten

Wenn also das Verständnis von Sexualität traditionell eher von männlichen Bedürfnissen und klar erkennbaren Tendenzen eine Objektifizierung der Frau dominiert wird, dann ist es für Mädchen nicht leicht, in diesem Umfeld erwachsen zu werden. Und so scheitern frühe Beziehungen allzu oft an diesen Inkongruenzen, diskrepanten Erwartungen und Bedürfnissen. Im Nachhinein schätzen 32 % der Mädchen den Zeitpunkt ihres ersten Geschlechtsverkehrs als zu früh/viel zu früh für sich ein (Scharmanski und Hessling, 2021). Der Gedanke, dass auch hier Jungen es irgendwie besser haben oder sich leichter tun, liegt auf der Hand: „Ich wär' auch so gern ein bisschen geiler" formulierte ein Mädchen ihr defizitäres Gefühl.

Auf die möglicherweise bislang unterschätzte Bedeutung einer frühzeitigen, von manchen Mädchen als verstörend, in einigen Fällen sogar traumatisierend erlebten Exposition mit multimedial-audiovisueller Pornografie hat kürzlich Nadrowski (2023) unter Bezugnahme auf D'Alberton und Scardovi (2021) hingewiesen. Von Relevanz sein dürften hier vor allem bestimmte Formen frauenverachtender Gewalt-, Devianz- oder – im Extremfall – Delinquenz-Pornografie (bspw.

sog. „Kinderpornografie", treffender zu bezeichnen als filmische Dokumentation sexuellen Kindesmissbrauchs). Nadrowski argumentiert, dass die Zunahme von Genderdysphorie unter weiblichen Adoleszenten seit den Zweitausend-Nuller-Jahren zeitlich korreliert mit der unkontrollierten Verbreitung und freien Verfügbarkeit pornografischer Inhalte im Internet (Gassó und Bruch-Granados, 2021). Sie empfiehlt, das Thema in der Therapie ebenso anzusprechen wie etwaige online- oder offline-Kontakte minderjähriger Mädchen zu erwachsenen Männern, die sich mit missbräuchlichen Absichten über soziale Medien, Chatrooms und Videoportale an sie heranmachen.

Dass die Übernahme und Aneignung frauenfeindlicher sexueller Skripte, die auf Falschannahmen über Sexualität und Geschlechterrollen beruhen, eine Ablehnung von Weiblichkeit und die Angst davor, eine Frau zu werden, verstärken kann, erscheint nicht abwegig. Nun ließe sich mit Blick auf das unterschiedliche Nutzungsverhalten von Mädchen und Jungen einwenden, dass weibliche Jugendliche in weitaus geringerem Maße Pornografie konsumieren. Dabei bliebe jedoch unberücksichtigt, dass Mädchen auch ungewollt pornografischen Skripten ausgesetzt werden, bspw. dadurch, dass ihnen entsprechende Videoclips per E-Mail-Anhang, Messenger-Dienste oder Chat-Apps von Jungen weitergeleitet werden, um sie zu schockieren oder zu beschämen (Korte, 2018).

6.4 Sonderfall sexueller Missbrauch – Spaltung zwischen dem Selbst und dem Körper

In einigen Fällen liegen einer ausgeprägten körperdysphorischen Störung, der Ablehnung des eigenen Geschlechts und dem Wunsch nach sozialer, ggf. auch juristischer und medizinischer Transition reale körperliche Gewalt- und insbesondere die traumatische Erfahrung eines erlittenen sexuellen Übergriffs zugrunde (Gehring und Knudson, 2005; Becerra-Culqui et al., 2018). Dabei muss es sich nicht notwendigerweise um Hand-on-Delikte gehandelt haben. Davon betroffen können sowohl Mädchen als auch Jungen sein, Opfer sexueller Gewalt sind bekanntlich jedoch deutlich häufiger weiblichen Geschlechts. Auch in der Genese von Essstörungen können Missbrauchserfahrungen eine kausale Rolle spielen; ein gehäuftes Vorkommen sexuellen Missbrauchs in der Anamnese der Betroffenen ist dabei weniger für das Krankheitsbild der Anorexia nervosa – am wenigsten für die restriktive Form der Anorexie –, durchaus jedoch bei Patientinnen mit Bulimia nervosa beschrieben.

Ganz grundsätzlich gilt das Erleben eines sexuellen Übergriffs als unspezifischer Risikofaktor für die Entwicklung psychischer Erkrankungen allgemein, ist somit also sicher nicht pathognomonisch; gleichwohl zeigen köperbezogene psychiatrisch-psychosomatische Störungsbilder aber die größte Assoziation. Dazu ein paar Fakten: Die Polizeiliche Kriminalstatistik (PKS) verzeichnet für das Jahr 2022 in Deutschland 15.520 durch die Polizei ausermittelte Fälle des sexuellen Kindesmissbrauchs (§§ 176, 176a, 176b, 176c, 176d, 176e StGB). Diese beziehen sich zu etwa 74 % auf betroffene Mädchen und zu 26 % auf Jungen. Hinzu kommen 1.583 Fälle von sexuellem Missbrauch von Schutzbefohlenen und Jugendlichen sowie 48.821 Fälle der Herstellung, des Besitzes oder der Verbreitung kinder- und jugendpornografischer Inhalte.[88] Bei diesen Zahlen handelt es sich um das sog. polizeiliche Hellfeld, die Dunkelziffer liegt deutlich höher.

Hinweise auf einen erlittenen sexuellen Missbrauch finden sich in den Anamnesen von Frau-zu-Mann-Transsexuellen, also biologisch weiblichen Betroffenen – wenig überraschend – signifikant häufiger als in denen von Mann-zu-Frau-Transsexuellen. Eine sich in einer solchen Situation bzw. im Nachgang dazu einstellende Trans-Identifizierung wäre primär als ein traumakompensatorisches Reaktionsmuster zu werten. In der bereits erwähnten älteren Untersuchung einer *nicht*-klinischen Stichprobe von erwachsenen Frau-zu-Mann-Transsexuellen fand Devor eine extrem hohe Rate sexueller Traumatisierung: Der Anteil derer, die eine oder mehrere Formen sexueller Missbrauchserfahrung erlitten hatten, lag bei 60 %, was ihn zu der Schlussfolgerung veranlasste, dass Transsexualität (in jenen Fällen mit einem derartigen Trauma) eine extreme adaptive dissoziative Reaktion auf schwere kindliche Missbrauchserfahrungen sein kann (Devor, 1994).

88 https://beauftragtemissbrauch.de/fileadmin/Content/pdf/Zahlen_und_Fakten/Fact_Sheet_Zahlen_und_Fakten_zu_sexuellem_Kindesmissbrauch_UBSKM.pdf

6.5 Will ich Mann sein oder nur keine Frau? – Pubertäre Ausweichmanöver im Rückwärtsgang

Im Ergebnis der vorangegangenen Ausführungen lässt sich somit als wichtiges Zwischenfazit festhalten: Die reifungsbedingten Veränderungen des Körpers in der Pubertät führen bei den meisten Mädchen zunächst in eine Phase tiefer Verunsicherung. Die Entwicklung einer stabilen weiblichen Identität ist für Mädchen in der Adoleszenz hochkomplex, anspruchsvoll, störanfällig und von Krisen begleitet. Weibliche Jugendliche sehen sich heutzutage mit mannigfaltigen Anforderungen und Auswahlmöglichkeiten unterschiedlichster Art konfrontiert, die manchen von ihnen ungeahnte Freiräume eröffnen, die sie für die Entwicklung einer emanzipierten beruflichen und privaten Lebensplanung nutzen können. Die gestiegenen gesellschaftlichen Erwartungen wie auch medial omnipräsente Powerfrauen als Vorbild setzen andere Mädchen wiederum unter Leistungsdruck und bringen sie in Gefahr, an den enormen Herausforderungen und einem überhöhten Anspruch an sich selbst zu scheitern.

Für manche Mädchen ist der ihnen vorgelebte Lebensentwurf ihrer zwischen beruflicher und Care-Arbeit hin- und hergerissenen, chronisch gestressten und erschöpften Mütter inzwischen kein attraktives Leitbild mehr für die eigene weibliche Emanzipation, die auch notwendige Schritte sexueller Selbstbemächtigung erfordert. Auch hier liegt das eigentliche Problem nicht in dem Wunsch, lieber ein Mann/Junge sein zu wollen, sondern vielmehr im gesellschaftlichen Anpassungsdruck. Erwachsenwerden ist besonders schwer in einer Gesellschaft, der einheitliche Werte und Normen immer mehr abhandenkommen, die sich durch moralische Widersprüchlichkeiten auszeichnet und in der die symbolisch bedeutsame weibliche Körperausstattung keine Anerkennung und Wertschätzung mehr findet. Über Medien wird ein Umgang mit Sexualität ins Scheinwerferlicht gerückt, der die alters- und geschlechtsspezifischen Triebansprüche von Mädchen nicht oder nur wenig respektiert (Korte, 2018).

Dadurch fühlen sich nicht wenige Mädchen von den Herausforderungen des bevorstehenden Frauseins schier überfordert, und es verwundert nicht, wenn sie dem in irgendeiner Form auszuweichen versuchen. Der Vermeidungswunsch macht sie empfänglich für alternative präformierte Identifikationsschablonen.

Ihre Angst vor individueller Emanzipation, die eine kritische Auseinandersetzung mit unrealistischen kulturellen Schönheits- und Schlankheitsidealen wie auch mit internalisierten Geschlechtsrollenstereotypen einschließt, versuchen sie durch Identifikation mit identitären Gefühlskollektiven und Gruppenzugehörigkeit aufzufangen (Korte und Tschuschke, 2023). Speziell Mädchen mit der traumatischen Erfahrung eines sexuellen Übergriffs in der Kindheit kämpfen ohnehin dauerhaft mit der Spaltung zwischen ihrem Selbst und dem weiblichen Körper.

Hinzu kommt, dass die Fähigkeit zum geduldigen Abwarten, Bedürfnisaufschub und mühsamen Erarbeiten von Gewünschtem aufgrund der in unserer Konsumgesellschaft meist *ad hoc* erfolgenden Bedürfnisbefriedigung wenig trainiert wurde. Woher aber sollen Jugendliche Selbstvertrauen in die eigenen Kräfte und Problembewältigungsstrategien gelernt haben, wenn sie bis dahin immer vor allem bewahrt wurden? Auch deshalb können Mädchen, die eine ausgeprägte Angst vor den Anforderungen des Frau-Werdens haben, dazu tendieren, für diese Entwicklungsaufgabe nicht eine reale, sondern eine imaginäre Lösung zu suchen. Dies wird umso eher der Fall sein, wenn Kindheit und bisherige Entwicklung unter ungünstigen psychosozialen Bedingungen und schwierigen familiären Verhältnissen durchlaufen wurden. Zwingend erforderlich wäre gerade für diese vulnerable Gruppe von Jugendlichen die Möglichkeit einer ungestörten psychophysischen Reorganisation in der Pubertät, also Zeit und Raum für Entwicklung.

6.6 Wahlverwandtschaften – Anhalten der Zeit durch Essverweigerung oder Pubertätsblocker

Wodurch entscheidet sich, welcher Modus der Konfliktverarbeitung bzw. welche maladaptiven Verhaltensweisen im Falle einer defizitären Selbstentwicklung resp. krisenhaften Dekompensation während der Pubertät aktiviert werden? Das dürfte von einer Vielzahl von Variablen, pathogenen Entwicklungsbedingungen und der je unterschiedlichen psychosozial-familiären Konstellation im Zusammenspiel mit individuellen, durchaus auch biologischen Dispositionen – im Sinne einer klassischen Gen-Umwelt-Interaktion – abhängen, so dass die Frage letztlich nicht befriedigend beantwortet werden kann. Angesichts der in beiden Fällen weitreichenden Folgen ist dies wie die Wahl zwischen Skylla und Charybdis – wobei eine wirkliche „Wahl" im Sinne einer freien Willensentscheidung hier natürlich nicht getroffen werden kann, also gar nicht besteht. Eine „Wahlverwandtschaft" zwischen diesen beiden nur vordergründig so grundverschiedenen Konstellationen higegen schon, wie nachfolgend gezeigt werden soll. Sowohl bei der Anorexia nervosa als auch einer klinisch relevanten Geschlechtsdysphorie gelangt man auf der Grundlage theoriegeleiteter Konzepte zu differenten, nicht notwendigerweise widersprüchlichen, sondern sich ergänzenden Aussagen bezüglich möglicher kausaler Bedingungen. In beiden Fällen ist bei verallgemeinernden Aussagen und monokausalen Erklärungsversuchen Vorsicht geboten.

6.6.1 Lösungsversuch Anorexie – Flucht vor Weiblichkeit und Suche nach Grenze

Essstörungen bei jungen Frauen sind ein weit verbreitetes Phänomen. Mädchen im Alter von 13 bis 16 Jahren zeigen deutlich häufiger als Jungen ein gezügeltes Essverhalten (bei gleichzeitig starker Unzufriedenheit mit der Figur und einem intensiveren Erleben der Körperentfremdung (Körperbildstörung)). Die Zahl stationär behandelter Anorexie-Fälle ist in den vergangenen zehn Jahren gestiegen und hat sich während der Corona-Pandemie nochmal erhöht – wobei die Hauptlast von den Kliniken für Pädiatrie aufgefangen wurde (Kölch et al., 2023).

Auch die Entwicklung und Aufrechterhaltung einer Essstörung werden als multifaktorielles Krankheitsgeschehen gesehen, bei dem individuell psychische mit biologischen (teils genetischen), familiären und soziokulturellen Faktoren zusammenwirken. Die genauen Details gelten als ungeklärt, vor allem was das Ineinandergreifen verschiedener Faktoren und deren Gewichtung im Einzelfall anbetrifft (Korte und Wagner, 2020). Grundsätzlich kann die Symptomatik als Ausdruck eines inneren Konflikts verstanden werden. Essen kann als Ersatzbefriedigung für unerfüllte Bedürfnisse dienen, andererseits vermittelt der Verzicht darauf das Gefühl von Kontrolle, Unabhängigkeit und Stärke. Es gibt verschiedene psychodynamische Erklärungsmodelle, die auf die individuelle, vor allem frühkindliche Lebensgeschichte Bezug nehmen („Strukturelle Störung"), intrapsychische oder interpersonelle Konflikte (z. B. Autonomie *versus* Abhängigkeit) betonen oder auf unbewältigte Entwicklungsaufgaben (sexuelle Reifung, Erwachsenwerden) bzw. eine tiefgreifende Verunsicherung des Selbst und in der Konsequenz Ablehnung von Weiblichkeit bzw. der weiblichen Geschlechtsrolle verweisen.

Magersucht ist der verzweifelte Versuch, die Zeit anzuhalten, den in der Pubertät als entgrenzt wahrgenommenen Körper in seine Schranken zu verweisen, Ordnung wenigstens am eigenen Körper zu schaffen, wenn diverse andere Probleme in eine Sackgasse zu führen scheinen. Der Körper wird zum Austragungsort innerer Konflikte, und die große Disziplinleistung des Hungerns, mit einem hohen Maß an bizarrer Ritualisierung, ersetzt die Kontrolle über das eigene Leben. So lassen sich lähmende Ohnmacht- in Machtgefühle verwandeln. Oft ist die Anorexie Ausdruck einer Suche nach dem „verlorenen Paradies der Kindheit", so wenig paradiesisch diese im Einzelfall auch gewesen sein mag, stets aber auch eine Suche nach Grenze, nach Autonomie, nach Identität, nach sich selbst. Magersüchtige Mädchen sind hungrig nicht nur im konkreten, sondern auch im übertragenen Sinne. Sie sind hungrig nach Autonomie, scheitern aber an den Klippen des Erwachsenwerdens: den weiblichen Körper mit seinen Äußerungen und Zuschreibungen zu akzeptieren und die Aufnahme sexueller Beziehungen unter den gegebenen gesellschaftlichen Normen zu gestalten (Gille et al., 2017). Besonders ehrgeizig-perfektionistische Mädchen erfahren mit ihrer „Körperstrategie" Anerkennung innerhalb der Peergroup und werden mit Gefühlen von Halt, vermeintlicher Unabhängigkeit und dem Nimbus des Außergewöhnlichen, vermeintlich Besonderen belohnt.

Viel von dem Gesagten trifft in gleicher Weise zu für die Genese und die typische Psychodynamik einer klinisch relevanten Geschlechtsdysphorie. So ist es nicht verwunderlich, dass bei Patienten mit geschlechtsbezogenem Identitätskonflikt (neben einer affektiven Erkrankung) des Öfteren auch Symptome einer Essstörung komorbid auftreten – mit Abweichungen des Essverhaltens in beide Richtungen, d. h. sowohl partielle oder komplette anorektische oder bulimische Essstörungssyndrome als auch eine manifeste Adipositas (Diemer et al., 2015;

Holt et al., 2016). Es ist naheliegend, dass die der Essstörung ursächlich zugrunde liegende Körperwahrnehmungsstörung hier in engem Zusammenhang mit der Geschlechts- bzw. sexuellen Identitätsthematik steht.

6.6.2 Exit-Strategie „trans" – Grenzüberschreitung und Suche im Fiktiv-Imaginären

Vergleichbar der Magersucht bietet sich pubertierenden Mädchen mit dem Angebot eines „Geschlechtswechsels“ eine weitere, freilich besonders drastische Möglichkeit, die Auseinandersetzung mit den reifungsbedingten Veränderungen und Entwicklungsaufgaben zu umgehen und ihrer Not Ausdruck zu verleihen. Es gibt eine Reihe wichtiger Gemeinsamkeiten von Geschlechtsdysphorie und Magersucht: In Ermangelung reiferer, konstruktiver Lösungsstrategien werden jeweils psychische Konflikte auf den Körper projiziert, gewissermaßen auf die somatische Ebene transferiert. Aufgrund der mangelnden Selbstakzeptanz bzw. des massiven Selbsthasses in Verbindung mit einer ausgeprägten Körperbildstörung (McGuire et al., 2026) kommt es zu einer Wendung der Aggression gegen das eigene Selbst, nach innen, aber auch nach außen, gegen wichtige Andere: Bei anorektischen Ess- ebenso wie bei Geschlechtsidentitätsstörungen (Geschlechtsdysphorie) sind die Angehörigen, insbesondere die Eltern, nebst der sich häufig einstellenden massiven Schuld- und persönlichen Versagensgefühle, starken Affekten von Hilflosigkeit und Ohnmacht ausgesetzt. Bei *beiden* Störungen wirkt sich dies innerhalb einer entsprechend pathologischen Beziehungsdynamik bisweilen verstärkend auf die Symptomatik der Indexpatientin aus.

Die Diagnose Geschlechtsdysphorie bzw. die Selbstkategorisierung als „trans“ bietet gegenüber der Anorexia und Bulimia nervosa indes zwei entscheidende Vorteile: Im Vergleich zu den Essstörungen ist die Projektionsfläche bei der Geschlechtsinkongruenz vielfältiger, und die Grenzen werden nicht nur gesucht, sondern auf eine sehr konretistische, nicht nur symbolische Weise überschritten. Zudem sind Geschlechtsinkongruenz und Trans-Sein gegenwärtig gesellschaftlich und politisch extrem legitimiert und wurden in den letzten Jahren zu einer Angelegenheit der Menschenrechte hochstilisiert, was sich auch am (im April

2024 vom Deutschen Bundestag verabschiedeten) „Selbstbestimmungsgesetz ablesen lässt (▶ Kap. 4.5). Dadurch erfahren die Betroffenen in ihrer Störung – die notabene nach dem Willen der Befürworter eines transaffirmativen Ansatzes nicht mehr als solche bezeichnet werden soll – eine starke externe Validierung und positive Verstärkung.

Anorexia und Bulimia nervosa werden häufig als moderne ethnische Störung bezeichnet; für den gegenwärtigen Hype um das Phänomen Geschlechtsinkongruenz, „trans" und „Non-Binarität", das besonders unter Angehörigen der jungen Generation in den westlichen Industriestaaten so stark verbreitet ist, gilt dies ganz ohne Zweifel in noch größerem Maße. Die dynamischen Wechselwirkungen von Zeitgeist und Rollenverständnis und die wichtige Bedeutung kultureller Einflussfaktoren, insbesondere die Verstärkungsmechanismen durch Online-Communities, soziale Netzwerke und Internetforen, sind für beide Konditionen bzw. maladaptiv-dysfunktionale Verarbeitungsmodi hinlänglich bekannt und ebenso schlüssig beschrieben wie die fatale Wirkung sozialer Ansteckung, welche offensichtlich auch über mediale Austauschprozesse, also einer lediglich virtuellen Begegnung mit gleichgesinnten bzw. ähnlich vulnerablen Peers erfolgen kann.

Experten sprechen zurecht von einem Werther-Effekt – analog zu der Zunahme von Suiziden männlicher Jugendlicher nach Erscheinen des Romans *Die Leiden des jungen Werther* von J.W. von Goethe. Das Phänomen der sozialen Ansteckung (▶ Kap. 10.2) ist eine weithin anerkannte Tatsache; es wurde für selbstverletzendes Verhalten und (para-)suizidale Handlungen ebenso wie für Magersucht, Bulimie und affektive/internalisierende Störungen mehrfach beschrieben (Allison et al., 2014; Bridge et al., 2020; Dishion und Tipsord, 2011; Marchiano 2017; Martínez, Jiménez-Molina und Gerber, 2023; Schwartz-Mette und Rose, 2012). Im Falle der psychogenen Essstörungen war die Furcht vor Ansteckungs- und Nachahmungseffekten immer wieder Anlass für Verbotsinitiativen bzw. für nur bedingt erfolgreiche Versuche, die „Pro-Ana"-Internet-Seiten, auf denen die Anorexie als Lebensform verklärt und offensiv für Hungerdiäten geworben wird, wegen ihres jugendgefährdenden Potentials sperren zu lassen.

Diese Spur – die überaus spannende Frage, in welchem Umfang die Verschiebungen im Diagnose-Spektrum und die rasante Prävalenz-Entwicklung auch ein Resultat kultureller und vor allem medientechnologischer Umbrüche ist – werde ich im ▶ Kap. 10.1 u. ▶ Kap. 10.2 wieder aufnehmen. Im Folgenden gehe ich in allgemeiner gefasstem Sinne der komplexen Frage nach, wie sich das geschlechtsbezogene Identitätsempfinden im Entwicklungsverlauf konstituiert und fasse die bis dato vorgelegten neurowissenschaftlichen Befunde und neurobiologische Modelle sowie die unterschiedlichen (theoriegeleiteten) psychogenetischen Erklärungsansätze zur Entstehung einer Geschlechtsinkongruenz bzw. Transsexualität zusammen.

7 Psycho- oder Somatogenese – Genderdysphorie und Transsexualität: Ursachen (k)einer Krankheit

Kernaussagen

- Das geschlechtsbezogene Identitätsgefühl eines Menschen als Teil seiner Persönlichkeit ist das Ergebnis einer individuellen Bindungs-, Beziehungs- und Körpergeschichte. Identitätskonstruktion ist ein lebenslanger Prozess. Es gibt keine gesicherten neurowissenschaftlichen Belege dafür, dass „Geschlechtsidentität" angeboren (determiniert) ist.
- Das ursprüngliche Konzept von einer „genuin-angeborenen" Transsexualität als abgrenzbare nosologische Entität gilt als obsolet. Man geht eher davon aus, dass ganz unterschiedliche, normabweichende Entwicklungsverläufe in eine dauerhafte transsexuelle Entwicklung mit Wunsch nach einem Leben im anderen Geschlecht münden können.
- Die Ursachen von Genderdysphorie und Trans-Identifizierung sind ungeklärt. Es ist von einem multifaktoriellen Bedingungsgefüge auszugehen, bei dem individuelle psychische mit biologischen, familiären und soziokulturellen Faktoren zusammenwirken.
- Verallgemeinernde Aussagen zur Kausalität sind nur mit größter Vorsicht zu treffen. Dies betrifft Auffassungen von einer vornehmlich reaktiven Psychogenese, ob nun lerntheoretisch oder psychodynamisch konzipiert, ebenso wie neurobiologische Erklärungsmodelle.
- Es gibt eine Vielzahl interessanter Befunde aus den verschiedenen Forschungsfeldern Neurogenetik, Neuroendokrinologie, Neuroanatomie und Funktionelle Bildgebung, deren Fixpunkt die Annahme eines gegengeschlechtlich strukturierten oder funktionierenden Gehirns ist; die Datenlage ist jedoch inkonsistent und zum Teil widersprüchlich.
- Erfahrungen mit DSD-Kindern deuten darauf hin, dass eine pränatale Androgenexposition größere Auswirkungen auf das Geschlechtsrollen-

verhalten, einen moderaten auf die sexuelle Orientierung, aber wohl nur einen geringen auf die Geschlechtsidentität hat.

- Tatsache ist: Die neurowissenschaftliche Forschung hat bisher keine überzeugenden Beweise dafür gefunden, dass eine persistierende Geschlechtsinkongruenz/-dysphorie hauptsächlich oder ausschließlich genetisch oder hormonell bedingt ist. Bei Kindern wurden keine auffälligen somato-medizinischen Befunde nachgewiesen.
- Psychogenetische Erklärungsmodelle sehen transsexuelle Entwicklungen je nach biographischem Hintergrund als Ausdruck eines ich-strukturellen Defizits, als neurotische Kompromissbildung, als Reaktion auf ein Trauma oder als Ergebnis der individuellen Lerngeschichte.
- Angesichts der großen Varianz transsexueller Entwicklungslinien ist es naheliegend und für eine ausgangsoffene psychotherapeutische Begleitung des Patienten unverzichtbar, jeweils fallbezogene Arbeitshypothesen zu entwickeln, deren Nutzen im Rahmen eines intensiven Reflexionsprozesses geprüft werden muss.

Die Ursachen von Geschlechtsdysphorie in ihren verschiedenen Ausprägungsgraden sind nach Einschätzung der meisten Sexualwissenschaftler und erfahrenen Psychotherapeuten, die eine substanzielle Anzahl betroffener Patienten behandelt haben, vielfältig und komplex. Da es sich um eine eher seltene Störung handelt und zudem sich sowohl die gesellschaftlichen Rahmenbedingungen als auch die Terminologie, Definitionen und Diagnosekriterien gewandelt haben, fehlen Multicenterstudien mit vergleichbarer Fragestellung und sauberer Methodik. Alle bisherigen klinischen Beobachtungen, Untersuchungen und Fallstudien sprechen aber für eine bio-psycho-soziale Fundierung, das heißt weder biologische noch psychosoziale Befunde alleine sind in der Lage, eine entsprechende Entwicklung hinreichend zu erklären. Somit ist die in der Kapitelüberschrift enthaltene Dichotomie, die als *Entweder-oder* anstelle eines *Sowohl-als-auch* gelesen werden könnte, irreführend, insofern sie – wie im Übrigen das fragwürdige Konzept einer vom Körper losgelösten, angeborenen „Geschlechtsidentität“[89] – im Kern auf einem cartesianischen Leib-Seele-Dualismus fußt, den wir eigentlich zu überwinden trachten.

7.1 Vita transsexualis? – Allgemeine Überlegungen zur Ätiologie-Frage

Bevor die neurowissenschaftlichen Erklärungsmodelle und die psychogenetischen Theorien im Einzelnen erörtert werden, sollen zunächst einige grundsätzliche Erkenntnisse zur Ätiologie geschlechtsdysphorischen und transsexuellen Erlebens zusammengefasst und im Anschluss essentialistische Auffassungen von Identitätsentwicklung kritisch dikutiert werden.

(1) Ausgehend von einem bio-psycho-sozialen Verständnis von Geschlecht werden Entwicklung und Aufrechterhaltung einer klinisch relevanten geschlechtsdysphorischen Symptomatik heute als ein *multifaktorielles Krankheitsgeschehen* gesehen, bei dem *individuell-psychische* mit *biologischen* (teils genetischen, teils hormonell bedingten), *familiären* und *soziokulturellen* Faktoren zusammenwirken (D'Angelo, 2020). Die genauen Details gelten jedoch als ungeklärt, vor allem was das Ineinandergreifen verschiedener Kausalfaktoren (biologisch, psychisch, gesellschaftlich/sozial, kulturell) und deren Gewichtung im Einzelfall anbetrifft.

(2) Unter entwicklungspsychologischen Gesichtspunkten ist dabei keineswegs von einem homogenen Patientenkollektiv mit einheitlicher Ätiologie und Pathogenese, sondern von einem *je unterschiedlichen, individuellen Ursachengefüge* auszugehen. Dies gilt prinzipiell für frühe Manifestationsformen der GD im Kindesalter genauso wie für verschiedene Schweregrade und heterogene Verläufe

89 Eine ethisch problematische Verkürzung des komplexen bio-psycho-sozialen Prozesses der Identitätsfindung, einschließlich des geschlechtsbezogenen Identitätsempfindens, auf ein automatisch ablaufendes Programm

bei Jugendlichen und Erwachsenen. Abhängig vom Lebens- bzw. Entwicklungsalter wie auch von der biologischen Geschlechtszugehörigkeit der Betroffenen dürfen dabei jeweils anders gelagerte, mitunter sogar anders*artige* Entstehungsbedingungen und je unterschiedliche aufrechterhaltende Faktoren angenommen werden. Auf der Grundlage theoriegeleiteter Konzepte und Erklärungsmodelle gelangt man zu differenten, nicht notwendigerweise widersprüchlichen, sondern sich ergänzenden Aussagen bezüglich möglicher kausaler Bedingungen und Einflussvariablen.

(3) Verallgemeinernde Aussagen sind angesichts der unbefriedigenden Datenlage nur mit größter Vorsicht zu treffen. Dies betrifft Auffassungen einer vorrangig reaktiven Psychogenese, ob nun psychodynamisch oder lerntheoretisch konzipiert, ebenso wie neurobiologische Modelle, die auf die Bedeutung genetischer und hormoneller Einflüsse abheben. Folglich ist *bei monokausalen Erklärungsversuchen prinzipiell große Skepsis* angebracht, auch und gerade wegen der offensichtlichen Vielfalt von Entwicklungsverläufen. Dabei ist vorerst festzuhalten, dass abweichende/auffällige somato-medizinische Befunde bei Kindern bislang nicht nachgewiesen wurden – trotz der stetig anwachsenden Forschungsergebnisse in den Bereichen Molekulargenetik, Embryologie, Neuroendokrinologie und der funktionellen Bildgebung. Davon unbenommen ist es naheliegend, dass die kausalen Bedingungen einer profunden und zeitlich überdauernden Geschlechtsdysphorie besonders schweren Ausmaßes (im Sinne einer irreversiblen Transsexualität) bereits sehr frühzeitig in der Entwicklung bestanden haben und, auf welche Weise auch immer, ihre Wirkung entfaltet haben dürften.

(4) Zu konstatieren ist außerdem, dass die Diskussion über die vermeintlichen Ursachen einer transsexuellen Entwicklung nicht selten ideologisch gefärbt und interessensgeleitet ist. Denn mutmaßliche wissenschaftliche Belege einer somatischen Fundierung bzw. eines anlagebedingten, konträr zur biologischen Geschlechtszugehörigkeit stehenden subjektiven Zugehörigkeitsempfindens werden von manchen Diskursbeteiligten als Argument für daraus abgeleitete politische Forderungen ins Feld geführt. Letztere beziehen sich auf das uneingeschränkte Selbstbestimmungsrecht der Betroffenen in jeder Hinsicht, inklusive

eines mit der *vermeintlichen Unausweichlich- und Unveränderbarkeit des transsexuellen Wunsches* begründeten, nicht mehr zu hinterfragenden (Rechts-)Anspruches auf geschlechtsangleichende Behandlung in Form körpermodifizierender Maßnahmen.

(5) Überdies führten die Spekulationen über eine biologische Determinierung von „Geschlechtsidentität" immer wieder zu der irrigen Überzeugung, man könne „echte" Transsexualität, also eine zeitlich überdauernde, unauflösbare Transposition der „Geschlechtsidentität", von anderen, minder schweren Formen geschlechtsdysphorischen Erlebens darüber einwandfrei abgrenzen, so dass ausschließlich im ersteren Fall bei den Betroffenen eine entsprechende, z. B. *genetische und/oder neuroendokrine Disposition* nachweisbar, das „Trans-Sein" somit objektivierbar sei, im letzteren hingegen nicht. Dem Kliniker ist mit solchen Überlegungen wenig geholfen, denn für seine Patienten sind die wahrgenommene Geschlechtsdysphorie und der damit verbundene Leidensdruck immer „echt", werden also stets als höchst reale Beeinträchtigung im Lebensvollzug und der Selbstverwirklichung erlebt.

(6) Die mit dem Versuch einer Verifizierung vermeintlich „echter" Transsexualität einhergehende Hoffnung, mittels dieser Art von Differenzmarkierung und dadurch ermöglichter selektiver Indikationsstellung – *erstens* – eine Legitimation körpermodifizierender Eingriffe im Einzelfall schlüssig begründen zu können und – *zweitens* – zugleich einen zuverlässigen Prädiktor für einen zu erwartenden positiven Verlauf nach Geschlechtsangleichung, im Sinne einer Erfolgsgarantie durch die Auswahl geeigneter Kandidaten mit unzweifelhaft erfüllten Indikationskriterien gefunden zu haben, hat sich *nicht* erfüllt. Im gleichen Zuge wurde auch der *fragwürdige Zirkelschluss zwischen Diagnose und Behandlungsindikation* – Transsexualität liegt vor, wenn ein anhaltender Wunsch nach geschlechtsangleichender Operation besteht; sind die Kriterien für Transsexualität erfüllt, ist die Indikation zur „Geschlechtsanpassung" gegeben – nach und nach aufgegeben.

(7) An die Stelle der ursprünglichen Vorstellung von den „genuinen" Transsexuellen und der Falschannahme, dass Transsexualität eine gut abgrenzbare Krank-

heitseinheit sei, ist die Erkenntnis getreten, dass der transsexuelle Wunsch und die Fixierung darauf vielmehr die *gemeinsame Endstrecke* unterschiedlicher normabweichender Verläufe der normalen psychosexuellen Entwicklung darstellen, deren Gemeinsamkeit in der von den Betroffenen mehr oder weniger leidvoll erlebten Inkongruenz und dem Wunsch nach einem Leben im anderen Geschlecht besteht. Das Aufgeben der Auffassung von Transsexualität als nosologische Entität zugunsten der Idee von einer *Vielfalt transsexueller Entwicklungsverläufe* öffnete auch den Blick für die entsprechend vielfältigen Lösungswege.

(8) Im Rahmen des diagnostisch-therapeutischen Prozesses findet sich eine *Vielzahl individueller Gründe*, welche die Geschlechtsdysphorie im Einzelfall bedingen und auf die eine vermeintliche oder tatsächliche transsexuelle Entwicklung zurückzuführen sein dürfte. Die häufigsten Ursachen und zugleich distinkten Erscheinungsformen sind:

- Geschlechtsdysphorie als Ausdruck eines vorübergehenden *Altersrollenkonflikts* resp. einer Anpassungsstörung im Rahmen von Adoleszenz- oder sexuellen Reifungskrisen (d. h. infolge eines Scheiterns an pubertären Entwicklungsaufgaben);
- persistierendes Unbehagen, Akzeptanzschwierigkeiten oder *dauerhafte Non-Konformität mit gängigen Geschlechtsrollenerwartungen*, d. h. den Anforderungen, Regeln, Normen, wie Männer/Frauen bzw. Jungen/Mädchen sich in der jeweiligen Kultur verhalten sollen;
- Geschlechtsdysphorie infolge einer abgewehrten/verdrängten, *ich-dystonen Homosexualität* oder im Kontext von *sexuellen Präferenzbesonderheiten* (wobei letzteres als Motiv fast ausschließlich bei biologisch männlichen Betroffenen eine Rolle spielt);
- Geschlechtsdysphorie *bei anderen schweren psychischen Erkrankungen*, z. B. einer Autismus-Spektrum-Störung, oder als traumakompensatorisches Reaktionsmuster oder als Teil einer übergeordneten Identitätsdiffusion bei Persönlichkeitsstörung.

(9) Es kann durchaus hilfreich sein, diese unterschiedlichen Beweggründe herauszuarbeiten und therapeutisch zu adressieren. Auch innerhalb der schwersten Ausprägungsform der Geschlechtsdysphorie vom transsexuellen Typus (Transsexualität i. e. S.) lassen sich bestimmte *typische Verlaufsformen klinisch beschreiben und voneinander abgrenzen*. Eine Erläuterung der verschiedenen Typen von Geschlechtsdysphorie und deren variablen Verläufe, inklusive Übersicht über die differente prognostische Einschätzung, ist bereits im ▶ Kap. 5.5 und ▶ Kap. 5.6 erfolgt. Als wichtigster Punkt festzuhalten ist: Die Idee von einer einheitlichen *Vita transsexualis* gilt heute als obsolet – sowohl hinsichtlich mutmaßlicher Ursachen als auch der Lösungswege.

7.2 „Im falschen Körper"? – Essentialistisches Denken und inkompetentes Schweigen

Im Kontext der Diskussion um die bestmögliche Behandlung ist immer wieder davon die Rede, die „Geschlechtsangleichung" sei erforderlich und unhinterfragt zu ermöglichen, wenn man sich „im falschen Körper" befinde. Könnte es aber nicht vielleicht so sein, dass es sich um eine „falsche Psyche" – um ein „falsches Leben", ein „falsches Selbst" – in einem „richtigen Körper" handelt? Jedwede Prämisse, die *a priori* von einer naturalistisch oder essentialistisch gefassten Identitätsentwicklung ausgeht, resp. diese zum Inhalt hat, basiert auf fundamentalen Missverständnissen über psychische Entwicklungsprozesse. Aus Sicht der Entwicklungspsychologie ist es komplett abwegig, davon auszugehen, dass Identität etwas sei, mit dem man zur Welt kommt. Schon die ersten ausführlicheren Monografien zum Konstrukt „Geschlechtsidentität" betonten deren bio-psycho-soziale Grundlage (s. Stoller, 1968). Im Zuge der psychosexuellen Entwicklung konstituiert sich ab dem Kleinkindalter ein Zugehörigkeitsgefühl zu einem Geschlecht, das sich im weiteren Verlauf, insbesondere in der Adoleszenz, im Zusammenhang mit der Entwicklung der eigenen Sexualität und den ersten soziosexuellen Kontakten konsolidiert und individuell ausgestaltet.

Auch Ponseti und Stirn (2019) heben hervor, dass „Geschlechtsidentität" stets das Ergebnis einer individuellen Bindungs-, Beziehungs- und Körpergeschichte ist. Identitätskonstruktion ist also ein (lebenslang anhaltender) Prozess, das geschlechtsbezogene Identitätserleben ein (sic!) Teil der Persönlichkeit, und „Geschlechtsidentität" muss – wie Identität überhaupt – erst mühselig entwickelt werden. In der öffentlichen und leider auch in der fachlichen Debatte wird nahezu vollständig ausgeschlossen, dass es sich bei der transgeschlechtlichen Identifizierung um eine psychische Verwirrtheit bzw. Reifungskrise und somit eine vorübergehende Störung handeln könnte. In diesem Sinne fragt auch Christoph Türcke (2021), warum die Psychoanalyse das Trans-Narrativ nicht problematisiere und sich vielfach in Schweigen hülle, gehöre es doch zum psychoanalytischen Einmaleins, erst einmal das ganze psychische Feld abzutasten, aus dem heraus der Wunsch nach „Geschlechtswechsel" entspringen könne.

> *„Und selbst in Fällen, wo seine Herkunft verborgen bleibt, wo er sich partout nicht auflösen lässt, wo, gemessen an seinem schwer lastenden Druck, die Geschlechtsumwandlung als das kleinere Übel erscheint, müsste Fachkundigen klar sein, dass dieser Wunsch nicht aufhört, etwas Zwanghaftes, Auflösungsbedürftiges zu sein, und dass Personen, die sich einer Operation unterziehen, diese Zwangshypothese samt ihren unerschlossenen Ursachen in die neue Geschlechtsidentität mitnehmen. Nicht von ungefähr bleiben ja die meisten Umgewandelten weiterhin psychotherapiebedürftig."*
>
> (Türcke, 2021, S. 189f.)

Mit dem sprunghaften Ansteigen der Transgender-Wünsche, so Türcke weiter, wachse in der psychoanalytischen Zunft auch die Neigung zu deren Entpathologisierung und zur „Übernahme einer Dienstleisterrolle" (ebd.), sodass das gut gemeinte Anliegen der Entpathologisierung zunehmend ins Gegenteil umschlägt.

Zweifellos werden die betroffenen Kinder und Jugendlichen von inneren Nöten geplagt, die Krankheitswertigkeit besitzen können. Wenn aber Therapeuten und Ärzte sich vorschnell auf eine Indikation zur medizinischen Transition festlegen, laufen sie Gefahr, die Betroffenen noch weiter in die Irre zu führen, liegt eine subjektiv verzerrte Wahrnehmung der Wirklichkeit doch in der Natur psychischer Störungen. Die Psychoanalytikerin Alessandra Lemma, eine auf die Trans-

Problematik spezialisierte Therapeutin, sieht nur sehr wenige Fälle, bei denen eine „geschlechtsangleichende“ Behandlung indiziert sei. Sie betont die unreife und labile Durchgangsphase in der Pubertät und in der darauffolgenden Adoleszenz.

> *„Das subjektive Erleben des Geschlechts und der Prozess der Adoleszenz sind beide durch eine Fluidität und Unsicherheit gekennzeichnet. Adoleszenz ist eine Entwicklungsphase, in der die Überzeugung, alles sei machbar, genau hier und genau jetzt, die Omnipotenzgefühle der psychischen Vorgänge illustriert. In der Tat lässt sich das adoleszente Stadium wie eine Checkliste narzisstischer Pathologie lesen, aber […] die Fluidität und die Experimentiererei, die damit einhergehen, veranlassen uns, diesen Narzissmus und die Omnipotenz, die dieses Stadium mit sich bringt, etwas differenzierter zu betrachten. […] Das omnipotente Greifen nach allen möglichen Identitäten kann genauso schnell verworfen, wie durch ein neues Verlangen ersetzt werden, das besser zu passen scheint."*
>
> (Lemma, 2022, S. 63; Übersetzung A.K.)

Diese Vorüberlegungen grundsätzlicher Natur und die erhobenen Einwände gegen eine essentialistische Auffassung von Identitätsentwicklung erschienen mir notwendig, um die anschließenden Ausführungen und Hypothesen kritisch bewerten zu können. Wenn im Folgenden die verschiedenen neurobiologischen Modelle und die diversen Theorien zur Psycho(patho)genese geschlechtsdysphorischer und transsexueller Entwicklungen Punkt für Punkt erläutert werden, wird dabei kein Anspruch auf Vollständigkeit erhoben, zumal sich die Wissenschaft im ständigen Fluss befindet. Diskutiert werden die aus meiner Sicht wichtigsten Forschungsergebnisse – unabhängig davon, wie viel (oder wie wenig) die Befunde und Erklärungsmodelle nach aktuellem Wissensstand zum Verständnis transsexueller Entwicklungen beitragen können, und ohne, dass ich mich auf eine bestimmte ätiologische Hypothese festlegen möchte, was angesichts der Heterogenität der Patienten töricht wäre.

7.3 Neurobiologische Befunde – Genetische und hormonelle Erklärungsansätze

Sämtlichen neurobiologischen Erklärungsansätzen ist gemeinsam, dass sie davon ausgehen, Transsexualität werde durch ein gegengeschlechtlich funktionierendes oder strukturiertes Gehirn verursacht. Fakt ist jedoch: Die *neurowissenschaftlich-genetische Forschung* hat bislang keine wirklich überzeugenden Nachweise einer vorrangig oder gar ausschließlich genetisch bzw. hormonell bedingten Ätiologie einer persistierenden Trans-Identifizierung erbringen können. Insofern ist es ebenso überraschend wie irritierend, wenn in neueren Lehrbüchern der Kinder- und Jugendpsychiatrie behauptet wird, es gebe zunehmende Evidenz dafür, dass „genetische und andere biologische Einflüsse [...] eine bedeutsame Rolle spielen" (Romer und Möller-Kallista 2021). Einige der Hypothesen zur biologischen Determinierung von Geschlechtsidentität stützen sich auf tierexperimentelle Befunde, sind also in ihrer Aussagekraft und Übertragbarkeit auf den Menschen von vornherein begrenzt, zumal bei Tieren ein identitäres Bewusstsein ihrer selbst nicht angenommen werden kann.

Die zahlreichen, in den vergangenen zwei Jahrzehnten vorgelegten, trotz ihrer teils stark zu relativierenden Evidenz durchweg interessanten und anerkennenswerten Beiträge aus den unterschiedlichen Forschungsfeldern *Neurogenetik, Neuroendokrinologie, Neuroanatomie und Funktionelle Bildgebung* sollen überblicksartig und geordnet, getrennt voneinander wiedergegeben werden, auch wenn es hier mutmaßlich mono- oder bidrektionale Zusammenhänge zwischen den Befunden der einzelnen Disziplinen geben dürfte. Hereditäre oder erworbene genetische Veränderungen und epigenetische Phänomene können bspw. ursächlich für neuroendokrine Abweichungen oder auffällige neuroanatomische Befunde sein.

7.3.1 Neurogenetische Befunde – Zwillingsstudien und Kandidatengen-Untersuchungen

Der genaue Stellenwert genetischer Faktoren ist weiterhin unklar. Einzuräumen gilt es aber, dass in den vorliegenden *Zwillingsstudien* die Konkordanzrate für transsexuelle Entwicklungen bei monozygoten, also erbidenten Zwillingen bei knapp 40 % lag, bei dizygoten Zwillingen hingegen unter 0,1 % (Heylens et al., 2012). Eine vergleichbar hohe Wahrscheinlichkeit für einen eineiigen Zwilling, transsexuell zu sein, wenn der andere Zwilling ebenfalls transsexuell ist, fand sich auch in weiteren Studien. Diese Ergebnisse sprechen für die Relevanz einer entsprechenden genetischen Veranlagung, belegen andererseits jedoch, dass neben der anzunehmenden, aber nicht allein erklärenden, genetisch bedingten Prädisposition für eine spätere transsexuelle Entwicklung auch epigenetischen Phänomenen und Umwelteinflüssen eine wichtige, letztlich entscheidende Rolle beizumessen ist, ganz im Sinne einer „klassischen" *Gen-Umwelt-Interaktion* (Knafo et al., 2005).

Die berührt einen wichtigen Punkt: Veranlagung bedeutet eben *nicht* Determiniertheit, anlagebedingt heißt *nicht* unveränderbar – angeborene Dispositionen äußern sich in individuellen Neigungen, Interessen und Fähigkeiten, legen unser Verhalten aber keineswegs fest, unser geschlechtsbezogenes Selbsterleben und die Selbstidentifizierung ebenso wenig. Davon abgesehen, wurde bei den Zwillingsstudien versäumt, in der Auswertung den möglichen *Effekt der sexuellen Geschlechtspartner-Orientierung als konfundierende Kovariable* zu kontrollieren. So wird in der oben genannten Übersichtsarbeit am Ende konstatiert:

> *„In all the cases reported to be concordant for GID, there was also concordance for the sexual orientation."*
>
> (Heylens et al., 2012, S. 755)

Auch eine neuere, große schwedische Studie, basierend auf Daten des landesweiten Bevölkerungsregisters, stellt die Bedeutung genetischer Faktoren stark in Frage. Karamanis et al. (2022) führten eine große populationsbasierte Untersuchung durch und erfassten alle Personen, bei denen im Zeitraum 2001 bis 2016 eine Genderdysphorie diagnostiziert wurde und/oder die eine „geschlechtsangleichende Behandlung" erhielten. Ergebnis: Es fanden sich *keine* sicheren Hinweise auf einen genetischen Einfluss. Der wichtigste Befund war vielmehr, dass nicht-identische, zweieiige Zwillinge verschiedenen Geschlechts mit einer deutlich höheren Wahrscheinlichkeit konkordant waren in Bezug auf die Entwicklung einer Geschlechtsdysphorie als normale Geschwister (37 % im Vergleich zu 0,16 %). Eine mögliche Erklärung dafür ist, dass Umwelteinflüsse während der Schwangerschaft eine größere Bedeutung für die Entwicklung von Genderdysphorie haben als genetische Faktoren. Das statistisch signifikante Ergebnis stützt die Annahme, dass eine Sexualhormon-Exposition im Mutterleib (s. Abschnitt *Neuroendokrine Befunde*) eine relevante Rolle spielen könnte, und weniger die Genetik.

Das „Trans-Gen", wenig überraschend, gibt es nicht, ebenso wenig wie das Gen für Adipositas oder Hochbegabung. Weitgehend im Dunkeln liegt überdies, auf welchem Wege die behauptete genetische Disposition des Geschlechtsidentitätserlebens im Laufe des somatischen (prä- und postnatalen) Reifungs-, Differenzierungs- und Entwicklungsprozesses auf zerebraler Ebene wirksam wird, auf welche Weise also die Gene Einfluss nehmen auf das geschlechtsbezogene Selbsterleben. Ein besonderes Forschungsinteresse galt den existierenden *genetischen Polymorphismen der Sexualsteroid-Rezeptoren*. Für die kodierenden Gene wurden unterschiedliche Allel-Längen nachgewiesen; spezifische Kombinationsmuster der Genotypen dieser insgesamt drei Rezeptor-Gene (ein Androgenrezeptor- und zwei Östrogenrezeptor-Gene, ER-alpha und ER-beta) waren assoziiert mit Mann-zu-Frau- wie auch mit Frau-zu-Mann-Transsexualität (Fernández et al., 2013; 2018).

So unterschied sich in einer Untersuchung von Hare et al. (2009) die Anzahl der sich wiederholenden Basen-Sequenzen im *Androgen-Rezeptor-Gen* von Mann-zu-Frau-Transsexuellen (MFT) von jener der Kontrollgruppe; die Anzahl der Wiederholungen hat einen negativen Effekt auf die Bindungsfähigkeit des Testosteron-Rezeptors. Einen ähnlichen Unterschied hatten zuvor Henningson et al. (2005) bei 29 transsexuellen Männern (MFT) in einem Gen-Abschnitt gefunden, der für die Kodierung einer Aminosäure im Östrogenrezeptor *ER-beta* verantwortlich ist. Auch hier unterschied sich die Anzahl von Wiederholungen von Nukleotid-Sequenzen von jener der 229 Kontrollprobanden. Allerdings relativiert die ausgebliebende Replizierung der zunächst hoch interessant erscheinenden Ergebnisse deren Aussagekraft. In einer Nachfolgestudie, die mit einer größeren, wenn auch für genetische Fragestellungen überschaubaren Stichprobe (242 Probanden, 275 Kontrollpersonen) durchgeführt wurde, konnten *keine* signifikanten Unterschiede in den Expressionsmustern der Gene für den Androgenrezeptor, die Östrogenrezeptoren ER-alpha und ER-beta sowie den Progesteronrezeptor nachgewiesen werden; dasselbe galt für ein weiteres Kandidaten-Gen, welches das für die Östrogen-Biosynthese wichtige Enzym CYP19 kodiert[90] (Ujike et al., 2009).

Dem gegenüber leiteten sowohl Bentz et al. (2008) als auch Fernández et al. (2015) aus Ergebnissen ihrer Untersuchungen des *Aromatase-CYP17-Gens* eine mögliche Relevanz der gefundenen Polymorphismen in der Entwicklung einer Frau-zu-Mann-Transsexualität ab. Die bei all diesen gentischen Assoziationsstudien gefundenen Zusammenhänge sind jedoch, das gilt es zu berücksichtigen, *korrelativer*, nicht notwendiger Weise kausaler Natur.

7.3.2 Neuroendokrine Befunde – Belege für abweichende pränatale Gehirndifferenzierung?

Den Fokus auf die mutmaßliche Schlüsselrolle der Sexualhormone in der Geschlechtsidentitätsentwicklung richten auch neuroendokrinologisch fundierte Erklärungsmodelle, die von einer vorgeburtlichen, vorrangig hormonell erfolgenden Prägung während der Hirnreifung ausgehen und diesen Vorgang als den wichtigsten Faktor in der komplexen Genese transsexueller Entwicklungen ansehen (Berenbaum und Bailey, 2003). Untersuchungsergebnisse, die bei Mann-zu-Frau-Transsexuellen (MFT) einen *pränatalen Sexualsteroid-Einfluss* durch auffällige mütterliche Hormonspiegel – in Gestalt eines tatsächlichen oder funktionalen Östrogen-Überschusses während der Fetalzeit – und eine daraus resultierende, ausbleibende bzw. *unzureichende Maskulinisierung/Defeminisierung* definierter Hirnareale, konkret im Bereich bestimmter *hypothalamischer*

---

90 CYP19 katalysiert die Aromatisierung von Testosteron zu Östradiol bzw. Androstendion zu Östron.

Kernregionen, den sog. *gender role center* (► Kap. 3.2.4), nahelegten (Dörner, 2001; Auyeung et al., 2009), ließen sich in Nachfolgestudien allerdings nicht replizieren und mussten daher relativiert werden.

Selbiges gilt für die analoge Annahme einer durch intrauterine Androgen-Erhöhung bedingten Maskulinisierung/Defeminisierung dieser hypothalamischen Zentren bei biologisch weiblichen Individuen mit späterer transsexueller (FMT) Entwicklung (van de Beek et al., 2009). Während in der Untersuchung von Auyeung et al. (2009) gezeigt werden konnte, dass sich jungentypisches Verhalten bei geburtsgeschlechtlichen Jungen wie auch bei Mädchen tatsächlich anhand der gemessenen Testosteron-Spiegel im Fruchtwasser positiv vorhersagen ließ, war dies in einer früheren Untersuchung derselben Arbeitsgruppe (Knickmeyer et al., 2005) und in einer weiteren holländischen Studie (van de Beek et al., 2009) *nicht* der Fall.[91]

Andererseits konnte auch in einer Untersuchung an Kleinkindern (n = 48) eine positive Korrelation von Testosteron-Spiegel (gemessen im Urin der Kinder) und jungentypischen Verhalten nachgewiesen werden; der Testosteron-Level der Kinder (22 Jungen, 26 Mädchen) war vom siebten Lebenstag bis zum Alter von sechs Monaten bestimmt worden, später wurden sie dann im Alter von 14 Monaten mittels des Pre-School-Activities Inventory (PSAI) und anhand einer Beobachtung ihres Spielverhaltens bzw. Interesses an verschiedenen Spielmaterialien beurteilt (Lamminmäki et al., 2012). Aus den Ergebnissen schlussfolgerten die Autoren, dass Testosteron tatsächlich eine wichtige, mithin entscheidende Bedeutung bei der Differenzierung des frühkindlichen (Spiel-)Verhaltens zukommt (vgl. ► Tab. 3, ► Kap. 3.3) – wobei geschlechtsrollen-nonkonformes *Verhalten* und *Präferenzunterschiede*, dies zu berücksichtigen ist wichtig und zur Verhinderung von voreilig-falschen Interpretationen von zentraler Bedeutung, keineswegs gleichzusetzen sind mit (geschlechtsbezogenem) *Identitätserleben* und entsprechender Selbstattribuierung.

91 Kritisch anzumerken ist, dass die im Fruchtwasser gemessenen Testosteron-Spiegel nicht notwendigerweise mit der Testosteron-Konzentration im fetalen Blutkreislauf korrelieren.

7.3.3 Neuroanatomische und Befunde funktioneller Bildgebung – Strukturunterschiede?

Überdies schienen auch die hirnanatomischen Befunde von *post-mortem*-Untersuchungen an dichotomen Kernregionen – dem zum limbischen System gehörenden *Bed Nucleus in der Stria Terminalis (BNST)* des Mittelhirns – bei erwachsenen transsexuellen (5 MFT, 1 FMT) Patienten (Zhou et al., 1995), sowie die später gefundenen Differenzen in einer weiteren geschlechtsdimorphen Hirnregion – dem *dritten interstitiellen Nucleus des vorderen Hypothalamus (INAH 3)*[92] (Garcia-Falgueras und Swaab, 2008) – für eine biologische Teilkomponente in der komplexen Ätiologie der Transsexualität zu sprechen. Beiden Hirnstrukturen wird zugeschrieben, in vielfältiger Weise an der Regulierung sexuellen Verhaltens beteiligt zu sein.

Die gefundenen Unterschiede bezogen sich im Fall des *BNST* auf das Volumen (Zhou et al., 1995) und die geschlechtstypische Neuronen-Zahl in dem genannten Kerngebiet (Kruijver et al., 2000); bei den fünf untersuchten Mann-zu-Frau-Transsexuellen ähnelten diese dem Gehirn geburtsgeschlechtlich weiblicher Personen, die im Vergleich eine nur halb so große Neuronen-Anzahl wie Männer aufweisen. Im Falle des *INAH 3* (▶ Kap. 3.2.4) ist die Geschlechtsdifferenz der Neuronen-Zahl mit einem Faktor von 2,3-fach zugunsten geburtsgeschlechtlicher Männer für gewöhnlich noch deutlicher ausgeprägt. Die bei insgesamt zwölf untersuchten Mann-zu-Frau-Transsexuellen bestimmten Neuronen-Zahlen lagen in einem für Frauen typischen Bereich, während die Neuronen-Zahl bei einem Frau-zu-Mann-Transsexuellen jener entsprach, die man üblicher Weise bei Männern findet (Garcia-Falgueras und Swaab, 2008).

Doch sind bei beiden Arbeiten *gravierende methodische Mängel* zu beklagen, die deren Aussagekraft doch erheblich limitieren: Die erwachsenen, orchiektomierten Mann-zu-Frau-Transsexuellen in der Untersuchung von Zhou et al. (1995) am *BNST* waren – *erstens* – im Durchschnitt deutlich älter als die Vergleichsgruppe, und sie standen – *zweitens* –, über Jahrzehnte unter dem Einfluss einer „geschlechtsangleichenden" Hormonbehandlung mit den entsprechend zu erwartenden, in anderen Studien bereits mehrfach nachgewiesenen Auswirkungen der

92 Dieser ist Teil des hypothalamischen Nucleus unicatus.

substituierten Östrogene auch im Bereich des ZNS (Hulshoff Pol et al., 2006). In der zweitgenannten Studie (Garcia-Falgueras und Swaab, 2008) wurde nebst der erneut nicht berücksichtigten mutmaßlichen Hormoneffekte (infolge Substitutionsbehandlung) obendrein versäumt, eine Parallelisierung der neuroanatomisch miteinander verglichenen Stichproben-Gruppen hinsichtlich sexueller Orientierung vorzunehmen, was jedoch angesichts der seit langem bekannten, messbaren Unterschiede zwischen homo- und heterosexuellen Männern bzgl. des *INAH 3* (LeVay, 1991) dringend geboten gewesen wäre.

Dieselbe Kritik ist im Übrigen auch gegenüber sämtlichen an Transsexuellen durchgeführten *fMRT- bzw. DTI-Studien und SPECT-Untersuchungen* [93] vorzubringen, die letztlich das gleiche methodische Problem aufweisen: Die gemessenen Gruppenunterschiede betreffs (1) Volumen und Verteilung von grauer und weißer Hirnsubstanz, (2) der Konnektivität und (3) der Lateralisation konnten hinsichtlich ihrer Bedingtheit letztlich nicht kausal auf das jeweilige Geschlechtszugehörigkeitsgefühl resp. die bestehende Transsexualität zurückgeführt bzw. mit dieser in einen ursächlichen Zusammenhang gebracht werden, weil auch hier die sexuelle Orientierung als potentielle und vermutlich entscheidende, konfundierende Einflussvariable durchgängig keinerlei Berücksichtigung fand (Übersicht: Ponseti und Stirn, 2019).

Interessant ist das Ergebnis einer im Karolinska-Hospital in Stockholm durchgeführten *PET-Untersuchung*[94], die einmal mehr an die Hypothese einer bei Transsexuellen veränderten Differenzierung umschriebener hypothalamischer Netzwerke (und dadurch bedingten, atypischen Gehirnprogrammierung) anknüpfte. In dem Wissen, dass sich die mittels PET visualisierbaren zerebralen

93 fMRT = funktionelle Magnet Resonanz Tomographie; DTI = Diffusion Tensor Imaging; SPECT = Single Photon Emission Computed Tomography; PET = Positronen Emissionstomographie

94 PET = Positronen Emissions-Tomographie – ein Diagnoseverfahren der Nuklearmedizin, welches im Gegensatz zu den morphologisch-/anatomischen Schnittbildtechniken der Radiologie (CT, MRT) auf molekularer Ebene Informationen über den Stoffwechsel des Körpers – im zur Rede stehenden Fall des Gehirns – gewinnt und diese bildlich darstellt. Dabei bedient sich die Methode schwach radioaktiver, kurzlebiger Isotope, die an bestimmte molekulare Bausteine gekoppelt nach intravenöser Injektion vom Körper verstoffwechselt werden und im Gewebe akkumulieren.

Reaktionsmuster von Männern und Frauen, die mit Pheromonen[95] stimuliert werden, voneinander unterscheiden, wurde das Stimulations-Reaktionsmuster von zwölf nicht-homosexuellen/nicht-androphilen Mann-zu-Frau-Transsexuellen (MFT) analysiert, die männlichen und weiblichen Pheromonen ausgesetzt wurden. Gemessen wurden funktionelle Unterschiede in der Hypothalamusaktivierung in Antwort auf die olfaktorischen Stimuli. Dabei zeigte sich ein Reaktionsmuster der Probanden, welches zwischen den typischen Reaktionsmustern von Frauen und Männern liegt (Berglund et al., 2008). Doch wie ist dieses Ergebnis zu interpretieren? Ponseti und Stirn (2019) haben zu bedenken gegeben, dass die Unterschiede im Aktivierungsmuster von gynäphilen MFT im Vergleich zu jenem der gynäphilen männlichen (heterosexuellen) Kontrollpersonen auch in einer denkbaren *auto*gynäphilen Neigung (▶ Kap. 5.6.4) der Versuchsprobanden begründet sein könnten, zumal eine autogynäphile Sexualpräferenz in der Vorgeschichte eines substanziellen Teils der MFT eine Rolle gespielt habe, wie sie mit Hinweis auf die Arbeiten von Blanchard (1985) und Smith et al. (2005) ausführen.

7.4 Seitenblick – Zur Geschlechtsidentitätsentwicklung intersexueller Kinder

Wie bereits erwähnt, beruht ein Großteil unseres heutigen Wissens über die einzelnen Schritte der pränatalen *somato*-sexuellen und *psycho*-sexuellen Entwicklung auf dem Studium der Geschlechtsidentitätsentwicklung von Kindern mit einer Störung der somato-sexuellen Differenzierung (engl. *Disorder of Sex Development, DSD*, vormals *Intersexualität*). Es ist also naheliegend danach zu schauen, welche Schlüsse daraus für das Verständnis der Entwicklung des geschlechtsbezogenen Identitätsempfindens zu ziehen sind.

---

95 Pheromone sind unbewusst wahrgenommene Botenstoffe, die fortpflanzungsbezogene physiologische Vorgänge und entsprechendes (Sexual-)Verhalten beeinflussen; ihre Wirkungsweise beim Menschen ist noch nicht vollständig verstanden, zumal die Verhaltensantwort beim Menschen (wie auch bei anderen Wirbeltieren) zum Teil von anderen Prozessen überlagert wird.

Auch für DSD-Betroffene ist beschrieben, dass perinatale Sexualhormonspiegel auf spätere *Verhaltensdispositionen* und *Präferenzen* Einfluss nehmen. Darüber hinaus lieferten die Untersuchungen an DSD-Patienten Hinweise, das prä-/perinatal hohe und rezeptorwirksame Androgenkonzentrationen überdurchschnittlich häufig mit einer männlichen Identifizierung einhergehen, während umgekehrt Personen mit herabgesetzter Androgenwirkung häufiger eine eher weibliche Identitätsentwicklung aufweisen. Bei den allermeisten Kindern ist dieses allein durch Einflussnahme von außen, durch pädagogisch-therapeutische Interventionen, entgegen ursprünglicher Annahmen *nicht* mehr veränderbar (Kipnis und Diamond, 1998),[96] was auf eine frühe Festlegung hindeutet. Die missglückten „Umerziehungsversuche" bei Patienten mit bestimmten DSD-Formen oder traumatisch bedingtem Penisverlust, deren Geschlechtsidentität sich konträr zu den Vorgaben des familiären und sozialen Umfeldes entwickelte, belegen dies eindrücklich. Grundsätzlich sprechen die Erfahrungen mit DSD-Kindern also für eine zumindest teilweise biologische Fundierung von geschlechtlichem Selbsterleben – wobei sie andererseits auch dazu mahnen, Verhaltensweisen bzw. Interessens- und Tätigkeitspräferenzen nicht mit geschlechtsbezogenen Identitätsempfinden gleichzusetzen.

7.4.1 Beispiel 1: Adrenogenitales Syndrom (AGS)

Bei als intersexuell geborenen Kindern mit weiblichem Zuweisungsgeschlecht ist im Falle eines perinatal erhöhten Androgen-Spiegels die Wahrscheinlichkeit für geschlechtsatypisches (Tomboy-)Verhalten und die Entwicklung einer bi- oder homosexuellen Orientierung erhöht (Meyer-Bahlburg et al., 2008). Als Musterbeispiel hierfür sei das *Adrenogenitale Syndrom (AGS)* genannt, einer angeborenen Störung der Steroidbiosynthese, basierend auf einem autosomal-rezessiv

96 Dies bedeutet im Umkehrschluss freilich nicht, das psychosoziale und kulturelle Einflussgrößen, insbesondere frühe Bindungs- und Beziehungserfahrungen, fehlende oder vorhandene Möglichkeiten der Identifizierung mit wichtigen Anderen, sprich den primären väterlichen/männlichen und mütterlichen/weiblichen Bezugspersonen und die Spiegelung des Kindes durch diese, für die Selbstattribuierung und -identifikation unbedeutend wären.

vererbten Enzymdefekt mit in der Folge unzureichender Cortisol-Produktion in der Nebennierenrinde, reaktiv erhöhter Ausschüttung des adreno-kortikotropen Hormons (ACTH) und konsekutiv erhöhter Produktion von adrenalen Androgenen; die Beeinträchtigung des Nebennierenrinden-Hypophysen-Vorderlappen-Regelkreises führt bei betroffenen Mädchen (46XX DSD) zu Virilisierungserscheinungen unterschiedlichen Ausmaßes (sowie in schweren Verlaufsformen, mit fehlender mineralocorticoider Wirkung des unzureichend gebildeten Aldosteron, zu einem vital bedrohlichen Salzverlustsyndrom).

Abhängig vom Grad der pränatalen Virilisierung, die, bedingt durch die verschiedenen Variationen des zugrundeliegenden Gendefekts (klassische *versus* nicht-klassische, *late-onset*-AGS-Formen[97]), stark unterschiedlich ausfällt – im Extremfall kommt es bei den chromosomal und gonadal weiblichen Kindern durch Hypertrophie der Klitoris zum Wachstum eines Pseudo-Penis (Prader-Stadium V) –, finden sich gehäuft auch *geschlechtsatypische Verhaltensdispositionen* sowie abweichende, *geschlechtsatypische kognitive Profile* (z. B. signifikant unterschiedliches Abschneiden beim Leistungstest „mental rotation" und ein im Gruppenvergleich differentes Verständnis raumgebundener Kausalstrukturen).

Es ist jedoch einmal mehr zu betonen, dass geschlechts-nonkonformes Rollenverhalten und „Geschlechtsidentität" unterschiedliche Dinge sind: So sind selbstinitiierte, erziehungskonträre Geschlechtsrollenwechsel bei als Mädchen erzogenen AGS-Patientinnen auch bei Vorliegen eines ausgeprägten *Tomboy*-Verhaltens und nachgewiesenem hohen pränatalen Testosteron selten! Das deutet darauf hin, dass eine pränatale Androgenexposition durchaus einen größeren Einfluss auf das *Geschlechtsrollenverhalten* und einen moderaten Einfluss auf die *sexuelle Orientierung*, aber nur einen geringen Effekt auf das *geschlechtsbezogene Identitätserleben* hat.

Ausgehend von einer enger gefassten Definition von „Intersexualität", bei Anwendung derer nur Patienten mit wirklich indifferentem Genitale unter den Oberbegriff *Intersex-Syndrom im engeren Sinne* gefasst werden, ist das AGS die

97 21-Hydroxylase- (95 %), 11β-Hydroxylase-, 3β-Hydroxysteroid-Dehydrogenase-Mangel, 17α-Hydroxylase

bei weitem häufigste, klinisch relevante Form.[98] Deutlich seltener sind die diversen Formen der *Gonadendysgenesie* (komplette *vs.* partielle, testikuläre oder ovarielle) und *Störungen der Androgen-Synthese oder -Wirkung.*

7.4.2 Beispiel 2: Androgen-Insensivitäts-Syndrom (AIS)

Vor allem die Unterschiede bei *kompletten (CAIS) versus partiellen (PAIS) Androgenrezeptor-Defekten*[99] – einer DSD-Variante mit 46XY-Chromosomensatz – lassen eine neuroendokrine Hypothese zur Ausbildung der Geschlechtsdysphorie resp. Transsexualität zu. Abhängig vom Ausmaß des Androgen-Rezeptordefekts kommt es zu einer mehr oder weniger kompletten Feminisierung des äußeren Genitals.

- Bei einem *vollständigen* Ausfall der Rezeptor-Funktion (CAIS) endet die Vagina blind, während Uterus und Eileiter gänzlich fehlen, da noch ausreichend Anti-Müller-Hormon produziert wird (was eine weibliche gonoduktale Differenzierung verhindert). Betroffene Kinder mit kompletter Androgen-Insensivität wachsen als Mädchen auf und sind regelhaft weiblich identifiziert (Gooren und Cohen-Kettenis, 1991; Wisniewski et al., 2000; Wisniewski und Migeon, 2002; Hines et al., 2003; Minto et al., 2003). Psychische Probleme entwickeln sie meist erst während der Pubertät wegen zu enger (Pseudo-)Vagina oder ausbleibender Regel (Slijper et al., 2000; Alderson et al., 2004; Diamond und Watson, 2005).
- Kinder mit einer nur partiellen Androgenrezeptor-Insensivität (PAIS) werden als Mädchen oder als Junge erzogen, wobei ca. ein Fünftel in beiden „Aufzuchtgeschlechtern" mit ihrer Geschlechtszuweisung – und der in der Vergangenheit oftmals durchgeführten feminisierenden oder maskulinisie-

98 Unter dem Akronym DSD werden auch gonosomale Aberrationen, wie 47XXY, Klinefelter-Syndrom, und 45XO, Turner-Syndrom, subsummiert, deren Inzidenz oberhalb derer des AGS liegt und für das Klinefelter-Syndrom mit 1-2:1000, für das Turner-Syndrom mit 1:5.000-10.000 Neugeborene angegeben wird; bei beiden Syndromen besteht aber keine Uneindeutigkeit des äußeren Genitales.

99 Die Abkürzungen stehen für Complete (CAIS) bzw. Partial Androgen Insensivity Syndrome (PAIS).

renden Behandlung – unzufrieden ist, sich also konträr zum Erziehungsgeschlecht identifiziert (Migeon et al., 2002). Die PAIS-Betroffenen entwickeln mehrheitlich eine heterosexuelle Geschlechtspartnerorientierung, geben jedoch eine teils gravierende Beeinträchtigung von Lebensqualität und sexueller Erlebnisfähigkeit an. Bei den als Jungen erzogenen Kindern ist die Anzahl von (maskulinisierenden) genitalchirurgischen Operationen doppelt so hoch wie bei den als Mädchen Aufwachsenden.

Eine wesentliche Erkenntnis aus den Untersuchungen war, dass eine starke Genitalvirilisierung *nicht* automatisch auf eine ebenso starke Maskulinisierung (postulierter) Hirnareale rückschließen lässt. Diese Erfahrungen gaben Anlass zu der Überlegung, dass die „Zweizeitigkeit" bzw. Asynchronie von Differenzierung der inneren und äußeren Geschlechtsorgane einerseits und die des Gehirns andererseits möglicherweise einen Schlüssel zum Verständnis der kausalen Bedingungen von Geschlechtsinkongruenz/Geschlechtsdysphorie und Transsexualität liefern könnte:

- Während erstgenannte somatosexuelle Differenzierungsprozesse, ausgehend von einer gemeinsamen (bipotenten) *Gonaden-, Gonodukten- und Genitalanlage*, bereits in den ersten zwei Monaten der Schwangerschaft stattfinden,
- erfolgt die Differenzierung der postulierten Androgen-sensitiven Hirnareale erst viel später, nämlich in der zweiten Hälfte der Schwangerschaft, verläuft also unabhängig und zeitlich entkoppelt von der embryonalen Entwicklung des inneren und äußeren Genitales.

Dies lässt die Hypothese zu, dass eine Mann-zu-Frau-Trans-Identifizierung möglicherweise aus einer *auf das Gehirn begrenzten Hormonrezeptor-Insensivität* resultieren könnte – also ein fehlendes Ansprechen auf Androgene infolge fehlerhafter (nicht funktionsfähiger oder reduzierter) Rezeptoren und dadurch bedingter fehlender Maskulinisierung bestimmter Hirnareale (Wisniewski et al., 2000; Hines et al., 2003, 2009). Stichhalte Belege mit tatsächlicher Beweiskraft für die Richtigkeit dieser Annahme fanden sich jedoch bislang nicht.

7.5 Ursachenforschung – Ungünstige oder traumatische Kindheitserfahrungen

Gegenstand einer anhaltend kontroversen Diskussion sind auch die Befunde zu etwaigen *Sozialisationsbesonderheiten geschlechtsdysphorischer Kinder*, inklusive der aus klinischer Erfahrung hinlänglich bekannten und empirisch belegten, häufigen Auffälligkeiten in der Familienstruktur und anderer abnormer psychosozialer Umstände, die auf der fünften Achse des in der Kinder- und Jugendpsychiatrie verwendeten Multiaxialen Klassifikationsschemas kodiert werden. Die Unmöglichkeit einer einheitlichen Ätiologie und Pathogenese ergibt sich bereits aus der klinisch beobachtbaren, großen Varianz transsexueller Entwicklungslinien. Wie erwähnt, ist von einem je unterschiedlichen, individuellen Ursachengefüge auszugehen, und die gegengeschlechtliche Identifizierung, vor allem wenn es sich um eine profunde und zeitlich überdauernde Geschlechtsidentitätstransposition handelt, ist zu verstehen als

> *„das Resultat sequentieller, in verschiedenen Abschnitten der psychosexuellen Entwicklung gelegener, eventuell kumulativ wirkender Einflussfaktoren."*
>
> (Becker et al., 1997)

Eine ganz besonders extreme, pathogenetisch bedeutsame Negativ-Erfahrung, nämlich das Erleben eines sexuellen Missbrauchs, ist schon angesprochen worden (► Kap. 6.4). Im Abschnitt *Sonderfall sexueller Missbrauch – Spaltung zwischen dem Selbst und dem Körper* wurde erläutert, dass in einem solchen Fall wie auch bei vergleichbar gravierenden, außergewöhnlichen Belastungen kathastrophalen Ausmaßes, bspw. schwere körperliche Misshandlungs- und Gewalterfahrungen, eine zeitlich nachgeordnete, etwaige Trans-Identifizierung zunächst als *traumakompensatorisches Reaktionsmuster* einzuordnen ist – oder eine solche Einordnung als Erklärungsversuch zumindest in Erwägung zu ziehen ist.

Nebst dieser besonders schwerwiegenden gibt eine Reihe weiterer, subtilerer Formen von Traumatisierung, etwa im Kontext einer Bindungsstörung als Folge einer tiefgreifend gestörten Mutter-Kind-Beziehung, die in ähnlicher Weise ätiologisch von Bedeutung für die Entwicklung einer ausgeprägten, sich pathogenetisch (individuell unterschiedlich) auswirkenden Körperbildstörung und, im Speziellen, einer Geschlechtsdysphorie sein können (Kozlowska et al., 2020). McGuire et al. (2016) haben ausführlicher über Auffälligkeiten des Körperbilds bei geschlechtsinkongruenten bzw. transidentifizierten Patienten berichtet. Auf diesem Gebiet gibt es noch viele offene Fragen und großen Forschungsbedarf, auch im Hinblick auf mögliche therapeutische Ansatzpunkte.

Im Rahmen ihrer systematischen Analyse der demographischen Daten und Patientencharakteristika haben Taylor et al. (2024c) die Tatsache hervorgehoben, dass nur eine begrenzte Anzahl von Studien vorliegt, die dezidiert auf die Bedeutung ungünstiger Kindheitserfahrungen abheben. Die wenigen Studien, in denen diesbezüglichen Fragen nach potentiell schädlichen *Life-events* nachgegangen wurde, berichten jedoch über eine hohe Rate von Kindern mit solchen emotional belastenden Erlebnissen oder negativen Beziehungserfahrungen. Relevante psychosoziale Belastungen, teilweise mit ganz erheblichem Traumatisierungspotential, wurden in folgenden Bereichen gefunden (Taylor et al., 2024c – zit. n. Cass, 2024, S. 94):

- Kombination aus Vernachlässigung und Missbrauch (11–67 %)
- Körperliche Misshandlung (15–20 %)
- Sexueller Missbrauch (5–19 %)
- Emotionaler Missbrauch (14 %)
- Psychische Erkrankung oder Drogenmissbrauch der Mutter (53 % und 49 %)
- Psychische Erkrankung oder Drogenmissbrauch des Vaters (38 %)
- Häusliche Gewalt (23–25 %)
- Tod oder langer Krankenhausaufenthalt (Hospitalisierung) eines Elternteils (8–19 %)
- Verlust der Eltern durch Verlassenwerden, was zu Adoption (1–8 %), Pflegefamilienunterbringung, (1–12 %) oder Unterbringung in einem Kinderheim (0.5 – 5 %) führte.

Die Prozentzahlen geben die gemittelten Häufigkeiten wieder, mit denen die genannten psychosozialen Risiko- und Belastungsfaktoren vorlagen. Dabei ist zu berücksichtigen, dass gerade bei Kindern und Jugendlichen von einer starken

Intersubjektvariabilität bei der Verarbeitung von traumatischen Ereignissen bzw. negativen Beziehungserfahrungen ausgegangen werden muss, die maßgeblich von individuellen Temperaments- bzw. Resilienz-Faktoren und vom jeweiligen Entwicklungsstand der kognitiven, emotionalen und sozialen Fertigkeiten abhängt (Korte et al., 2005).

Nur die exakte Kenntnis der bisherigen lebensgeschichtlichen Entwicklung der Betroffenen und deren individueller Bindungs- und Beziehungserfahrungen lässt jeweils spezifische, auf den einzelnen Fall bezogene Hypothesen zu möglichen kausalen Faktoren und Entstehungsmechanismen zu. Naheliegender Weise ist mal die eine, mal die andere Theorie besser geeignet für ein tiefergehendes Verständnis der mutmaßlichen Ursachen und Motive, die dem transsexuellen Wunsch zugrunde liegen – und zwar unabhängig davon und ohne Auswirkungen auf die Entscheidung darüber, ob im Verlauf der Behandlung die Entscheidung zur Einleitung körpermodifizierender Maßnahmen getroffen wird oder nicht.[100] Auch wenn wohl in keinem einzigen Fall von einer einfachen Monokausalität auszugehen ist, sind aus psychotherapeutischer Sicht solche psychogenetischen Überlegungen bzw. *fallbezogenen Arbeitshypothesen* nicht nur *hilfreich*, sondern *unabdingbar* für eine sinnvolle Therapie und die hinsichtlich des vorgebrachten „Umwandlungsbegehrens“ ergebnisoffene Begleitung der Betroffenen.

7.6 Psychologische Modelle – Psychodynamische und andere Theorien zur Transsexualität

Unterscheiden lassen sich primär lerntheoretische von tiefenpsychologisch oder systemisch fundierten Erklärungsmodellen. Insbesondere für die Nachvollziehbarkeit und das Verständnis der vergleichsweise *komplexeren psychodynamischen Erklärungsansätze* ist die genauere Kenntnis psychoanalytischer Entwicklungs-

100 Im Vorgriff auf die ausführliche Erörterung verschiedener Therapieansätze möchte ich an dieser Stelle anmerken, dass ich die Befürwortung somatischer Eingriffe stets als ultima ratio betrachte!

theorien, vor allem der Konzepte zur Entwicklung der Geschlechtsidentität erforderlich, die deshalb im Folgenden zumindest grob erläutert werden sollen. Vorauszuschicken ist dem, dass einerseits Patienten mit der Diagnose Transsexualismus lange Zeit als ungeeignet für eine psychoanalytische Behandlung galten; andererseits wurden in jüngster Zeit leider auch in der psychoanalytischen Fachcommunity Stimmen laut, welche die Idee einer konstitutionellen „Geschlechtervielfalt" vertreten und das Prinzip der Binarität (und damit letztlich auch den Krankheitswert von Transsexualität) infrage stellen. Diesbezügliche Überlegungen und Versuche, diese These mit Verweis auf ein mutmaßlich existierendes Kontinuum von Männlichkeit und Weiblichkeit argumentativ zu untermauern, müssen nicht ohne Widerspruch bleiben. Sie blieben es auch nicht. Doch der Reihe nach.

7.6.1 Psychodynamische Theorien zur Entstehung des transsexuellen Wunsches

Der Versuch, sich das Phänomen der Geschlechtsinkongruenz/-dysphorie mittels Anwendung eines psychodynamischen Verständniszugangs zu erklären, geht von zwei Prämissen aus: *Erstens*, die *Annahme einer idealtypischen psychosexuellen Entwicklung* mit Ausbildung einer konfliktfreien, kongruenten Geschlechtsidentität; *zweitens*, die Möglichkeit einer Abweichung von diesem Weg durch eine nachhaltige *Beeinträchtigung der normalen Entwicklung*, mit einer konflikthaften Lösung und Entstehung einer klinisch (mehr oder weniger) relevanten, anhaltenden Verschiebung des geschlechtsbezogenen Identitätserlebens.

Komplementär zur Vielfalt transsexueller Entwicklungswege gibt es auch eine Vielzahl psychoanalytischer Erklärungsansätze, die verschiedene lebensgeschichtliche Besonderheiten und intrafamiliäre Dynamiken als relevant betrachten. An den im Laufe der Zeit entwickelten diversen psychodynamischen Annahmen lässt sich die Theorieentwicklung in den unterschiedlichen Richtungen und Schulen innerhalb der Psychoanalyse nachverfolgen.[101] Entsprechend

101 Beginnend mit Freuds' Triebtheorie und der darauf aufbauenden Ich-Psychologie über die Objektbeziehungstheorie und die Selbstpsychologie bis zu den mentalisierungsbasierten Ansätzen

wurde die Genese von Transsexualität zunächst auf ungelöste ödipale Konflikte zurückgeführt; später dann, im Lichte der Erkenntnisse von Objektbeziehungs- und Bindungstheorie, wurde der Fokus auf die präödipalen Entwicklungsphasen gerichtet und die kausale Bedeutung kumulativer Traumatisierungen durch das Primärobjekt hervorgehoben – um so schlussendlich zur Einordnung des transsexuellen Wunsches als *Ausdruck einer frühen Störung* bzw. Folge einer tiefgreifenden Beeinträchtigung der Selbstkohäsion zu gelangen.

Freud ging bekanntlich von einer *konstitutionellen Bisexualität* des Menschen aus, wobei sich dieses Konzept sowohl auf die *biologische* Ebene(n) des Geschlechts bezog,[102] wie auch auf eine von ihm postulierte, ausführlich u. a. in den *Drei Abhandlungen zur Sexualtheorie* (Freud, 1905) erläuterte, *psychische* Bisexualität. Danach habe jeder Mensch auf psychische Ebene männliche und weibliche Anteile, was Freud auf stattgehabte Identifikationsprozesse im Zuge der Bewältigung des als universell betrachteten ödipalen Dilemmas zurückführte bzw. ursächlich in diesen begründet sah. Das freudsche Konzept der konstitutionellen Bisexualität erstreckt sich also auf weit mehr als die Frage der Sexualpräferenz.

In dem Bemühen, den ganz unterschiedlichen und erweiterten Bedeutungsgehalt von *Bisexualität* im zur Rede stehenden Kontext von der üblichen Verwendung der Bezeichnung zur Beschreibung des sexuellen Begehrens kenntlich zu machen, spricht Preuss von einer Art „rudimentäre[r] Intersexualität" (Preuss, 2016, S. 74). Sein Versuch der Klarstellung, dass hier nicht die sexuelle (Geschlechtspartner-)Orientierung gemeint ist, birgt m. E. jedoch die große Gefahr, dass die kategoriale Grenze zwischen der *psychosozialen* und der *körperlichen* Ebene von Geschlechtlichkeit verwischt zu werden droht: Der Begriff „Intersexualität" sollte ausschließlich zur Kennzeichnung von fehlerhaften Differenzierungsvorgängen im Zuge der pränatalen *somato*-sexuellen Entwicklung verwendet werden (▶ dazu Kap. 3.2.3).

Anders als Freud, der von einer ursprünglich männlichen psychischen Konstitution ausging, stellt für Stoller (1968, 1970; zitiert n. Fahrenkrug, 2022), nicht die

102 Angesichts der inzwischen nachgewiesenen Tatsache der Bipotentialität der Gonaden, der Bipotenz der Gonodukten- und Genitalanlage sowie des heutigen Wissens um weitere, wichtige Prinzipien der pränatalen somato-sexuellen Differenzierung lag Freud damit keineswegs falsch.

Maskulinität, sondern die Feminität den Urzustand dar und damit den Ausgangspunkt für die Herausbildung eines geschlechtsbezogenen Identitätsgefühls. Dieses bezeichnete er als *Kerngeschlecht*, das sich im Zuge des psychosexuellen Differenzierungsprozesses ungefähr um den 24. Lebensmonat konstituiere, zeitlich korreliert mit der Anerkennung des anatomischen Geschlechtsunterschieds. Stollers Annahmen zufolge, die als einflussreiches Konzept von anderen Psychoanalytikern aufgegriffen und weiterentwickelt wurden (s. Mertens, 1997), sei die *weibliche Identifikation des Mädchens* und der Weg dorthin lediglich die *Fortführung der anfänglichen Identifizierung mit dem primären Objekt* – der Mutter –, während der erfolgreiche Erwerb einer sich kongruent zum Körpergeschlecht verhaltenden *männlichen Geschlechtsidentifikation* dem kleinen Jungen zunächst eine *Ent-Identifizierung mit der Mutter* abverlange.

Eine von der Norm abweichende Identitätsentwicklung wäre nach diesem Verständnis ein Indikator und zugleich das Resultat einer missglückten Loslösung von der Mutter sowie des Misslingens dieser identifikatorischen Prozesse. Als ursächlich wird eine tiefgreifende Störung der Mutter-Kind-Dyade angenommen (Tuber und Coates, 1989), die empirisch in nicht wenigen Fällen auch tatsächlich nachgewiesen werden kann. In älteren, noch immer lesenswerten psychoanalytisch fundierten Beiträgen wurde auf die große Schnittmenge der psychopathologischen Auffälligkeiten mit denen einer Borderline-Persönlichkeitsstörung (Person und Ovesey, 1974a/b, 1993; Kavanaugh und Volkan 1978; Meyer, 1982; Küchenhoff, 1988) und auf eine mögliche Beziehungstraumatisierung bzw. negative Bindungserfahrung als Ursache transsexueller Entwicklungen hingewiesen (Coates, 1990; Coates und Wolfe, 1995; Gehring und Knudson, 2005). Der Wunsch nach Zugehörigkeit zum anderen Geschlecht entspreche bei Jungen dem Versuch, die durch physische oder emotionale Abwesenheit der primären Bezugsperson gestörte Beziehung zur selben in der Fantasie wiederherzustellen, wobei das Kind bei seinen Imitationsversuchen „Mutter sein" mit „Mutter haben" verwechsele (Meyenburg, 2007).

In Abgrenzung dazu führen andere Autoren die gegengeschlechtliche Identifikation des Kindes weniger auf negative Beziehungs- resp. reale Vernachlässigungserfahrungen des Kindes zurück, sondern betonen vielmehr – orientiert an klassisch-psychoanalytischen Theorien – die *neurotische Kompromissbildung*, durch Geschlechtsumwandlung auf symbolhafte Weise mit dem geliebten gegengeschlechtlichen Elternteil symbiotisch verschmelzen zu wollen (z. B. Meyer, 1982). In solchen Erklärungsmodellen spielt die Idee einer Fixierung eine zentrale Rolle. Im Wissen um die fundamental unterschiedlichen Bedingungen der psychosexuellen Entwicklung von Mädchen und Jungen, die sich nicht nur auf die jeweils anders gelagerten identifikatorischen Prozesse und die vom Kind ausgehende, differente Besetzung der weiblichen (Mutter) und männlichen (Vater) Objekte erstrecken, sondern auch die verschiedenartigen geschlechtsspezifischen Herausforderungen bei Integration der körperlichen Veränderungen während der Pubertät betreffen, ist die Psychodynamik für Mann-zu-Frau-Transsexuelle (MFT) und für Frau-zu-Mann-Transsexuelle (FMT) separat und als voneinander unterscheidbar zu betrachten. Dem soll nachfolgend Rechnung getragen werden.

7.6.2 Zur Psychodynamik bei MFT – Immitative Bindungsstörung vs. „blissfull symbiosis"

Person und Ovesey (1974a/b, 1993), die das wohl differenzierteste Konzept zur Erklärung von Mann-zu-Frau-Transsexualität (MFT) vorgelegt haben, hielten vor allem ungelöste *Trennungsängste in der Individuations-Separationsphase* der kindlichen Entwicklung und eine gestörte Mutter-Kind-Interaktion für ausschlaggebend. Sie gehen von einem *ich-strukturellen Defizit bzw. einer pathologischen Selbst-Entwicklung* aus und verorten deren Wurzeln in dem langen, von Magret Mahler (1972, 1980) beschriebenen Ablöse- und Verselbständigungsprozess des Kindes während der ersten drei Lebensjahre, also in der *präödipalen* Phase.[103]

Loslösung und Individuation sind zwei komplementäre, meist parallel verlaufende – aber nicht immer zeitsynchrone – Sozialisations- und psychische Reifungsprozesse, im Zuge derer zum einen die Differenzierung des Körper-

103 Person und Oveseys führten neben dem Transsexualismus auch den (fetischistischen) Transvestitismus und eine effeminierte (konflikthafte) Homosexualität auf eine Störung der Separations- und Individuationsphase zurück, wobei sie ersteren auf einer gedachten Entwicklungs-/Zeitachse am weitesten zurückdatieren, sodass eine profunde und überdauernde Transsexualität mit unabänderlichen Wunsch nach Transition die unreifste Form der Verarbeitung von Verlust- bzw. Trennungsängsten und Fusionsfantasien darstelle.

schemas (etwa zwischen dem vierten und achten Lebensmonat) und damit einhergehend der Erwerb einer Distanzierungs- und Abgrenzungskompetenz erfolgen, zum anderen eine intrapsychische Autonomie, inklusive Fähigkeit zur Realitätsprüfung, und (im Idealfall) eine emotionale Objektkonstanz erlangt werden können – wobei sozio-emotionale und psychosexuelle Entwicklung hier Hand in Hand gehen mit der kognitiven Entwicklung. Wenngleich einige der Schlussfolgerungen, die Mahler aus Ihren systematischen Beobachtungen von Kindern zog, im Lichte der Säuglings- und Kleinkindforschung teilweise relativiert werden mussten (vgl. Stern, 1999; Dornes, 1993, 1997) – dies betrifft insbesondere ihre Annahmen zur so benannten, vermeintlich *autistischen* (während der ersten 4–6 Wochen nach Geburt) und zur *symbiotischen* Phase (2.–5./6. Lebensmonat) –, so gilt ihre Arbeit, deren damals innovatives Forschungs- und Beobachtungsdesign für die Bindungstheorie gleichermaßen richtungsweisend war wie für die sich in England seinerzeit entwickelnde Schule der Objektbeziehungstheorie, bis heute als eine der wichtigsten Grundlagen für das psychoanalytische Verständnis von Borderline-Pathologien.

Demnach wäre die Transsexualität also Ausdruck und Beleg einer scheinbar stabilen, aber im Kern pathologischen Ich-Struktur und als solche in das System der Borderline-Persönlichkeits*organisation* im Sinne O.F. Kernbergs (1975) einzuordnen. Charakteristisch dafür ist ein nur *unzureichend entwickeltes Objektbeziehungsniveau*; die spezifische Symptomatik des Transsexualismus wäre in diesem psychodynamischen Entstehungs- und Erklärungsmodell eine Art Stabilisierungsversuch des Ichs. Der transsexuelle Wunsch wäre als Ergebnis einer Spaltungsabwehr sowie als Folge weiterer, unreifer („früher") Abwehrmechanismen zu verstehen (Verleugnung, Idealisierung, Projektion/Projektiver Identifizierung, Wendung der Aggression gegen das eigene Selbst).

Person und Oveseys gehen in ihrem Erklärungsansatz von einer Störung in der von Mahler beschriebenen *Sub-Phase der Wiederannäherung* in der zweiten Hälfte des 2. Lebensjahres (18.–24. Lebensmonat) aus, die als besonders störanfällig gilt und zeitlich zusammenfällt mit einer ersten Konsolidierung der sich langsam entwickelnden, zu diesem Zeitpunkt noch fragilen Geschlechtsidentität. Typisch für diese Phase ist ein Oszillieren des Kindes zwischen der *Angst vor Objektverlust* und der *Angst vor dem Verlust der Autonomie*, was den steten

Wechsel zwischen zwei extrem divergierenden Gefühlszuständen mit sich bringt, nämlich dem Erleben hilfloser Abhängigkeit und Ohnmacht einerseits und ausgeprägten Omnipotenz-Fantasien andererseits. Ein Scheitern in der Bewältigung der phasentypischen Anforderungen verhindert die Integration von „guten“ und „bösen“ Selbst- und Objektanteilen zu einheitlichen, voneinander getrennten Subjekt-Objekt-Repräsentanzen; die Überwindung der entwicklungsbedingt noch bestehenden Spaltung in „nur gut“ und „nur böse“ misslingt, was nach psychoanalytischer Auffassung als *das* Spezifikum für die Borderline-Persönlichkeitsstörung, resp. Borderline-Organisation (s. o.) gesehen wird.

- Nach Person und Oveseys (1974a/b, 1993) diene die Identifizierung des Jungen mit dem weiblichen Geschlecht der Bewältigung von *Trennungs- und Verlustängsten*, die sich auf die verloren geglaubte Zuwendung der Mutter bezögen (s. dazu auch Silverman, 1990; Haber, 1991; Loeb, 1992). Die Imitation des weiblichen Geschlechtsausdrucks und Geschlechtsrollenverhaltens stehe also primär im Dienste der Angstabwehr.
- Für diese konkrete psychodynamische/-genetische Konstellation hat die Bezeichnung *imitative Bindungsstörung* Verbreitung gefunden, die zugleich auf den theoretischen Bezugsrahmen der Bindungstheorie verweist. Die Grenzen zwischen einer primär *neurotisch* bedingten, also auf Seiten des Kindes zu verortenden, bloßen Fehlwahrnehmung bzw. Falschinterpretation der vermeintlich mangelnden Zugewandtheit der Mutter, und einer realen, objektivierbaren *Beziehungstraumatisierung* infolge eines tatsächlich bestehenden Defizits auf Seiten der Kindsmutter in puncto emotionaler Verfügbarkeit und Feinfühligkeit sind dabei bisweilen nicht leicht zu ziehen.
- Im Unterschied dazu vertrat Stoller (1968) die Auffassung, dass ein Großteil der späteren Mann-zu-Frau-Transsexuellen in einer überengen, symbiotischen Beziehung zur Mutter gestanden hätten, die im Laufe Zeit eine dauerhafte, letztlich unauflösbare Identifizierung mit dem weiblichen Geschlecht nach sich gezogen habe. Stoller prägte den Begriff der *„blissfull symbiosis“*, was als *„glückselige* oder *wonnevolle Symbiose“* zu übersetzen wäre. Deprivationsbedingungen spielten demnach weniger eine Rolle.

- Alternative Modelle betonen die Bedeutung von *Des-Identifikationen* und *negativen Abgrenzungsbedürfnissen* des geburtsgeschlechtlichen Jungen gegenüber dem väterlichen (oder einem anderen gleichgeschlechtlichen) Objekt und messen der offensichtlichen – wie auch immer begründeten – starken Ablehnung der männlichen Geschlechtsrolle eine ebenso entscheidende, pathogenetische Rolle bei wie den sich auf die Mutter richtenden, positiven Imitations- bzw. Identifikationsbestrebungen.

7.6.3 Zur Psychodynamik bei FMT – Substitutive Identifikation vs. „Surrogat-Ehemann"

In ähnlicher Weise wie Person und Oveseys es für die männliche Transsexualität (MFT) getan haben, geht Lothstein (1983) auch für Frau-zu-Mann-Transsexuelle von einer Störung des Separations-Individuations-Prozesses aus. Während jedoch bei den späteren MFT-Transsexuellen die Angst vor dem Objektverlust – die Trennungsangst – dominiere, stehe bei den FMT in der Sub-Phase der Wiederannäherung die *Angst vor dem Verlust der Autonomie* – die Verschmelzungsangst – im Vordergrund; diese müsse mittels der Illusion bzw. Omnipotenz-Fantasie, dem männlichen Geschlecht anzugehören, abgewehrt werden.

- Durch die fantasierte Zugehörigkeit zum männlichen Geschlecht verliere sich die Angst vor der Fusion mit der Mutter, die aufgrund ihrer (vermeintlichen) Andersartigkeit nun nicht mehr als bedrohlich gesehen werde. Während im Falle einer MFT eine Abspaltung der eigenen, als „männlich" wahrgenommenen *Aggression* erfolge, würden von FMT die als bedrohlich und schwach empfundene *eigene Verletzlichkeit als „weiblich"* abgespalten.
- Es gibt ein alternatives Modell zur Psychodynamik bei FMT, das den Schwerpunkt anderswo setzt: Überlegungen Gilmores' zufolge gehe es bei den – meist unbewusst bleibenden – Motiven trans-identifizierter geburtsgeschlechtlicher Mädchen vielfach vor allem darum, dass durch die *Identi-*

fizierung mit dem Vater/Mann eine defizitär erlebte Mutter-Kind-Beziehung ausgeglichen werden solle (Gilmore, 1995).[104]

- Während in der von Gilmore beschriebenen Konstellation mittels Vateridentifikation die „emotionale mütterliche Leerstelle" kompensiert wird, verhält es sich beim *Modus der substitutiven Identifikation* genau anders herum (Redmount, 1953): Hier übernimmt das trans-identifizierte Kind stellvertretend die Rolle des fehlenden – entweder physisch abwesenden oder unzuverlässig-enttäuschenden, mitunter tyrannisch-beängstigend erlebten oder die Mutter durch verbale Herabsetzungen chronisch invalidierenden – männlichen Part(ner)s, wird quasi zum *Ersatz für den defizitären Vater*.

Tatsächlich scheinen eine solche Konstellation, resp. die der zugrundeliegenden innerfamiliären Dynamik, und der dadurch angeschobene Identifikationsprozess bei Frau-zu-Mann-Transsexuellen häufiger eine Rolle zu spielen. Prinzipiell sind dabei zwei von einander zu unterscheidende Formen der *Rollenübernahme* bzw. *Rollenzuweisung* denkbar, die im Ergebnis aber beide zu einer *Parentifizierung des Kindes*, ggfs. auch zu einer Rollenumkehr führen:

- In dem einen Fall wird als – meist unbewusst bleibendes – Motiv für den Geschlechtsrollenwechsel ein Bedürfnis seitens des Kindes angenommen, sich selbst und/oder die als schwach erlebte Mutter mittels *des Erwerbs männlicher Stärke* vor dem gewalttätigen, verbal oder körperlich misshandelnden Vater zu schützen; das Mädchen nimmt also mehr oder weniger *aktiv* die männliche Rolle selbst ein (Bradley, 1985).
- Alternativ wird, im Sinne einer klassischen *Delegation*, die missliche Aufgabe, sich um die hilfebedürftige, weil bspw. chronisch depressive Mutter zu kümmern, von Seiten des Vaters der Tochter übertragen. Der

104 Eine solches Motiv beschrieb bereits Stekel vor über hundert Jahren in einer Falldarstellung einer (biologisch weiblichen) Transvestitin, die als Mädchen bis zum Alter von sechs Jahren geglaubt hatte ein Junge zu sein und durch ausgeprägtes *Tomboy*-Verhalten aufgefallen war. Stekel mutmaßte, dass seine Patientin durch die frühzeitige, alsdann zeitlich überdauernde Identifikation mit dem Vater ihre kindliche Enttäuschung von der Mutter zu überwinden und deren subjektiv wahrgenommene emotionale Kälte durch Übernahme der männlichen Geschlechtsrolle gewissermaßen „aufzutauen" versucht habe (Stekel, 1920).

> Vater selbst entzieht sich auf diese Weise jedweder Verantwortung und Verpflichtung; die Tochter fungiert dann gewissermaßen als *„Surrogat-Ehemann“* und wird in sämtlichen (vermeintlich) männlichen Eigenschaften solange positiv verstärkt, bis diese zu einer kohärenten männlichen Identität verschmelzen.

Dem komme nach Auffassung von Stoller vielfach entgegen, dass das Mädchen („transsexual-to-be“) in seiner äußerlichen Erscheinung seit jeher von den Eltern als unweiblich und auffallend burschikos wahrgenommen worden sei (Stoller, 1972).

7.6.4 Lerntheoretische Positionen und allgemein-entwicklungspsychiatrische Überlegungen

Die Beiträge von Seiten der Lerntheorie zum Verständnis von Geschlechtsinkongruenz, Geschlechtsdysphorie und Transsexualität sind weit weniger elaboriert und vergleichsweise überschaubar. Die Erklärungsansätze basieren vorrangig auf den zentralen lerntheoretischen, sozial-kognitiven Paradigmen der Verstärkung von Verhalten durch klassische und operante Konditionierung, der Theorie der Exemplifikation und Nachahmung (Lernen am Modell) sowie des sozialen Vergleichs – speziell über das im Kontext von Trans-Identifizierung im Jugendalter bedeutsame *Phänomen der sozialen Ansteckung* wird später noch ausführlich zu sprechen sein (► Kap. 10). Die Lerntheorie und davon abgeleitete Positionen favorisieren ein Kausalitätsmodell, in dem ein *exogen-verstärkender, aktiv-manipulativer Einfluss* seitens der primären Bezugspersonen auf die Entwicklung konträrgeschlechtlicher Wesensmerkmale postuliert wird – ein Erklärungsansatz also, der vorrangig dem elterlichen Wunsch, das Kind möge vom anderen Geschlecht sein, eine wesentliche Bedeutung zuschreibt (Green, 1987).

Auch Zucker und Bradley (1995) sahen Anhaltspunkte, dass die geschlechtsatypischen Verhaltensweisen von betroffenen Kindern durch elterliche Toleranz bzw. auffallend große Unterstützung nachhaltig verstärkt wurden. In diesem Zusammenhang wurde mehrfach die empirisch nachweisbare *erhöhte Rate psychischer Auffälligkeiten der Eltern* hervorgehoben (Zucker et al., 2003; Cohen-Kettenis und Gooren, 1999); neben psychiatrisch relevanten Störungen bei den Müttern wurden häufiger real aggressive oder aggressiv erlebte Väter beschrieben. Es ist daher unverzichtbar, die Psychopathologie der Bezugspersonen, deren „sexuelles Weltbild“, einschließlich eventuell erlittener sexueller Traumatisierungen, stets sehr sorgfältig zu explorieren, um mögliche „transsexuellogen wirkende“ familiäre Einflüsse aufzudecken. Selbiges gilt für *übergeordnete soziokulturelle, gesellschaftliche Einflussfaktoren*, auf die ich ebenfalls im ▶ Kapitel 10 sehr ausführlich eingehen werden.

Es wurde bereits erwähnt, dass die „Geschlechtsumwandlung“ von nicht wenigen Jugendlichen, Heranwachsenden und auch jungen Erwachsenen als „*Lösungsstrategie*“ für sämtliche Probleme betrachtet wird, wenn ihnen gänzlich andere Herausforderungen jenseits der Geschlechtsidentitätsfindung als nicht bewältigbar erscheinen. Unabhängig davon, ob diese dysfunktionalen Ausweichmanöver aufgrund subjektiver Überforderung als traumakompensatorische Reaktion, Folge negativer Bindungs- und Beziehungserfahrungen, neurotische Kompromissbildung, Zeichen eines ich-strukturellen Defizits oder Ergebnis einer Lerngeschichte gesehen werden – aus entwicklungspsychologischer und adoleszenzpsychiatrischer Sicht sind sie primär als ein Scheitern an den bereits eingehend erörterten (▶ Kap. 6), wichtigen Entwicklungsaufgaben wie Ablösung, Selbstbehauptung, sexuelle Reifung und Ich-Integration des sich verändernden Körpers zu verstehen.

8 Pubertätsblockade – Risiken früher Weichenstellung, medizinethische und rechtliche Aspekte

Kernaussagen

- Der Anteil geschlechtsinkongruenter Minderjähriger, bei denen mit fortgeschrittener psychosexueller Entwicklung eine Genderdysphorie vom transsexuellen Typus zu diagnostizieren ist, ist weit geringer als der Anteil derer, bei denen sich der vermeintliche Geschlechtidentitäts- als Altersrollenkonflikt erweist, sowie derer, die im Verlauf zu einem homosexuellen Coming-out bei Re-Identifizierung im Geburtsgeschlecht gelangen.
- In jedem Alter profitieren Menschen mit Genderdysphorie von einer psychotherapeutischen Unterstützung. Die fachkundig begleitete Alltagserprobung des Lebens in der gewünschten Geschlechtsrolle hat sich für die diagnostische und prognostische Einschätzung sowie für die weitere Therapieplanung als hilfreich erwiesen – besonders bei Jugendlichen. Ein vollständiger sozialer Rollenwechsel in der Kindheit hingegen erhöht vermutlich die Rate der Persister, was in noch stärkerem Maße für die Entscheidung gilt, die Pubertät medikamentös zu blockieren.
- Aufgrund erheblicher Forschungslücken und des Fehlens kontrollierter Studien können kaum evidenzbasierte Behandlungsempfehlungen gegeben werden. Die fachliche Kontroverse um unterschiedliche Behandlungsstrategien, insbesondere die Debatte über eine frühzeitige hormonelle Intervention (Pubertätsblockade), ist nicht abgeschlossen, es mehren sich jedoch die Hinweise auf ernsthafte Nachteile und Risiken einer GnRHa-Therapie. Bei Transjungen ist eine Gestagen-Pille zur Menses-Suppression eine gute Alternative.
- Es ist der Verdienst der Society for Evidence-based Gender Medicine (SEGM) gezeigt zu haben, dass die niederländischen Studien zur Puber-

tätsblockade niemals als Rechtfertigung zur Ausweitung dieser vermeintlich „innovativen Praxis" hätten herangezogen werden dürfen.

- Die Geschichte der sog. pädiatrischen „Gender-Medizin" ist eine Abfolge von Skandalen. Die vormals renommierte World Professional Association of Transgender Health (WPATH) und die Londoner Tavistock sind durch Enthüllungen längst desavouiert. Gleichwohl werden die Standards of Care (Version 8) der WPATH in Deutschland (und USA) – unverständlicherweise – noch immer als Goldstandard gehandelt.
- Das Dilemma falsch getroffener Entscheidungen besteht in beide Richtungen. Im Falle einer (sich später als solche erweisenden) transsexuellen Entwicklung kann es nachteilig sein, auf eine Pubertätshemmung und eine gegengeschlechtliche Hormonbehandlung im Jugendalter zu verzichten. Aus ethischen Gründen sollte jedoch dem Grundsatz primum non nocere (zuallererst nicht schaden) in seiner ursprünglichen Bedeutung bei der Risikoabwägung von Interventionen gefolgt werden.

8.1 Genderexplorativ oder transaffirmativ? – Kontroverse um verschiedene Therapieansätze

Mit Blick auf die bestmögliche medizinisch-therapeutische Versorgung von Kindern und Jugendlichen mit geschlechtsbezogenem Identitätskonflikt bzw. einer klinisch relevanten, behandlungsbedürftigen Genderdysphorie werden mehrere Fragen kontrovers diskutiert:

- Welche grundsätzlichen Schlüsse und versorgungspraktischen Konsequenzen sind aus der massiven Häufigkeitszunahme von Geschlechtsdysphorie bei Minderjährigen (► Kap. 2) sowie der angesprochenen *starken Heterogenität und großen Verlaufsvariabilität* zu ziehen?
- Gibt es verlässliche Prädiktoren, anhand derer sicher vorausgesagt werden kann, ob von einer *Persistenz des Genderinkongruenzerlebens* von Kindern

(und deren Trans-Identifizierung) über die Pubertät hinaus bis ins Erwachsenenalter auszugehen ist?

- Wie ist in Kenntnis der *pubertätstypischen Konfliktkonstellationen* und Reifungskrisen (► Kap. 6) der nicht selten sehr massiv vorgetragene Wunsch nach Transition im Kindes- und im Jugendalter aus entwicklungspsychologisch-psychiatrischer Sicht zu bewerten?
- Welche der unterschiedlichen Behandlungsstrategien erscheint angesichts dieses entwicklungsbezogenen Fachwissens und in Abwägung der *Nutzen-Risiko-Relation (Non-Malefizienz)* einer bestimmten ärztlich-therapeutischen Intervention angemessen?
- Wie ist die *Evidenzlage bzgl. des Benefits* im Falle einer frühzeitigen Weichenstellung durch vollständige soziale Transition bereits im Kindesalter und Pubertätsblockade durch GnRH-Analoga-Behandlung von adoleszenten Patienten mit Geschlechtsdysphorie?
- Welche *Vor- und Nachteile, Chancen, Risiken und langfristigen Gefahren* birgt der Einsatz pubertätssupprimierender Substanzen und welche *Rechtsvorschriften und ethischen Prinzipien* sind bei der Entscheidung für entwicklungsverändernde Maßnahmen zu beachten?
- Welche *alternativen Optionen*, sowohl nicht-medikamentöse als auch andere, in (Einzel-)Fällen bei sehr ausgeprägtem Leidensdruck in Erwägung zu ziehende pharmakologische Möglichkeiten kommen anstelle einer pubertätsblockierenden Behandlung in Betracht?

8.1.1 Behandlung genderdysphorischer Minderjähriger – Altersdifferenziertes Vorgehen

Bereits durch die separate Codierung und die Formulierung unterschiedlicher Diagnosekriterien für Kinder wird deutlich, dass es sich um eigenständige nosologische Entitäten handelt und dass keineswegs ein Übergang eines kindlichen Geschlechtsinkongruenzerlebens in eine klinisch relevante Geschlechtsdysphorie des Adoleszenten oder Erwachsenen programmiert ist (wenngleich die diesbezügliche Klarheit durch den Wegfall der entwicklungsbezogenen, vormals unter F66.x aufgeführten Differenzialdiagnosen in der Neuauflage der ICD teilweise verloren zu gehen droht). Dieser Einsicht folgend, sollte die Behandlung der Betroffenen verschiedener Altersstufen grundsätzlich unter anderem Vorzeichen und unter Berücksichtigung entwicklungspsychiatrischer Aspekte erfolgen. Das bedeutet, der Volatilität, Variabilität und Plastizität im Entwicklungsverlauf Rechnung zu tragen (▶ Kap. 8.2) und den *individuellen Entwicklungsstand* der Betroffenen bei den differenzialdiagnostischen Überlegungen und therapeutischen Entscheidungen zu berücksichtigen. Es lassen sich folgende allgemeine Empfehlungen festhalten:

- Bei *präpubertären Kindern*, die psychopathologisch wenig auffällig sind und nur geringen Leidensdruck haben, kann die Einzelpsychotherapie in einem anerkannten Richtlinienverfahren niederfrequent erfolgen. Der Fokus richtet sich darauf, die psycho-sozio-emotionale Entwicklung zu fördern und die sich aus dem Anderssein ergebenden Konflikte zu vermindern. Ein Schwerpunkt liegt auf der Beratung der Eltern, ggf. auch der Mitarbeiter in Kinderbetreuungseinrichtungen oder Lehrer, die oft Unsicherheiten im Umgang mit geschlechtsatypischem Rollenverhalten zeigen. Sie sind über den wahrscheinlichen Verlauf von kindlicher Geschlechtsinkongruenz und die bestehende Möglichkeit aufzuklären, dass sich geschlechtsatypische Verhaltensweisen, das Gefühl des Unbehagens im eigenen Körper und (sofern Kinder diese bereits konkret äußern) eine gegengeschlechtliche Identifizierung im Zuge der weiteren sozio-emotionalen, kognitiven sowie somato- und psychosexuellen Entwicklung auflösen können.
- Bei *Betroffenen in der frühen und mittleren Adoleszenz* wird die Frage nach der adäquaten therapeutischen Vorgehensweise unterschiedlich beantwortet, wobei insbesondere die Diskussion um den Einsatz pubertätsblockierender Substanzen (GnRH-Analoga) nicht abgeschlossen ist. Große Bedeutung kommt der differenzialdiagnostischen Abgrenzung der unterschiedlichen Konditionen bei, im Rahmen derer eine geschlechtsdysphorische Symptomatik in dieser Altersphase klinisch manifest werden kann. Dabei stellt sich vor allem die wichtige Frage, ob die Geschlechtsdysphorie neu aufgetreten ist (ROGD) und unter welchen Rahmenbedingungen

bzw. äußeren Einflussfaktoren dies erfolgt ist. Auf die damit verbundenen, entwicklungspsychologischen Überlegungen und die wichtige Bedeutung geschlechtstypischer Altersrollenkonflikte resp. sexueller Reifungskrisen – insbesondere bei Mädchen – wurde bereits im ▶ Kap. 6 eingegangen.

- Bei *postpubertären Jugendlichen* mit Verdacht auf eine transsexuelle Entwicklung ist das Hauptziel eine längerfristige therapeutische Begleitung, um die Stabilität der transgeschlechtlichen Identifizierung mit größtmöglicher Sicherheit beurteilen zu können. Falls der Wunsch nach medizinischer oder juristischer Transition bestehen bleibt, hat es sich bewährt, eine psychotherapeutisch begleitete Alltagserprobung von mindestens einjähriger Dauer durchzuführen, während der der Patient vollständig in der angestrebten sozialen Geschlechtsrolle leben soll (▶ Kap. 9.1). Dies dient der Klärung, ob geschlechtsangleichende Maßnahmen, konkret die Einleitung einer gegengeschlechtlichen Hormonbehandlung und die Durchführung von Operationen,[105] indiziert sein *könnten* – wenngleich die Frage nach der ethischen (und rechtlichen) Legitimation, solche Eingriffe bei unter-18-jährigen körperlich gesunden Personen *überhaupt* vorzunehmen, angesichts der schwachen Evidenz eines tatsächlichen Benefits einer solchen Behandlung mehr denn je kontrovers diskutiert wird.

In der Fachliteratur finden sich stark divergierende Ansichten bezüglich der grundsätzlich einzunehmenden *therapeutisch-pädagogischen Haltung* gegenüber minderjährigen Patienten mit Geschlechtsdysphorie. Ferner existieren fundamental unterschiedliche Meinungen in der Frage nach dem Stellenwert und frühestmöglichen *Zeitpunkt für die Einleitung körperverändernder Maßnahmen* (s. Vrouenraets et al., 2015) Einen Überblick über den Forschungsstand und die anhaltende Debatte über die bestmögliche medizinische Versorgung bieten u. a. eine vom Wissenschaftlichen Dienst des Deutschen Bundestags (2019) erstellte Ausarbeitung, mehrere eigene Übersichtsartikel (Korte et al., 2021; Korte, 2022a) sowie der bereits erwähnte im Frühjahr 2024 veröffentlichte, umfangreiche Cass-Report (Cass, 2024) – hier konkret auch die im Auftrag des englischen NHS

105 Die Substitutionsbehandlung mit konträrgeschlechtlichen Sexualhormonen und die operativen Eingriffe zur äußerlichen „Geschlechtsangleichung" werden separat im ▶ Kap. 9 besprochen.

durchgeführten systematischen Reviews von Taylor und Mitarbeitern (Taylor et al., 2024e-f). Im Wesentlichen lassen sich zwei konträre Positionen und disparate klinisch-therapeutische Vorgehensweisen voneinander unterscheiden:

- Eine *„transaffirmative" Therapie*, welche den Trans-Wunsch nicht hinterfragt (Ashley, 2019; Chen et al., 2023; Coleman et al., 2022; de Vries et al., 2011; Hembree, 2011; Romer und Lempp, 2022; Romer und Möller-Kallista, 2020, 2021). Befürworter dieses Ansatzes gehen meist von der Annahme einer neurobiologisch-genetischen Determinierung von „Geschlechtsidentität" aus. Der Behandlungsansatz schließt die Empfehlung an die Eltern sowie andere Bezugs- und Erziehungspersonen ein, dem Kind frühzeitig ein Auftreten im Wunschgeschlechts bzw. in der präferierten Geschlechtsrolle zu gewähren und es mit gegengeschlechtlichen Vornamen anzusprechen. Mithin wird sogar befürwortet, das Kind in Kindergarten, Schule oder sonstigen Betreuungseinrichtungen ganz unter dem gewünschten Geschlecht und Namen zu führen, was einer vollständigen sozialen Transition entspricht. Auch die WPATH-8-Guidelines sprechen sich klar dafür aus (Coleman et al., 2022) und haben sich von ihrer früheren Empfehlung (2012) eines „watchful waiting" verabschiedet. Der Ansatz läuft meistens mehr oder weniger automatisch auf eine pubertätsblockierende Behandlung hinaus, die von den Befürwortern dieses Vorgehens als medizinisch unbedenklich und ethisch unproblematisch dargestellt wird.
- Der *genderkritische bzw. genderexplorative Ansatz*, der primär darauf abzielt, einen Reflexionsprozess anzustoßen, um die je unterschiedlichen Motive der Trans-Identifizierung auszuloten, die psycho-sozio-emotionalen Begleitprobleme und Komorbiditäten zu behandeln sowie das Risiko einer Persistenz des geschlechtsdysphorischen Erlebens zu minimieren und Alternativen zur medizinischen Transition aufzuzeigen. Ziel ist nicht die „Umpolung" des Geschlechtszugehörigkeitserlebens. Im Kern geht es vielmehr darum, Geschlechterstereotypen und unrealistische Erwartungen bezüglich des „Geschlechtswechsels" kritisch zu hinterfragen, Handlungsfähigkeit und Autonomie zu fördern und die Betroffenen zu befähigen, kreative Lösungen für ihren Identitätskonflikt zu entwickeln (Ayad et al.,

2022; D'Angelo, 2023; D'Angelo et al., 2021; Korte, 2022). Dies schließt die Klärung ein, ob sich hinter einem Transitionsbegehren ein Lösungsversuch für eine ganz anders gelagerte Problematik verbirgt (Korte et al., 2014, 2017). Neben der Berücksichtigung der Peer-Group-Beziehungen werden stets die Eltern intensiv miteinbezogen.

Leider ist der genderexplorative Ansatz in der im Frühjahr 2024 vorgestellten deutschen AWMF-Leitlinie zur Behandlung Minderjähriger (Romer et al., 2024) gegenüber dem transaffirmativen Ansatz stark ins Hintertreffen geraten. Aus zwei Gründen ist das transaffirmative Vorgehen problematisch. Zum einen basiert es auf Annahmen, die angesichts der Datenlage als unhaltbar bezeichnet werden müssen. Zum anderen schafft es eine Situation, die es dem Kind deutlich erschweren dürfte, unter Umständen sogar unmöglich macht, im Falle einer Überwindung des Identitätskonflikts wieder in seinem Geburtsgeschlecht aufzutreten. Anstelle der ausgangsoffenen Begleitung läuft der Behandler Gefahr, die *normative Kraft des Faktischen* zu übersehen und eine transsexuelle Entwicklung als die vermeintlich einzige Option aktiv zu forcieren. Kurzgefasst: Eine das Kind in seiner „Transidentität" bestärkende therapeutisch-pädagogische Haltung und die frühezeitige Weichenstellung lassen entwicklungspsychologisches Grundwissen und, sofern es sich um Jugendliche handelt, basale Kenntnisse über Adoleszenzkrisen und Altersrollenkonflikte vermissen. Angesichts des Wissens um die deutlich größere Suggestibilität von Kindern bleibt zu befürchten, dass der einmal aufs Gleis gesetzte Zug nicht mehr (oder nur noch schwer) zu stoppen ist, diese Art des Vorgehens also eine Persistenz der Geschlechtsdysphorie zur Transsexualität präjudiziert,- und damit eine mit Risiken und Nebenwirkungen behaftete Transformationsbehandlung.

8.1.2 Trans-Train? – Mögliche Auswirkungen einer frühzeitigen sozialen Transition

Die Frage, welche zu erwartenden Folgen die Entscheidung hat, Kinder frühzeitig ein Auftreten im Wunschgeschlecht zu gewähren resp. sie darin zu bestärken, die von ihnen präferierte soziale Geschlechtsrolle ganz einzunehmen, ist schon deshalb von besonderem Interesse, weil der Anteil minderjähriger Patienten, die zum Zeitpunkt der Vorstellung beim Arzt oder Psychotherapeuten bereits eine vollständige soziale Transition durchgeführt haben, im Vergleich zu früher angestiegen ist (Cass, 2024). Auf einen diesbezüglichen, sich seit langem andeutenden Trend hatten Steensma et al. (2013) schon vor über zehn Jahren hingewiesen.

Es ist allerdings *nicht* möglich, aus dem Befund, dass Kinder, die früh sozial transitioniert sind, mit höherer Wahrscheinlichkeit zu denjenigen gehören, bei denen das geschlechtsinkongruente Erleben über eine längere Zeit besteht (Olson et al., 2022; Morandini et al., 2023), ggfs. auch über die Pubertät hinweg anhält, eine Kausalität in die eine oder andere Richtung abzuleiten. Anders ausgedrückt: Ob die soziale Transition der Kinder deren gegengeschlechtliche Identifizierung zementiert, oder ob die Kinder mit der am massivsten ausgepägten Geschlechtsinkongruenz generell häufiger zu der Entscheidung einer frühzeitigen sozialen Transition tendieren, ist nicht bekannt. Am wahrscheinlichsten sind bidirektionale Kausalzusammenhänge, also Wechselwirkungen in beide Richtungen anzunehmen. Nichtsdestoweniger kann die Bedeutung der Tragweite einer sozialen Transition auch im Kontext Schule wohl kaum überschätzt werden.

Aufgrund fehlender Longitudinalstudien mit geeigneter Vergleichsgruppe kann auch nach Ansicht von Hall et al. (2024) zu der Frage nach den wahrscheinlichen Auswirkungen und langfristigen Konsequenzen derzeit noch keine abschließende Antwort gegeben werden. Insbesondere ist unklar, ob eine soziale Transition den Verlauf der weiteren psychosexuellen Entwicklung und die Konsolidierung des geschlechtsbezogenen Identitätsempfindens verändert, und welche kurz- und längerfristigen Auswirkungen dies auf die psychische Gesundheit hat. Solange jedoch keine robusten Daten zum tatsächlichen Impact sozialer Rollenwechsel verfügbar sind, ist es auch nach Ansicht von Cass geboten, eine soziale Transition im Kindesalter, wenn überhaupt, dann nur teilweise durchzuführen. Cass empfiehlt außerdem, dass Kinder, deren Eltern auf dem Boden einer transaffirmativen Grundhaltung eine soziale Transition befürworten und aktiv verstärken, früh zur Diagnostik vorgestellt werden sollten. Für die Aufklärung der Eltern über die Risiken und Vorteile der sozialen Transition als einer geplanten Intervention bedürfe es einer entsprechenden Fachkraft mit klinischer Ausbildung

(Cass, 2024; Hall et al., 2024); eine reine Peer-Beratung kann eine fachkundige therapeutische Begleitung nicht ersetzen.

8.2 Quo vadis? – Studien zu Verlauf und Persistenz kindlicher Geschlechtsinkongruenz

Naheliegenderweise ist die Frage, welchen Entwicklungsverlauf Kinder mit Geschlechtsinkongruenz im Zuge ihrer weiteren sozioemotionalen, psychosexuellen und körperlichen Reifung mehrheitlich nehmen, von größter Relevanz für die Kontroverse über die unterschiedlichen Behandlungsstrategien. Im Zentrum der ethischen Debatten über medizinische Therapieoptionen, die stets einen Eingriff in die somato- und psychosexuelle Reifeentwicklung bedeuten, steht konkret die Frage nach der Einschätzbarkeit der Persistenz transgeschlechtlicher Identifizierungen. Nur wenn sich Hinweise dafür finden ließen, dass aus dem bisherigen Entwicklungsverlauf eines Kindes Rückschlüsse auf eine mit hinreichend hoher Wahrscheinlichkeit vorhersagbare Persistenz der Geschlechtsdysphorie (mit Übergang in eine dauerhaft fixierte Trans-Entwicklung) gezogen werden können, kämen solche Eingriffe überhaupt in Betracht.

Katamnesestudien mehrerer unabhängiger Arbeitsgruppen lieferten aber vielmehr Hinweise, dass geschlechtsatypische Verhaltens- und Erlebensweisen im Kindesalter häufig eine gleichgeschlechtliche sexuelle Orientierung im Erwachsenenalter nach sich ziehen und nur in der Minderheit der Fälle Vorläufer (Anzeichen) einer Geschlechtsidentitäts*transposition* im Sinne einer zeitlich überdauernden Transsexualität sind. Auch bei Vorliegen eines deutlichen Unbehagens mit Aversion gegenüber den Genitalien, also bei einer klinisch relevanten Geschlechtsdysphorie, ist dies bei betroffenen Jungen nur bei einer Minderheit von maximal 20 % die frühe Manifestation einer transsexuellen Entwicklung (Zucker 2005).

Einen Überblick über sämtliche vor 2008 veröffentlichte Studien lieferten Steensma et al. (2011). Die geringe Stichprobengröße in den meisten älteren, in den 1970–1980er Jahren durchgeführten Verlaufsuntersuchungen wirkte sich limitierend auf die Vergleichbarkeit von Subgruppen aus (Zucker, 2005). Abgesehen von den meist niedrigen Fallzahlen war nicht immer eine stringente Unterscheidung getroffen worden zwischen (lediglich) geschlechts-nonkonformen/-atypischen Verhaltensweisen und Fällen mit ausgeprägtem geschlechtsbezogenen Inkongruenzerleben, das nach heutigen Maßstäben die retrospektive Vergabe der Diagnose einer Geschlechtsdysphorie nach DSM-5 rechtfertigen würde. Die Ergebnisse dieser Studien mit Desistenzraten von teilweise über 90 % sind deshalb nur bedingt geeignet für die Schätzung der Persistenz- und Desistenzrate stärker betroffener Kinder.

8.2.1 Die kanadischen und niederländischen Katamnese-Studien im Vergleich

Vier methodisch aufwändigere, quantitative Follow-Up-Studien neueren Datums verdienen eine genauere Betrachtung; wobei „neueren Datums" hier relativ ist, denn auch diese Erhebungen liegen mehrere Jahre zurück und beziehen sich auf Nachuntersuchungen von Patienten, die lange vor den eingetretenen, im ► Kap. 2 erläutertenen epidemiologischen Verschiebungen erstmalig in den spezialisierten Behandlungseinrichtungen gesehen und diagnostiziert geworden waren. Diese neueren Katamnesen, durchgeführt in spezialisierten Behandlungseinrichtungen in Toronto (Kanada) und Utrecht/Amsterdam (Niederlande), zeichnen sich gleichwohl dadurch aus, dass sie enger gefasste Einschlusskriterien definierten, eine Differenzierung des Schweregrades bzw. der qualitativen Ausprägung des geschlechtsinkongruenten Erlebens und Verhaltens vornahmen und die Entwicklungsverläufe von Kindern mit einer nach DSM-III-R, DSM-IV oder ICD-10 operationalisierten *Gender Identity Disorder (GID)*, rekrutiert aus der jeweiligen Inanspruchnahmepopulation der beiden Kliniken, nachuntersucht haben.

(1) Drummond et al. (2008) führten eine Follow-Up-Untersuchung an 25 biologisch weiblichen Betroffenen mit geschlechtsdysphorischer Symptomatik durch, die zwischen 1975 und 2004 erstmalig in der Klinik in Toronto vorstellig gewesen waren. Die Mädchen waren bei Erstkontakt und Diagnosestellung (GID) zwischen

3 bis 12 Jahre alt (im Mittel 8,9 Jahre), die Nachuntersuchung fand 3 bis 27 Jahre später statt (mittleres Follow-Up-Alter war 23,3 Jahre). Bei der Mehrzahl (88 %) der Mädchen hatte sich die gegengeschlechtliche Identifikation aufgelöst, nur drei Patienten (12 %) waren als „Persister" zu werten. Sechs der Mädchen gaben zum Follow-Up-Zeitpunkt eine homo- oder bisexuelle Orientierung an. Bemerkenswert war der hohe Anteil von komorbiden psychiatrischen Störungen, die zum Follow-Up bei rund 2/3 der Nachuntersuchten nachgewiesen werden konnten (Drummond et al., 2017).

(2) Die erste systematische Follow-Up-Untersuchung zum Langzeitverlauf betroffener Jungen, die sich zwischen 1975–2009 in der Klinik in Toronto erstmalig vorstellten, zeichnet sich durch eine deutlich größere Stichprobe aus – die Inversion der Sex-Ratio (▶ Kap. 2.3) war damals nocht nicht erfolgt. Von den 139 nachverfolgten Jungen, deren mittleres Alter bei Erstvorstellung bei (gerundet) 7,5 Jahren und zum Follow-Up-Zeitpunkt bei (gerundet) 23,3 Jahren lag, erfüllten 88 vollständig die Kriterien einer Geschlechtsidentitätsstörung (GIS) nach DSM-III/IV, 51 zeigten einzelne Symptome. Lediglich 12 der 88 Jungen mit einer GIS im Kindesalter (nach DSM-III/IV) erwiesen sich zum Nachuntersuchungszeitpunkt als „Persister" (13,6 %), 76 als „Desister" (86 %). Unter den Jungen, die nur einzelne Symptome einer GIS im Kindesalter zeigten, lag der Anteil der „Persister" lediglich bei 9,8 % (5/51) der Anteil der „Desister" bei 90,2 % (Singh, 2012).

(3) Die Arbeitsgruppe um Steensma und Cohen-Kettenis untersuchte insgesamt 246 Kinder mit einer GID nach DSM-III-R/IV. Von diesen Kindern erwiesen sich 39 (15,8 %) als „Persister" und 207 (84,2 %) als „Desister". Ziel der niederländischen Studien sei nach Darstellung der Autoren jedoch nicht primär die Ermittlung der Persistenz-/Desistenz-Rate gewesen, sondern die Ermittlung von Diskriminationsmerkmalen und Prädiktoren, anhand derer eine Vorhersage bzgl. des – wahrscheinlichen – weiteren Verlaufs im besten Fall möglich wäre (Steensma und Cohen-Kettenis, 2018). Nach Auswertung der Ergebnisse, die in mehreren Publikationen veröffentlicht wurden (Aitken et al., 2015; Steensma, McGuire, Kreukels, Beekman und Cohen-Kettenis, 2013), gelangten sie zu der Schlussfolgerung, dass *keine* eindeutige Assoziation zwischen einer GID im Kindesalter und

einer GID im Erwachsenenalter besteht, wohl aber mit einer späteren homosexuellen Orientierung.

Subtile Unterschiede zwischen der „Persister"-Gruppe und der „Desister"-Gruppe ergaben sich erst nach der Auswertung eines, im Rahmen einer qualitativen Studie (Steensma et al., 2011) bei insgesamt 25 Betroffenen (allesamt älter als 14 Jahre) durchgeführten biografischen Interviews:

- bei den „Persistern" zeigte sich das Ausleben geschlechtsatypischen (Rollen-)Verhaltens frühzeitiger, deutlicher und anhaltender als bei den „Desistern" und sie erfüllten in stärkerem Maße sämtliche diagnostische Kriterien der GIS als „Desister" – allerdings war dies auch in der letztgenannten Gruppe bei über der Hälfte der Betroffenen der Fall.
- bei den „Persistern" stand die Inkommensurabilität zwischen biologischem Geschlecht und Identitätsgeschlecht im Vordergrund, bei den „Desistern" die Inkongruenz der gegengeschlechtlichen Identifizierung und der sozialen Rollenanforderungen.
- Ferner zeigte sich ein höherer Anteil von Kindern aus bildungsfernen Familien in der Gruppe der „Persister". Dies wird so interpretiert, dass die Akzeptanz einer – differenzialdiagnostisch in Betracht zu ziehenden – homosexuellen Orientierung in bildungsfernen Familien erfahrungsgemäß geringer ist, was mit einer höheren „Persister"-Rate einhergehen dürfte.

(4) Lediglich in einer weiteren niederländischen Follow-Up-Untersuchung mit 77 Kindern (5–12 Jahre, mittleres Alter bei Erstvorstellung 8,4 Jahre) erreichte der Anteil der biologischen Mädchen mit Vollbild einer GID im Kindesalter nach DSM-III-R/IV oder einer „nicht näher bezeichneten GID" im Kindesalter, die nach durchschnittlich zehn Jahren – zum Follow-Up waren die Betroffenen im Mittel 19,2 Jahre alt – weiterhin die Kriterien einer (dann adoleszenten oder adulten) GID erfüllten, insgesamt 50 % (9 von 18). Der Anteil unter den biologischen Jungen betrug auch in dieser Studie, die sich durch enge Einschlusskriterien auszeichnete, lediglich 20,3 % (12 von 59). Die Mehrzahl der „Desister" gab eine homosexuelle Orientierung an (Wallien und Cohen-Kettenis, 2008).

Von Interesse sind weiterhin zwei aktuelle, 2024 veröffentlichte Studien, welche die Verlaufsstabilität geschlechtsinkongruenten Erlebens in Kindheit und Adoleszenz zum Gegenstand hatten. Sowohl die Auswertung von Versicherungsdaten zur Überprüfung der zeitlichen Konstanz der ICD-10-Diagnose „Geschlechtsidentitätsstörung" (Bachmann et al., 2024) bei gesetzlich versicherten Minderjährigen in Deutschland, als auch die Ergebnisse einer weiteren Verlaufsbeobachtung aus den Niederlanden (Rawee et al., 2024) zur Gender-Unzufriedenheit von Jugendlichen über die Zeitspanne der Adoleszenz bis ins junge Erwachsenenalter lieferten eindrucksvolle Belege für die geringe Beständigkeit und große Volatilität einer geschlechtsinkongruenten resp. -dysphorischen Symptomatik in dieser Lebensphase.

8.2.2 Welche Schlussfolgerungen lassen sich aus den Verlaufsstudien ziehen?

Zusammenfassend lässt sich zunächst festhalten, dass der Anteil der „Persister", bei denen die Geschlechtsdysphorie – bzw. GID nach damaliger Nomenklatur und operationalisierter Diagnostik – fortbesteht, gegenüber dem Anteil der „Desister", bei denen im Verlauf eine Re-Identifizierung mit dem Geburtsgeschlecht gelingt und in vielen Fällen ein homosexuelles Coming-out erfolgt, deutlich zurückbleibt. Im Subgruppenvergleich und mittels Durchführung von Multivariatsanalysen fanden sich höhere Persistenzraten bei Kindern und Jugendlichen,

- für die *höhere Ausprägungs- und Schweregrade* des geschlechtsinkongruenten Erlebens und Verhaltens berichtet wurden (Drummond et al., 2008; Singh, 2012; Steensma et al., 2013),
- die bereits früh einen kompletten *sozialen Rollenwechsel* vollzogen hatten (Steensma et al., 2013 – siehe dazu auch Morandini et al., 2023; Olson et al., 2022; Hall et al., 2024) – wobei hier, wie dargestellt, ein Selektioneffekt nicht ausgeschlossen werden kann –

- und/oder rückblickend betrachtet schon in sehr jungen Jahren die Kriterien einer GID im Kindesalter voll erfüllt hatten, bei denen also das *Life-time-Kriterium* erfüllt war.
- Andererseit war in der Follow-Up-Studie von Singh *ein höheres Alter* der Kinder zum Zeitpunkt der Erstvorstellung mit einer größeren Wahrscheinlichkeit assoziiert, dass diese Kinder zu den späteren „Persister" gehörten (Singh, 2012); ein ähnlicher Zusammenhang fand sich auch in der differenzierten Analyse von Steensma et al. (2013).
- Die niederländischen Studien berichteten ferner über eine höhere Persistenzrate in der *Gruppe der biologischen Mädchen* (Steensma et al, 2013; Wallien und Cohen-Kettenis, 2008), die kanadischen Studien fanden diesen Unterschied nicht.

Sämtliche Prädiktoren, die mit einer höheren Wahrscheinlichkeit für eine Symptompersistenz in der Spätadoleszenz und im Erwachsenalter assoziiert sind, haben also nur einen *relativen Vorhersagewert*. Solange sich aber die Frage, welche Faktoren mit einem Überdauern der Symptomatik assoziiert sind, nicht mit der notwendigen Sicherheit beantworten lässt, bleiben Prognosen über das Fortbestehen oder die Auflösung der Genderdysphorie im Entwicklungsverlauf lediglich *statistische Wahrscheinlichkeitsaussagen*.

Nach Ansicht von Steensma et al. (2011a/b, 2012, 2013a) kläre sich die Frage der Persistenz oder Desistenz in der Frühadoleszenz. Nach eigener klinischer Erfahrung ist der Zeitpunkt, zu dem unter nativen Bedingungen – d. h. *ohne* Beeinflussung durch entwicklungsverändernde Hormontherapien – die Entscheidung fällt, eher später anzusetzen. Die Gründe dafür liegen in den dramatischen Veränderungen infolge der Pubertät und der notwendigen Verarbeitung der damit einhergehenden, neuartigen Erfahrungen (▶ Kap. 6.1, ▶ Kap. 6.2 u. ▶ Kap. 6.3). Letztere beziehen sich auf die Wahrnehmung der körperlichen Veränderungen ebenso wie das (in dieser Qualität) erstmalige Erleben sexueller Attraktion, Verliebtheit und sexueller Erregung. Erst im Zuge dessen erfolgt die *endgültige Konsolidierung der Sexualpräferenz und der geschlechtlichen Identität*.

8.3 Umstrittene Frühmedikalisierung – Rationale und Nutzen-Risiko-Relation

Anknüpfend an die im Ergebnis der Katamnesestudien getroffene Unterscheidung von „Persister" und „Desister" lässt sich ein *zentrales klinisches und ethisches Dilemma* formulieren: Während eine frühzeitige Weichenstellung und hormonelle Intervention für eine Minderheit von Patienten, bei denen die Genderdysphorie sich als zeitlich überdauernd herausstellt und später in eine (dann so zu bezeichnende) transsexuelle Identität einmünden wird, real von Vorteil sein könnte – wenngleich die Evidenz schlecht und der ultimative Beweis dafür bis heute nicht erbracht worden ist (▶ Kap. 8.3.4 u. ▶ Kap. 9.5) –, wäre eine derartige Behandlung für eine Mehrheit der Kinder mit geschlechtsinkongruentem Erleben der falsche Weg. Das Problem ist und bleibt, dass, wie ausführlich erläutert, keine verlässlichen Prädiktoren verfügbar sind, anhand derer im Einzelfall eine sichere Vorhersage bzgl. des Fortbestehens der Symptomatik möglich wäre.

Insbesondere die umstrittene (Vrouenraets et al., 2015) pubertätsblockierende Behandlung mittels Gonadotropin-Releasing-Hormon (GnRH)-Analoga verlangt eine eigene, ausführliche kritische Betrachtung – inklusive einer kurzen Erläuterung der neuroendokrinen Wirkungsweise, sonstiger Einsatzmöglichkeiten in der Medizin, der Angaben zur Dosierung und Applikationsform, einer ausführlichen Pro-Kontra-Liste sowie eines historischen Rückblicks auf deren erstmalige und weitere Verwendung in der Behandlung geschlechtsdysphorischer Kinder und Jugendlicher. Insofern sich anhand der Ausführungen Aufstieg und Fall der transaffirmativen pädiatrischen „Gender-Medizin" nachvollziehen lässt, kann das Ganze auch gelesen werden als Tragödie in mehreren Akten; oder, sachlicher, als Dokumentation eines fortgesetzten Wissenschaftskandals (▶ Kap. 8.4).

8.3.1 Wirkungsweise von GnRH-Analoga – Anwendungsfelder und Applikationsform

Das körpereigene Peptidhormon GnRH wird im Hypothalamus synthetisiert und mit Einsetzen der Pubertät pulsatil über spezifische neuroendokrine Zellen ins

Blut ausgeschüttet. Es bindet an spezifische Rezeptoren der Adenohypophyse und regt diese zur Synthese von Luteinisierendem Hormon (LH) und Follikel-stimulierendem-Hormon (FSH) an; deren Freisetzung erfolgt geschlechtsabhängig entweder nur tonisch (beim Mann) oder tonisch und zyklisch (Frau). Die Gonadotropine LH und FSH wiederum veranlassen die Gonaden (Ovarien oder Hoden) zur Produktion von Estrogenen bzw. Andogenen.

Extern zugeführte GnRH-Analoga mit einer biochemischen Struktur, die dem körpereigenem GnRH sehr ähnlich ist, bewirken zunächst einmalig eine pulsatile Ausschüttung der Gonadotropine, danach über eine Down-Regulation der GnRH-Rezeptoren in der Hypophyse und einen negativen Feedback-Mechanismus ein Sistieren der LH- und FSH-Synthese, haben also eine inhibitorische Wirkung auf die Hormonproduktion (Lahlou et al., 2000). GnRH-Analoga werden in der Medizin, neben ihrer Verwendung bei Kindern mit zu früh einsetzender Pubertät (Pubertas praecox, Übersicht: Fuqua, 2013; Thornton et al., 2014), in der Behandlung hormonsensitiver Tumoren wie das Prostata- oder Mamma-Karzinom eingesetzt, außerdem bei Endometriose sowie in der Forensik zur Libido-Reduktion in der Therapie von Sexualstraftätern (auf deren eigenen Wunsch).

Der Wirkstoff (z. B. Leuprorelin oder Triptorelin) wird als Depot-Präparat einmal monatlich subcutan (meist der Bauchhaut) oder intramuskulär (Oberschenkel oder Oberarm) injiziert. Alternativ kann ein Drei-Monate-Depot-Präparat (Leuprorelin 11,25 mg) verwendet werden, dessen Wirkung 10–12 Wochen anhält, oder ein Sechs-Monate-Depot-Präparat (Leuprorelin 22,5 mg s.c. oder Triptorelin 22,5 mg i.m.). Gelegentlich treten lokale Hautreaktionen in Form von subkutanen Verhärtungen oder allergisch bedingte Papeln im Bereich der Einstichstelle auf. Einige biologische Mädchen klagen innerhalb der ersten Wochen nach Behandlungsstart über klimakterische Beschwerden, wie Hitzewallungen. Ferner kann es zu Zwischen- bzw. Schmierblutungen kommen, insbesondere im ersten Vierteljahr nach Therapiestart.

8.3.2 Pro und Kontra einer frühzeitigen Weichenstellung – Folgen und potentielle Gefahren

Die *Standards of Care* der World Professional Association for the Health of Transgender and Gender Divers People (WPATH) empfehlen – zusätzlich zu einer frühen sozialen Transition – die Einleitung einer pubertätsblockierenden GnRh-Analoga-Therapie nach Erreichen des Tanner-2-Stadiums, *nicht* prophylaktisch präpubertär (Coleman et al., 2022). Physiologisch beginnt die Pubertät bei Mädchen mit durchschnittlich 11 Jahren (Spanne zwischen 8 und 13 Jahren), bei Jungen mit 12 Jahren (Spanne zwischen 9 und 14 Jahren). Das Tanner-2-Stadium ist bei *Mädchen* definiert über das erste Brustwachstum, sichtbar werdend durch Vorwölbung der Brustknospe und Farbänderung der Brustwarzen; beim *Jungen* durch das beginnende Hodenwachstum. Bei beiden Geschlechtern wachsen erste Schamhaare in geringer Zahl.

Pro-Argumente – Was spricht für den Einsatz von GnRH-Analoga?

Die zu erwartenden Vorteile einer Pubertätsblockade mittels GnRH-Analoga lägen für die *Persister* – allerdings ausschließlich für diese Gruppe – darin,

- dass die *Entwicklung irreversibler geschlechtstypischer Körpermerkmale verhindert* würde (bei Mädchen vor allem Brustentwicklung und Menses, bei Jungen Barthaarinduktion und Stimmbruch, Veränderung der Körperproportionen bei beiden Geschlechtern);
- dies *ermöglicht bessere kosmetische Ergebnisse* im Falle einer späteren geschlechtsangleichenden Operation sowie ggf. eine Reduktion der chirurgischen Eingriffe (v. a. Kehlkopfoperationen, kiefer-/gesichtschirurgische Eingriffe bei Mann-zu-Frau-Transsexualität).

Letzteres gilt aber gerade nicht für die Anlage einer Pseudo-Vagina (Mann-zu-Frau-“Geschlechtsangleichung“, ► Kapitel 9), für die ja Penishaut verwendet wird, die nach Pubertätsblockade wegen des ausbleibenden Peniswachstums nur begrenzt zur Verfügung steht (van der Sluis et al., 2021). Dies zwingt den Operateur später zu einem Ausweichen auf andere Operationstechniken, nicht selten zur Verwendung von Darm- anstelle von Penis-Gewebe – was mit einer höheren Rate von chirurgischen Komplikationen verbunden ist. Auch Cass (2024) weist explizit auf eine jüngere Publikation hin, in der das Erreichen des Tanner-Stadiums 4 empfohlen wird, um bessere Voraussetzungen für die Vaginoplastik zu haben (Lee et al., 2023).

Im Gegensatz zu den von den Niederländern publizierten Daten (▶ Kap. 8.4.1), die eine rasche *emotionale Entlastung* und einen positiven Verlauf hinsichtlich des *psychosozialen Funktionsniveaus* und der *psychiatrischen Komorbidität* nach Anwendung des „Dutch Protocol" belegen sollten (de Vries et al., 2011b, 2014), stehen Berichte, dass sich eine Reduktion des Leidensdrucks *keineswegs* regelhaft einstellt. In der im Gender Identity Development Service (GIDS) in London durchgeführten (▶ Kap. 8.4.2), groß angelegten englischen Studie, welche die positiven Ergebnisse replizieren sollte, zeigten Minderjährige mit Genderdysphorie ein Jahr nach Einleitung der Therapie mit GnRH-Analoga vielmehr stärkere emotionale und Verhaltensprobleme, außerdem eine größere Körperunzufriedenheit und ausgeprägtere Selbstverletzungstendenzen als in der Zeit vor Behandlungsbeginn (Biggs, 2019, 2020; Carmichael et al., 2021).

Als ebenfalls *nicht* haltbar hat sich die Behauptung erwiesen, durch die Unterdrückung der physiologischen Pubertät „Zeit zu gewinnen", um größere Sicherheit bei der Einschätzung einer Persistenz der gegengeschlechtlichen Identifizierung und der Begründung weiterer medizinischer Schritte zu erlangen. Angesichts des dringenden Verdachts, dass mit der Entscheidung für den Einsatz von GnRH-Analoga iatrogen (durch ärztliche Maßnahmen) Einfluss genommen wird auf den weiteren Entwicklungsprozess und die Wahrscheinlichkeit einer Fortschreibung der ausschließlich negativen Befassung mit der gegebenen biologischen Geschlechtszugehörigkeit, gilt dieses Ammenmärchen mittlerweile als widerlegt: Alles deutet darauf hin, dass der durch diese erste medizinische Intervention, sei diese auch, wie behauptet, „partiell reversibel", beschleunigte „Trans-Train" dann nicht mehr zu stoppen ist (siehe unten sowie ▶ Kap. 8.6).

Kontra-Argumente – Was spricht gegen den Einsatz von GnRH-Analoga?

Für die Gruppe der *Desister* würde die frühzeitige Festlegung durch Einleitung einer Behandlung mit GnRH-Analoga gravierende Nachteile mit sich bringen:

- Es kann nicht ausgeschlossen werden, dass die pubertätshemmende Therapie zu einer *Beeinträchtigung der psychosexuellen Entwicklung* führt und mögliche nicht-transsexuelle Entwicklungen, insbesondere ein homosexuelles Coming-out und andere Varianten der sexuellen Identität, hierdurch erschwert werden (Korte et al., 2014).
- Eine GnRH-Analoga-Behandlung beeinflusst das sexuelle Erleben in Fantasie und Verhalten; die *Beeinträchtigung der sexuellen Appetenz und Funktionsfähigkeit* verhindert, dass die Betroffenen altersgerechte soziosexuelle Erfahrungen sammeln und diese im Rahmen des diagnostisch-therapeutischen Prozesses auswerten können.
- Die häufig vorgebrachte Annahme, dass die Wirkung von GnRH-Analoga vollständig reversibel sei, ist mit Blick auf die zentralnervösen Auswirkungen keineswegs belegt (Baxendale, 2024). Mögliche Langzeiteffekte einer hormonellen Pubertätssuppression auf die *kognitive und sozioemotionale Entwicklung* sind bislang wenig erforscht.

Anlass zur Vorsicht bieten *tierexperimentelle Befunde* (Wojniusz et al., 2011; Nuruddin et al., 2013; Hough et al., 2017a, b; Anacker et al., 2021) und IQ-Verschlechterungen bei Kindern, die mit GnRH-Analoga behandelt wurden (Wojniusz et al., 2016; Hayes, 2017). So konnte bei juvenilen Schafen unter GnRH-Analoga-Behandlung eine Beeinträchtigung der Emotions- und Verhaltenskontrolle nachgewiesen werden (Wojniusz et al., 2011). Feststellbar war ferner eine Verschlechterung des Langzeit-Raumgedächtnisses der Tiere (Hough et al., 2017a), die auch nach Absetzen der GnRH-Analoga persistierte (Hough et al., 2017b). Untersuchungen der Sex on Brain European Research Group lieferten Belege für Effekte einer Pubertätsblockade durch GnRH-Analoga auf das Volumen von Amygdala und grauer Substanz im Tiermodell (Sober et al., 2013). Des Weiteren waren Veränderungen des Gen-Expressionsmusters der Amygdala darstellbar (Nuruddin et al., 2013).

Hinsichtlich einer vorläufigen, vorsichtigen Risikobeurteilung vielleicht aussagekräftiger sind die Ergebnisse von *Intelligenztests bei Kindern mit Pubertas praecox*, bei denen der Einsatz von GnRH-Analoga weiterhin die Therapie der Wahl darstellt – wobei das Medikament in diesem Fall mit Beginn des normalen Zeitfensters der Pubertät abgesetzt wird. Bei den untersuchten Kindern war im

Wechsler-Test eine Minderung des IQ um etwa eine halbe Standardabweichung zu konstatieren, mit Beeinträchtigungen insbesondere im Handlungsteil (Mul et al., 2001; Wojniusz et al., 2016; Hayes, 2017). Zu berücksichtigen ist überdies, dass die Ergebnisse von Untersuchungen zur GnRH-Analoga-Wirkung bei Pubertas praecox (also Mädchen vor dem achten, Jungen vor dem neunten Lebensjahr) nicht extrapoliert werden können auf den Gebrauch bei älteren Kindern/Jugendlichen, deren Pubertätsentwicklung in dem normalen, physiologischen Zeitfenster eingesetzt hat.

Sehr dünn ist die Datenlage zu *neurokognitiven Nebenwirkungen* bei *Adoleszenten mit Geschlechtsdysphorie*: Während Staphorsius et al. (2015) zwar geschlechtsatypische Hirnaktivierungsmuster während der Test-Durchführung sahen, konnten sie keine Negativ-Auswirkungen auf Exekutivfunktionen (gemessen mittels der Tower-of-London task) feststellen. Demgegenüber fanden Schneider et al. (2017) in einer Fall-Studie signifikante Verschlechterungen des Arbeitsgedächtnisses und des Gesamt-IQ, die auch nach Beendigung der GnRH-Behandlung *nicht* reversibel waren.

Ein aktueller Review bestätigt, dass die kurz-, mittel- und langfristigen Effekte auf die neurokognitive Entwicklung weiterhin im Dunkeln liegen (Baxendale, 2024). Es war schon erwähnt worden, dass – eindrucksvoll belegt unter anderem durch die MRT-Untersuchungen von Giedd et al. (2012) – die Pubertät eine Phase erheblicher *Umbau- und Reorganisationsprozesse* des reifenden Gehirns ist (▶ Kap. 6.1). Die nativen Sexualhormone spielen bei diesem Prozess eine entscheidende Rolle (Baxendale, 2024). Folglich kann eine überdauernde Geschlechtsdysphorie vom transsexuellen Typus (i.e. eine dauerhaft fixierte transsexuelle Identität) auch erst nach Abschluss der Pubertät sicher diagnostiziert werden. Insbesondere erfolgt eine „Neuverdrahtung" der neuronalen Schaltkreise, die der Exekutivfunktion dienen, also eine Reifung des Teils des Gehirns, der mit Planung, Entscheidungsfindung und Urteilsvermögen befasst ist. Es bleibt allemal unklar, was der Einsatz von GnRH-Analoga in dieser sensiblen Phase bewirkt bzw. welche zentralnervösen, neuropsychologischen und Auswirkungen auf die psycho-sozioemotionale Entwicklung eine Pubertätssuppression hat – auch auf die Fähigkeit komplexe Entscheidungen zu treffen.

Pubertätsblocker unterbinden die Sezernierung von Sexualhormonen in einem kritischen Zeitraum, in denen Kinder/Frühadolsezente physiologischerweise wichtige körperliche Reifungs- und psychosexuelle Entwicklungsschritte durchlaufen. Dieser Prozess der Meilensteinentwicklung kann nicht folgenlos unterbrochen und die Unterbrechung nicht rückgängig gemacht werden. Die Feststellung, dass der unmittelbare Effekt der Pubertätsblocker – die temporäre Unterdrückung der Sexulalhormon-Freisetzung – vorübergehend ist und die Pubertätsentwicklung nach Absetzen der GnRH-Analoga wieder Fahrt aufnimmt, bedeutet keineswegs, dass die *psychosozialen* Auswirkungen und langfristigen Folgen der GnRH-Analoga vollständig reversibel sind. Dass die zeitversetzte Pubertät nicht mehr gemeinsam und zur selben Zeit mit den gleichaltrigen Peers durchlaufen wird und dadurch eine gemeinschaftliche Verarbeitung der reifungsbedingten körperlichen Veränderungen und deren Ich-Integration nicht mehr möglich ist, ist nur ein Aspekt. Das verbreitete Narrativ, der Einsatz pupertätsblockierender Medikamente sei vergleichbar mit dem „Drücken einer Pausetaste“, zeugt nicht nur von einem mangelnden Verständnis der komplexen Interaktion von Hormonwirkung, zerebralen Reifungs- und psychosexuellen Entwicklungsprozessen; es ist auch eine bedenkliche, nicht zu rechtfertigende Verharmlosung möglicher, bislang unbekannter „Black-Box“-Effekte.

Die Bagatellisierung ist unvereinbar mit der berufsrechtlichen Verpflichtung des Arztes, den Entscheidungsprozess durch vollständige Aufklärung zu unterstützen (sog. „positive Freiheitsrechte“ des Patienten ▶ Kap. 8.6). Systematische Untersuchungen, wie sich hormonelle Interventionen vor Abschluss der Pubertät auf die weitere Entwicklung des geschlechtsbezogenen Identitätserleben auswirken bzw. inwiefern dadurch *iatrogen eine Persistenz der Geschlechtsdysphorie* induziert wird, liegen bislang nicht vor. Alarmierend ist folgender Befund: Der Anteil derjenigen Patienten, die nach einer Pubertätssuppression mittels GnRH-Analoga im zweiten Schritt dann auch mit gegengeschlechtlichen Hormonen behandelt werden, liegt nach Angaben der behandelnden Zentren – in Übereinstimmung mit den Daten diesbezüglicher Publikationen – deutlich über 95 % (de Vries et al., 2011b; Brik et al., 2020; Carmichael et al., 2021; Chen et al., 2023). Das bedeutet, mit der Indikationsstellung zur Pubertätsblockade, ob nun beabsichtigt oder nicht, fällt mehr oder weniger bereits die Entscheidung für eine *partiell irreversible* Intervention, die Einnahme von Östrogen/Testosteron.

Kontra-Argumente (Fortsetzung)

- Bekannte Nebenwirkungen von GnRH-Analoga, auf die explizit in den Fachinformationen der Substanz Leuprorelin hingewiesen wird, sind *depressive Verstimmungen* sowie die in der Behandlung von Kindern mit Pubertas praecox beobachtete *Gewichtszunahme* (inklusive möglicher metabolischer Effekte), die sich bei biologischen Mädchen einstellte (Arcari, 2016; Kim et al., 2017; Park und Kim, 2017; Censani et al., 2019; Leite et al., 2022).
- Bei geschlechtsdysphorischen Jugendlichen unter Pubertätsblockade stieg in einer Untersuchung von Schagen et al. (2016; N = 116, davon 67 transmännlich; Altersdurchschnitt 13,9 Jahre) der Body-Mass-Index ebenfalls bei den biologischen Mädchen signifikant an, bei beiden Geschlechtern zeigte sich eine statistisch signifikante Zunahme des Körperfettanteils.
- Eine sichere Folge des Einsatzes von pubertätsblockierenden GnRH-Analoga im Falle einer sich daran anschließenden konträrgeschlechtlichen Hormontherapie ist zudem der *Verlust der Reproduktionsfunktion* infolge ausbleibender Reifung von Gonaden und Reproduktionstrakt (Cheng et al., 2019; Riedl, 2020; Rosenthal, 2021, Stolk, 2023).[106]
- Nach Befunden einer histologischen Untersuchung der Hoden von pubertätsblockierend behandelten Jungen, durchgeführt in der Mayo-Klinik (Murugesh et al., 2024), führen GnRH-Analoga schon nach wenigen Monaten zu einer *Atrophie des Hodengewebes.*

Unter den untersuchten 87 jungen Patienten, bei denen aus verschiedenen medizinischen Gründen eine Hodenbiopsie veranlasst wurde, waren 16 Jungen mit Diagnose einer Genderdysphorie. Von diesen hatten neun Pubertätsblocker eingenommen, über Zeiträume von zwischen drei bis 52 Monaten. Die mikroskopische Untersuchung der teils bereits im Palpationsbefund auffällig veränderten Hoden

106 Dazu folgende wichtige Anmerkung: Zumindest bei Frau-zu-Mann-Transsexuellen, die zwar mit Testosteron, *nicht* jedoch vorausgehend mit GnRH-Analoga behandelt wurden, tritt nicht zwangsläufig eine Infertilität ein; ein Kinderwunsch wäre bei (vorübergehender) Suspendierung der Hormonsubstitution realisierbar.

zeigte Abnormalitäten in Form von dauerhaften Veränderungen der Gewebestruktur, Zelluntergang und Mikrolithiasis (Versteinerungen); letzteres kann ein Frühwarnzeichen für maligne Hodentumore sein. Bei einem 12-jährigen Jungen waren nach nur 14 Monaten GnRHa-Therapie bereits knapp 60 % des Hodengewebes zerstört.

- Eine Unterdrückung der Pubertät zieht nach aktuellem Kenntnisstand ferner eine vermutlich dauerhafte *Beeinträchtigung der sexuellen Erlebnisfähigkeit* mit Anorgasmie (Jontry, 2018) sowie der partnerschaftlichen Beziehungszufriedenheit nach sich.
- Es mehren sich Berichte über *Negativauswirkungen auf die Knochengesundheit.* GnRH-Analoga führen zu einer Verzögerung der Knochendichtezunahme in der für die *Peak Bone Mass* kritischen Wachstumsphase zwischen dem 10. und 20. Lebensjahr.

Die Knochendichte, gemessen im Bereich der Wirbelsäule (L1–4), ist bei konträrgeschlechtlich-hormonell behandelten Transfrauen und -männern bereits *ohne* vorausgegangene Pubertätsblockade niedriger als bei altersgleichen Kontrollprobanden, was auf einen unzureichenden Aufbau der Knochenmasse unter den Bedingungen einer künstlichen Hormonsubstitution hinweist (Klink et al., 2015; Vlot et al., 2017; Wiepjes et al., 2020; Schagen et al., 2020; Navabi et al., 2021). Dieses Problem könnte sich durch die Negativ-Beeinträchtigung der Knochendichte durch eine vorgeschaltete pubertätsblockierende Therapie möglicherweise verschärfen und zu einem erhöhten Risiko einer früh einsetzenden Osteoporose führen (Biggs, 2021).

Stärker betroffen von der messbaren Abnahme der Knochendichte nach erfolgter Pubertätsblockade waren in der Studie von Schagen et al. (2020; N = 31, davon 21 transmännlich) *Mann-zu-Frau-Transsexuelle*, während Klink et al. (2015; N = 34, davon 19 transmännlich) einen negativen Effekt auf die Knochengesundheit eher bei den *Frau-zu-Mann-Transsexuellen* zeigen konnten. Vlot et al. (2017; N = 70, davon 42 transmännlich) fanden eine statistisch signifikante Reduktion der Knochendichte bei *beiden* Geschlechtern. Bei den vormals pubertätsblockierend behandelten, inzwischen volljährigen Transmännern lag diese auch nach Beginn der Testosteron-Substitutionstherapie im Mittel weiterhin unterhalb des

Durchschnittswerts von gesunden biologischen Frauen; bei den erwachsenen Transfrauen hingegen war in besagter Studie ein Rekompensationseffekt nach Einleitung der gegengeschlechtlichen Hormontherapie – also der Einnahme von Östrogenen – zu beobachten. Auf die Endkörpergröße scheint der Einsatz von Pubertätsblockern im Falle einer sich anschließenden Hormonsubstitutionsbehandlung hingegen, anders als ursprünglich angenommen, keinen Einfluss zu haben, weder im Sinne einer Reduktion bei den späteren Trans-Frauen (Boogers et al., 2022), noch einer Zunahme bei Trans-Männern (Loi-Koe et al., 2018).

8.3.3 Life-Saving? – Zum Mythos des anti-suizidalen Effekts früher Hormonbehandlungen

Höchst problematisch ist die oft erhobene Behauptung, der Verzicht auf Pubertätsblocker und maskulinisierende/feminisierende Hormone sei mit einem erhöhten Suizidalitätsrisiko genderdysphorischer Jugendlicher verbunden. Entgegen dieser häufigen Darstellung, eine frühzeitige Weichenstellung und transaffirmative Behandlung seien „life saving“, gibt es bis heute keine robusten empirischen Belege dafür, dass eine Pubertätsblockade (Clayton, 2023) oder eine gegengeschlechtliche Hormonbehandlung (Baker et al., 2021) die Suizidalitätsrate senken. Die mutmaßlichen Zusammenhänge zwischen Suizidalität und Geschlechtsdysphorie und die Falschinterpretationen methodisch minderwertiger Studien bedürfen einer differenzierteren Betrachtung. Zutreffend ist, dass Jugendliche mit Geschlechtsdysphorie häufiger über Lebensüberdruss-, passive Todeswünsche oder suizidale *Gedanken (sic!)* berichten – und dies bisweilen auch als Druckmittel zur Durchsetzung ihrer Forderungen einsetzen, sei es manipulativ, sei es aus der Verzweiflung heraus (Korte et al., 2014). Irreführend und in höchstem Maße unverantwortlich aber ist die vorsätzliche und gezielte Verbreitung des falschen Narrativs, eine „geschlechtsangleichende“ Behandlung verringere dieses Risiko. Jackson (2023) weist in einem systematischen Review auf die methodologischen Probleme fast aller Studien hin, die diesbezügliche Aussagen treffen: Durchgehend blieben die wichtigen Kovariabeln der psychiatrischen Komorbidität und Therapie unberücksichtigt.

Grundsätzlich gilt: Suizidalität ist stets das Ergebnis mehrerer Faktoren. Cass (2024) nennt für die Gruppe genderdiverser Personen vier mögliche kausal bedeutsame Aspekte:

- der aus der Genderdysphorie resultierende, inhärente Stress,
- der Minoritätenstress aufgrund von Diskriminierung und Mobbing,
- der Stress durch verzögerten Zugang zu medizinischer Behandlung,
- [die Belastung durch] komorbide psychische Probleme, die in der zur Rede stehenden Patientengruppe weit verbreitet sind.

Die Häufigkeit von Suizid*ideen* jugendlicher Patienten mit Geschlechtsdysphorie ist – wenig überraschend – höher als bei altersgleichen Peers ohne psychiatrische Morbidität, aber ähnlich hoch wie bei Jugendlichen mit anderen psychischen Störungen (de Graaf et al., 2020). Die Annahme, dass das geschlechtsbezogene Inkongruenzerleben der eigentliche oder alleinige Grund für die Suizidideation sei, und die damit unterstellte (Mono-)Kausalität sind diskussionswürdig, da Suizidalität auch mit all jenen psychiatrischen Erkrankungen assoziiert ist, die häufig bei Jugendlichen mit geschlechtsbezogenem (oder sexuellem) Identitätskonflikt auftreten, wie depressive Syndrome, Angst-, Traumafolge- und psychogene Essstörungen (Biggs, 2022). Eine aktuelle Analyse der finnischen Arbeitsgruppe, die aufgrund der zentralen Erfassung sämtlicher Patienten über einen hervorragenden Datensatz verfügt, hat gezeigt, dass die Suizidalitätsrate bei genderdysphorischen Patienten dann *nicht* mehr signifikant erhöht ist, wenn eine *Adjustierung auf vorhandene psychiatrische Komorbiditäten* vorgenommen wird – was bedeutet, dass nicht vorrangig die Geschlechtsdysphorie, sondern vielmehr das Vorliegen anderer psychiatrischer Diagnosen das Risiko bestimmt. Das noch viel wichtigere Ergebnis der Studie aber war: Die Gabe von Pubtertätsblockern oder gegengeschlechtlicher Hormone hatte keinerlei positive Auswirkungen im Sinne einer Verringerung der Suizidalität (Ruuska et al., 2024).

Ohne Frage benötigen suizidgefährdete Patienten eine bestmögliche allgemeine psychiatrische Versorgung, die sämtliche Komorbiditäten und psychosoziale Probleme berücksichtigt; eine Fokussierung auf die „Geschlechtsangleichung“ als den vermeintlich einzigen Ausweg wird aber genau diesem Anspruch nicht gerecht und ist deshalb völlig ungeeignet.

Lange bekannt ist indes die *Bedeutung des bereits angesprochenen Werther-Effekts* – die aufgrund empirischer Beobachtung gewonnene Erkenntnis also, dass (auch) Suizidalität sozial ansteckend ist (Bridge et al., 2020; Martínez et al., 2023), wobei Jugendliche für dieses Phänomen als besonders vulnerabel gelten. Im Zuge der vielfältigen Maßnahmen zur effizienten Suizidprävention wurden unter anderem Richtlinien für eine verantwortungsvolle Berichterstattung über Suizid entwickelt, einschließlich einer Selbstverpflichtung der Medien in Form eines entsprechenden und verbindlichen Pressekodex. Ausdrücklich gewarnt wird insbesondere davor, vereinfachende Erklärungen zu liefern oder Suizid als Mittel zum Zweck darzustellen (Sinyor et al., 2018). Es stellt eine Missachtung dieser Grundregeln dar und ist an Unprofessionalität und Zynismus kaum zu überbieten, wenn Befürworter einer transaffirmativen Therapie und frühzeitigen hormonellen Weichenstellung verunsicherte Eltern mit Falschbehauptungen auf der Grundlage fragwürdiger Studien zusätzlich unter Druck setzen und auf deren Einwilligung zur Einleitung einer somatomedizinischen Behandlung drängen, ohne zu bedenken, wie sich ihre Rhetorik auf die Gruppe besonders vulnerabler, gefährdeter Jugendlicher auswirken und welchen katastrophalen Effekt dies haben könnte.

Nachdenklich stimmen zudem Studienergebnisse, denen zufolge auch nach einer „Geschlechtsangleichung" die Suizidrate von Trans-Personen gegenüber jener der Normalbevölkerung weiterhin deutlich erhöht ist (Dhejne et al., 2011). Aus einer Spezialeinrichtung in Belgien wurden für eine Gruppe von insgesamt 177 adoleszenter Patienten mit Geschlechtsdysphorie (bzw. vormals Gender Identity Disorder), die zwischen 12 und 18 jahre alt waren und zwischen 2007 und 2016 dort vorstellig wurden, fünf Suizide berichtet – alle fünf Patienten hatten eine Therapie mit maskulinisierenden oder feminisierenden Hormonen begonnen (Van Cauwenberg et al., 2021). Unlängst wurden die Ergebnisse einer weiteren Untersuchung veröffentlicht, welche die hohe Gefährdung betroffener Patienten nach erfolgter medizinischer Transition belegt (Straub et al., 2024). Dies wird meist unterschlagen, wenn mit Hinweis auf die vermehrte Suizidideation unter genderdysphorischen Adoleszenten für eine Pubertätsblockade und frühzeitige Transition geworben wird.

8.3.4 Systematische Metaanalysen: NICE-Review und Ergebnisse des Cass-Reports

Richten wir den Blick auf die vorliegenden Übersichtsarbeiten (narrative Reviews) zur Studienlage und vor allem auf die *systematischen Metaanalysen* zu der entscheidenden Frage, ob eine gestufte medizinische Behandlung mit einem substanziellen Vorteil für die Betroffenen verbunden ist und körpermodifizierende Maßnahmen (kurz-, mittel- oder langfristig) zu einer nachhaltigen Verbesserung der psychischen Gesundheit und Lebensqualität führen.

International hatten die Reviews zweier unabhängiger australischer Arbeitsgruppen, die insgesamt 1.132 GD-Patienten aus 16 Studien inkludierten – darunter keine einzige kontrollierte Vergleichs-, sondern ausschließlich Beobachtungsstudien, sechs davon von der Pharmaindustrie finanziert – die fehlende wissenschaftliche Evidenz für den Benefit einer frühzeitigen hormonellen Weichenstellung bemängelt (Chew et al., 2018; Mahfouda et al., 2017; 2019). Mahfouda und Kollegen (mit u. a. auch deutscher Beteiligung) wiesen explizit darauf hin, dass die wiederholt medial kolportierte Annahme einer vollen Reversibilität der GnRH-Analoga-Wirkung nicht belegt und mögliche negative Langzeiteffekte einer Pubertätsblockade bislang unklar seien.

Die methodisch noch hochwertigeren und damit wissenschaftlich noch aussagekräftigeren Übersichtsarbeiten zu dieser Fragestellung dürften *zwei systematische Metaanalysen des britischen National Institute for Clinical Excellence (NICE)* aus dem Jahr 2020 sein (NICE, 2020a/b). In zwei separaten Veröffentlichungen – eine zur Evidenz der Pubertätsblocker (PB), eine zur gegengeschlechtlichen Hormontherapie (CSH) – wurde festgehalten,

- dass es *keinen* eindeutigen gesicherten klinischen Nutzen in Bezug auf kritische, zuvor genau definierte Zielvariablen und andere wichtige Variablen gibt, insbesondere keine eindeutige Verbesserung der geschlechtsdysphorischen Symptomatik.
- Des Weiteren wurde die klinisch-wissenschaftliche Qualität der bis dahin vorliegenden Befunde aus Beobachtungsstudien (wie auch der existie-

renden Guidelines) gemäß Modified-GRADE-Kriterien als „sehr gering" eingestuft.

- Es zeigte sich, dass nur neun Studien die Anforderungen zur Inklusion in den wissenschaftlichen Review erfüllten. Die wichtigste Limitation bei *allen* Beobachtungstudien war das Fehlen einer reliablen Vergleichsgruppe und klar definierter Outcome-Parameter. Bezüglich der Zielvariablen wurde mehrheitlich keine statistische Signifikanz erreicht.

Die unabhängige Arbeitsgruppe von Dr. Gordan Guyatt, Professor für klinische Epidemiologie und Biostatistik an der McMaster-Universität (Kanada), als Entwickler der *GRADE*-Kriterien[107] zur Bewertung der Aussagekraft und wissenschaftlichen Güte von Studien resp. daraus abgeleiteter Empfehlungen einer der weltweit führenden Wissenschaftler auf dem Gebiet der Evidence based medicine (Reed und Guyatt, 2023), kam zu dem gleichen Resultat. Die Evaluation der Evidenz und eine kritische Analyse mehrerer internationaler Behandlungsleitlinien zu Geschlechtsdysphorie erfolge in Kooperation mit Dr. Ivan Florez, Director of Cochrane Columbia und Leiter der AGREE Collaboration for the evaluation of practice guidelines guidelines for quality. Das Ergebnis fiel vernichtend aus und bescheinigte den bislang (und mancherorts noch immer) als Richtschnur der transaffirmativen pädiatrischen „Gender-Medizin" dienenden WPATH-Guidelines (Coleman et al., 2022) und den Empfehlungen der American Endocrine Society (Hembree et al., 2017) eine denkbar schlechte Qualität.

Wenige Wochen, nachdem der National Health Service (NHS) die lange angekündigte Schließung des GIDS umgesetzt hat, kommt auch die mit der Durchführung des externen Reviews beauftragte Pädiaterin Dr. Hilary Cass in ihrem Abschlussbericht zu dem Ergebnis, dass es nur wenige Erkenntnisse zur Effektivität und langfristigen Sicherheit der Behandlung mit Pubertätsblockern und/oder Geschlechtshormonen im Jugendalter gebe (Cass, 2024). Die dem *Cass-Review* zugrundeliegenden wissenschaftlichen Untersuchungen wurden in den „Archives of Disease in Childhood" publiziert (Taylor et al., 2024a-f) und knüpfen an die Ergebnisse der zwei NICE-Reviews von 2020 an. In dem systematischen Review wurden 50 Studien analysiert, von denen 24 wegen schlechter Qualität ausgeschlossen wurden; von den verbleibenden war eine Studie mit hoher, 25

107 *Grading of Recommendations Assesment, Development and Evaluation*

mit moderater Qualität (Taylor et al., 2024e). Die wichtigste Konsequenz, die sich bereits aus dem Interimsbericht 2022 und den Erfahrungen mit dem GIDS ergab, ist die Forderung, pubertätsblockierende wie auch konträrgeschlechtlichen Hormontherapien bei Minderjährigen innerhalb der Versorgungsstrukturen des NHS nur noch im Rahmen von wissenschaftlichen Studien zu genehmigen (Cass, 2024). Auch in diesem Punkt sind die Empfehlungen von Cass auf einer Linie mit den beiden NICE-Reviews.

Dies gilt gleichfalls für den eingangs bereits erwähnten (Up-date-)*Review von Zepf und Kollegen* (2024) „Beyond NICE: Aktualisierte systematische Übersicht zur Evidenzlage der Pubertätsblockade und Hormongabe bei Minderjährigen mit Geschlechtsdysphorie“ (Zepf et al., 2024). Die Autoren, die mittels Anwendung eines identischen Suchalgorythmus sämtliche nach Erscheinen der NICE-Reviews publizierten Studien systematisch erfasst, anhand der PICO-Kriterien[108] geprüft und das Outcome in Bezug auf die seinerzeit von NICE definierten (kritischen und wichtigen) Zielvariablen bewertet haben, fassen den Stand der Dinge – abzukürzen mit „Im Westen nichts Neues“ – wie folgt zusammen:

> „Die Studienlage zur PB- und/oder CSH-Gabe bei Minderjährigen mit GD ist derzeit sehr begrenzt und basiert auf wenigen Studien mit unzureichender Methodik und Qualität. Kontrollierte Langzeitstudien fehlen.
>
> - Die Studien- und Evidenzlage zeigt derzeit nicht mit ausreichender Zuverlässigkeit [...], dass sich die GD und die psychische Gesundheit durch PB- und/oder CSH-Gabe im Verlauf bei Minderjährigen bedeutsam verbessern.
> - Für eine eventuelle Kosteneffektivität von GnRH-Analoga bei Kindern/Jugendlichen mit GD im Vergleich zu einer oder mehreren psychosozialen Unterstützungen, sozialer Transition zum präferierten Gender oder keiner Intervention gibt es derzeit keine Evidenz.

108 Ziel und Zweck der PICO-Kriterien ist es, vier verschiedene Aspekte einer Forschungsfrage möglichst exakt zu beschreiben – die Abkürzung steht für: 1. Patient problem or population (= das betreffende Problem oder die betreffende Population), 2. Intervention (= die jeweils verwendete Intervention), 3. Comparison (= der betrachtete Vergleich, sofern vorhanden), 4. Outcome(s) (= die jeweiligen Zielvariablen)

- Sofern bei Minderjährigen mit GD nach […] sorgfältiger Einschätzung und Abwägung der Wahrscheinlichkeiten von möglichen Nutzen und Schäden des Abwartens, verschiedener Interventionen bezüglich der GD und ggfs. begleitender psychischer Probleme oder Störungen PB und CSH zum Einsatz kommen sollten, könnte ein solches Vorgehen im Rahmen von Forschungsprojekten bzw. klinischen Studien – wie aktuell in England praktiziert – zum weiteren Erkenntnisgewinn beitragen und wichtige Daten liefern." (ebd., S. 17).

8.4 Geschichte der pädiatrischen „Gender-Medizin" – Eine Tragödie in mehreren Akten

Die ersten spezialisierten Einrichtungen zur Behandlung von Kindern und Jugendlichen mit Geschlechtsdysphorie – bzw. nach damaliger Nomenklatur *Gender Identity disorder* – entstanden Mitte der 1970er Jahre in Kanada (Toronto), später dann in den Niederlanden (Utrecht/Amsterdam) und England (London). Der Fokus lag auf der therapeutischen Arbeit mit den Kindern und ihren Familien. Die Persister-Rate war mit < 20 % sehr gering (▶ Kap. 8.2) und nur sehr wenige Fälle wurden ab dem Alter von 16 Jahren mit gegengeschechtlichen Hormonen behandelt. Der Einsatz von Pubertätsblockern in der Behandlung von Minderjährigen (ab einem Alter 12 Jahren) mit einer nach ICD-10 diagnostizierten Geschlechtsidentitätsstörung war vor zwei Jahrzehnten in den Niederlanden erstmals bei einer kleineren Fallserie erprobt worden (Delemarre-van de Waal und Cohen-Kettenis, 2006), später dann in einer prospektiven Studie an 70 Patienten, rekrutiert aus einer größeren Gruppe von 111 Fällen fortgesetzt worden (de Vries et al., 2011; de Vries und Cohen-Kettenis, 2012; Steensma und Cohen-Kettenis, 2012; Delemarre-van de Waal, 2014). Als erster Schritt des „Dutch Protocol", das im Weiteren die Einleitung einer Hormonbehandlung (CSH) und chirurgische Eingriffe zur „Geschlechtsangleichung" vorsieht, hat diese Praxis große Verbreitung gefunden.

Michael Biggs, Soziologieprofessor an der Universität Oxford und (neben Dr. David Bell, Dr. Marcus Evans und der investigativen Journalistin Hannah

Barnes) maßgeblich beteiligt an der Aufdeckung wichtiger Informationen, die zum unabhängigen Cass-Review (Cass, 2024) über den Gender Identity Development Service am Londoner Tavistock and Portman NHS Foundation Trust führten (▶ Kap. 8.4.2), hat Ursprung und Geschichte der pubertätssupprimierenden GnRH-Analoga-Therapie in einer ausführlichen Publikation nachgezeichnet (Biggs, 2022b). Darin erläutert er unter Bezugnahme auf die von den niederländischen Klinikern selbst gegebene Begründung (Cohen-Kettenis und Van Goozen, 1998), was damals Anlass für die Pilotstudie zu dieser experimentellen Therapie gewesen ist. Ausschlaggebend waren demnach die unbefriedigenden, insgesamt enttäuschend bis deprimierend ausfallenden Follow-Up-Studien zum Outcome erwachsener transsexueller Patienten, die eine medizinische Transitionsbehandlung durchlaufen hatten.

Die Evaluation nach erfolgter hormoneller und operativer „Geschlechtsangleichung" ergab, dass vieles, was sich die Patienten und mit ihnen deren Behandler von diesen weitreichenden Maßnahmen versprochen hatten, nicht eingetreten war. Zwar gab ein substanzieller Anteil der Betroffenen im Rahmen postoperativer Follow-Up-Befragungen an, die getroffene Entscheidung für den Eingriff nicht zu bereuen und bewertete diese rückblickend *subjektiv* als „richtig"; mehrere *objektive* Outcome-Parameter wiesen aber in eine andere Richtung: So sprachen weder das unverändert niedrige psychosoziale Funktionsniveau nach erfolgter „Geschlechtsangleichung" und die weiterhin stark erhöhte Rate psychischer Begleiterkrankungen, einschließlich erhöhter Suizidalität, noch die fehlende oder nur geringe Zufriedenheit der Patienten mit dem Operationsergebnis für einen wirklichen Erfolg der Behandlung.

Die Gründe dafür wurden auf Behandlerseite primär darin gesehen, dass vor allem bei biologischen Männern infolge der präoperativ bereits fortgeschrittenen Maskulinisierung ein ausreichend gutes „Passing" nicht oder nur zu einem gewissen Maße erreichbar war und das dadurch vielfach unbefriedigende äußere Erscheinungsbild von den Betroffenen als stigmatisierend und psychisch belastend erlebt wurde. Den Ausführungen der niederländischen Kliniker ist zu entnehmen, welch große Bedeutung der Frage des „Passings" und dem angestrebten Ziel einer weitgehenden Annäherung an das äußere Erscheinungsbild des Wunschgeschlechts beigemessen wurde. Die Argumente für eine Unterbrechung der pubertären Reifeentwicklung in deren frühen Stadien sind angesichts dieser Bewertungsmaßstäbe nachvollziehbar, da zumindest ein Teil der späteren „geschlechtsangleichenden" medizinischen Eingriffe (kiefer-/gesichtschirurgische und Kehlkopf-Operationen, Barthaar-Epilation) bei frühzeitig erfolgender Pubertätssuppression nicht mehr erforderlich wären.

Doch so sehr die von Optimismus getragene Idee der Pioniere der pädiatrischen „Gender-Medizin", stromaufwärts zu gehen und den Prozess der medizinischen Transition früher, nämlich gleich zu Beginn der Pubertät zu starten, bei vordergründiger Betrachtung plausibel erscheinen mag – unter medizinethischen Gesichtspunkten ist die Entscheidung, ein psychisches Problem durch Eingriffe am gesunden Körper lösen zu wollen und eine komplikationsanfällige Transformationsbehandlung, deren (vermeintlicher) Benefit sich zuvor bei erwachsenen Patienten nur sehr bedingt nachweisen ließ, fortan auch bei Minderjährigen durchzuführen, durchaus fragwürdig. Höchst fragwürdig war auch ein zweites Argument für die Pupertätssuppression: Die Behauptung „Zeit zu gewinnen" für die Sicherung der Diagnose („watchful waiting") (► Kap. 8.3.2).

Das niederländische Protokoll gelangte auf Initiative von Norman Spack 2007 in Boston, USA, bei einer größeren Zahl von Kindern zur Anwendung. Der gender-affirmative Ansatz wurde – und wird weiterhin – maßgeblich in den USA beworben (Ehrensaft, 2017; Ehrensaft et al., 2018), und Pubertätsblocker kommen dort mancherorts bereits bei einer Gender*inkongruenz* – also auch *ohne* klinisch signifikanten Leidensdruck – zum Einsatz. Die ursprüngliche Begründung und Zieldefinition für eine Pubertätsunterdrückung wurden erweitert um die gemutmaßte, bislang aber bis heute nicht belegte (vgl. Taylor et al., 2024e) Verbesserung der geschlechtsdysphorischen Symptomatik, des negativen Körperbilds und des psychischen Wohlbefindens.

8.4.1 Evidenzlose Pubertätsblockade – Die unerträgliche Nichtigkeit des Scheins

Ein Umstand ist besonders bemerkenswert: Weltweit beziehen sich Befürworter einer pubertätsunterdrückenden Behandlung von genderdysphorischen Minderjährigen (z. B. Hembree et al., 2017 [American Endocrine Society]; Coleman et al., 2022 [WPATH]) *ausschließlich* auf die bis heute nicht replizierten Daten einer nicht-vergleichenden Studie der niederländischen klinischen Forschergruppe um Cohen-Kettenis, De Vries, Steensma. Tatsächlich sind es nur zwei immer wieder zitierte Publikationen (de Vries et al., 2011; 2014) und die darin berichteten Resultate nach Anwendung des „Dutch Protocol", das im ersten Schritt im Einsatz von GnRH-Analoga besteht (de Vries et al., 2012). Schaut man sich die Arbeiten genauer an, stolpert man über gravierende methodische Mängel bei der Durchführung der Studie bzw. Ergebnisevaluation. Die schwerwiegenden Fehler und wissenschaftlichen Unzulänglichkeiten bei der Dateninterpretation lassen sich wie folgt zusammenfassen:

- Art und Weise der Probandenauswahl garantierte von vornherein ein *Best-case-Szenario*, was ein hohes *Risiko der Verzerrung* birgt. Abgesehen von den (im Prinzip begrüßenswerten) sehr strengen Auswahlkriterien für den Einschluss in die Studie gibt es eine Reihe von Verzerrungsquellen, welche das Vertrauen in die Studie untergraben und deren Aussagekraft ganz erheblich einschränken. So wurden bspw. nur die am erfolgreichsten verlaufenden Fälle in die Auswertung und den Ergebnisbericht übernommen, eine transparente Darstellung der „Intented-to-treat"-Fälle ist nur bedingt erfolgt.

Dies hier im Detail auszuführen, würde den Rahmen sprengen, ist aber unter Experten hinlänglich bekannt und wurde von der Society for Evidence-based Gender Medicine (SEGM) in ihrer methodenkritischen Analyse aufgedeckt und in mehreren Publikationen ausführlich erörtert (Biggs, 2020, 2022; Abbruzzese et al., 2023).

- Das wichtigste Ergebnis einer (vermeintlichen) Auflösung der Geschlechtsdysphorie nach Durchlaufen des „Dutch Protocol" ist ungültig, da die von der Forschergruppe selbst entwickelte UGDS-Skala (Utrecht Gender Dysphoria Scale) und ihr *diskussionswürdiger Bewertungsalgorythmus* bei der Wiederholungsbefragung nach geschlechtsangleichender Behandlung einfach umgekehrt wurden (Einsatz zwei verschiedener Versionen, Junge versus Mädchen), was *automatisch* einen Rückgang der Geschlechtsdysphorie-Werte garantierte.

Die Absurdität der Vorgehensweise wird deutlich, wenn man dies am konkreten Beispiel erläutert: Geburtsgeschlechtlich weiblichen Jugendlichen mit Geschlechtsdysphorie wurde bei der *Baseline*-Befragung *vor* Behandlung u. a. die Fragen „Jedes Mal, wenn mich jemand wie ein Mädchen behandelt, fühle ich mich verletzt" und „Ich hasse die Menstruation, weil ich mich dann wie ein Mädchen fühle"– zwei Items also aus der *weiblichen* Version der UGDS – zur Beantwortung vorgelegt. *Nach* der somatischen Transitionsbehandlung wurden denselben Testpersonen dann, abweichend zur Baseline-Befragung, die analogen Fragen aus der *männlichen* Version des Fragebogens vorgelegt: „Jedes Mal, wenn mich jemand wie einen Jungen behandelt, fühle ich mich verletzt" oder „Ich mag es nicht, Erektionen zu haben". Eine gültige Prä-Post-Messung des Symptoms „Genderdysphorie" war mittels Einsatzes dieses Instruments und der problematischen Umkehrung der Bewertung natürlich *nicht* möglich. Das Hauptergebnis der Studie ist damit vollständig entkräftet, weil allein der Wechsel der Skalenversion *automatisch* zu einem „Rückgang" der Genderdysphorie-Werte führen musste!

- Die Feststellung des bescheidenen psychologischen Nutzens der körpermodifizierenden Maßnahmen ist wegen der Vermengung von somatomedizinischen Maßnahmen und Psychotherapie beeinträchtigt bzw. wegen *fehlender Attribuierbarkeit* letztlich stark zu relativieren: Aufgrund des Studiendesigns war eine *valide Effektzuschreibung schlechterdings nicht möglich*; sogar die im Laufe der Zeit erfolgte psychologische Reifung der Probanden könnte bereits für die geringfügigen Verbesserungen einiger weniger Standardmaße für psychologische Parameter wie Depression, Angst und Wut verantwortlich gewesen sein.
- Betrachtet man den moderaten Rückgang der durchschnittlichen t-Scores dieser Parameter im Behandlungsverlauf und berücksichtigt, dass die t-Werte sowohl *vor* als auch *nach* der Behandlung ohnehin unter 60 lagen (was üblicherweise als *Fehlen* klinisch signifikanter Symptome gewertet wird), so ist der postulierte Benefit höchst fraglich; eventuelle *Test-Retest-Attenuationseffekte* (die allgemeine Tendenz, dass Probanden bei einer

zweiten Befragung, besonders wenn diese nach Inanspruchnahme einer Dienstleistung durchgeführt wird) sind dabei noch nicht berücksichtigt und herausgerechnet.

Darüber hinaus sind die Voraussetzungen für eine Anwendbarkeit der Studienergebnisse auf aktuelle Fälle nicht gegeben. Grund ist, dass sich die Inanspruchnahme-Klientel seit Durchführung der niederländischen Studie grundlegend gewandelt hat und die im ▶ Kap. 2 ausführlich erläuterten, starken epidemiologischen Verschiebungen stattgefunden haben: (1) dramatische Häufigkeitszunahme von Genderdysphorie speziell unter Jugendlichen, (2) Verschiebung der Sex-Ratio zugunsten geburtsgeschlechtlich weiblicher Betroffener, (3) Manifestation der Symptomatik erst in der Pubertät (*Rapid Onset Gender Dysphoria*) und (4) Zunahme psychiatrischer Komorbidität und der Rate schwerer Psychopathologie (▶ Kap. 5.4) – kurzum: Wir haben es heute bei einem Großteil der Betroffenen mit einer, zumindest in Teilen, *anderen Phänomenologie* zu tun.

- Ein weiterer Kritikpunkt: *Körperliche Gesundheitsrisiken* blieben in der Studie unberücksichtigt – und dies, obwohl die Autoren von Anfang an mit ihnen rechneten und sich diese auch einstellten. In einem Fall endete das Durchlaufen des niederländischen Behandlungsprotokolls sogar letal, da ein biologisch männlicher Patient an den Folgen einer im Rahmen der genitalchirurgischen Operation aufgetretenen Komplikation (bakterielle Sepsis infolge Peretonitis) verstarb. Der Eingriff war wegen der vorausgegangenen Pubertätsblockade und der dadurch bedingten geringen Penisgröße erschwert, weil zum Erreichen einer ausreichenden Tiefe der geschaffenen „Neovagina" und zur Kompensation des Mangels an Penishaut der Rückgriff auf ein Stück Darm erforderlich war (▶ Kap. 9.6.2).

Fazit: Die Arbeiten der niederländischen Arbeitsgruppe hätten wegen der mangelhaften methodischen Qualität niemals als Rechtfertigung für die breite Anwendung des Behandlungsprotokolls und zur Beantwortung der offenen Versorgungsfragen herangezogen werden dürfen. Das augenscheinliche Missverhältnis zwischen der vorschnell erfolgten Verbreitung *(Runaway Diffusion)* einer derart einschneidenden, lebenslange Konsequenzen nach sich ziehenden Intervention, die nicht zuletzt infolge des Drucks seitens transaktivistischer Gruppen weltweit Eingang in die klinische Praxis gefunden hat, bei gleichzeitigem Mangel an qualitativ hochwertigen Studien zum Nachweis von deren Wirksamkeit ist in der Medizin, zumindest in der Kinder- und Jugendpsychiatrie, beispiellos

8.4.2 Der Tragödie zweiter Teil: Kollaps des Gender Identity Development Service (Tavistock)

Der einzige Versuch, die Ergebnisse der Niederländer zu replizieren und die Praxis der pubertätsblockierenden Behandlung durch robustere Forschung auf stabilere Beine zu stellen, wurde im Londoner Tavistock Centre unternommen, genauer im Gender Identity Development Service (GIDS), der inhaltlich weitgehend autonom vom Tavistock & Portman NHS Foundation Trust operierte und seit 2012 über eine zweite Anlaufstelle in Leeds verfügte. Die groß angelegte, in Kooperation mit dem University College London Hospitals (UCLH) durchgeführte *Early Intervention Study* startete 2011 und war wie die niederländische Studie eine reine Beobachtungsstudie, ohne Kontrollgruppe, mit der gleichen Methodik und denselben Outcome-Variablen. Das ursprüngliche Mindestalter von 12 Jahren als Voraussetzung für eine Studienteilnahme wurde früh fallengelassen. Die Koordinatorin der Studie und Leiterin des GIDS, Dr. Polly Carmichael, trat im nachmittäglichen Kinder-TV-Programm auf,[109] um dort Grundschülern und noch Jüngeren zu erklären, dass die Einnahme von Pubertätsblockern nichts Anderes sei, als wie „die Pause-Taste zu drücken" – was dann zur Veranschaulichung für das junge Zielpublikum durch Einblenden einer Pause-Taste illustriert wurde.

Doch dieser, irgendwo zwischen verantwortungsloser Bagatellisierung, ethisch bedenklicher Patientenrekrutierung und gezielter Frühindoktrination liegende BBC-Fernsehauftritt der Leitenden Psychologin war erst der Auftakt für eine ganze Reihe von Fehltritten und Fehlentscheidungen. Am Ende mündete das Kapitel GIDS/Tavistock in eine Art Tschernobyl der „psychopharmakologischen Atomfraktion" und pädiatrischen „Gender-Medizin". Tavistock war der GAU,

109 „The good thing is, if you stop the injections, it's like pressing a start button and the body just carries on developing as it would if you hadn't taken the injection" erklärte sie in der auf CBBC ausgestralten Sendung *I am Leo* im Gespräch mit einem offensichtlich genderdysphorischen biologischen Mädchen. (BBC, 2014)

der Hilary Cass erst möglich machte – und damit den aktuellen Turnaround in anderen europäischen Ländern (▶ Kap. 8.4.3).

Durch mehrere, seit 2018 durch mediale Berichterstattung bekannt gewordene Unregelmäßigkeiten und Versäumnisse, aufgedeckt durch Beschwerden besorgter Mitarbeiter, die über mangelnde Sorgfalt im Assessment und eine unzureichende differenzialdiagnostische Abklärung der minderjährigen Patienten klagten, einen offenen Brief und späteren, erfolgreichen Arbeitsrechtsprozess-einer der Angestellten gegen ihren Arbeitgeber, sowie den den Rücktritt eines der Leiter des Tavistock and Portman NHS Foundation Trust, Dr. Marcus Evans, erregte der GIDS internationales Aufsehen. Kritisiert wurde vor allem, dass die zugewiesenen Kinder und Jugendlichen nahezu regelhaft und nicht selten bereits nach nur ein oder zwei Gesprächen auf Pubertätsblocker gesetzt wurden, *ohne* Abklärung bspw. erlittener sexueller Traumatisierungen, welche als ursächlich für die Geschlechtsdysphorie hätten in Betracht gezogen werden können bzw. müssen.

In dem aufsehenerregenden Prozess einer ehemaligen Patientin gegen den GIDS gab das High Court of Justice im Dezember 2020 der Klage der geburtsgeschlechtlich weiblichen, inzwischen 22-jährigen Keira Bell statt, die als Jugendliche pubertätsblockierend und konträrgeschlechtlich hormonell behandelt worden war und diesen Schritt wenige Jahre später bereute.[110] Das Gericht befand, die postulierte Einwilligungsfähigkeit in eine solch folgenreiche Behandlung müsste folgende in der Zukunft liegenden Faktoren umfassen:

- die unmittelbaren und langfristigen, teils unklaren physischen und psychischen Auswirkungen;
- die mangelnde Evidenzbasiertheit des Sinns und Zwecks einer solchen Behandlung und damit ihr experimenteller Charakter;
- die Tatsache, dass sich bei den meisten GD-Patienten auf die pubertätsblockierende Behandlung nahezu immer die Einnahme gegengeschlechtlicher Hormone anschließt;

110 https://www.judiciary.uk/wp-content/uploads/2020/12/Bell-v-Tavistock-Judgment.pdf

- die potentiell lebensverändernden Konsequenzen wie Infertilität, Verlust der sexuellen Empfindungsfähigkeit, Beeinträchtigung/Verlust von (sexuellen) Lebenspartnerschaften.

In der Urteilsbegründung heißt es, dass für die zur Rede stehenden Belange eine Einwilligungsfähigkeit bei Kindern unter 13 Jahren „sehr unwahrscheinlich" und bei 14- bis 15-Jährigen zumindest „zweifelhaft" sei. Bei mindestens 16-jährigen Jugendlichen sei es „angemessen", im Sinne des Kindeswohles die Gerichte entscheiden zu lassen. Allein der letzte Teil des Urteils wurde im September 2021 durch den *Court of Appeal* revidiert: Das Gericht befand, aus fachlicher Sicht durchaus nachvollziehbar, die Verantwortung, über die Einwilligungsfähigkeit von Jugendlichen in medizinische Maßnahmen zu entscheiden, müsse auch weiterhin in den Händen der Ärzte liegen, hierüber könne kein Richter befinden.

All dies gab letztlich Anlass für das durch die staatliche Gesundheitsbehörde im September 2020 eingeleitete externe Revisionsverfahren (Cass-Report). Initiiert durch den englischen Kinderschutzbeauftragten, wurde ab Spätherbst 2020 zudem eine Inspektion des GIDS durch die Care Quality Commission (CQC) durchgeführt. In dem Anfang 2021 veröffentlichten Abschlussbericht wird die Prozessqualität des GIDS insgesamt als unzureichend kritisiert (CQC, 2021). Problematisiert wurde u. a. die exorbitant gewachsene Warteliste, fehlende Konsistenz bzw. Abweichungen vom Behandlungsprotokoll, eine mangelnde Dokumentation mit fehlender Begründung für getroffene Entscheidungen über Einsichts-/Einwilligungsfähigkeit und Überweisung von Patienten zum Kinderendokrinologen sowie das repressiv-einschüchternde Arbeitsklima, das es den Mitarbeitern unmöglich machte, Bedenken hinsichtlich getroffener Therapieentscheidungen zu äußern. Eine erste Reaktion darauf und Folge des Urteils im Verfahren Bell vs. Tavistock war die Einrichtung eines multiprofessionellen Teams, das beauftragt wurde, die Entscheidung für eine pubertätssupprimierende Behandlung fallweise zu überprüfen, auch hinsichtlich des Erfordernisses eines *informed consent*.

Die Chronologie der Ereignisse lässt sich nachlesen in der 2023 veröffentlichten Dokumention *Time to Think – The Inside Story of the Collapse oft the Tavistock's Gender Service for Children* von Hannah Barnes, einer mehrfach ausgezeichneten Journalistin des investigativen BBC-Fernsehformats Newsnight. Barnes berichtet sachlich und gut recherchiert, wie sich eine vormals angesehene

Behandlungseinrichtung mit internationaler Reputation durch die Einflußnahme transaktivistischer pressure groups (allem voran der Organisation *Mermaids)* zu einer ideologiegetriebenen, kritikunfähigen Institution entwickelte. Ihre Dokumentation stützt sich auf Interviews mit vielen Patienten und mehreren Whistleblowern, die berichten, welch immensem Druck die Mitarbeiter des GIDS ausgesetzt waren, sich widerspruchslos dem Diktum des transaffirmativen Ansatzes zu unterwerfen und in keinem der Fälle die somatomedizinische Behandlung zu hinterfragen. Insofern die Autorin auch die finanzielle Seite des höchst profitablen Geschäftsmodells des GIDS aufdeckt, ist das Buch ein Lehrstück über problematische *Verwicklungen von Medizin, Ideologie, Politik und Ökonomie* (Barnes, 2023).

Die Resultate der Interventionsstudie – soweit verfügbar, weil der GIDS die Verläufe eines Großteils der rekrutierten Patienten nicht verfolgt und deren weitere Entwicklung nicht dokumentiert hatte – waren verheerend: Anstatt der erhofften Reduktion des Leidensdrucks und einer nachhaltigen Verbesserung der psychischen Gesundheit berichteten die behandelten Kinder, im Speziellen die Mädchen, ein Jahr nach Beginn der GnRH-Analoga-Therapie

- einen größeren Selbstverletzungsdruck,
- vermehrte Verhaltens- und emotionale Probleme (bei weiblichen Patienten),
- größere Unzufriedenheit mit ihrem Körper sowie
- eine Reihe weiterer unerwünschter Nebenwirkungen, wie Kopfschmerzen, Nervosität, ängstliche Agitiertheit, Depressivität, Verwirrtheitszustände und andere psychiatrische Symptome (Biggs, 2019a/b; 2020; Carmichael et al., 2016; 2021).

Bezeichnenderweise wurden die anders als erwartet/erhofft ausfallenden Ergebnisse erst veröffentlicht, nachdem mit Michael Biggs ein Mitglied der kritischen Forschergruppe SEGM Gebrauch von dem Freedom of Information Act machte, demzufolge wichtige Resultate von staatlich finanzierten Studien nicht in der Schublade verschwinden dürfen, sondern der (Fach-)Öffentlichkeit zugänglich gemacht werden *müssen*. Trotz dieser Ergebnisse nahm die Zahl der Zuweisungen – beginnend bereits ab 2014 – exponentiell zu, und die Einnahme der Pubertätsblocker wurde im GIDS zur klinischen Standardbehandlung. Der Anteil der Kinder, die nach Pubertätsblockade gegengeschlechtliche Hormone einnahmen, betrug ersten Erhebungen zufolge nicht weniger als 98 % (Carmichael et al., 2022). Bei einer späteren Analyse einer größeren Anzahl von Patienten (n = 1.089), die vom GIDS an die pädiatrische Endokrinologie überwiesen wurden, betrug der Anteil der Kinder unter 16 Jahren, die die Einnahme der Pubertätsblocker unterbrachen (16 von 217), 7,4 % (Butler et al., 2022).

Die Vorgänge im GIDS/Tavistock sprechen für sich, bedürfen keines weiteren Kommentars. Dass hier offensichtlich gleich mehrfach gegen Grundsätze der *good scientific practice* und Medizinethik verstoßen wurde, gibt Anlass zur Sorge, dass durch derartige Missachtungen selbst gesetzter Regeln das Vertrauen in die klinische Forschung nachhaltig beeinträchtigt werden und das Ansehen der Kinder- und Jugendmedizin (KJP und Pädiatrie) Schaden nehmen könnte. Die mahnende Aufforderung zur Einhaltung medizinethischer Standards kann angesichts der erheblichen Folgen einer medizinischen Transitions nicht mit dem Hinweis abgetan werden, in der Kinderheilkunde allgemein – und der KJP im Speziellen – sei ja der *Off-Label-Use* von Medikamenten, bspw. von Psychopharmaka, ohnehin weit verbreitet. Der vorübergehende Einsatz eines für Kinder nicht zugelassenen Neuroleptikums lässt sich mit der Einleitung einer „geschlechtsangleichenden" Behandlung, bei der u. a. der dauerhafte Verlust der Reproduktionsfunktion und sexuellen Erlebnisfähigkeit in Kauf genommen wird, wohl kaum vergleichen.

8.4.3 Ein weiteres unrühmliches Kapitel: WPATH-Leakes – Kurswechsel mehrerer Länder

In Kombination mit der Kritik an den Publikationen zur niederländischen Pilotstudie (Abbruzzese et al., 2023; Biggs, 2020a, 2022b) sind es maßgeblich die Enthüllungen über die nachlässige und erschreckend unprofessionelle Arbeitsweise im GIDS gewesen – inklusive der bekannt gewordenen Verflechtungen bzw. wechselseitigen Beeinflussungen/Abhängigkeiten von Politik/Ideologie und Wissenschaft (Barnes, 2023; Bell, 2023; Biggs, 2019a) –, die dazu geführt haben, dass in vielen Ländern ein Prozess des Umdenkens eingesetzt hat. Im Zuge dessen wird das transaffirmative Modellder weitgehend evidenzlosen pädiatrischen „Gender-Medizin" zunehmend kritisch hinterfragt. Recherchen von Zepf et al. (2024) zufolge haben mittlerweile in den USA bereits mindestens 18 Bundesstaaten[111] Gesetze oder Durchführungsverordnungen in Kraft treten lassen, infolge derer die Dominanz des gender-affirmativen Ansatzes in der Gesundheitsversorgung von Kindern und Jugendlichen mit Geschlechtsdysphorie gebrochen und die Anwendung dieser Behandlungsstrategie rechtlich eingeschränkt wird. In mindestens 14 weiteren Bundesstaaten sei eine strengere Reglementierung geplant (Stand 3/2024).

Spätestens die Neuauflage der WPATH-Empfehlungen (Version 8) im Jahr 2022 rief in der Fachwelt heftige Diskussionen hervor, unter anderem deshalb, weil darin jedwede Altersgrenzen[112] für den Beginn „geschlechtsangleichender" Behandlungen weggefallen sind und, ganz nebenbei, nunmehr auch die Anerkennung von Eunuchen als eigenstädige „Geschlechtsidentität" gefordert wird. Die Debatte hatte im Vorfeld zusätzlichen Auftrieb erhalten durch die Warnungen zweier erfahrener, auf dem Feld spezialisierter klinische Psychologinnen, Dr. Erica Anderson, Child and Adolescent Gender Center at the University of California, ehemaliges Vorstandsmitglied der WPATH, und Dr. Laura Edwards-Leeper, Gender Management Service at Boston's Children's Hospital, der ersten US-amerikanischen Gender-Klinik für Minderjährige.[113] Beide mahnen seit 2021 öffentlich zu mehr Sorgfalt in der differenzialdiagnostischen Abklärung und beklagen ebenso wie die Whistleblowerin Jamie Reed, St. Louis Children's Hospital's Transgender Center,[114] den eklatanten Qualitätsverlust im Assesment und in der Betreuung der minderjährigen Patienten in den US-amerikanischen Gender-Kliniken, deren Anzahl sich binnen weniger Jahre enorm vergößert hatte.

Bereits seit längerem wird die zunehmende aktivistische Untwerwanderung und „ideologisch getriebene Verantwortungslosigkeit" (Amelung, 2024)

111 Alabama, Arkansas, Arizona, Florida, Georgia, Idaho, Indiana, Iowa, Kentucky, Missisipi, Missouri, Montana, Nebraska, North Dakota, Oklahoma, South Dakota, Tennessee, Utah – Quelle: Alfonseca, 2023 – zit. n. Zepf et al., 2024 (https://abcnews.go.com/US/map-gender-affirming-care-targeted-us/story?id=97443087).

112 Im ursprünglichen Entwurf waren die Altersgrenzen zunächst nach definiert, wenn auch nach unten abgesenkt; dies aber ging einer Mehrheit von transaktivistisch bewegten WPATH-„Experten" nicht weit genug.

113 https://www.washingtonpost.com/outlook/2021/11/24/trans-kids-therapy-psychologist/

114 https://www.thefp.com/p/i-thought-i-was-saving-trans-kids

der einstmals anerkannten Organisation mit wissenschaftlichem Geltungsanspruch kritisiert, auch von Transsexuellen selbst. Wasser auf die Mühlen der Kritiker der WPATH und des gender-affirmativen Ansatzes war Anfang März 2024 die Veröffentlichung der sog. „WPATH-Files".[115] Über die Internetplattform Environmental Progress wurden Auszüge aus dem Austauschforum der WPATH öffentlich bekannt, die zeigen, dass die oft herabgespielten Risiken der medizinischen Transformationsbehandlung den verantwortlichen Behandlern sehr wohl bewusst sind. Die geleakten Inhalte schockieren aber vor allem deshalb, weil sie transparent machten, wie leichtfertig Indikationen zur „Geschlechtsangleichung" auch in sehr fragwürdigen Fallkonstellationen gestellt werden, bspw. bei Patienten mit schwerwiegenden, die freie Willensbildung erheblich beeinträchtigenden Grunderkrankungen, wie psychotische Erkrankungen, schwere Essstörungen oder dissoziative (Trauma-Folge-)Störungen.

Die vorläufig letzte Enthüllung einer Serie skandalträchtiger Vorkommnisse war Ende Juni 2024 die Meldung, dass die World Professional Association for Transgender Health (WPATH) über Jahre massiv Einfluss auf die (im Zuge der Überarbeitung der Standards of Care) durchgeführte Begleitforschung genommen und die Veröffentlichung von ihr selbst in Auftrag gegebener Metaanalysen zu verhindern versucht hat.[116] Gegenstand dieser systematischen Reviews, durchgeführt von Experten der Johns Hopkins University, war die Prüfung der wissenschaftlichen Evidenz der transaffirmativen medizinischen Behandlung von Minderjährigen. Das Resultat der Metaanalyse, die keine Beweise für den Nutzen einer „geschlechtsangleichenden" Therapie in Bezug auf die psychische Gesundheit und das allgemeine Wohlbefinden der Kinder gefunden hatte, entsprach offenbar nicht den Erwartungen der WPATH. Wenn nicht sein kann, was nicht sein darf, zeigen aktivistisch dominierte Fachverbände unfreiwillig ihr wahres Gesicht. Eine Erfahrung, die man immer wieder auch bei deutschen WPATH-Followern machen kann. Dass die Freiheit der Wissenschaft durch derart dubiose Einflussnahme maximal bedroht ist, bedarf sicherlich keiner weiteren Erklärung.

115 https://environmentalprogress.org/big-news/wpath-files

116 https://www.economist.com/united-states/2024/06/27/research-into-trans-medicine-has-been-manipulated; https://segm.org/The-Economist-WPATH-Research-Trans-Medicine-Manipulated

Bereits zwei Jahre zuvor hatte das *schwedische* National Board of Health and Welfare (Socialstyrelsen, 2022) die Kooperation mit der WPATH mit der Begründung aufgekündigt, die WPATH sei keine wissenschaftliche, sondern eine aktivistische Lobby-Organisation – und den breiten Einsatz von Pubertätsblockern und gegengeschlechtlichen Hormonen bei Minderjährigen mit Geschlechtsdysphorie wegen der fraglichen Nutzen-Risiko-Relation eingestellt. Eine solche Behandlung soll in Schweden nur noch in Ausnahmefällen und an wenigen Zentren im Rahmen wissenschaftlicher Studien durchgeführt werden können. In *Finnland* hatten die Gesundheitsbehörden bereits 2020 die Psychotherapie als Behandlung der ersten Wahl festgelegt, die Verwendung von Pubertätsblockern streng limitiert (COHERE, 2020). *Dänemark* und *Norwegen* folgten dem Beispiel einer deutlich restriktiveren Vorgehensweise kurze Zeit später (Block, 2023a/b). Wie in *Belgien* wurde hier für eine nur noch in Ausnahmefällen erfolgende pubertätsblockierende Therapie gefordert, dass die geschlechtsidysphorische Symptomatik bereits seit der frühen Kindheit bestanden (Lifetime-Kriterium) haben muss.

In *England* beschloss der National Health Service (NHS) 2022, mit dem GIDS seine landesweit einzige Klinik des Landes zur Behandlung genderdysphorischer Jugendlicher zu schließen (Cass, 2022; Übersicht: Lenzen-Schulte, 2022; Wissenschaftliche Dienste des Deutschen Bundestags, 2023: *Sachstand – Gesetzliche Verbote von Pubertätsblockern im Ausland*).

Aus *Italien* wurde im Mai 2024 gemeldet, dass auf Veranlassung der italienischen Gesundheitsbehörde ein 29-köpfiges Gremium unter Beteiligung von Vertretern der Bioethik und mehrerer medizinischer Fachgesellschaften gebildet worden sei, mit dem Auftrag, den Einsatz von Pubertätsblockern zu überprüfen und die Behandlung über die Entwicklung neuer Leitlinien landesweit zu vereinheitlichen. Parallel dazu wird die italienische Arzneimittelbehörde (Aifa) die gesetzliche Grundlage überprüfen, die den Einsatz von pubertätssupprimierenden Substanzen bei Geschlechtsdysphorie erlaubt und die Kostenübernahme durch das nationale Gesundheitswesen ermöglicht. Dieser Doppelinitiative in Italien war eine Inspektion des Gesundheitsministeriums im Careggi-Krankenhaus in Florenz vorausgegangen, eines der wichtigsten Zentren des Landes für „geschlechtsaffirmative" medizinische Behandlungen von Kindern. Dabei war festgestellt worden, dass in der Klinik Kinder im Alter von neun bis zehn Jahren ohne eine vorherige multidisziplinäre Beurteilung sowie Einbeziehung eines Neuropsychiaters mit Pubertätsblockern behandelt wurden.

Ende Mai 2024 verabschiedete der *französische* Senat einen Gesetzesentwurf, der die Verschreibung von Pubertätsblockern an Minderjährige nur noch in spezialisierten Referenzzentren, unter Einhaltung eines Mindestzeitraums von zwei Jahren nach der ersten ärztlichen Konsultation, nach Überprüfung des Nichtvorliegens von Kontraindikationen sowie der Urteilsfähigkeit des Patienten erlaubt. Bei Verstößen droht eine Freiheitsstrafe von zwei Jahren und einer Geldstrafe von 30.000 Euro sowie Berufsverbot bis zu zehn Jahren.[117] Von links wurde das Gesetz heftig kritisiert und als „transphob" bezeichnet. Die Senatorin Jacqueline Eustache-Brinio verwahrte sich daraufhin öffentlich gegen Aktivistenverbände, „die wie viele Aktivistenverbände arbeiten: mit Drohungen und Einschüchterung."

Unabhängig voneinander gelangten in Europa also sämtliche bisher mit dem Thema befassten staatlichen Institutionen und medizinischen Fachverbände nach Sichtung der vorliegenden Studien zu dem Schluss, dass es bis heute keine überzeugende Evidenz für einen tatsächlichen Benefit des Einsatzes von GnRH-Analoga und gegengeschlechtlichen Hormone gibt. Die von den Ländern mit staatlich organisiertem Gesundheitssystem gezogenen Schlussfolgerungen sind nachvollziehbar und finden sich in sehr ähnlicher Form im Diskussionsteil einer Übersichtsarbeit von Thompson et al. (2023). Die Trendwende in gleich mehreren europäischen Ländern ist auch vor dem Hintergrund zu sehen, dass zunehmend mehr Behandelte ihre Entscheidung bereuen, unter dem Resultat leiden (Boyd et al., 2022; Hall et al., 2021; Littman, 2021; Littman et al., 2023; McKinnon et al., 2023; Roberts et al., 2022; Vandenbussche, 2022) und einige, vor allem Patienten weiblichen Geburtsgeschlechts den Vorwurf erheben, dass ihr damaliges Empfinden nie hinterfragt worden sei, weshalb sie übereilte Entscheidungen getroffen hätten. Die schwedische Behandlungsleitlinie zur Gesundheitsversorgung genderdysphorischer Kinder und Jugendlicher weist explizit auf die Notwendigkeit hin, ein Angebot für Detransitioner vorzuhalten (Socialstyrelsen, 2022).

117 publicsenat.fr/actualites/soc

8.4.4 Letzter Walzer? – Europäischer Standard und deutscher Sonderweg

Unbeeindruckt von den internationalen Entwicklungen und Kurswechseln gerade in denjenigen Ländern, wo, wie in Schweden (Socialstyrelsen, 2020; Ludvigsson et al., 2023) oder England (NICE, 2020a/b; Cass, 2024), systematische Metaanalysen durchgeführt wurden, hält die im März 2024 vorgestellte deutsche AWMF-Leitlinie „Geschlechtsinkongruenz und Geschlechtsdysphorie im Kindes- und Jugendalter – Diagnostik und Behandlung (S2k)" in ihren Empfehlungen an der Methode der Pubertätssuppression fest – und der WPATH die Treue. Deutschland, so scheint es, ist eine Insel. Obwohl *keine einzige* randomisiert-kontrollierte Studie vorliegt, war die Leitlinie bei der AWMF ursprünglich als S3-Leitlinie angemeldet worden, was wiederholt kritisiert wurde und kurz vor Eröffnung der fachöffentlichen Konsultationsphase zu einem Downgrading auf S2k-Niveau geführt hat, d. h., die Empfehlungen beruhen nicht auf einer gesicherten *Evidenzlage* (S3-Level), sondern stützen sich lediglich das Resultat eines *Konsensusprozesses* (S2k) der mit der Leitlinienerstellung befassten Mandatsträger der beteiligten Fachgesellschaften und der stimmberechtigten Betroffenenvertreter.

In vielen weiteren, konsentierten Empfehlungen weicht die deutsche S2k-Leitlinie erheblich ab von denen, die sich aus der im Auftrag des NHS durchgeführten, systematischen Analyse der wissenschaftlichen Evidenz zu den wichtigsten klinischen Versorgungsfragen ergeben haben (Cass, 2024) – bspw. der Frage nach Bedeutung und Einordnung der häufigen Komorbiditäten, der Frage bezüglich des Umgangs mit Wünschen nach sozialer Transition u.v.m. Was zudem evident ist: Sie ist ganz und gar nicht in Einklang zu bringen mit den fast zeitgleich der Fachcommunity präsentierten Ergebnissen besagter Metaanalyse von Zepf et al. (2024); über diese wurde auch die Öffentlichkeit durch entsprechende mediale Berichterstattung informiert.[118] Folgerichtig legte die Autorengruppe darauf hin eine gemeinsame kritische Kommentierung des letzten Entwurfs der Leitlinie vor, die im Namen von insgesamt 15 Hochschullehrern, darunter zehn KJP-Lehr-

118 https://www.welt.de/gesundheit/plus250693618/Jugendmedizin-Umstrittene-Leitlinie-fuer-Trans-Kinder-Kritiker-fuerchten-Medizinskandal.html

stuhlinhaber, eingereicht wurde und eine grundlegende Überarbeitung bzw. fundamentale Kurskorrektur fordert.[119]

Auch die Deutsche Gesellschaft für Sexualmedizin und Sexualpsychologie (DGSMSP) e. V.,[120] die den Prozess der Leitlinienerstellung von Anfang an aktiv begleitet, deren Ergebnis aber aufgrund der gegebenen Mehrheitsverhältnisse innerhalb der Kommission nicht verhindern konnte, hat bereits den Vorstandsbeschluss zur Nicht-Konsentierung der Leitlinie im Ganzen mitgeteilt. Neben der schon in der Präambel erkennbaren, ausschließlich transaffirmativen Ausrichtung der Leitlinie und der essentialistischen, einseitigen Sichtweise auf Transsexualität, die jede kritische Reflexion erschwert und sich durch fehlendes Verständnis für relevante psychodynamische, systemisch-familiäre und kulturelle Einflussfaktoren auszeichnet, ist die große Skepsis gegenüber dem Einsatz von (entwicklungsverändernden) Pubertätsblockern und der auf diesem Wege erfolgenden frühzeitigen Weichenstellung *der* Hauptgrund für die ablehnende Haltung gegenüber der neuen Behandlungsleitlinie.

Identische Vorbehalte veranlassten die Elternorganisation TTSB (Trans-Teen-Sorge-berechtigt), gemeinsam mit Partnerorganisationen in Österreich und der Schweiz, zur Abfassung eines offenen Briefes, den sie an die Leitlinienkommission, die AWMF und an die Vorstände sämtlicher an der Leitlinienerstellung beteiligter Fachgesellschaften schickten.[121] In einem zweiten Schritt wandten sie sich dann auch an die Bundesärztekammer.[122]

Der vorläufige Höhepunkt, der das Vertrauen in Vernunft und Schwarmintelligenz innerhalb der Medizinerschaft wiederherstellt: Auf dem 128. Deutschen Ärztetag wurden am 10. Mai 2024 zwei Resolutionen verabschiedet, in denen die Bundesärztekammer die Bundesregierung zu einer strengeren Limitierung transaffirmativer Eingriffe bei Kindern auffordert, die Zweifel an ihrer Geschlechts-

---

119 https://www.aerzteblatt.de/nachrichten/151017/eschlechtsdysphorie-Jugendpsychiater-kritisieren-Leitlinienentwurf; https://www.welt.de/gesundheit/article251196828/Behandlungsleitlinie-fuer-Trans-Kinder-Jugendpsychiater-schlagen-Alarm.html

120 Vormals DGSMTW e. V. – Anmerkung: Ich selbst war (und bin) Vorstandsmitglied und Mandatsträger der genannten Fachgesellschaft.

121 https://transteens-sorge-berechtigt.net/466-stopp-leitlinie-gi-gd-kiju.html

122 https://transteens-sorge-berechtigt.net/474-offener-brief-bundesaerztekammer.html

zugehörigkeit äußern.[123] Der erste Beschluss der Hauptversammlung, in dem gefordert wird, Pubertätsblocker, „geschlechtsangleichende“ Hormontherapien und Operationen bei unter 18-Jährigen „nur im Rahmen kontrollierter wissenschaftlicher Studien und unter Hinzuziehen eines multidisziplinären Teams sowie einer klinischen Ethikkommission und nach abgeschlossener medizinischer und insbesondere psychiatrischer Diagnostik und Behandlung eventueller psychischer Störungen zu gestatten“,[124] richtet sich direkt gegen die S2k-Leitlinie, der zweite gegen die Anwendung des „Selbstbestimmungsgesetzes“ auf Minderjährige. Gefordert wird eine Heraufsetzung der Altersgrenze und vorherige fachärztliche kinder- und jugendpsychiatrische Diagnostik.[125]

Ausdrücklich begrüßt und wohlwollend kommentiert wurde die Leitlinie hingegen in Kreisen transaktivistischer Interessensvertretungen, auch in Großbritannien, wo in sozialen Netzwerken und Internetforen positiv bis enthusiastisch darüber berichtet wurde. Dem Vernehmen nach ist die Leitlinie als eine Art Gegenentwurf zu den zentralen Botschaften des Cass-Reports rezipiert und im Gegensatz zu den als restriktiv empfundenen Vorgaben des NHS als „besonders fortschrittlich“ gelobt worden. Es war zu erfahren, dass die Arbeitsgruppe von Hilary Cass wie auch die SEGM großes Interesse geäußert habe auch die neue deutsche S2k-Leitlinie einer unvoreingenommenen qualitativen Überprüfung nach den modified GRADE-Kriterien zu unterziehen. Der finale Leitlinientext und vor allem die Konsensusempfehlungen werden sich also an internationalen Standards messen lassen müssen. Auf das Ergebnis dürfen wir gespannt sein. Bei Redaktionsschluss dieses Buches lag die kritische – unterm Strich verheerend ausfallende – Analyse der deutschen Leitlinie (in der zur Kommentierung vorveröffentlichten Version) durch die SEGM bereits vor,[126] eine eigene methodenkritische Kommentierung wurde dem Leitlinienkommissions-Vorsitzenden und dem Vorstand der federführenden Fachgesellschaft DGKJP zur Verfügung gestellt; eine Reaktion darauf ist bislang (Stand: 19.08.2024) nicht erfolgt.

123 https://www.welt.de/politik/deutschland/article251469616/Selbstbestimmungsgesetz-Aerztekammer-fordert-Aenderung-Experimentelle-Medizin-an-Kindern.html

124 https://128daet.baek.de/data/media/BIc48.pdf

125 https://128daet.baek.de/data/media/BIc128.pdf

126 https://segm.org/German-draft-guidelines-gender-dysphoria-children-adolescents-2024

8.5 Alternativen zur Pubertätsblockade – Behandlung mit Gestagenen oder Antiandrogenen

Vorauszuschicken ist, dass die wichtigste Alternative zum Einsatz von Pubertätsblockern, die i. d. R. im Verbund mit einer frühzeitigen sozialen Transition erfolgt und den ersten Schritt einer nebenwirkungsreichen und komplikationsanfälligen somato-medizinischen Transformationsbehandlung darstellt, eine *psychosoziale* Unterstützung ist – bestehend aus einer ergebnisoffenen genderexplorativen Psychotherapie, ggfs. einer psychiatrischen Behandlung der häufigen Begleiterkrankungen – und *nicht* das Ausweichen auf eine andere *medikamentöse* Therapieoption. Gleichwohl kann letzteres zumindest bei betroffenen biologischen Mädchen, die psychisch stark unter der Menstruation leiden, im Rahmen eines individualisierten Gesamtbehandlungsplans erwogen werden.

8.5.1 Behandlung von Transjungen mit Gestagenen (Proandrogenen)

Eine Alternative zur Pubertätssuppression durch GnRH-Analoga-Behandlung sind gestagenhaltige Kontrazeptiva („Ein-Phasen-Präparat"), mittels derer bei regelmäßiger Einnahme im Langzeitzyklus effektiv – und dazu deutlich kostengünstiger – die Monatsblutung unterdrückt werden kann. Der Einsatz von gestagenhaltigen Kontrazeptiva kommt in erster Linie bei bereits fortgeschrittenerer Pubertätsentwicklung in Frage.

Verglichen mit der pubertätsblockierenden Behandlung mit ihren teils noch nicht absehbaren langfristigen Folgen und unbekannten Risiken (s. o.) sind die unerwünschten Arzneimittelnebenwirkungen bei Einnahme einer Gestagen-Pille berechenbarer und weniger gravierend; die Verschreibung erscheint deshalb medzinisch deutlich vertretbarer.

- Allerdings muss der Nachteil in Kauf genommen werden, dass bisweilen noch leichte vaginale Blutungen und weitere Zyklusunregelmäßigkeiten auftreten können, was eine Dosissteigerung erfordert.

- Die östrogenfreie Minipille, die aufgrund der ausschließlichen Gestagen-Wirkung auf das Uterusepithel eine periodische Abbruchblutung verhindert, hat verglichen mit Kombinationspräparaten weniger Nebenwirkungen.

Mögliche Präparate sind:

- Desogestrel in einer Dosis von 75 μg/Tag (ggf. Verdopplung) oder
- Drospirenon 4 mg/d (ggf. Verdopplung) oder
- Lynestrenol 5–10 mg/d – wobei dies in Deutschland derzeit nicht mehr auf dem Markt verfügbar bzw. nur noch über eine internationale Apotheke bestellt werden kann; allerdings werden die Kosten dafür von gesetzlichen Krankenkassen nicht übernommen.

Es ist allerdings festzuhalten, dass es für den Off-label-Einsatz von gestagenhaltigen Arzneimitteln bei Patienten mit Genderdysphorie, auch infolge der Fokussierung der Forschung auf Pubertätsblocker, bislang keine sichere Evidenz für einen positiven (kurz-, mittel oder langfristigen) Effekt und einer Verbesserung der psychischen Gesundheit betroffener Mädchen gibt! Die Patienten und die Sorgeberechtigten sind darüber selbstverständlich aufzuklären.

8.5.2 Behandlung von Transmädchen mit Antiandrogenen (antiandrogenen Progestinen)

Antiandrogene wirken sowohl zentral durch Hemmung der Gonadotropin-Ausschüttung (und dadurch bedingter Senkung des FSH/LH-Plasmaspiegels) als auch peripher durch eine antagonistische Androgen-Rezeptorblockade. Zusätzlich vermindert es die endogene Kortikoidsynthese durch Hemmung der 21-Hydroxylase (CYP21) und die 3β-Hydroxysteroiddehydrogenase (3-beta-HSD). Bei transidentifizierten biologisch männlichen Jugendlichen können sie so effizient den Androgeneffekt auf Körperbehaarung, Bartwuchs und weitere Schritte einer Maskulinierung supprimieren und eine (leichte) Brustentwicklung induzieren.

Sie werden entweder zur Down-Regulierung der Testosteronwirkung vor einer schrittweisen Östrogen-Dosissteigerung eingesetzt oder überlappend zu einer solchen Behandlung verabreicht – i.d.R. bei bereits fortgeschrittener Pubertätsentwicklung.

Für die am häufigsten verwendete Substanz, Cyproteronacetat, das primär in der Behandlung von testosteronsensitiven Tumorerkrankungen (z.B. beim Prostatakarzinom) zum Einsatz kommt, sind eine Reihe, *teils gravierender Nebenwirkungen* oder langfristige Risiken beschrieben, angesichts derer Antiandrogene bei jugendlichen Transmädchen – anders als die Einnahme einer Gestagen-Pille zur Menses-Suppression bei Transjungen – nur bedingt als eine Alternative zur GnRH-Analoga-Behandlung betrachtet werden können:

- Ähnlich wie GnRH-Analoga kann es sich negativ auf die Knochendichte auswirken.
- Es ist beschrieben, dass die Einnahme depressive Syndrome auslösen kann.
- Cypreteronacetat wirkt sich gravierend negativ auf die Libido und Sexualfunktionen aus.
- Die EMEA[127] hat auf ein erhöhtes Risiko für die Entwicklung von Meningeomen hingewiesen und eine entsprechende Warnung herausgegeben (1 bis 10 zusätzliche Erkrankungen bei 10.000 behandelten Patienten). Das Risiko scheint dosisabhängig zu steigen bei längerer Behandlung mit einer Cyproteronacetat-Dosis über 25 mg/d (Weill et al., 2021).

Neben *Cyproteronacetat*, das in einer vergleichsweise niedrigen Dosierung von 5 bis 15 (–20) mg/d gegeben wird, ist der Einsatz weiterer Antiandrogene bei gleicher Indikation beschrieben:

- Bicatulamid 50 mg/d (Neyman et al., 2019)
- Spironolacton (Tangpricha und den Heijer, 2017)

Spironolacton hat eine geringere Affinität zum Androgenrezeptor und ist daher tendenziell weniger wirksam als Cyproteronacetat.

127 European Medicines Agency (Europäische Arzneimittel-Agentur)

8.6 Primum non nocere – Medizinethische Überlegungen und medizinrechtliche Fragen

Im Lichte der Erkenntnis, dass es eine Evidenzbasis für den langfristigen Nutzen einer frühzeitigen Weichenstellung durch entwicklungs- und körperverändernde Behandlungen definitiv nicht gibt (► Kap. 8.3.4 (GnRH-Analoga) u. ► Kap. 9.5 (CSH)), sollte eine abschließende ethische Bewertung eigentlich nicht schwerfallen.

Bereits die referierten, unterschiedlich hohen Persistenz-Raten in den Katamnesen der niederländischen (Wallien et al., 2008; Steensma et al., 2011, 2013a) und kanadischen Arbeitsgruppen (Drummond et al., 2008, 2017; Singh, 2012; Singh et al., 2021) werfen Fragen auf. Die auffällige Diskrepanz legt nämlich nahe, dass die von den Niederländern vorgeschlagene und weitaus häufiger eingeleitete GnRH-Behandlung – möglicherweise allein das unterbreitete Angebot einer frühzeitigen Intervention („Dutch Protocol") – Einfluss haben könnte auf den weiteren Verlauf resp. die Entscheidungsfindung bzgl. der weiteren Therapieschritte. Gewollt oder ungewollt wird zu einem Zeitpunkt, zu dem die psychosexuelle Entwicklung keineswegs als abgeschlossen betrachtet werden kann, mit der einmal getroffenen Entscheidung für eine Unterdrückung der pubertären Reifeentwicklung den Betroffenen die *Möglichkeit einer Überwindung der Genderdysphorie* genommen, eine „Aussöhnung" und positive Befassung mit dem Geschlechtskörper kann nicht stattfinden (Jorgensen et al., 2024). Indem der Sexualsteroid-Effekt verhindert wird, der eine „cis-gender"-Entwicklung im Laufe der Pubertät befördern könnte (Sisk, 2017), wird die Persistenz der GD gewissermaßen ärztlicherseits induziert.

Ein solches Vorgehen verspielt die letzte Chance, den eigenen Körper zu akzeptieren, als Teil der eigenen Identität wertzuschätzen und gegebenenfalls die entscheidenden Erfahrungen für eine homosexuelle Identitätsfindung zu machen (Bell, 2023; Biggs, 2020a; D'Angelo et al., 2021; Korte und Siegel, 2024; Korte et al., 2021). Es ist bereits ausführlich erläutert worden, dass bei nicht wenigen minderjährigen Patienten, die ihre psychischen Probleme darauf zurückführen „im falschen Körper" zu leben, die Analyse oft ganz andere Gründe zeigt (► Kap. 5 u. ► Kap. 6), darunter eben auch eine verdrängte (abgewehrte, ich-systone) Homosexualität. Eine gernder-*explorative* Psychotherapie kann den Betroffenen helfen, ihre Homosexualität zu erkennen, zuzulassen und ein selbstbestimmtes, auch sexuell erfülltes Leben zu führen. Die Alternative wäre eine gender- bzw. „trans-*affirmative*“ Grundhaltung, die eine frühzeitige Weichenstellung befürwortet und fast regelhaft in der Empfehlung einer pubertätsblockierenden Behandlung mündet. Verkürzt gesagt: Einem Jungen, der sich nicht rollen-konform verhält, wird suggeriert, er sei „im falschen Körper“ und eigentlich ein Mädchen. Trans-affirmative Behandlung wird so zur self fulfilling prophecy.

Insofern ist es nachvollziehbar, wenn genderkritische Feministinnen mit dem Hinweis auf den hohen Anteil sexuell gleichgeschlechtlich orientierter Trans-Personen von einer „Konversionstherapie mittels ‚Transgenderismus‘“ sprechen (Jeffreys, 2014) – bzw. das Konzept der Transsexualität *per se* als ein iatrogenes Gesundheitsproblem betrachten, welches überhaupt erst durch die Medizin und den medizinisch-industriellen Komplex entstanden ist. Letzteres scheint vielleicht etwas weit gegriffen, führt man sich vor Augen, dass es – selbst, wenn die systematische Medikalisierung des Problems zweifellos ein neuzeitliches Phänomen ist –, transidentifizierte Menschen auch in anderen Kulturen (▸ Kap. 3.3) und zu allen Zeiten immer schon gegeben hat. Gleichwohl wirft die in Deutschland weiterhin praktizierte pubertätsblockierende Behandlung genderdysphorischer Kinder bzw. Jugendlicher als mutmaßliches, ethisch zweifellos inakzeptables *Homosexualitätsverhinderungsprogramm* weitere Fragen auf, die von großer Tragweite sind.

8.6.1 Principles of biomedical ethics – Rechtliche Grundlagen der Einwilligungsfähigkeit

Der potentielle Nutzen medizinisch-therapeutischer Maßnahmen, die umstritten sind, muss nicht nur aus *rechtlichen*, sondern auch *ethischen* Gründen sorfältig gegenüber bestehenden Risiken und einem möglichen Schaden für den Patienten abgewogen werden. Eine grobe Orientierung liefern die *Ethischen Grundsätze für die medizinische Forschung am Menschen* der Deklaration des Weltärztebundes (WMA) von 1964 (letzte Revision 2013) – bei Minderjährigen in Verbindung mit der Kinderrechtskonvention der UNO vom 20. November 1989 und den daraus abzuleitenden Schlussfolgerungen. Dabei bietet es sich an, die von Beauchamp und Childress (1977) definierten, international anerkannten *Prinzipien der deduktiven Medizinethik* als Suchmatrix zur Identifizierung medizinethischer Konflikte heranzuziehen und zur strukturierten Problembearbeitung zu nutzen. Diese schlagen folgende, in der psychosozialen Beratung ebenso wie in der medizinischen Behandlung gegeneinander abzuwägende ethische Bewertungsperspektiven vor:

- die *Autonomie* und das Selbstbestimmungsrecht des Patienten gegenüber (wenn auch wohlwollender) ärztlicher Bevormundung;
- das Wohlergehen des Patienten, gewährleistet durch Orientierung an dem *Prinzip der Schadensvermeidung (non-maleficence)*, resp. Einhaltung des Grundsatzes *primum non nocere*, und Orientierung an dem *Fürsorgeprinzip (beneficence)*, sowie
- das *Gerechtigkeitsprinzip*, also die Berücksichtigung berechtigter Interessen Dritter und die faire Verteilung von Gesundheitsleistung.

Falls die aus den einzelnen Perspektiven abgeleiteten Verpflichtungen nicht übereinstimmen, ist eine Gewichtung vorzunehmen; die Abwägung erfolgt stets als Einzelfallentscheidung.

Hinsichtlich des ersten der von ihnen benannten Prinzipen, also der Forderung nach *Respekt vor dem Selbstbestimmungsrecht* und Berücksichtigung des Willens, der Wünsche, Ziele und Wertvorstellungen des Patienten, unterscheiden Beauchamp und Childress *positive* und *negative* Freiheitsrechte. Ersteres bezieht sich auf die Verpflichtung des Behandlers, den Entscheidungsprozess durch Aufklärung zu unterstützen. Das Problem ist jedoch, dass wegen der fehlenden Evidenz und vielen offenen Fragen bezüglich der Langzeiteffekte ein informierter Konsens zur frühzeitigen hormonellen Intervention (GnRH-Analoga) schlechterdings nicht möglich ist. Negatives Freiheitsrecht meint die Freiheit von äußerem Zwang und manipulativer Einflussnahme. Hierzu ist kritisch anzumerken: Die Idee einer biologisch determinierten „angeborenen Geschlechtsidentität“ und die Figur des „Transgender-Kindes“ sind gegenwärtig sehr stark verbreitet; und diese vermeintlichen, medial verkündeten Wahrheiten reproduzieren unglücklicher Weise exakt jene Geschlechterstereotypien und Rollenzwänge, die es eigentlich zu überwinden oder zu relativieren gilt (▶ Kap. 4.2). Dies suggeriert den Betroffenen, sie seien „trans*" („im falschen Körper"), und allein die Körpermedizin könne das Problem lösen.

Überdies sind Zweifel angebracht, ob Kinder und, abhängig vom individuellen Entwicklungsstand, auch Jugendliche Bedeutung, Tragweite und Folgen einer medizinischen Transitionsbehandlung, die eine lebenslange Hormonsubstitution und unweigerlich die Infertilität nach sich zieht, hinreichend erfassen können. Genau dies aber wäre zwingende Voraussetzung für die *Einwilligungsfähigkeit.*[128] Sie wird, anders als bei Erwachsenen, bei Minderjährigen nicht als generell gegeben angenommen, sondern *bedarf einer positiven Feststellung.* Die Einwilligungsfähigkeit, die nicht an ein bestimmtes Alter gebunden ist, sich gleichwohl im Laufe der Persönlichkeits- und Identitätsentwicklung herausbildet, umfasst die Aspekte der Einsichts-, Urteils- und Steuerungsfähigkeit, einschließlich der Fähigkeit, seinen Willen danach auszurichten und nach Abwägung des Für und Wider eine freie Entscheidung (zwischen verschiedenen Alternativen) zu treffen, diese zu äußern und der Entscheidung gemäß zu handeln.

In Abhängigkeit von der Schwere, Komplikationsanfälligkeit und langfristigen Bedeutung (Folgen) eines Eingriffs können die Anforderungen an die Einwilligungsfähigkeit unterschiedlich hoch sein (Laufs, 2015). Sie muss in jedem Fall individuell, situations- und eingriffsbezogen geprüft werden. Bei nicht einwilligungsfähigen Kindern und Jugendlichen erfolgt die Einwilligung in medizinische Maßnahmen stellvertretend durch die Sorgeberechtigten, in der Regel die Eltern. Im Falle einer *Ersatzeinwilligung durch die Sorgeberechtigten* hat sich deren Entscheidung am Kindeswohl zu orientieren. Handelt es sich um Entscheidungen über elektive Maßnahmen, so gilt die Regel, diese auf ein späteres Alter des Kindes und den Zeitpunkt zu verschieben, zu dem das Kind selbst einwilligungsfähig geworden ist.

Nach Ansicht vieler Juristen und Medizinethiker sind Minderjährige wegen ihrer nicht vollständig entwickelten mentalen (kognitiven) und emotionalen Reife in der Frage des Für und Wider einer mit irreversiblen Folgen verbundenen Behand-

128 Die in Österreich und der Schweiz gebräuchlichen, analogen Rechtsbegriffe lauten Entscheidungsfähigkeit (A) bzw. Urteilsfähigkeit (CH). Alle drei Rechtsbegriffe sind nicht mit der Geschäftsfähigkeit gleichzusetzen, für die starre Altersgrenzen gelten.

lung nicht autonom einwilligungsfähig. Dafür und zur Beurteilung der Risiken und Gefahren eines Eingriffs (wie auch der Chancen) braucht es einer gewissen Lebenserfahrung. Bei umstandsloser Übertragung aus Erwachsenenperspektive vorrangiger Prinzipien wie Autonomie und Selbstbestimmung droht die *besondere rechtliche Schutzwürdigkeit von Kindern* in den Hintergrund zu treten. Das ethische Orientierungsprinzip des *Shared Decision Making* ist zweifelsohne von großer Bedeutung, doch darf diesem nicht per se Vorrang eingeräumt werden gegenüber medizinrechtlichen Verpflichtungen, die sich aus der eingeschränkten Geschäfts- und Einwilligungsfähigkeit von Minderjährigen ergeben. Das Recht des Kindes auf Einbeziehung und Partizipation an Entscheidungen, Aufklärung und Unterstüzung bei der schrittweisen Entwicklung seiner Einsichts-, Urteils- und Steuerungsfähigkeit ist davon unbenommen.

Bezeichnenderweise hat der Gesetzgeber in anderem, der Sache nach vergleichbarem Zusammenhang die *eingeschränkte Einwilligungsfähigkeit von Minderjährigen* erkannt und dem Rechnung getragen: So wurde diese conditio in der Begründung für die Gesetzesinitiative zum Werbeverbot von Schönheitsoperationen für Kinder und Jugendliche (BMG, 2019) sehr wohl berücksichtigt. Dabei wurde argumentiert, dass Kinder und Jugendliche vor spezifischen sozialen und kulturellen Einflüssen geschützt werden müssten, weil sie aufgrund pubertätstypischer Verunsicherungen hinsichtlich ihres Körperbildes in besonderem Maße gefährdet seien, sich in selbstschädigender Weise dem Diktat eines medial verbreiteten Schönheits- und Schlankheitsideals zu unterwerfen. Hier wurde Minderjährigen also nicht die erforderliche Weitsicht und entsprechende Entscheidungskompetenz zugetraut und zugemutet. Auch in anderen Kontexten oder Rechtsfragen wird Kindes-*wohl* keineswegs immer mit Kindes-*wille* gleichgesetzt; im Zweifelsfall ist das Kindeswohl stets das höhere Rechtsgut.

Eigentlich eine absurde Diskussion, wo wir doch ansonsten streng darauf bedacht sind, Kinder und Jugendliche zu schützen, nicht zuletzt auch vor jugendlichem Leichtsinn und selbstschädigendem Verhalten, Wir setzen Grenzen mit dem Verbot von Abgabe und Konsum illegaler Drogen, Tabakwaren und alkoholischer Getränke, der Reglementierung von jugendgefährdenden, z. B. aggressionsfördernden Medieninhalten (FSK/USK), für die Einwilligung zu jeglichen interaktionellen Aktivitäten im Internet (DSGVO, 2018),[129] mit den gesetzlichen Regelungen zum nächtlichen Besuch und Aufenthalt an öffentlichen Orten wie Gaststätten, Spielhallen, Filmtheatern usw. (s. Jugendschutzgesetz §§1–16). Aber wir halten bereits Kinder (sic!) für einsichts- und einwilligungsfähig, wenn es darum geht, eine Entscheidung zu treffen, die mit weitreichenden Folgen und lebenslangen Konsequenzen (für die Kinder, nicht für die wohlmeinenden Erwachsenen) verbunden ist, unter anderem einen Fertilitätsverlust billigend in Kauf nimmt? Das bereitet nicht nur Juristen Bauchschmerzen.

Doch zurück zur Abwägung der ethischen Bewertungsperspektiven. In der Behandlung von Kindern und Jugendlichen hat zweifellos das *Prinzip der Non-Malefizienz* einen besonders hohen Stellenwert und setzt *a priori* einen engen Rahmen bei der Planung und Durchführung experimenteller Phase-1- und explorativer Phase-2-Studien (d. h. erste Anwendung am Menschen und danach bei einer kleinen Gruppe von Patienten). Aus der am Fürsorgeprinzip orientierten *Wohltun-Perspektive* ergibt sich der Auftrag, zunächst den Nutzen einer Maßnahme – die *Benefizienz* – zu belegen, *bevor* eine Ausweitung einer vermeintlich „innovativen klinischen Praxis“ in der Medizin erfolgen darf, was für gewöhnlich erst nach Durchführung einer Phase-3-Zulassungsstudie (d. h. Anwendung bei einer größeren Gruppe von Patienten) erfolgt. Die Beweislast dafür liegt beim Befürworter einer Intervention, nicht bei denjenigen, die sich um potentielle Schäden sorgen.

Der Nachweis, dass die Behandlung mehr nützt als schadet, wurde aber im Falle der pubertätsblockierenden GnRH-Analoga-Behandlung *keinesfalls* erbracht, was, wie bereits erwähnt, von mehreren staatlichen Gesundheitsbehörden – darunter dem National Board of Health an Welfare in Schweden (Socialstyrelsen, 2022), dem Council for Choices in Health Care, Finnland (COHERE, 2020), dem NHS, UK (Cass, 2022; 2024), zuletzt auch der zuständigen Stellen in Norwegen (Block, 2023a/b) – festgestellt und anhand von mehreren methodisch hochwertigen, systematischen Metaanalysen gezeigt wurde (NICE, 2020a/b; Thompson et al., 2023; Taylor et al., 2024e; Zepf et al., 2024).

Da im individuellen Fall nicht vorhergesagt werden kann, ob die Genderdysphorie persistieren wird, bestehen starke, am Wohlergehen der Betroffenen – dem

129 https://dsgvo-gesetz.de

Schadensvermeidungsprinzip – orientierte ethische Gründe gegen die Befürwortung „geschlechtsangleichender" Maßnahmen. Die Möglichkeit der Desistenz, das heißt der Re-Identifikation mit dem Körpergeschlecht, wird sozusagen zum „Game-changer", denn die Vorteile einer frühzeitigen Weichenstellung und „Geschlechtsangleichung" für die *Persister* (Betroffene mit anhaltender GD bzw. Geschlechtsidentitätstransposition i. S. einer Tanssexualität), heben die Nachteile für potentielle *Desister* nicht auf.

Gegenüber der individuellen Wohlergehens-Perspektive sind mögliche, bspw. gesellschaftspolitische oder ideologisch begründete Interessen Dritter an frühzeitigen und häufig/-er durchgeführten „geschlechtsangleichenden" Maßnahmen (oder gegen diese) ethisch nachrangig – das bedeutet, das *Gerechtigkeitsprinzip* ist hier weniger entscheidungsrelevant. Der Aspekt einer fairen Verteilung von Gesundheits(dienst)leistungen ist angesichts der immens hohen Kosten von pubertätsblockierenden Substanzen dennoch keineswegs belanglos (s. hierzu auch Siegel und Korte, 2024).

8.6.2 Schlussfolgerung nach Anwendung ethischer Bewertungskriterien

Wenngleich das Dilemma falsch getroffener Entscheidungen in beide Richtungen besteht – im Falle einer dauerhaft fixierten transsexuellen Identifizierung bringt das Vorenthalten einer pubertätsblockierenden und anschließenden konträrgeschlechtlichen Hormontherapie im Jugendalter potentiell Nachteile für das „Passing" mit sich –, sollte die Gewichtung der anzuwendenden ethischen Prinzipien bzw. die abschließende Priorisierung zwischen konfligierenden Bewertungsperspektiven primär dem Grundsatz des *primum non nocere* in seiner ursprünglichen Bedeutung für die Risikoabwägung von Interventionen folgen (Korte, 2020; Schwartz, 2021). Das im Rahmen der anhaltenden Debatte über die Sinnhaftig- und Vertretbarkeit einer frühzeitigen Weichenstellung durch Pubertätsblockade wiederholt vorgebrachte Argument, „Nicht-Handeln" sei keine neutrale Option, vermag insofern *nicht* zu überzeugen, weil

- *erstens*, der Grundsatz First Do Not Harm in seiner ursprünglichen Bedeutung sich unmissverständlich auf die Risikoabwägung von aktiven ärztlichen Interventionen und deren Schädigungspotential bezieht, nicht auf das Unterlassen fragwürdiger, experimenteller, körper- und entwicklungsverändernder Maßnahmen, deren postulierter Benefit nicht evidenzbasiert und somit alles andere als gesichert ist;
- *zweitens*, eine ergebnisoffene, gender-kritische intensive Psychotherapie (▶ Kap. 11.2) mit dem Ziel, Alternativen aufzuzeigen und der Möglichkeit einer Auflösung der Geschlechtsinkongruenz keineswegs ein „Nicht-Handeln" und auch keine Verletzung der Persönlichkeitsrechte des Kindes darstellt, wie vielfach mit Bezug auf das deutsche Gesetz zum Schutz vor Konversionsbehandlungen (▶ Kap. 4.4.1) fälschlich und irreführender Weise behauptet wird, sondern – ganz im Gegenteil – eine am Fürsorgeprinzip orientierte, legitime und notwendige Unterstützung seiner Persönlichkeitsentwicklung (D´Angelo, 2023; D´Angelo et al., 2021; Korte et al., 2021; Korte, 2022);
- *drittens*, die vorliegenden Katamnese-Studien (Wallien und Cohen-Kettenis, 2008; Drummond et al., 2008, 2017; Singh, 2012; Steensma et al., 2013a/b; Aitken et al., 2015; Singh et al., 2021) belegen, dass sich die Selbstkategorisierung als „trans" bei rund 80 % der genderdysphorischen Minderjährigen im weiteren Entwicklungsverlauf als Fehleinschätzung herausstellt und sich die gegengeschlechtliche Identifizierung in Wohlgefallen auflöst (▶ Kap. 8.2), bei oftmals homosexuellem Coming-out.

Voraussetzung und zugleich Richtschnur für die therapeutische Begleitung ist, dass die weitere sozio-emotionale, psycho- und somato-sexuelle Entwicklung – ohne Vorfestlegung infolge frühzeitiger Weichenstellung durch Unterdrückung der Pubertät – unter dem Einfluss der körpereigenen Sexualsteroide erfolgt und die Betroffenen so altersangemessen die entscheidenden sozio-sexuellen Erfahrungen *in* und *mit* ihrem Geschlechtskörper sammeln können.

Die European Society of Child and Adolescent Psychiatrie (ESCAP) gelangt in einer kürzlich veröffentlichten Stellungnahme und Anwendung der Principles of biomedical ethics zu einer ähnlichen Einschätzung wie ich im Rahmen meines Vortrags vor dem Deutschen Ethikrat im Februar 2020 (Drobnič Radobuljac et al., 2024). Der Deutsche Ethikrat hatte damals in seiner bislang einzigen Stellungnahme zur Pubertätsblockade bei Jugendlichen mit Genderdysphorie (2/2020) wenig Hilfreiches beigetragen, insofern darin lediglich die bestehenden, konträren Positionen beschrieben wurden, um für beide Verständnis zu äußern. Gerade die erhoffte Auseinandersetzung bezüglich der ethischen Bewertung ist leider ausgeblieben.

9 Prothesengott[130] – Konträrgeschlechtliche Hormone und operative „Geschlechtsangleichung"

Kernaussagen

- Bevor irreversible und risikoreiche medizinische Maßnahmen durchgeführt werden, um das äußere Erscheinungsbild an das innere Identitätsempfinden anzupassen, ist eine gründliche Diagnostik zur Bestätigung des tatsächlichen Vorliegens einer dauerhaften Geschlechtsidentitätstransposition (i. S. e. Transsexualität) zwingend erforderlich.
- Die extremste Form anhaltenden genderinkongruenten Erlebens, die *Geschlechtsdysphorie vom transsexuellen Typus*, ist die einzige psychische Erkrankung, bei der – zusätzlich zur Psychotherapie – modifizierende Eingriffe am gesunden Körper zweckmäßig und medizinisch vertretbar sein können, um den in diesen Fällen besonders stark ausgeprägten inneren Leidenszustand der Betroffenen zu mindern.
- Eine professionelle Behandlung von Patienten mit einer profunden und persistierenden Geschlechtsdysphorie setzt fundierte *sexualmedizinische und -therapeutische Kenntnisse* voraus; jedwede Indikation für körperverändernde Maßnahmen sollte *interdisziplinär*, optimalerweise innerhalb eines Behandlernetzwerkes getroffen werden.
- Die Beweise für den Nutzen einer medizinischen Transition und ihre langfristigen Positiv-Auswirkungen auf das psychische Wohlbefinden sind nicht überzeugend. Nach Anwendung der *Modified-GRADE-Methodik* wurden die Sicherheit und die Qualität der Evidenz in Bezug auf kritische und wichtige Zielvariablen mit *very low certainty* bewertet. Die Patienten

130 Der Begriff des „Prothesengotts" wurde von Sigmund Freud in *Das Unbehagen in der Kultur* geprägt, weshalb die Verwendung der Metapher stets auch eine tiefergehende Kulturkritik insinuiert.

müssen über die Bedeutung, Tragweite, Nebenwirkungen und lebenslangen Folgen einer solchen Behandlung aufgeklärt werden.

- Der Anspruch, innerhalb des „Trans"-Spektrums zwischen verschiedenen Subgruppen differenzieren und eine maximale Diagnosesicherheit zu erreichen, um Rückumwandlungswünsche zu minimieren, sollte nicht als Einmischung in persönliche Belange des Patienten gesehen werden, sondern als Zeichen ärztlicher Sorgfaltspflicht. Irreversible Eingriffe sollten *nicht vor Erreichen der Volljährigkeit* vorgenommen werden.

„Er [der Mensch] hatte sich seit langen Zeiten eine Idealvorstellung von Allmacht und Allwissenheit gebildet, die er in seinen Göttern verkörperte. Ihnen schrieb er alles zu, was seinen Wünschen unerreichbar schien,– oder ihm verboten war. Man darf also sagen, diese Götter waren Kulturideale. Nun hat er sich der Erreichung dieses Ideals sehr angenähert, ist beinahe selbst ein Gott geworden. Freilich nur so, wie man nach allgemein menschlichem Urteil Ideale zu erreichen pflegt. Nicht vollkommen, in einigen Stücken gar nicht, in anderen nur so halbwegs. Der Mensch ist sozusagen eine Art Prothesengott geworden, recht großartig, wenn er alle seine Hilfsorgane anlegt, aber sie sind nicht mit ihm verwachsen und machen ihm gelegentlich noch viel zu schaffen. Er hat übrigens ein Recht, sich damit zu trösten, daß diese Entwicklung nicht gerade mit dem Jahr 1930 A. D. abgeschlossen sein wird. Ferne Zeiten werden neue, wahrscheinlich unvorstellbar große Fortschritte auf diesem Gebiete der Kultur mit sich bringen, die Gottähnlichkeit noch weiter steigern. Im Interesse unserer Untersuchung wollen wir aber auch nicht daran vergessen, daß der heutige Mensch sich in seiner Gottähnlichkeit nicht glücklich fühlt."

(Freud, *Das Unbehagen in der Kultur*, 1930)

Angesichts der irreversiblen Folgen körperverändernder Maßnahmen (Einnahme konträrgeschlechtlicher Hormone, Operationen) zur äußeren Angleichung des Körpers an das geschlechtsbezogene subjektive Identitätsempfinden ist auf Seiten der behandelnden Ärzte ein *besonders hohes Maß an Sorgfaltspflicht bei der Differenzialdiagnostik* (▶ Kap. 5.5). *und der differenziellen Therapieplanung* geboten. Vor allem bei Kindern und Jugendlichen gilt es, medizinisch unnötige somatische Behandlungen sowie eine Beeinträchtigung des weiteren Entwicklungsverlaufs, der Hirnreifung, der Sexualfunktionen und der Knochengesundheit unbedingt zu vermeiden (▶ Kap. 8.3.2). Grundlegende medizinethische Standards sind unabhängig vom Alter der Betroffenen einzuhalten.

9.1 Differenzielle Indikationsstellung – Shared Decision Making und Informed Consent

Für die Behandlungsplanung ist es – altersgruppenübergreifend – entscheidend, zunächst zu einer validen fachlichen *Einschätzung bzgl. des Schweregrads und der zeitlichen Konstanz* der Geschlechtsdysphorie zu gelangen. Zwar besteht auch bei Vorliegen einer *nicht*-krankheitswertigen Geschlechtsinkongruenz (oder nur temporär bestehender Genderdysphorie milderen Ausmaßes) mitunter der Wunsch nach sozialer, juristischer und medizinischer Transition. Dies kann den Wunsch nach Gesundheitsleistungen wie eine Hormonbehandlung, einen chirurgischen Eingriff oder andere Maßnahmen (z.B. Epilation, logopädische Therapie zur Veränderung der Stimmlage) beinhalten, um den Körper so weit wie möglich an das subjektiv erlebte Geschlecht anzupassen. Die Umsetzung dieser Maßnahmen und deren Finanzierung fällt hier aber in den Bereich der persönlichen Lebensführung und kann aus sozialrechtlichen Gründen deshalb nicht als medizinische Behandlung i.e.S. angesehen werden (▶ Kap. 4.6).

Während frühere, für den deutschsprachigen Raum verbindliche Standards (Becker et al., 1997) zur Behandlung auch bereits volljähriger Patienten noch eine 12-monatige Erprobung der gewünschten Rolle in sämtlichen Lebensbereichen unter fachkundiger psychotherapeutischer Begleitung als notwendige Voraussetzung für weitere Schritte festschrieben, geht die Ende 2018 veröffentlichte AWMF-S3-Leitlinie zur Behandlung von erwachsenen Patienten mit Geschlechtsdysphorie von der Sinnhaftigkeit eines stärker individualisierten Vorgehens aus. Eine verpflichtende Psychotherapie mit festgesetzter Dauer soll demnach nicht mehr zur Bedingung für körperverändernde Maßnahmen gemacht werden. Diese Veränderung, vor allem der Wegfall der bislang obligatorischen Alltagserprobungsphase und die fehlende Binnendifferenzierung innerhalb des heterogenen

„Transgender"-Spektrums, wird in Fachkreisen kontrovers diskutiert. Eine kritische Stellungnahme zur S3-Leitlinie und die Begründung, warum diese von der Deutschen Gesellschaft für Sexualmedizin und Sexualpsychologie (DGSMSP e. V.– vormals DGSMTW), die am Prozess der Leitlinienerstellung aktiv beteiligt war, nicht konsentiert wurde, finden sich unter www.dgsmsp.de/mitteilungen.[131] Sinn und Zweck der *Alltagserprobungsphase*, dessen wichtiger diagnostischer wie prognostischer Stellenwert im Kontext einer differenziellen Indikationsstellung zur geschlechtstransformierenden Behandlung in den Reihen erfahrener Therapeuten (und auch von vielen Betroffenen) nie grundsätzlich angezweifelt wurde, bleibt die Klärung

- der inneren *Stimmigkeit und Konstanz* der Trans-Identifizierung und ihrer individuellen Ausgestaltung, worüber die in dieser Zeit gesammelten Erfahrungen Aufschluss geben sollen;
- die Überprüfung der konkreten *Lebbarkeit* der gewünschten Geschlechtsrolle, auch in Konfrontation mit einer möglichen mangelnden Akzeptanz seitens des sozialen Umfelds,
- sowie eine Auseinandersetzung mit den Limitationen des angestrebten Geschlechtswechsels, vor allem der *Möglichkeiten und Grenzen* somatischer Behandlungen.

Die Indikation für somato-medizinische Maßnahmen mit Eingriffen am gesunden Körper kann angesichts der weitreichenden Konsequenzen nur im Ergebnis eines, je nach Fall längeren oder kürzeren, sorgfältigen diagnostisch-therapeutischen Prozesses begründet werden. Erst wenn die *Irreversibilität einer Geschlechtsidentitätstransposition* im Sinne einer überdauernden Transsexualität mit einem hinreichenden Maß an Gewissheit festgestellt wurde – was bedeutet, dass sich das Zugehörigkeitsgefühl zum anderen Geschlecht mit hoher Wahrscheinlichkeit nicht mehr ändern wird –, ist die Durchführung „geschlechtsangleichender" Maßnahmen begründbar. Die Diagnose einer Genderinkongruenz oder einer lediglich leichtgradigen, nicht-transsexuellen Geschlechtsdysphorie ist dafür, zumindest sozialrechtlich, allein nicht ausreichend und stellt keinen Grund für körpermodifizierende Eingriffe dar – weder für Hormone, noch für Operationen

131 Hinweis: Der Autor dieses Buches ist Mitverfasser der DGSMSP-Stellungnahme.

–, weil diese Maßnahmen hier nicht zur Lösung des eigentlichen Problems führen. Vielmehr sollte eine Psychotherapie in einem Richtlinienverfahren empfohlen und angeboten werden (Bosinski et al., 2021b).

Das ethische Orientierungsprinzip des *Shared Decision Making* nach Herstellung eines *Informed Consent* ist zweifelsohne von großer Bedeutung, doch darf diesem nicht per se Vorrang eingeräumt werden gegenüber medizinrechtlichen Verpflichtungen, die sich aus der besonderen Verantwortung des Arztes ergeben, der eine Behandlungsbedürftigkeit und die Zweckmäßigkeit bestimmter medizinischer Maßnahmen eben erst feststellt. Die im ► Kap. 8.6 präsentierte Diskussion der *ethischen Grundprizipien*, dort primär bezogen auf die Frage nach Sinnhaftigkeit und Vertretbarkeit des Einsatzes pubertätsblockierender Medikamente, ist analog auch – und angesichts der Tatsache, dass es sich nunmehr um irreversible Maßnahmen handelt, in noch strikterer Form – auf die Gabe *maskulinisierender oder feminisierender* Hormone und, *last but not least*, auf invasive Maßnahmen zur Angleichung des Geschlechts zu übertragen.

9.2 Behandlung mit gegengeschlechtlichen Sexualhormonen – Allgemeine Grundsätze

Ziel einer Substitutionsbehandlung mit Sexualhormonen ist die Anpassung des Körpers bzw. dessen optisch-äußerliche Annäherung an das Aussehen des „Identitätsgeschlechts", also ein möglichst typisch mannliches oder typisch weibliches Erscheinungsbild.

Wie die Pubertätsblockade mittels GnRH-Analoga wurde auch die Therapie mit synthetischen Sexualsteroiden (Estrogen, Testosteron) – englisch: *Cross-Sex-Hormone, CSH* – bei geschlechtsdysphorischen Jugendlichen erstmalig im großen Stil in einer spezialisierten Behandlungseinrichtung im niederländischen Utrecht und später dann, nach deren Umzug, in der Amsterdamer Universitätsklinik durchgeführt. Pioneerarbeit dafür hatte, daran erinnert auch Cass in ihrem

Abschlussbericht (2024), bereits in der ersten Hälfte der 20. Jahrhunderts Magnus Hirschfeld im Berliner Institut für Sexualwissenschaft geleistet.

Die Einnahme konträrgeschlechtlicher Hormone führt zu irreversiblen Körperveränderungen, ist bei biologischen *Männern/Jungen* unausweichlich mit einer Atrophie des Hodens und bleibender Infertilität sowie der Entwicklung einer mehr oder weniger ausgeprägten Gynäkomastie verbunden. Bei biologischen *Frauen* kommt es zu einem männlichen Behaarungsmuster einschließlich einer Glatzenbildung und infolge des Kehlkopfwachstums zum Stimmbruch; ferner stellt sich eine Zunahme der Muskelmasse ein. Die Patienten sind vor Behandlungsbeginn darüber aufzuklären, dass es sich um eine Off-Label-Verordnung handelt, und dass die Anwendungssicherheit der Hormone nur auf anderen Anwendungsfeldern nachgewiesen worden ist, für die arzneimittelrechtlich eine Zulassung erteilt wurde.

9.2.1 Voraussetzungen für den Beginn einer konträrgeschlechtlichen Hormonbehandlung (CSH)

Die meisten Behandlungsleitlinien setzen voraus, dass eine Geschlechtsdysphorie seit längerem besteht und dass die Einwilligungsfähigkeit des Patienten, sofern minderjährig, positiv festgestellt wird.[132] Ferner findet sich als Bedingung in einigen Leitlinien, dass keine psychiatrischen Störungen diagnostiziert wurden, die in negativer Weise mit der Hormontherapie interferieren (wobei der Bewertungsspielraum hier sehr groß ist) und dass behandelte Minderjährige eine psychosoziale Unterstützung durch Eltern und Familie erfahren. Die dem Cass-Report (2024) zugrundeliegende Übersicht der University of York über die existierenden internationalen Guidelines informiert darüber, dass bislang nur die schwedische und die finnische Behandlungsleitlinie die Einbindung in eine wissenschaftliche Studie fordern. Die meisten Guidelines halten Informationen zur Fertilitätsprotektion (Keimzellaservierung) vor.

Eine Substitutionsbehandlung mit Testosteron- bzw. Estradiol-Präparaten sollte nach Maßgabe der meisten Guidelines i. d. R. *nicht vor dem vollendeten*

132 Zur Frage der Einsichts- und Einwilligungsfähigkeit, ▶ Kap. 8.6.

16. Lebensjahr begonnen werden, wobei nicht das kalendarische, sondern das kognitive, sozioemotionale sowie somato- und psychosexuelle *Entwicklungsalter entscheidungsrelevant* ist. Wie bereits kritisch angemerkt, wurden sowohl in der umstrittenen WPATH-Guideline als auch in dem im März 2024 vorgestellten deutschen S2k-Leilinienentwurf Altersgrenzen komplett gestrichen. Es ist zu bedenken, dass die meisten Jugendlichen im Alter von 16 Jahren noch mitten in ihrer sexuellen Identitätsfindung sind, die zunächst therapeutisch begleitet werden sollte.

Einige Patienten gehen fälschlicherweise davon aus, dass bei fortbestehenden Unsicherheiten und Ambivalenzen hinsichtlich der eigenen geschlechtlichen Zuordnung (Selbstkategorisierung und inneres Zugehörigkeitsgefühl) die Einnahme von Hormonen Klarheit schaffen könnte. Diese Vorstellung von einer Festigung des geschlechtsbezogenen Identitätserlebens durch die Einnahme von Sexualsteroiden ist falsch. Die diagnostische Absicherung sollte in jedem Fall *vor* Beginn der Hormontherapie erfolgten, nicht währenddessen. Kinder- und Jugend-Endokrinologen, -Psychiater und -Psychotherapeuten machen immer wieder die Erfahrung, dass ein Teil der ihnen zugewiesenen Patienten zum Zeitpunkt der Erstvorstellung bereits Hormone einnehmen, wobei sie sich die Präparate entweder eigenständig übers Internet bestellt oder von wohlmeinenden, aber auf diesem Gebiet oft nicht ausreichend qualifizierten Ärzten verschrieben bekommen haben.

9.2.2 Medizinische Voruntersuchungen und Verlaufskontrollen unter CSH-Behandlung

Vor Einleitung einer konträrgeschlechtlichen Hormonbehandlung ist neben einem Risikoscreening zum Ausschluss internistischer Erkrankungen stets eine endokrinologische Basisdiagnostik einschließlich eines nativen Hormonstatus durchzuführen. Vorerkrankungen, insbesondere Lebererkrankungen, thromboembolische oder kardiovaskuläre Ereignisse und frühere Tumorerkrankungen sind anamnestisch zu erfragen, eine mögliche familiäre Prädisposition und anderer Risikofaktoren (bspw. Rauchen, schädlicher Alkoholkonsum) ebenfalls. Neben der Prüfung der hormonellen Ausgangslage (inklusive ACTH-Stimulation der Nebennierenrinde) schließt dies routinemäßig die Erhebung von Leberwerten und Fettstoffwechsel-Parametern sowie des Gerinnungsstatus ein, bei Verdacht auf Thromboseneigung auch Ausschluss von Faktor-V-Leiden- und Prothrombin-Mutation.

Die *endokrinologische Basisdiagnostik* umfasst somit die folgenden Laborparameter: DHEAS, Adrostendion; 17-=HP, Östradiol, Testosteron, LH, FSH, Prolaktin, AMH, Inhibin B, Gerinnung, Cortisol, GOT, GPT, Triglyceride, HDL, LDL, Gesamtcholesterin; außerdem sollte stets eine Chromosomenanalyse durchgeführt werden (z.A. nummerischer Aberrationen/DSD)

Folgekontrollen nach Behandlungsbeginn sind zunächst halbjährig, später einmal pro Jahr einzuplanen, wobei die Hormonbestimmungen unter der Substitutionsbehandlung immer zum Ende des Spritzenintervalls (sofern intramuskuläre Injektionstherapie) durchgeführt werden sollen. Liegt der Talspiegel noch immer innerhalb des Referenzbereiches des Identitätsgeschlechts, sollte eine Dosisreduktion erwogen werden.

9.3 Konträrgeschlechtliche Hormontherapie bei Transjungen und Transmännern (FMT)

Die Androgen-Einnahme durch männlich identifizierte weibliche Jugendlichen bzw. biologische Frauen erfolgt entweder

- als Testosteron-Enantat in einer Dosis von 100 mg/Monat (Startdosis: 50 mg) oder
- als Testosteron-Undeconat max. 1000 mg/3 Monate als intramuskuläre Injektion,
- alternativ als Testosteron-Gel zum Auftragen auf die Haut (i. d. R. im Bereich des Oberarms) in einer Dosis von (25–) 50 mg/Tag (Startdosis: 10 mg) oder
- als Pflaster Testopatch 2,4 mg (ein Pflaster/d).

Bei Verwendung des Gels dauert es erfahrungsgemäß länger, bis es zu einem Sistieren der Periodenblutung kommt.[133] Die Vorteile der transdermalen Applikation liegen in der durchgehend stabilen Testosteronkonzentration im Blut, während andererseits bei morgendlicher Anwendung zugleich die natürlichen circadianen Schwankungen simuliert werden. Nach dem Auftragen sollte für 6 h ein engerer Kontakt mit Frauen oder Kindern vermieden werden, da sogar durch die Kleidung hindurch noch eine Übertragung des Testosterons erfolgen kann! Auch sollten Blutabnahmen zur Spiegelbestimmung am kontralateralen Arm erfolgen, weil es sonst eventuell zu Verfälschungen der Messergebnisse kommt.

Für die Festlegung der individuellen Testosteron-Dosierung sollte sinnvollerweise bei Transjungen auch das aktuelle Knochenalter und die Körpergröße berücksichtigt werden: Die Dosis sollte bei kleinen Transjungen eher niedriger gewählt werden, sofern das Längenwachstum noch nicht abgeschlossen ist und die Epiphysenfugen auf diese Weise länger offengehalten werden können. Langfristig sollte die Testosteronkonzentration dann im männlichen Normbereich liegen. Der limitierende Faktor der Androgenwirkung ist die Zahl der Androgenrezeptoren und deren Sensitivität. Abgesehen von den möglichen Nebenwirkungen einer Dosissteigerung über den empfohlenen Bereich ist diese auch aus anderem Grunde alles andere als zielführend: Infolge vermehrter Aromatisierung von Testosteron im Fettgewebe kann es zu unerwünschtem Östrogenanstieg und Brustwachstum kommen.

9.3.1 Erwünschte Effekte der CSH-Behandlung

Bereits etwa 6–8 Wochen nach Beginn einer Testosteronbehandlung kann ein Stimmbruch eintreten, das Maximum an Veränderung ist nach 1–2 Jahren erreicht. Zugleich nimmt die Körperbehaarung zu (Oberlippenflaumbart, Behaarung an den Armen, Beinen und Bauch), andererseits besteht bei längerer Einnahme eine hohe Wahrscheinlichkeit der Glatzenbildung (andogenetische Alopezie). In Abhängigkeit vom familiären Behaarungsmuster kommt es zu einem vollständigen Bartwuchs, was allerdings 2 bis 3 Jahre dauern kann. Die Veränderung

133 Neben der Atrophie des Endometriums kommt es auch zur Atrophie des Vaginalepithels.

des Haarwuchses erreicht sein Maximum bisweilen erst nach 5 Jahren oder noch später. Vor allem in Kombination mit Krafttraining kommt es etwa ab 6 Monaten zu einer Zunahme der Muskelmasse und einer Fettumverteiluung in Richtung andogynem Fettverteilungsmuster, die spätestens 5 Jahre nach Therapiebeginn ihre Maximalausprägung erreicht. Die Vergrößerung der Klitoris stellt sich innerhalb der ersten Monate bis zwei Jahre nach Einnahmestart.

9.3.2 Unerwünschte Nebenwirkungen – Mögliche langfristige Risiken

- Aufgrund der bislang noch unbekannten langfristigen Folgen einer Einnahme von Androgenen sah sich die staatliche Arzneimittel-Sicherheitsbehörde in den USA (Food & Drug Administration, FDA) veranlasst, für diese Medikamente eine „Black-Box"-Warnung herauszugeben (Togun et al., 2022).
- Wegen des unklaren Karzinomrisikos ist eine alleinige Therapie mit Testosteron ohne eine mittelfristig erfolgende Hysterekto- und Ovariektomie nicht empfohlen.

9.4 Konträrgeschlechtliche Hormontherapie bei Transmädchen und Transfrauen (MFT)

Die Östrogen-Einnahme durch weiblich identifizierte männliche Jugendlichen bzw. biologische Männer erfolgt in Form von

- *Estradiol-Valerat*, (1–)2 mg/Tag, mit Dosiserhöhung ggfs. auf bis zu 4 mg/Tag,

- alternativ transdermale Applikation (v. a. bei erhöhtem Thromboembolierisiko oder Transaminasenanstieg): *Estradot-Pflaster* 25–100 µg zweimal pro Woche, wobei die Dosis langsam gesteigert werden sollten (beginnend mit einem einem Viertel eines 25-µg-Pflasters, wenn Wachstum noch nicht abgeschlossen, ansonsten mit einem 50-µg-Pflaster/d)
- oder *Gynokadin Gel* 2–4 Hübe à 0,75 mg/d (langsame Steigerung), was aufgrund der schwierigen Dosierung aber meist erst nach Pubertätsabschluss empfohlen wird.

Bei biologisch männlichen Jugendlichen, die dauerhaft als Mädchen/Frau leben wollen, besteht häufig der Wunsch, die Endgröße mithilfe der Einnahme von Geschlechtshormonen zu verringern. Da dies mit Östrogenen, die einen Verschluss der Epiphysenfugen der langen Röhrenknochen bewirken, erreichbar ist, kann gleich mit einer Substitutiondosis von 2 mg/Tag begonnen werden. Angestrebt wird eine Estradiol-Konzentration im oberen weiblichen Normbereich, um eine ausreichend gute Brustentwicklung zu erreichen.

9.4.1 Erwünschte Effekte der CSH-Behandlung

Ein erwünschter Effekt ist die Entwicklung einer Gynäkomastie, nicht selten begleitet von einer über Wochen bis Monate anhaltenden Hypersensibilität bzw. Schmerzhaftigkeit der Brustwarzen. Die lokale Applikation eines Progesteron-Gels kann hier Linderung verschaffen. Eine Galaktorhoe hingegen tritt nur bei plötzlichem Absetzen der Hormone gelegentlich auf. Bis zum Abschluss der Brustentwicklung kann es zwei Jahre dauern.

Neben einer Auflockerung des Unterhautfettgewebes und weiblichem Verteilungsmuster stellt sich im Verlauf eine Verfeinerung der Haut ein, die abdominale Behaarung nimmt (anders als der Bartwuchs, der erfahrungsgemäß in den meisten Fällen durch eine Estradiol-Behandlung allein nicht suffizient unterdrückt werden kann) ab.

9.4.2 Unerwünschte Nebenwirkungen – Mögliche langfristige Risiken

- Abgesehen von der sich unweigerlich einstellenden Atrophie des Hodengewebes nehmen in vielen Fällen auch Penis- und Prostatagröße ab, beginnend 3 bis 6 Monate nach Start der Hormonbehandlung.
- Infolge der Hormoneinnahme kann es bereits in den ersten Monaten nach Therapiebeginn zu erheblichen sexuellen Funktionsbeeinträchtigungen kommen mit Libidoreduktion, Erektionsverlust oder Anorgasmie.
- Bei entsprechender Prädisposition kann die Migräne-Anfallshäufigkeit getriggert werden.
- In der Regel sinkt der Hämoglobinwert (bis zu 2g/dl, infolge der fehlenden erythropoetischen Testosteronwirkung),
- während die Transaminasen (infolge der hepatischen Metabolisierung des Östrogens) und Triglyceride manchmal ansteigen, die Leberfunktion beeinträchtigt ist (Olson-Kennedy et al., 2018).
- Auch gibt es Hinweise, dass das Risiko für die Entwicklung einer Insulinresistenz und Diabetes Typ 2 unter der MFT-Hormontherapie ansteigen kann (Panday et al., 2024), die Datenlage ist aber noch unklar.

Weitere *langfristige Nebenwirkungen* der Östrogen-Substitutionstherapie bei MFT sind noch immer nicht abschließend erforscht, doch erhöhen sich

- das Brustkrebsrisiko bei Transfrauen (Mueller und Gooren, 2011),
- das Thromboembolie-Risiko (den Heijer et al., 2017; Kotamarti et al., 2021) und die kardiovaskuläre Mortalität; das bei Männern im Geschlechtergruppenvergleich ohnehin erhöhte Risiko für Herz-Kreisauf-Erkrankungen besteht auch für MFT weiter fort.
- In Fällen, in denen die Prostata nicht entfernt wird, steigt unter Östrogen-Hormontherapie auch das Risiko für ein Prostata-Karzinom (den Heijer et al., 2017).
- Die o. g. Black-Box-Warnung der FDA gilt auch für die Einnahme von Östrogenen in der entsprechend benötigten, vergleichsweise hohen Dosis (Jeffrey, 2003).

9.5 Auf dünnem Eis – Zur Evidenz der maskulinisierenden/feminisierenden Hormontherapie

Nach Einschätzung von Cass (2024) ist die Substitutionstherapie mit maskulinisierenden (FMT) oder feminisierenden (MFT) Hormonen nicht ohne langfristige Probleme und potentielle Gefahren, doch würden diese bei *Erwachsenen* mit irreversibeler tarnssexueller Entwicklung im Falle einer erfolgreichen Transition überwogen von den positiven Effekten. Diese Bilanzierung ist nicht unbestritten, die Datenlage widersprüchlich. Noch unklarer ist aber die Evidenz bzgl. des Nutzens und der langfristig positiven Auswirkungen auf die psychische Gesundheit bei *unter 18-Jährigen* und andere wichtige, *kritische* und *wichtige Zielvariablen* (NICE, 2020b; Taylor et al., 2024f; Thompson et al., 2023; Zepf et al., 2024). Eine abschließende Berwertung der ohnehin uneindeutigen Studienlage wird durch die epidemiologischen Verschiebungen und die Veränderung der Inanspruchnahme-Population (große Heterogenität, hoher Anteil an psychiatrischer Komorbidität – ► Kap. 2.4) zusätzlich erschwert. Angesichts des hohen Bedarfs an fachlicher Orientierung über die aktuelle Evidenzlage für eine solch folgenreiche Intervention ist dies natürlich sehr ungünstig.

Im Rahmen der bereits erwähnten, qualitativ hochwertigen NICE-Übersichtsabeiten aus dem Jahr 2020 wurden insgesamt zehn klinische Studien betrachtet, die Gesamtzahl der mit CSH behandelten und im Verlauf nachuntersuchten Patienten lag bei N = 762 Teilnehmern (NICE, 2020b). Als *kritische Zielvariablen* wurden definiert:

- der Einfluss einer CSH-Therapie auf die Geschlechtsdysphorie
- der Einfluss einer CSH-Therapie auf die psychische Gesundheit
- der Einfluss einer CSH-Therapie auf die Lebensqualität.

Das Ergebnis der Metaanalyse nach Anwendung der Modified-GRADE-Methodik: Die Qualität der Evidenz für den Benefit einer CSH-Behandlung in Bezug auf die genannten kritischen Zielvariablen wurde mit „very low certainty" angegeben. In fünf der zehn analysierten Studien (Khatchadourian et al., 2014; Klaver et al., 2020; Klink et al., 2015; Stoffers et al., 2019 und Vlot et al., 2017) waren gar keine kritischen Zielvariablen definiert worden.

Weiterhin wurde eine Reihe *wichtiger Zielvariablen* definiert:

- der Einfluss einer CSH-Therapie auf das Körperbild (die Körperzufriedenheit)
- der Einfluss einer CSH-Therapie auf psychosoziale Aspekte (Funktionsniveau)
- Safety-Parameter I, Angaben zu Behandlungsabbruch oder -unterbrechung
- Safety-Parameter II, Einfluss einer CSH-Therapie auf die Knochengesundheit
- Safety-Parameter III (weitere Effekte, haupsächtlich metabolische/Laborwerte)

Auch für die diese *wichtigen* Zielvariablen wurde die Sicherheit bzw. Qualität der Evidenz mit „very low certainty" angegeben; bei einigen Variablen, z. B. dem von Kuper et al. (2020) untersuchten Einfluss auf das Körperbild, blieben die Resutate wegen fehlender statistischer Berechnung unklar (NICE, 2020b). Bedauerlich ist, dass Auswirkungen auf Sexualfunktionen und partnerschaftliche Beziehungszufriedenheit nicht systematisch untersucht wurden.

In ihrem Update zur Evidenzlage der Hormonbehandlung bei Minderjährigen mit Genderdysphorie haben Zepf et al. (2024) zeigen können, dass auch vier Jahre nach den NICE-Reviews keine wegweisend anderen Befunde vorliegen, und sich auch die methodische Qualität der Studien, ermittelt nach demselben standardisierten Bewertungsalgorythmus (▶ Kap. 8.3.4), nicht grundlegend verbessert hat. Eine solide Evidenz dafür, dass sich die Genderdysphorie im Speziellen und das psychische Wohlbefinden im Allgemeinen durch die Gabe von CSH (oder Kombination von Pubertätsblockern und anschließender CSH) bessert, gebe es nicht. Von den Autoren hervorgehoben wird, dass weiterhin keine kontrollierten Langzeitstudien zu positiven und negativen Effekten hormoneller Interventionen auf psychische und somatische Parameter vorliegen und dass die „Dokumentation und Kontrolle des Einflusses psychischer und somatischer Komorbidität sowie von Begleitbehandlungen in allen [Beobachtungs-]Studien unzureichend" sei, die Stichprobengröße zudem oft sehr klein, was „eine Generalisierung der Ergebnisse" nicht zulasse (Zepf et al., 2024, S. 14). Überdies fehlten vielfach „vorab definierte Endpunkte und behandlungsbezogene Verlaufsdaten" (ebd., S. 15).

Auch die University of York hat im Zuge der Erstellung des Cass-Report (2024) einen systematischen Überblick über die Evidenz einer Behandlung mit maskulinisierenden/feminisierenden Hormonen in Bezug auf Verbesserungen der Zielvariablen (1.) Genderdysphorie, (2.) Körperbild/-zufriedenheit, (3.) allgemeines psychisches Wohlbefinden und (4.) psychosozales Funktionsniveau erstellt. In mehreren Studien untersucht wurden ferner (5.) kognitive sowie (6.) erwünschte und unerwünschte körperlich-physiologische Auswirkungen (Taylor et al., 2024f). Insgesamt erfüllten 53 Studien die Einschlusskriterien, wobei die meisten dieser Studien die erfolgreiche Einleitung der Pubertät im Wunschgeschlecht einerseits und negative körperliche Folgen andererseits zum Gegenstand hatten; ein geringerer Teil fokussierte auf die Beeinträchtigung der Knochengesundheit und der Fertilität. Die Effekte der Hormontherapie auf die allgemeine psychische Gesundheit wurde in 15 Studien untersucht, das psychosozoiale Funktionsniveau in sieben und die kognitiven Auswirkungen in vier Studien. Bezeichnend ist auch hier, dass nur eine *einzige* Studie von hoher methodischer Qualität war; untersucht wurden die körperlichen Nebenwirkungen. Ansonsten fanden sich die üblichen methodologischen Probleme bzgl. Repräsentativität und fehlender Kontrollgruppe. Taylor et al. (2024f) fassen die Ergebnisse ihres systematischen Reviews wie fogt zusammen:

> *"Es mangelt an qualitativ hochwertigen Forschungsarbeiten zur Bewertung der Ergebnisse von Hormonbehandlungen bei Jugendlichen mit Geschlechtsdysphorie/-inkongruenz, und es gibt nur wenige Studien, bei denen eine langfristige Nachbeobachtung sichergestellt war. Es können keine Schlussfolgerungen über die Auswirkungen auf Geschlechtsdysphorie, Körperzufriedenheit, psychosoziale Gesundheit, kognitive Entwicklung oder auf die Fruchtbarkeit gezogen werden. Ungewissheit besteht weiterhin hinsichtlich der Ergebnisse in Bezug auf Größe/Wachstum, kardiometabolische Gesundheit und Knochengesundheit. Vor allem Prä-Post-Studien deuten darauf hin, dass eine Hormonbehandlung die psychische Gesundheit verbessern kann, doch ist eine solide Forschung mit langfristiger Nachbeobachtung erforderlich."*
>
> (Übersetzung A.K.)

Die Autoren machen also speziell darauf aufmerksam, dass in den Studien mehrheitlich nur die sich in den ersten Monaten einstellende (kurzfristige) Stimmungsverbesserung vieler mit CSH behandelter junger Menschen erfasst worden sei,[134] nicht jedoch die *langfristigen Effekte* auf die psychische Gesundheit und andere Outcome-Parameter. Wenn pubertätsblockierend behandelte Jugendliche beginnen, konträrgeschlechtliche Hormone einzunehmen, so führe das initial fast regelhaft zu einer Verbesserung des Wohlbefindens, zumal bei biologischen Mädchen/jungen Frauen, die nach Testosteron-Start sehr rasch die antizipierten und lang ersehnten körperlichen Veränderungen an sich beobachteten und zudem von dem stimmungsaufhellenden Effekt des männlichen Sexualhormons profitierten. Des Weiteren sei es aufgrund der empirisch belegten hohen Rate psychiatrischer Komorbidität und des sich daraus ergebenen hohen Anteils von Patienten, die – bspw. wegen einer Depression oder Angststörung – neben der geschlechtsaffirmativen Hormonbehandlung auch eine supportive *psychopharmakologische Therapie* erhielten, grundsätzlich schwierig, eine verlässliche Aussage darüber zu treffen, *was* in Fällen mit Symptomreduktion die positive Veränderung herbeigeführt hat bzw. *ob* und inwieweit die eingetretene Verbesserung eine Folge der Transitionbehandlung ist.

Angesichts der insgesamt unsicheren Evidenz bzgl. einer Verbesserung kritischer und wichtiger Outcome-Variablen unter CSH-Behandlung bei gleichzeitigem Wissen um die potentiellen Gesundheitsrisiken einer medizinischen Transition ist es schwer nachzuvollziehen, wenn in Medienbeiträgen die Aussage getroffen wird: „Den grundsätzlichen gesundheitlichen Nutzen einer geschlechtsangleichenden Hormonbehandlung bei trans Menschen bezweifelt niemand mehr ernsthaft“ (Süddeutsche Zeitung, Nr. 126, vom 03.06.23, Interview mit dem Vorsitzenden der S2k-Leitlinienkommission, Prof. Dr. Romer). Derartige Versuche, dringend zu führende Debatten vorzeitig zu schließen, verhindern eine weitere Wissensgenerierung und widersprechen meinem Verständnis von wissenschaftlichem Diskurs.

134 Solche euphorisierenden Effekte auf die Stimmung, verknüpft mit einer spürbaren Libidoerhöhung und bisweilen auch einer Zunahme aggressiver Verhaltensdispositionen (Impulsivität, leichte Reizbarkeit), werden von jungen Transmännern des Öfteren berichtet; dies deckt sich mit den Erfahrungen mancher Bodybilder, die missbräuchlich Anabolika zur Steigerung ihrer Leistungsfähigkeit bzw. Muskelmasse einnehmen.

9.6 Weg zum Glück? – „Geschlechtsangleichende" chirurgische Maßnahmen

Sowohl in den aktuellen WPATH-Guidelines als auch in der sich zum Zeitpunkt der Drucklegung dieses Buches noch in der Konsentierungsphase befindlichen deutschen AWMF-Leitlinie „Geschlechtsinkongruenz und Geschlechtsdysphorie im Kindes- und Jugendalter (S2k)" wurden jegliche Altersgrenzen für das gestaffelte Vorgehen einer medizinischen Transition gestrichen – auch die für „geschlechtsangleichende" operative Maßnahmen, die *a priori* einen irreversiblen Eingriff in einen gesunden Körper darstellen. Aus entwicklungspsychiatrischer Sicht sollten diese jedoch *frühestens mit Erreichen der Volljährigkeit* erfolgen, zumal bei derartigen Eingriffen auf Grundlage einer Ersatzeinwilligung seitens der Sorgeberechtigten die rechtliche Situation höchst unsicher erscheint. Grundlegende juristische (und ethische) Vorbehalte gegen die Sterilisation von Minderjährigen ergeben sich aus dem sog. „Kastrationsgesetz"[135] wie auch aus Rechtsvorschriften des § 1631c BGB. Ein Aufschieben sämtlicher irreversibler, somatomedizinischer Interventionen ins Erwachsenenalter wird auch seitens der European Academy of Pediatrics dringend empfohlen (Brierley et al., 2024).

Die Debatte über den frühestmöglichen Zeitpunkt für chirurgische Eingriffe zur Angleichung (resp. bestmöglichen äußerlich-optischen Annäherung) an das Erscheinungsbild des Wunschgeschlechts ist nicht abgeschlossen. Hauptgrund für die Entscheidung, auch Informationen zu den operativen Techniken in diese Monografie aufzunehmen, die vorrangig einen Beitrag zur Diskussion über die bestmögliche Gesundheitsversorgung von Minderjährigen mit Geschlechtsdysphorie liefern will, war/ist meine Überzeugung, dass sich die Betroffenen und deren Sorgeberechtigte frühzeitig damit auseinandersetzen sollten, was eine vollständige körperliche Transition letztlich bedeutet und welche langfristige *Folgen, Risiken und möglichen Komplikationen* damit verbunden sind bzw. sein können. Zumal es stichhaltige Hinweise dafür gibt, dass eine einmal begonnene medizinische Transition, deren erster Schritt in einer Unterdrückung der Pubertät besteht, fast regelmäßig eine gestufte, vollständige Transformationsbehandlung nach sich

135 https://dserver.bundestag.de/btd/05/037/0503702.pdf

zieht, was auch chirurgische Maßnahmen einschließt – wenngleich sich nicht alle Patienten für eine komplette Genital-/"Geschlechtsangleichung" entscheiden.

In Deutschland hat sich die Zahl der Anträge an die gesetzlichen Krankenkassen auf Übernahme der Kosten von „geschlechtsangleichenden" operative Behandlungen von Transpersonen innerhalb eines 5-Jahres-Zeitraums verdoppelt. Stellten im Jahr 2017 noch 2923 Patienten einen solchen Antrag, waren es nach Angaben einer Statistik des Medizinischen Dienstes Bund im Jahr 2022 insgesamt 5813, Tendenz steigend. Die Kliniken, die solche Eingriffe anbieten (und daran verdienen), versprechen den Betroffenen, ihnen zum „wahren Ich" zu verhelfen, step-by-step, und werben offen dafür auf ihrer Homepage. Dabei werden vielfach neue Bezeichnungen verwendet – statt Mastektomie bspw. wird die Amputation der weiblichen Brust mittlerweile oft „Top Surgery" genannt, die genitalchirurgische Operation analog „Bottom Surgery". Auch infolge der Umkehr der Sex-Ratio unter Transpersonen stellt die Mastektomie den häufigesten Eingriff unter den „geschlechtsangleichenden" Operationen dar. Nach Auswertung von Gesundheitsdaten aus den USA hat sich dort über einen Beobachtungszeitrum von sieben Jahren, bis zum Jahr 2020, die Anzahl von Brustentfernungen in der Altersgruppe der zwölf bis 14-jährigen Mädchen verdreizehnfacht. Auch Schweizer Kinderärzte schlugen kürzlich Alarm wegen Mastektomien bei unter 14-jährigen Kindern.

Trotz berechtigter Kritik an dieser Entwicklung immer früherer Operationen, den beschönigenden Wortneuschöpfungen und fragwürdigen Werbestrategien soll nicht verschwiegen und keineswegs negiert werden, dass manche Betroffenen mit unumkehrbarer transsexueller Entwicklung die „Geschlechtsangleichung" als eine Art Erlösung empfinden!

Einem zu großen Optimismus entgegen stehen indes die Ergebnisse einer aktuellen Befragung, die kürzlich in der Fachzeitschrift „BMC Public Health" veröffentlicht wurden (Grupp et al., 2023). Demzufolge ist die postoperative Zufriedenheit wie folgt: 1,1 % äußerst zufrieden, 17,2 % zufrieden, 30,1 % nur leidlich zufrieden, 7,5 % neutral und mehr als 40 % unzufrieden oder zutiefst enttäuscht. Abgesehen von der Unzufriedenheit mit dem nicht den ästhetischen Erwartungen entsprechenden Operationsergebnissen sind es vielfach die sich unweigerlich einstellenden Störungen der Sexualfunktionen, die vielen Betroffenen den Weg ins Glück verstellen. Hinter vorgehaltener Hand wird darüber durchaus gesprochen, veröffentlicht werden die negativen Befunde aus Follow-up-Untersuchungen, in denen solche Fragen gestellt wurden, aber kaum.

9.6.1 Notwendige Voraussetzungen prä-OP

Weggefallen sind in der (bereits Ende 2018 unter der Registernr. 138/001 veröffentlichten) AWMF-Leitlinie zur Geschlechtsinkongruenz, Geschlechtsdysphorie und Trans-Gesundheit (S3) für erwachsene Patienten das Erfordernis einer klaren „ärztlichen Indikationsstellung" sowie die bis dato obligatorische mindestens 12-monatige, fachkundig psychotherapeutisch begleitete Alltagserprobung (▶ Kap. 9.1) als Voraussetzung für irreversible Entscheidungen.

- Jedoch wird allein zur Sicherstellung der Kostenübernahme durch die Krankenversicherungen bis auf weiteres eine medizinische Begutachtung/ärztliche Stellungnahme zur Begründung von operativen Behandlungsschritten erforderlich bleiben. Die Kriterien dafür sind in einer weiteren, unter Federführung der Deutschen Gesellschaft für Urologie erstellten, gemeinsamen S2k-Leitlinie der operativen Fächer definiert.
- Vorgesehen und fachlich begründet ist weiter eine mindestens 12-monatige Therapie mit maskulinierenden/feminisierenden Hormonen vor Durchführung genitalchirurgischer Eingriffe; vor einer Mastektomie bedarf es einer 6-monatigen präoperativen Hormontherapie.
- Einwilligungsfähigkeit und informierter Konsens des Patienten müssen gesichert vorliegen, ebenso eine gesicherte Kostenübernahme; eine vollumfängliche Aufklärung über Risiken, Nebenwirkungen und Komplikationen muss erfolgt und dokumentiert sein.

Die Operationsplanung sollte *Teil eines interdisziplinär abgestimmten Behandlungskonzeptes* sein; eine bestmögliche Versorgung erfordert eine enge Kooperation mehrerer chirugischer Disziplinen (Urologen, Gynäkologen, plastischen Chirurgen, ggfs. Abdominalchirugen und spezialisierten Hals-Nasen-Ohren-Ärzten und Kieferchirurgen).

9.6.2 Operative Angleichung des Geschlechtskörpers bei Transfrauen (MFT)

Die Operation für Transfrauen kann die Orchidektomie und Penektomie mit Vaginoplastik, Vulvoplastik und Klitorisplastik und Brustchirurgie mit Brustimplantaten umfassen. Darüber hinaus können bei Transfrauen, die die männliche Pubertät durchlaufen haben, eine Kehlkopfoperation und operative Stimmbandkorrekturen zur Modulation der Stimme sowie eine Feminisierung des Gesichts und Haartransplantationen durchgeführt werden. Die Operationstechnik zur „Genitalangleichung" wird im Folgenden stichpunktartig im Stil eines OP-Kurzberichts erläutert, basierend auf einem Übersichtsbeitrag von Sohn, Schlosshauer und Rieger (2021); für ausführlichere Informationen wird auf Fachbücher der operativen Fächer verwiesen.

Genitalchirurgie: Anlage einer „Neovagina" und „Neoklitoris"

Eingriff über einen perineo-skrotalen Zugangsweg; Absetzung der Hoden- und Samenstränge am äußeren Leistenring; Präparierung von Harnröhre und Gefäßnervenbündel mit einem Teil der Eichel als „Neoklitoris", Resektion der Schwellkörper; Kürzung der Harnröhre auf entsprechende Länge, Spatulierung und Aufklappung zur Auskleidung der „Neovagina"; Vaginoplastik: Eröffnung des centrum tendineum, Präparierung eines Kanals zwischen den Blättern der Denonvillier-Faszie mit ausreichender Tiefe und Weite (ca. 14–15 cm, Durchmesser 4 cm); Auskleidung mit peniler Haut (Invertierung/Umstülpung); ggfs., bei zu kleinem Penis oder Z. n. Zirkumzision, Verwendung eines freien Voll- oder Spalthauttransplantats aus epilierter Skrotal- oder Bauchhaut; bei sehr kleinem Genitale (Z. n. fühzeitiger Pubertätsblockade) Vaginalauskleidung mit einem Rectosigmoid-Darmsegment, alternativ Verwendung eines ausreichend langen Segments des terminalen Illeum (erfordert OP-Erweiterung auf intra-abdominalen Eingriff); Bildung der äußeren und inneren Vulvalippen aus Skrotalhaut; Einführung eines intravaginalen Platzhalters, der postoperativ ca. 5–6 Tage in situ verbleiben sollte; danach mehrfach täglich Selbstbougierung durch Patient/in.

Mögliche Komplikationen: Wundheilungsstörung-/infektion, venöse Thromboembolien, Harnwegsinfekte, Harnwegsstenosen, Nichtkontrollierbarkeit eines fortan gießkannenförmigen (in alle Richtungen zielenden) Harnstrahls, rektovaginale Fistelbildung. Notwendigkeit von Korrekturoperationen – letztere sind in ca. der Hälfte der Fälle erforderlich. Nach Angaben von Sohn et al. (2017) muss in 7–10 % damit gerechnet werden, dass im Verlauf eine Wiederholung des kompletten Eingriffs erforderlich wird.
Diesen Komplikationen (Überblick: Bustos et al., 2021) stehe eine Rate von über 80 % gegenüber, in denen eine „grundsätzliche Zufriedenheit mit dem funktionellen und äthetischen Ergebnis zu erwarten" sei (Sohn et al., 2021, S. 423).

Ein großer Nachteil der künstlichen Scheide ist, dass eine Lubrikation, also das Feuchtwerden bei sexueller Erregung, aus Gründen des Fehlens entsprechender Drüsen nicht erfolgen kann, ebenso die natürlichen Reinigungsprozesse eines gesunden Vaginalepithels mit physiologischem Mikrobiom. Außerdem können sich verbliebene Haarbalge nach peniler Inversion im Inneren der „Neovagina" entzünden. Im Falle der Verwendung von Darmsegmenten hingegen kommt es zur Absonderung von unangenehm/fäkal riechenden Sekrets.

Brustvergrößerung durch Silikon-Implantate

Ein Aufbau der Brust (Mammaplastik) in Ergänzung zu einer CSH-Therapie und einem genitalchirurgischen Eingrff wird nur bei 50 % der Fälle erforderlich. Unter dem Einfluss der feminisierenden Hormone kommt es zu einer Gynäkomastie. Bis zu Eintritt des maximalen Effekts der Estradiol-Behandlung kann es allerdings bis zu zwei Jahre dauern.

Plastische Gesichtschirurgie, Stimmbandkorrektur, Haar-Epilationsverfahren

Gesichtsfeminisierende plastisch-chirurgische Eingriffe können umfassen: Augenbrauenlifting, Entfernung der supraorbitalen Wülste, Vorverlagerung der vorderen Haarlinie, Feminisierung der Nase und der Lippen, Reduktion eines prominenten Kehlkopfs, Verschmälerung des Kinns; eine Haar-Epilation, vorzugsweise mit Laserverfahren, kann sich auf Barthaare, Scham- und Brusthaare, ggfs. weitere Körperbehaarung beziehen; zur Stimmmodulation kann eine operative Verkürzung der Stimmbänder sinnvoll oder erforderlich sein.

9.6.3 Operative Angleichung des Geschlechtskörpers bei Transmännern (FMT)

Eine Operation für Transmänner kann die Hysterektomie und Salpingo-Oophorektomie, eine bilaterale Mastektomie und Brustrekonstruktion mit Neupositionierung der Brustwarzen, inklusive Hautimplantation und Tätowierung, sowie die Konstruktion eines Pseudo-Penis (Phalloplastik, euphemistisch: „Neophallus") und -Hodensacks umfassen. Alternativ entscheiden sich manche FMT für eine Metaidoioplastik. Auch hier beziehe ich mich im Folgenden auf den Übersichtsbeitrag von Sohn et al. (2021).

Mastektomie, Hysterektomie und Salpingo-Oophorektomie

Je nach Größe der Brust unterschiedliche Operationsverfahren, die denen der Brustchirugie bei nicht-geschlechtsdysphorischen Frauen entsprechen: subkutane Mastektomie, Areolarschnitt, Mastektomie mit freier Mamillentransposition. Die Eingriffe sollten ausschließlich von erfahrenen Operateuren in entsprechenden Zentren durchgeführt werden. Die Rate größerer *Komplikationen* wird mit 4–11 % angegeben; Spätkomplikationen (Narbenhypertrophie, Deformitäten, überschüssige Haut) machen weitere Sekundäreingriffe erfoderlich.

Die Entfernung von Gebärmutter und Adnexen (Eierstock/-leiter) erfolgt laparaskopisch oder transvaginal. Über die Möglichkeit der fertilitätsprotektiven Oozyten-Kryokonservierung ist im Vorfeld aufzuklären. Hysterktomie und Adnexresektionen erfolgen in einem separaten Operationsgang oder einzeitg in Kombination mit der Brustentfernung.

Genitalchirurgie: Anlage einer „Metaidoioplastik" oder „Phalloplastik"

Ziele: Miktion (Harnlassen) im Stehen möglich; Erhalt der sexuellen Erlebnis-, im besten Fall Orgasmusfähigkeit; bei „Phalloplastik" außerdem Funktionalität im Sinne einer Erektions- und Penetrationsfähigkeit; äußeres Erscheinungsbild, welches Auftreten ohne Stigmatisierung auch in Badehose oder Benutzung öffentlicher Saunen etc. ermöglicht.

„Metaidoioplastik": Infolge der maskulinisierenden Hormone kommte es zu einer individuell unterschiedlich stark ausgeprägten Klitorishypertrophie, die

es in einigen Fällen ermöglicht, durch operative Lösung der Klitorisschwellkörper, Durchtrennung der Chorda und Verlängerung der Harnröhre zur Klitorisspitze aus dem umliegenden Gewebe einen Mikrophallus zu konstruieren; zugleich kann eine Skrotalplastik aus den großen Vulvalippen erfolgen, ggfs. mit Implantation von Hodenprothesen und Vaginektomie mit Verschluss des ursprünglichen Scheideneingangs (Sohn et al., 2017). *Mögliche Komplikationen*: relativ häufig Harnröhrenstenosen und -fisteln. Erhalt der Orgasmusfähigkeit möglich, jedoch Penetrationsfähigkeit nicht gegeben, auch ist die Möglichkeit einer Miktion im Stehen nicht garantiert.

„Phalloplastik": I. d. R. sind mehrere Eingriffe erforderlich, wobei über die Anzahl und genaue zeitliche Abfolge noch keine Einigkeit besteht. Meist (ca. 9–10-stündige) Simultan-Operation zweier OP-Teams aus Urologen und Plastischen Chirurgen gleichzeitig und in enger Kooperation. Unterschiedliche Operationsverfahren: Suprapubische „Phalloplastik" mit Verwendung eines regionalen Schwenklappens *versus* mikrochirurgische Fernlappenplastik aus einem radialen Hautareal des Unterarms zur Konstruktion eines Pseudo-Penis (Standardverfahren); Formierung der Harnröhre entweder ebenfalls aus dem Unterarmlappen („Tube-within-a-Tube"-Verfahren) oder präoperative Vorbereitung durch Vollhautauskleidung einer entsprechend angelegten Tunnelung am Unterarm. Alternativ zum Unterarmlappen auch andere Fernlappenplastiken, bspw. aus der Fibula- oder Latissimus-dorsi-Region. Nach Vaginektomie und Klitorisdissektion, Urethralverlängerung bis zur Klitorisspitze und Freilegung der inguinalen Arteria und Vena epigastrica und saphena magna, Transposition des Pseudo-Penis und mikrochirurgischer Anschluss von Blutgefäßen und Nerven. Deckung des Hebedefekts mit Dermis-Ersatzmatrix, ggfs. mittels Spalthauttransplantation. Erst nach kompletter Ausheilung der Harnröhre und wiedererlangter Sensibilität der Haut des Pseudo-Penis erfolgt in einer weiteren Operation die prothetische Versorgung mit hydraulischer Mehrkomponentenprothese und Implantation von Hodenprothesen, evtl. in Kombination mit Durchführung einer Glans-Plastik.

Das *postoperative Komplikationsrisiko* liegt deutlich über 40 %: Harnröhrenstenosen oder -fisteln treten in 23–78 % d.F. auf, Protheseninfektionen oder Erosionen bis zu 25 %; der totale Verlust einer nekrotisch gewordenen Lappenplastik ist mit <5 % eher selten (Sohn et al., 2017). In manchen Studien werden die Komplikationsraten für Penisprothesen mit Schwellkörpern und Pumpe im Hodensack höher angegeben (Wang et al., 2022).

In einer kürzlich veröffentlichten, auch im Deutschen Ärzteblatt (Lenzen-Schulte, 2024) vorgestellten, populationsbasierten US-amerikanischen Studie mit Nachverfolgung von 475 Patienten betrug die Komplikationsrate 53 %: 253 der 475 Patienten mussten sich einer Behandlung unterziehen. Ein Drittel (33,9 %) entwickelte Harnröhrenstrikturen oder -fisteln, andere Probleme waren Harnretention, Infektionen, Abszesse oder Katheterprobleme; Low Urinary Tract Symptoms führten bei 150 Patienten zur Vorstellung in Notaufnahmen. Der Anteil der Vorstellung wegen psychiatrischer Erkrankungen lag bei 17,3 %, was nach Aussage der Autoren die Ergebnisse eines Survey bestätigte, dem zufolge eine Verschlechterung des psychischen Wohlbefindens nach den Eingriffen bei fast 20 % der Behandelten zu erwarten ist (Zhang et al., 2024).

10 Perspektivwechsel – Wie „trans" in den Echokammern der Medien vom Leiden zum Lifestyle wurde

Kernaussagen

- Das Infragestellen bisheriger Selbstverständlichkeiten bzgl. Geschlecht steht in Zusammenhang mit anderen gesellschaftlichen Entwicklungen – und die exponentielle Zunahme von Minderjährigen mit geschlechtsbezogenem Inkongruenzerleben/Identitätskonflikt dürfte auch Resultat kultureller und vor allem medientechnologischer Umbrüche sein.
- Vor allem jugendliche Mädchen äußern in sozialen Netzwerken, Online-Communities und Chatforen einen „Geschlechtswechsel"- bzw. „Umwandlungswunsch" und tauschen sich intensiv darüber aus; sie gelten als besonders anfällig für *soziale Ansteckung*.
- Beautyshows und Influencer sowie politische Weichenstellungen begründen und befeuern einen „Trans-Hype", der Kindern und jungen Menschen neue *Identifikations- und Lifestyle-Schablonen* andient bzw. aufnötigt und diese wirtschaftlich nutzbar macht.
- Unübersehbar ist zugleich die Anfälligkeit der Medizin und Psychologie für das *Phänomen einer medial getriggerten Massenhysterie*, infolge derer die Begeisterung für scheinbar neue klinische Phänomene zu neuen und irreführenden Diagnosen führt.
- Transaffirmativ behandelnde Kinder- und Jugendpsychiater/-psychotherapeuten und andere Berufsgruppen tragen bei zur Verfestigung der vermeintlichen Gewissheit von psychisch belasteten, selbst- und identitätsunsicheren Minderjährigen, im *„falschen Körper geboren"* zu sein und als einzigen Ausweg den Trans-Weg verfolgen zu müssen.
- Ein seltenes Phänomen und Minderheitenproblem, das als solches unbestritten besteht, wird aus falsch verstandener Toleranz auf Kosten identi-

tätssuchender junger Menschen gesellschaftspolitisch instrumentalisiert und zu einem Menschenrechtsthema gemacht.

- Systemimmanente Prinzipien unseres Wirtschaftssystems – dynamische Expansion des Marktes, Spektrumserweiterung durch Diversifizierung, Überbietungs- und Steigerungslogik – schlagen sich im Individuum nieder, indem sie auch dieses im Wortsinn entgrenzen.
- Hängen Wiedererstarken von Autoritarismus, Nationalismus, Xenophobie, Rassismus und Re-traditionalisierung von Geschlechtsrollen möglicherweise zusammen mit Identitätspolitik, Trans-Kult und „Wokeness", insofern beide Gegenwartsphänomene nur unterschiedliche Ausdrucksformen ein und desselben neoliberalen Zeitgeistes sind?
- Wir stehen vor einer Zeitenwende zurück in die Anti-Aufklärung. Diese Wende betreiben nicht nur demokratiefeindliche Extremisten an den politischen Rändern unserer Gesellschaft. Die Antiaufklärer sind mitten unter uns, finden sich in den Redaktionsstuben der Mainstream-Medien und leider auch in den Elfenbeintürmen des Wissenschaftsbetriebs.

Mit einem Blick über den Tellerand der Medizin hinaus versuche ich nun den mutmaßlichen Zusammenhang des gegenwärtigen, angesichts der epidemiologischen Verschiebungen offensichtlichen „Trans-Hype" mit anderen aktuellen Strömungen und übergeordneten gesellschaftlichen Trends aufzuzeigen. Es gilt also nochmals den Blickwinkel zu weiten und die Einordnung des Phänomens in einen Gesamtkontext zu wagen. Also den Elfenbeinturm der Universitätsmedizin zu verlassen und die hier im Buch analysierten Probleme nicht isoliert und unabhängig vom *Wandel des Zeitgeistes* und von der momentanen, wie auch immer zu bewertenden Verfasstheit unserer postmodernen Gesellschaft zu betrachten. Denn eine Herauslösung des „Trans"-Gender-Diskurses und des Gegenstandes, von dem er handelt, aus dem komplexen Beziehungsgeflecht sich wechselseitig beeinflussender

- populär-kultureller/massenmedialer,
- identitäts-politischer,
- historisch-gesellschaftlicher
- und ökonomischer

Entwicklungen würde unweigerlich unsere Erkenntnismöglichkeit begrenzen und damit den Blick auf zwei wesentliche Tatsachen verstellen, die in der fachlichen Diskussion meist marginalisiert oder ganz ausgeblendet werden: *Erstens*, die wichtige Bedeutung kultureller, vor allem auch *medientechnologischer Umbrüche* für den zu verzeichnenden sprunghaften Anstieg der Fallzahlen und die Verschiebungen im Diagnosen-Spektrum sowie, *zweitens*, die Einsicht, dass auch die (diskussionswürdige) Medikalisierung geschlechtsrollen-non-konformen Verhaltens den Organisations- und Ordnungsprinzipien des Kapitalismus und seiner Verwertungslogik folgt: sie gehorcht dem *Gesetz des Marktes*. Eine ausschließlich unter Medizinern geführte Debatte über neurobiologische Ursachen von „Transidentität" und anderweitige Gründe für die Häufigkeitsverschiebung abweichenden Geschlechtsidentitätsempfindens ist m. E. wenig geeignet, um in diesem Punkt zu tiefergreifendem Verständnis vorzudringen.

10.1 Influencer Economy – Sinnsucher und Sinnverkäufer

Die Tendenz zur Individualisierung und das Streben nach Einzigartigkeit – der „Vormarsch des Singulären" (Reckwitz, 2021, S. 8) – haben mit der sog. Spätmoderne einen vorläufigen Höhepunkt erreicht. Dies wird bspw. dadurch offensichtlich, dass ein hoher Prozentsatz junger Menschen tätowiert oder gepierct ist. Inge Seiffge-Krenke spricht mit Blick auf die Tendenz, den Körper zu verändern, vom „Zeitalter der Körperfixiertheit" (2018). Die damit verbundenen Körpermodifikationen (Borkenhagen, Stirn und Brähler, 2013),[137] die weit über Tätowieren oder Piercen hinausgehen, scheinen nicht nur anzuzeigen, wer man ist und was man für wichtig und wertvoll erachtet, sondern lassen auch vermuten, ein kohärentes Selbst wäre nur noch zum Preis körperlicher Eingriffe zu haben. Auch bei besonders unter weiblichen Jugendlichen beliebten TV-Formaten wie Germany's Next Topmodel habe „Einzigartigkeit", wie Andreas Bernard (2021) in einer Kolumne

137 Zu Körperveränderungen bei Transsexualität: Nieder, Cerwenka und Richter-Appelt (2013) im selben Band.

auf ZEIT-online treffend anmerkt, zu einer „Ausweitung des Bewertbaren“ geführt und sei mittlerweile das zentrale Kriterium des Erfolgs: Hing dieser anfangs von der erreichten Punktzahl nach durchgeführtem Vergleich attraktiver, dem gesellschaftlichen Schönheits- und Schlankheitsideal entsprechender Körpermaße ab, stünden heute die „Besonderheit der Lebensgeschichte“, nicht selten auch „die überstandene Krise einer existenziellen Abweichung“ im Zentrum.[138] Einzigartigkeit und Originalität seien zum neuen Imperativ der Menschenmusterung aufgestiegen – und gleichzeitig zum Fixstern und zum stets aufs Neue beschworenen Mythos des self empowerment geworden. Die Facetten der Diversity versorgten die Show mit neuen Spektren des Urteils: Fluide und korrigierbar sei nun nicht mehr nur der BMI, sondern auch die Kategorie des Geschlechts. Dabei „wirke [es] konsequent, dass das ausdrucksstärkste Satzzeichen unserer Gegenwart, der Stern, mit dem herbeigesehnten Status der Prominenz identisch ist. ‚*‘ wie ‚Star‘.“

Zudem verändern *neue Informations- und Kommunikationsmedien* das Verhältnis der Menschen zueinander, wobei diese veränderten sozialkommunikativen Strukturen ihre Nutzer überfordern können, vor allem dadurch, dass zwischenmenschlicher Kontakt nicht mehr real, sondern nur noch virtuell stattfindet. In besonderer Weise trifft dies zu für sozialkommunikative Praktiken, die einen unmittelbaren Bezug zur Sexualität haben (Korte, 2018). Eine durch die Verschiebung menschlicher Begegnung ins Virtuelle entstehende Kluft im Realitätserleben kann dazu führen, dass das Gefühl des Wahrgenommen-Werdens – und damit das Gefühl einer Identität – erodiert, insbesondere bei jungen Menschen, deren Persönlichkeitsentwicklung sich noch in einer vulnerablen Phase befindet, von der wir wissen, dass das reifende Gehirn in dieser Zeit ganz erheblichen Umbau- und Reorganisationsprozessen unterworfen ist (Giedd, Raznahan, Mills und Lenroot, 2012 – ► Kap. 6). Neue sozialkommunikative Praktiken, Wahrnehmungsverschiebung und Veränderung des Kontakterlebens ereilen in besonderem Maße die Generation der *digital natives*, die ihr Smartphone „in

---

138 https://www.zeit.de/2021/10/germanys-next-topmodel-diversitaet-heidi-klum-hengameh-yaghoobifarah – letzter Zugriff: 01.02.2024: „Es ist mir egal, ob ihr dick oder dünn seid, schwarz oder weiß, weiblich, trans oder nonbinär – was zählt, ist nur, dass ihr einzigartig seid.“ (Zitat von Heidi Klum). In der Sendung sind zuletzt wiederholt Transgender-Models aufgetreten und zur Siegerin gekürt worden.

permanenter Tuchfühlung mit dem eigenen Körper mit sich führen[139], als wäre es eines seiner Organe“ (Türcke, 2022, S. 22) und für die sich das Gefühl zu existieren oftmals nur noch einstellt, wenn sie telefonieren, Nachrichten austauschen oder zumindest online sind, also „medial stattfinden“ (Hajok, 2015), mit möglichst eindrucksvollen, starken Bildern:

> *„Teenager spüren sich selbst und ihre Gefühle nicht, wenn sie das nicht tun. Sie sagen Sachen wie: ‚Ich habe mein iPhone verloren, es fühlt sich an, wie wenn jemand gestorben wäre, ich meinen Kopf verloren hätte oder amputiert worden wäre‘„*
>
> (Eisenberg, 2019, S. 9).

Hinzu kommt ein weiteres medial getriggertes Phänomen: das seit den 2000er Jahren von selbstdarstellerischen Influencern betriebene Marketing – Menschen nutzen ihre Präsenz in sozialen Netzwerken, um Produkte sowie Lebensstile zu bewerben. Durch die technologische Weiterentwicklung des Internets von einer vormals monodirektionalen, konsumatorischen Nutzung (Abruf von Informationen) hin zu einer interaktiven Mitgestaltungsmöglichkeit ist ein neuer Typus von Mediennutzern entstanden – nämlich der des nicht mehr nur passiv-konsumierenden, sondern aktiv-inhaltsgenerierenden „Prosumenten“ (Hajok, 2016; Korte, 2018). Darin mag man eine Emanzipation sehen oder eine Regression. Zweifellos folgt die Bedienung von Bedürfnissen bei gleichzeitiger Erzeugung neuer Bedürfnisse streng den marktwirtschaftlichen Spielregeln. Im Angebotsportfolio enthalten sind dabei auch *neuartige Identifikationsschablonen.*[140] Die zahlreichen Medienbeiträge in Foren und Formaten mit jugendlichen Zielgruppen liefern Zeugnis dafür: „Trans“-Identität ist unter zeitgenössischen Jugendlichen, keineswegs nur innerhalb der urbanen Transit- und Partyzonen bestimmter

139 „Frühstück, Handy, Unterricht, Handy (falls erlaubt), Unterricht, Handy, Unterricht, Handy, Mittagessen, Handy, Hausaufgaben, Handy, Handy, Sport, Handy, Abendessen, Handy, Handy“ (Schipp, 2021, S. 13).

140 s. Bilek, 2023: „Examining the Instagram account of TomBoyX underwear and Vogue model, Chellaman, a young woman who has had her healthy breasts amputated to express a ‚non-binary identity,‘ I can feel the allure of beautiful, young faces, brilliant performance, talented photography, fashion, color, and style as the photos coalesce into corporately stylized glamour.“ s. Wichert, 2022, https://jbilek.substack.com/p/the-allure-of-body-dissociation

subkultureller Milieus und Szenen, irgendwie gerade ziemlich „hipp"; „trans" ist, so könnte man meinen, Teil der Jugendkultur geworden. Doch der Reihe nach.

Die aktuelle Generation der Messengerdienste, Chats, Blogs und sozialen Netzwerke ermöglicht Kommunikation, Austausch und Begegnung, ohne eine personale Nähe einzufordern. Trotz der Distanz ist sichergestellt, sich verbunden fühlen zu können: keine echte Nähe, aber doch eine suchtartige Kontaktsuche? Das Netz bringt in der Tat widersprüchliche Effekte hervor: Es distanziert und bringt doch einander näher, bewirkt aber möglicherweise auch, dass die Fähigkeit, allein sein zu können, verloren geht (Eisenberg, 2019).

So gesehen generiert offenbar jede Zeit ihre Krankheitsschwerpunkte, insofern sich in somatoformen, psychosomatischen und psychiatrischen Krankheitssymptomen *symbolisch gesellschaftliche Probleme* manifestieren (Shorter, 1992): Die vermeintlich weibliche Hysterie der Wendezeit vom 19. auf das 20. Jahrhundert etwa ließe sich aus einer Frauen unterdrückenden Sexualmoral erklären; die Somatisierungen im Rahmen des Wirtschaftswunders nach dem Zweiten Weltkrieg als Reaktion auf Arbeitsbelastungen (und wohl auch kollektive Schuldverdrängung), die Zunahme anorektischer und bulimischer Essstörungen als implizite Kritik an Überfluss und Konsumorientierung, Fatigue und Burnout aus den Überforderungen der gegenwärtigen globalisierten Leistungsgesellschaft. In Relation zu den neuen Kommunikationsverhältnissen wären die derzeitigen Veränderungen im psychischen Krankheitsspektrum zu werten: Waren früher Symptomneurosen in der Überzahl, so werden seit geraumer Zeit zunehmend häufiger „Ich-strukturelle Störungen" diagnostiziert, die dadurch gekennzeichnet sind, dass die Konstituierung eines stabilen, krisenfesten Selbst nachhaltig beeinträchtigt ist, mit entscheidenden Folgen für die Identitätsentwicklung (Ehrenberg, 2015; Haidt, 2023; Tschuschke und Hopf, 2021).

10.2 Soziale Ansteckung im medialen Kontakthof – Mass-media induced illness

Es steht außer Frage, dass auch im Zeitalter der massenmedial-digitalen Dauerberieselung die Sozialisation von Kindern und Jugendlichen noch immer erstrangig durch individuelle Beziehungs-, Bindungs- und anderweitige biografische Erfahrungen erfolgt. Diese machen sie im analogen Leben: in der Familie, in Bildungseinrichtungen sowie in der Gruppe gleichaltriger Peers. Ohne Zweifel ist aber die zunehmend medialisierte Umwelt, vor allem das Internet mit seinen vielfältigen Nutzungsperspektiven und erweiterten Austauschmöglichkeiten, zu einem *wichtigen Sozialisationsfaktor* geworden. Das wirft die Frage auf, welche Bedeutung dem ständigen Raunen des Internets für die Identitätsentwicklung von Kindern und Jugendlichen – auch für die Entwicklung der sexuellen und geschlechtlichen Identität – beizumessen ist (Korte et al., 2020; Haltigan et al., 2023). Auf einer Plattform wie bspw. Pinterest ist die Zahl der Suchanfragen von 2018 bis 2019 für Transthemen um 4000% angestiegen. Vor allem junge Mädchen äußern in *sozialen Netzwerken und Chatforen* einen „Geschlechtswechsel"- bzw. „Umwandlungswunsch" und tauschen sich intensiv darüber aus, fünfmal mehr als Jungen. Inzwischen gibt es, wie die US-Journalistin Abigail Shrier schreibt,

> *„mehr als ein Dutzend social media-Websites und Plattformen, die die Entdeckung von transidenten Vorstellungen fördern. YouTube, Instagram, Tumblr, Reddit, Twitter, Facebook, DeviantArt und TikTok z. B. sind sämtlich populäre Hauptumschlagplätze, die es ermöglichen, die eigene Auffassung zu teilen, und die die physische Transformation unterstützen, sich über transphobische Bedenken hinwegzusetzen, die die Superkraft von Testosteron zelebrieren, die Tipps offerieren, wie Verschreibungen verkuppelt werden können"*
>
> (Shrier, 2021, S. 44).

Als eine der Ersten hat Lisa Littman (2018) auf die Bedeutung von *social contagion* für die Ausbreitung des Phänomens einer plötzlich auftretenden Trans-Identifizierung unter Jugendlichen hingewiesen und im Zuge dessen die eingangs bereits erwähnte Bezeichnung *Rapid Onset Gender Dysphoria (ROGD)* vorgeschlagen. Als typisch für diese Gruppe von meist weiblichen Jugendlichen beschreibt sie, gestützt durch die Berichte der Eltern, ein Abtauchen in entsprechende Internetforen unmittelbar vor dem Trans-Outing, inklusive wiederholter Rezeption von YouTube-Transitionsvideos, in denen Vorbilder euphorisch über ihre angeblich ach so unkomplizierte „Geschlechtsumwandlung" berichten. Littman hatte 256 Eltern befragt, deren Kinder zu 80 % weiblich und durchschnittlich 16 Jahre alt waren. Für 41 % der Betroffenen wurde eine „nicht-heterosexuelle Orientierung" angegeben. Nach Auskunft der Eltern litten 62,5 % der Jugendlichen an mindestens einer psychischen oder Entwicklungsstörung, *bevor* es zur Ausbildung geschlechtsdysphorischer Symptome kam. Ferner hatten 36,8 % in ihrem sozialen Umfeld intensiven Kontakt zu Gleichaltrigen-Gruppen, deren Mitglieder sich als „transgender" bezeichneten, 25 % verbrachten keine Zeit mehr mit Personen, die nicht selbst auch gegengeschlechtlich identifiziert waren, und 22,7 % hegten ein regelrechtes Misstrauen gegenüber allen „cisgender"-Personen. Ein noch höherer Anteil, nämlich 46,6 % der Jugendlichen, traute nur noch Informationen, die von „transgender sources" und Peer-Beratungskontexten stammten, 49,4 % zogen sich von ihren Familien zurück.

Ausführlicher hat auch Marchiano (2017) analysiert, welche Rolle das soziale Umfeld bei der *Verstärkung sozial konstruierter Stereotypen und Geschlechterrollen* im Zuge der Übernahme des Trans-Paradigmas spielt. Eltern ist oft nicht wohl dabei, wenn ihr Kind sich nicht entsprechend den geläufigen Geschlechterstereotypen präsentiert. Vielen missfällt es, ein Kind zu haben, das sich „anders" verhält, und ein Großteil der Eltern ist der gutgläubigen Auffassung, eine Bestätigung und Bestärkung der von ihnen gar nicht weiter hinterfragten gegengeschlechtlichen Identifikation sei das Beste für ihr Kind. Geschlechts-nonkonform auftretende Kinder und Jugendliche werden aus diesem Grund von den Bezugspersonen dazu ermutigt, ihren Körper an Vorstellungen von Geschlechterrollen anzugleichen. Transaffirmativ behandelnde Kinder-/Jugendpsychiater/-psychotherapeuten und andere Berufsgruppen tragen ihr Übriges zur Festigung der vermeintlichen Gewissheit eines Kindes bei, im „falschen Körper geboren" zu sein und als einzigen Ausweg den Trans-Weg verfolgen zu müssen.

Shrier zufolge drängen Lehrer, Therapeuten und Ärzte gemeinsam gestresste und verwirrte Teens geradezu in Richtung „Geschlechtsangleichung". Sie führt zudem konkrete Belege für eine längst *in der Gesellschaft raumgreifende*

Transgender-Politik an. Erste US-Bundesstaaten, darunter Kalifornien und New York, hätten Gesetze erlassen, die für Gesundheitsbedienstete Strafen vorsähen, die sich weigerten, von Patienten und Patientinnen verlangte Gender-Personalpronomina zu benutzen. Sie beschreibt zudem die irreversiblen Schäden, die nicht nur der Gesellschaft durch falsches Denken, sondern insbesondere jungen Mädchen und Frauen durch operative Eingriffe zugefügt würden. Sie schildert verwirrte Mädchen, agonisierte Eltern, die Rolle von Beratern, Therapeuten und Ärzten, die es leichtmachten, körpermodifizierende („geschlechtsangleichende") Maßnahmen vorzunehmen, und die Probleme der Mädchen und jungen Frauen, die ihre Transitionsbehandlung rückgängig machen wollten und bitterlich bedauerten, was sie sich angetan hätten. Was über diese

> *„Teenage-Mädchen hinwegfegt, wurzelt [...] in Videos, die im Internet kursieren. Diese zeigen von Internet-Gurus inspirierte Mimikry, ein mit Freundinnen eingegangenes Versprechen, sich an den Händen haltend, die Luft angehalten, die Augen fest zusammengekniffen. Diesen Mädchen verspricht die Transidentifikation Freiheit von der endlos verfolgenden Angst; sie befriedigt das tiefe Bedürfnis nach Akzeptanz, den Thrill der Grenzüberschreitung, das verführerische Trällern des Dazugehörens"*
>
> (Shrier, 2021, S. XXIX f., Übersetzung A. K.).

Existenz und Durchschlagskraft von sog. *mass-social-media-induced illness* also einer durch soziale Medien getriggerten (psychischen) Erkrankung, sind gut belegt. Müller-Vahl et al. verstehen diese als „Ausdruck einer kulturgebundenen Stressreaktion unserer postmodernen Gesellschaft des 21. Jahrhunderts, die die Einzigartigkeit des Einzelnen betont und seine vermeintliche Außergewöhnlichkeit wertschätzt, wodurch aufmerksamkeitssuchende Verhaltensweisen gefördert und die permanente Identitätskrise des modernen Menschen verschärft werden" (Müller-Vahl et a., 2022, S. 476 – Übersetzung A.K.). Mehrfach beschrieben wurde das Phänomen u. a. im Zusammenhang mit der Beobachtung, dass während des pandemiebedingten Lockdowns die Rate neu diagnostizierter, vermeintlicher Tic- und Tourette-Erkrankungen unter Jugendlichen drastisch angestiegen ist, was darauf zurückgeführt werden konnte, dass in dieser Zeit Videos von (real betroffenen oder die Symptomatik nur simulierenden) YouTubern und Influencern im Netz kursierten. Besondere Verbreitung fanden diese über die Video-Plattform TikTok, weshalb diese als „funktionell“ einzuordnenden – von organisch bedingten zu unterscheidenden – Tics auch als „TikTok-Tics“ bezeichnet wurden (Buts et al., 2022; Han et al., 2022; Müller-Vahl et al., 2020, 2022; Paulus et al., 2021; Pringsheim et al., 2021).

Anknüpfend an zuvor Gesagtes und aus den vorbeschriebenen Erfahrungen mit ähnlich gelagerten Phänomenen sozialer Ansteckung lässt sich folgende Schlussfolgerung ziehen: Mit „trans“ ist augenscheinlich eine neuartige Identifikationsschablone im Angebot, die, über die Massenmedien in Umlauf gebracht, auf eine Gruppe vulnerabler Jugendlicher mit Problemen im Bereich der Selbstwahrnehmung, Körperakzeptanz und Integration der pubertätsbedingten Reifungsvorgänge trifft. Ein seltenes Phänomen und Minderheitenproblem, das als solches unbestritten besteht, wird aus falsch verstandener Toleranz auf Kosten identitätssuchender junger Menschen medial und gesellschaftspolitisch instrumenttalisiert. Das ist in doppelter Hinsicht tragisch: sowohl für die wirklich von Transsexualität Betroffenen als auch für eine anteilsmäßig vorerst nicht quantifizierbare Gruppe von vulnerablen Jugendlichen, die ihre Angst vor individueller Emanzipation und sexueller Selbstbemächtigung[141] durch *Identifikation mit identitären Gefühlskollektiven und Gruppenzugehörigkeit* aufzufangen suchen, eigentlich aber eine andere Form des Schutzes und der therapeutischen Unterstützung benötigten (Korte, 2022a, 2023; Korte et al., 2021; Korte und Siegel, 2024).

Der Vorsatz Ausgewogenheit verlangt danach, die unbestreitbaren *Vorteile* nicht unerwähnt zu lassen, die darin liegen, dass Menschen jedweden Alters dank des Internets heutzutage einen unkomplizierten, direkten und vor allem schnellen Zugang zu Informationen haben. Ferner bieten dessen vielfältige, nicht nur konsumatorischen (Abruf von Informationen), sondern auch inhaltsgenerierenden Nutzungsmöglichkeiten die einzigartige *Gelegenheit, sich untereinander zu vernetzen*, Gleichgesinnte zu finden, sich mit diesen auszutauschen und, last, but not least, sich mitzuteilen. Das kann fraglos auch mit einer Entlastung einhergehen und durch die Erfahrung, mit seinem Problem nicht allien zu sein, den psychischen Leidensdruck im besten Fall verringern. Auch die Chancen, als

141 Diese schließt auch die Auseinandersetzung mit Geschlechtsstereotypen und internalisierter Homophobie ein.

Angehörige/r einer marginalisierten sexuellen Minderheit über entsprechend spezialisierte Dating-Plattformen potentielle Partner zu finden, haben sich dank der Reichweite des flächendeckenden Internets stark verbessert. Was die Beschaffung von Informationen anbetrifft, ergibt sich aber dann ein Problem, wenn diese einseitg, selektiv, ungenau oder unausgewogen sind, Fakten verdreht oder verfälscht bzw. die Inhalte nicht auf Korrektheit überprüft wurden wurden, wie unlängst der Skandal um ein Internetportal deutlich gemacht hat, das direkt mit der offiziellen Seite des Bundesfamilienministeriums verlinkt war. Diesselbe Kritik ist gegen die einseitige, teils offensichtliche Fehlberichterstattung der öffentlich-rechtlichen Medien zu richten (Korte, 2022b).

10.3 Trans-Identifizierung als Zeitgeistphänomen – Das Gesundheitssystem als Teil des Problems

Die Identifizierung als „trans", „non-binär" und ähnliche Selbstkategorisierungen, für die infolge einer beispiellosen politischen Kampagne ein *gesellschaftlicher Empfangs- und Möglichkeitsraum* entstanden ist, fungieren – das war an anderer Stelle schon erläutert worden – auch als *Sinnangebote.* Im Spannungsfeld zwischen gesellschaftlichen Anforderungen, repressiven Rolleneinengungen, unrealistischen Schönheitsidealen, pubertätstypischer Verunsicherung, Schamkrise und Sinnsuche geben sie Jugendlichen die Möglichkeit, ihrem individuellen Leiden in einer in unserer Zeit und Kultur akzeptierten Form Ausdruck zu verleihen und verheißen zugleich Aufmerksamkeit, den Status des Besonderen, Außergewöhnlichen.

Ergänzend zu den bisherigen Ausführungen bezüglich der, durch eben diese Veränderung der Aufmerksamkeitsökonomie in Gang kommenden Verstärkungsmechanismen im direkten sozialen und familiären Umfeld sei angemerkt, dass es eine auffallend große, bisweilen voyeuristisch anmutende *Faszination der Gesellschaft für selbstschädigende Verhaltensweisen* speziell von jungen Frauen gibt, die sich Trends unterwerfen. Dafür gibt es mehrere Belege, bspw. der Kult um das 1960er Magersuchtmodell Twiggy, das zur Stilikone ihrer Zeit wurde und maßgeblich zur Popularisierung der Anorexie beigetragen hat; ebenso das breite Interesse einer schockierten Öffentlichkeit am Schicksal der heroinabhängigen 13-jährigen Christiane F., die kollektive „Angstlust" angesichts von Beschaffungsprostitution und Drogentod der Kinder vom Bahnhof Zoo, nach Erscheinen des gleichnamigen, weltweit mehr als drei Millionen Mal verkauften Buchs im Jahr 1978, das kurz darauf auch verfilmt wurde.

Unübersehbar ist ebenfalls die Anfälligkeit der Medizin und Psychologie für das *Phänomen einer medial getriggerten Massenhysterie*, infolge derer die Begeisterung für scheinbar neue Phänomene zu neuen und irreführenden Diagnosen führt. Diese finden Eingang in medizinische Klassifikationssysteme und halten unkorrigierbar jahrzehntelang einer angemessenen wissenschaftlichen Überprüfung stand. Sobald die Symptommuster kodifiziert und validiert sind, können sie von denjenigen gefunden werden, die unbewusst nach einer Ausdrucksmöglichkeit für ihre ansonsten schwer verbalisierbare psychische Not suchen (Marchiano, 2021). Hier zeigt sich eine deutliche Parallele der sog. „Multiplen Persönlichkeitsstörung" der 1990er Jahre zu der unter Jugendlichen heute so häufig gewordenen Trans-Diagnose, resp. deren frühzeitige Affirmation durch das medizinische Establishment, die Aktivisten und die Medien. Beides betrifft – wie auch die Welle des (mancherorts gewissermaßen zu einem Teil einer jugendlichen Subkultur gewordenen) selbstverletzenden Verhaltens („Ritzen") und die „klassische Hysterie" – bevorzugt junge Frauen, die sich für soziale Ansteckungsphänomene stets als besonders empfänglich erwiesen (Papadima, 2019).

Natürlich ist Identitätssuche, auch die sexuelle, immer schon ein konfliktreicher Prozess gewesen und das zentrale Thema der Adoleszenz.[142] Nicht umsonst wurde der während dieser Phase erfolgende Selbstfindungsprozess als „zweite psychische Geburt des Menschen" (Blos, 1977) bezeichnet. Doch scheint die Vermutung angebracht, dass die Auseinandersetzung mit Identität, vorrangig

142 Dieses ist als solches zu allen Zeiten von Kunstschaffenden aufgegriffen, in einer jeweils zeitgenössischen Form medial verarbeitet worden. Michael Günter betont den offensichtlichen künstlerisch-inspirierenden Gehalt des Themas und verweist auf dessen Wiederkehr als zentrales Motiv in Mythen und Märchen, erinnert an die Irrfahrten des Odysseus, die Drachen tötenden Jünglinge der Jungfrau wegen oder die Prinzen, „die sich im Dornengestrüpp der Adoleszenz verhedderten" (Günter, 2014, S. 141).

der eigenen, unter dem Einfluss der gegenwärtigen politischen Entwicklungen, konkret der in fast allen westlichen Demokratien beobachtbaren „Kontinentalverschiebung nach rechts" mit einem Wiedererstarken von Nationalismus und einem essentialistischen, ethnisch fundierten Kulturverständnis, noch befeuert wird. Das intensive Nachdenken über Identitätsfragen und Möglichkeiten der Konturierung des eigenen Profils, dem in einer Zeit der permanenten medialen Selbstdarstellung, Selbstbespiegelung und Selbstoffenbarung ohnehin schon eine große Bedeutung beibemessen wurde, hat durch die vielfach beschriebene *kollektive Verunsicherung* infolge der durch Globalisierung, Deregulierung, Klimawandel, Corona-Pandemie, zuletzt die sog. „Migrationskrise" und nun auch wieder auf dem europäischen Kontinent stattfindenen Kriegshandlungen deutlich gewachsenen Ängste in der Bevölkerung vermutlich zusätzlichen Auftrieb bekommen.

Sascha Lobo untersucht in seinem unlängst erschienenen Buch „Die große Vertrauenskrise" die wichtigsten Aspekte *wachsenden Vertrauensverlustes* der Bevölkerung in Staat, Politik, Medien und Wissenschaft. Klarsichig und anschaulich analysiert er, wie „[d]er Wandel durch Digitalisierung und Globalisierung [...] ebenso wie die politischen und gesellschaftlichen Verschiebungen der vergangenen Jahre vom Rechtsruck über die Pandemie bis zur Wokeness" zu dieser Verunsicherung beigetragen haben (Lobo, 2023, S. 14). Wozu der Verlust von Vertrauen in relevante gesellschaftliche Institutionen, allem voran die Wissenschaft führen können, haben uns die Corona-Leugner mit ihrer notorischen Unvernunft und ihren zwischen Halbwissen und Mutwillen oszillierenden Verschwörungstheorien vor Augen geführt. Eine in diesem Punkt vergleichbare Tendenz zur *Leugnung wissenschaftlicher Fakten* und eine verloren gegangene Orientierung an zentral wichtigen Prinzipien des kritischen Rationalismus, dessen Leitplankenfunktion in der emotional und ideologisch aufgeladenen Debatte so wichtig wäre, sind auch im Kontext des Genderdiskurses und der sich als zunehmend schwieriger erweisenden Verständigung darüber, was „Geschlecht" denn eigentlich ist, als Problem erkennbar – ohne Querdenker und queere Denker pauschal in einen Topf werfen zu wollen.

10.4 Identity politics von rechts und von links – Tribalismus und Intersektionalismus

Gesellschaftliche Gruppierungen und weltanschaulich-politische oder religiöse, rechte Bewegungen, die das „Identitäre" bzw. die für eine *identitäre Selbstvergewisserung* erforderliche Differenzmarkierung in unterschiedlicher Form lobpreisen und durch Überbetonung des „Eigenen" eine systematische Ausgrenzung von Minderheiten betreiben, begegnen uns seit geraumer Zeit auf verschiedensten Ebenen und Handlungsfeldern. Meist erklären die Protagonisten sich, einer subtilen konkurrenten Verteilungslogik folgend, allein aufgrund ihrer Stellung in der Mehrheitsgesellschaft und „identitären", oftmals ethnischen („völkischen") Zugehörigkeit „wie selbstverständlich zu privilegierten Empfängern sozialer, ökonomischer und symbolischer Ressourcen" (Römhild, 2007, S. 164). Die Vernachlässigung der Idee des Universalismus („Alle Menschen sind gleich und genießen die gleichen Rechte") beschränkt sich aber nicht nur auf die politische Rechte. Zunehmend haben auch im linken Spektrum Identitätsdebatten und das Kategoriedenken der Intersektionalitätstheorie dazu geführt, dass übertriebener Partikularismus, Separierungs- und Segragationstendenzen, etwa durch die kleinteilige Abtrennung von *„individuellen Mehrfachidentitäten"*, das Gleichheitsideal und mit ihm andere, nicht weniger wichtige, traditionell linke Positionen in den Hintergrund treten lassen.

Um Missverständnissen vorzubeugen: Nicht der intersektionalistische Ansatz *per se,* das ehrbare Bemühen um eine differenzierte Analyse und konsequente Bekämpfung von gesellschaftlicher Ausgrenzung, inklusive des Versuchs, komplexen Lebensrealitäten und Mehrfachdiskriminierung durch Berücksichtigung von Interdependenzen gerecht zu werden, sind Gegenstand der Kritik; zumal zweifelsohne vom marginalisierten Standpunkt aus Missstände aufgezeigt werden können, die, mit den Worten Purtscherts (2017, S. 20), „mitten ins Herz der Gesellschaft führen". Problematisch jedoch sind die oft betriebene *ontologische Essenzialisierung* und der unübersehbare Hang zu einer manichäischen Weltsicht, verbunden mit der Tendenz, unterschiedliche Unterdrückungskategorien in einer Art Wettbewerb um die größtmögliche Benachteiligung und Diskriminierungserfahrung aufzuaddieren, wie der Erziehungswissenschaftler Budde (2023) zurecht und sehr überzeugend dargelegt hat.

Ohne die existierende *Benachteiligung*, den inakzeptablen *Ausschluss* von gesellschaftlicher Teilhabe oder die im Alltag vorkommende *Diskriminierung* leugnen zu wollen, und weit davon entfernt, die psychischen und physischen *Gewalterfahrungen* in Form von verbalen Beleidigungen, Bedrohungen oder körperlichen Angriffen herunterspielen zu wollen, denen sich Trans-Personen ausgesetzt sehen: Es ist irreführend, wenn von transaktivistischer Seite der pauschale Vorwurf erhoben wird, man wolle deren „Existenz negieren", nur *weil* bzw. immer *dann, wenn* man an die Tatsache erinnert, dass es eine objektive, an jedem Körper wahrnehm- und nachweisbare biologische Geschlechtszugehörigkeit gibt und es deshalb eben *nicht* damit getan ist, auf berechtigte, von feministischer und juristischer Seite vorgebrachte gleichstellungs- und rechtspolitische Einwände gegen das „Selbstbestimmungsgesetz" mit einem reflex- und formelhaften „Transfrauen sind Frauen" zu reagieren.

Welche weiteren Bezüge und Parallelen lassen sich erkennen? Auch im Diskurs über „Sex" und „Gender" hat die Priviligierung des subjektiven Identitätsempfindens und dessen Aufstieg zur geschlechtsbestimmenden Instanz dazu geführt, dass es das „Identitäre" ganz weit nach oben auf der Bedeutungsskala gebracht hat. Die Genderfrage, die seit rund einem Jahrzehnt die öffentliche Debatte zunehmend dominiert, die Diskussion um Geschlechtszugehörigkeit und die diesbezüglich vollzogenen Problematisierungen beschäftigen die junge Generation heute weit mehr und beeinflussen ihr Aufwachsen in ungleich stärkerem Maße, als dies zu früheren Zeiten der Fall war. Ja, bisweilen hat es den Anschein, dass in unserer Multioptionsgesellschaft mit ihren unzähligen Wahlmöglichkeiten und *präformierten Identifikationsschablonen* die Frage nach der sexuellen und geschlechtlichen Identität anderen gesellschaftspolitischen Themen, der „sozialen Frage" etwa und der Debatte um globale Verteilungsgerechtigkeit – traditionell *die* Themen der jungen Generation und all derer, die ihren Idealismus und Glauben an eine bessere Welt noch nicht verloren haben – den Rang abzulaufen droht. Übertroffen nur noch von der berechtigten Sorge um den Klimawandel. Wie es zu dieser Verschiebung der Prioritäten gekommen sein könnte und warum überhaupt in einer aufgeklärten, virtuell vernetzten Gesellschaft eine Situation eintreten konnte, in der das subjektive Körper- bzw. Identitätsempfinden, entkoppelt von jedwedem Bezug zur Umwelt und deren *objektiver* Wahrnehmung, zum Nabel der Welt und Maß aller Dinge werden konnte, um diese Fragen und den Versuch, sie zumindest ansatzweise zu beantworten, soll es jetzt noch gehen.

In Summe führen diese Überlegungen und die dadurch sichtbar gewordenen Analogien zu folgender, in Anlehnung an Theodor W. Adorno[143] formulierten Hypothese: Hängt *das Eine* – der Rechtsruck in der Bevölkerung mit Wiedererstarken von Autoritarismus, Nationalismus, Xenophobie, Rassismus und einer Re-traditionalisierung von Geschlechtsrollen – möglicherweise mit *dem Anderen* – der Identitätspolitik, konkret der geschlechtsbezogenen Identitätsdebatte, Trans-Kult und „Wokeness" – zusammen? Und dies nicht etwa in dem Sinne, dass das Eine die *Folge* des Anderen wäre oder beide Entwicklungen bzw. politischen Strömungen sich wechselseitig bedingten (was ja durchaus denkbar wäre), sondern dergestalt, dass beide Gegenwartsphänomene nur unterschiedliche Ausdrucksformen ein und desselben neoliberalen Zeitgeistes sind? Dieser Gedanke erscheint keineswegs abwegig, denn im Kern geht es bei beiden vermeintlich so diversen Ideologien [*sic!*] – bei der rechtsextremen „Identitären" Bewegung und dem AfD-Rechtspopulismus ebenso wie bei der „Transgender"-Bewegung und der *Queer-Theory* – um eine regressive Überidentifizierung und *Fixierung auf (Fragen der) Identität bzw. deren Fetischisierung*. In beiden Fällen wird ein einzelner Identitätsaspekt dominant und im pathologischen Sinne „produktiv" (überwertig, „identitär") – mit demselben dahinterstehenden Motiv, den Einfluss, die gesellschaftliche Position und die ökonomischen Privilegien der Gruppe zu stärken (Wagenknecht, 2021); ggfs. auch deren Opferrolle.

Letztlich stellt sich die Frage, ob die medial auffallend stark präsenten und infolge höchst effektiver Lobbyarbeit mittlerweile auch politisch einflussreichen trans*-Akteure tatsächlich Pioniere eines neuen Verständnisses von Normalität sind. Botschafter einer *raison d'être*, aufgrund derer es langfristig zu einer bleibenden Veränderung des Sexualdispositivs der Gesellschaft und einem Auffassungswandel in der Bevölkerung kommen wird. Oder ob die andauernde,

143 Adorno hatte die banal erscheinende, im Kern aber hochkomplexe und tiefsinnige Erkenntnis formuliert, dass alles mit allem zusammenhängt – und damit betont, wie sehr die Dinge – ideelle, materielle, kulturelle, soziale, politische, ökonomische und technologische Veränderungen – miteinander verknüpft sind.

egozentrische Beschäftigung mit „Geschlechtsidentität“ sowie die polarisierende politische Aufladung des Themas nicht vielleicht auch *Ersatz für kritische Selbstreflexion* sind (s. Faludi, 2018) – vergleichbar dem schwärenden Identitätsbegriff in anderen politischen Kontexten und ideologischen Gruppierungen.

10.5 No limits? – Generation Z im Spannungsfeld zwischen Anything goes und Optimierungszwang

Lag der Fokus bislang primär auf der Frage, inwieweit *medientechnologische Umbrüche* und *politische Veränderungen* – hier im Besonderen der gegenwärtige Boom von Identitätspolitik in den postmodernen westlichen Gesellschaften – von Relevanz für das Erstarken von Genderideologie und Trans-Bewegung sein könnten, geht es im Folgenden um die Analyse der Auswirkungen übergeordneter, langfristiger gesellschaftlich-kultureller Entwicklungen und im Speziellen um die Bedeutung ökonomischer *Einflussfaktoren*. Zwar richtet sich der Blick zunächst erneut aufs Internet, jedoch unter einem anderen Aspekt, insofern mich vorrangig die *strukturelle Kopplung an das Wirtschaftssystem* und dessen Organisationsprinzipien interessieren, die hinsichtlich möglicher Katalysationseffekte beleuchtet werden sollen.

Das neben Instagram weltweit wohl immer noch wichtigste social-media-Portal facebook bietet seinen Nutzern für die Erstellung personalisierter Profile derzeit rund 60 unterschiedliche Kategorien zur individuellen Selbstbeschreibung an – die sich wohlgemerkt allesamt auf das geschlechtsbezogene Identitätsempfinden beziehen. Was sagt das aus bzw. welche Botschaft wird den Nutzern dieses und anderer sozialer Netzwerke vermittelt? Natürlich ist dies eine Aufforderung, sich festzulegen, Farbe zu bekennen. Das Angebot der mannigfaltigen Wahlmöglichkeiten bei der eigenen Geschlechtskategorie knüpft dabei auf sublime Art und Weise an die minutiöse, mit Leidenschaft betriebene Ausgestaltung, bisweilen gar libidinöse Besetzung von selbst erschaffenen Avataren in den virtuellen Welten von online-Spielen an. Überspitzt formuliert, scheint mir diese Form von Fiktionalität im Zuge des gerade in der „Generation Z“ verbreiteten Trends zur (medialen) Selbstdarstellung bzw. -inszenierung gewissermaßen ins reale Leben zu übertragen worden zu sein. Die im Angebotsportfolio vorgehaltenen Auswahloptionen geschlechtlicher Selbstkategorisierung liefern zugleich einen Beitrag zur *Aufrechterhaltung der Illusion der Multioptionalität*, die sich dem nach Originalität, Selbstverwirklichung und Bedürfnisbefriedigung strebenden Individuum der Postmoderne (nicht nur) in sexueller Hinsicht bietet. Ergänzt um die seitens der Ärzteschaft erteilte Zusicherung, dass eine „Geschlechtsumwandlung“ aufgrund der zunehmenden Realisierbarkeit körperverändernder Maßnahmen heute problemlos machbar sei, erbringt das Gedankenspiel, die konventionellen Geschlechterkategorien auflösen und Geschlecht „verfügbar“ machen zu können, so den vermeintlichen Beweis für die scheinbare Richtigkeit des *Glaubenssatzes „Anything-goes“*. Das unerschütterliche Credo, alles sei machbar, und jede Grenze, auch die natürliche, überwindbar, ist bekanntlich unter Jugendlichen besonders populär – angesichts der für diese Lebensphase charakteristischen Neigung zu Omnipotenzfantasien dürfte dies wenig überraschen. Bisweilen ist treffend die Rede von der *„Toyotaisierung der Körper“*, in Anlehnung an den gleichlautenden Werbeslogan der japanischen Autofirma, der nach seiner Verbreitung in den 1990er Jahren in den Wortschatz der Bevölkerung aufgenommen wurde.

Darüber hinaus ist noch eine Kontextualisierung in einem anderen Sinne möglich, deren Verständnis sich erst bei einer Betrachtung langfristiger historisch-gesellschaftlicher und ökonomischer Entwicklungen sowie einer umfassenderen Reflexion des herrschenden Zeitgeistes erschließt. Gegenwärtig sehen wir uns auf unterschiedlichen Ebenen und in mehrerlei Hinsicht konfrontiert mit einer generellen Tendenz der *„Entfesselung“* und *„Erweiterung des Spielraums“ durch Grenzüberschreitung*. Dies scheint ein inhärentes Prinzip der postmodernen Gesellschaft und ihres „neoliberal“ genannten Wirtschaftssystems zu sein – ebenso wie die ihm immanente Überbietungs- und Steigerungslogik, einschließlich der dadurch bedingten enormen Veränderungsdynamik. Selbiges Phänomen einer Entfesselung, Diversifizierung und Spektrumserweiterung ist beobachtbar eben auch in der sexuellen Sphäre.

Nicht weiter verwunderlich, vielmehr nur folgerichtig finden sich die gleichen Muster – dynamische Expansion und *fortlaufende Angebotserweiterung* unter Nutzung der technologischen Möglichkeiten – auch im Bereich der körpermodifizierenden Medizin und anderen Dienstleistungsangeboten, sowie generell in der ganzen Genderdebatte wieder. Dort treffen wir mittlerweile, infolge der Pluralisierung von „Geschlechtsidentitäten" und sexueller Verhaltensweisen oder Beziehungsformen, auf ein beeindruckendes Spektrum an Diversifizierungen und auf eine Vielzahl von Schablonen für „kollektive Subjektivitäten". Kein Wunsch, der nicht erfüllbar, keine Verwandlungsfantasie, die nicht umsetzbar wäre. In anderem Zusammenhang hat Pornschlegel seine Beobachtung mitgeteilt, dass in der Konsumgesellschaft der „Wunsch an sich" als Akt gewissermaßen „suspendiert" sei. An die Stelle des Wünschens trete, so Pornschlegel, „die furchterregende Dreifaltigkeit namens „Bedürfnis – Konsum – Befriedigung"„ (Pornschlegel, 2005, S. 23f.). Und „kommodifizieren", d. h. als immaterielle Waren vermarkten und der kapitalistischen Verwertungslogik unterwerfen, lassen sich bekanntlich auch Gefühle – auch das einer geschlechtlichen Zugehörigkeit bzw. Identität.

Eine wichtige Ursache für die deutliche Zunahme des Phänomens „Transgenderismus" deckte unlängst der Pädagoge und Kinder- und Jugendlichenpsychotherapeut Arne Burchartz auf und öffnete damit zudem die Türe zum Verständnis der strukturellen Kopplung all jener auf dem Gebiet des Sexuellen beobachtbaren Veränderungen an übergeordnete historisch-gesellschaftliche, vor allem wirtschaftliche Entwicklungen:

> *„Das ‚Wachstum', untrennbar mit dem Kapitalismus verbunden, stößt […] allmählich an Grenzen – spätestens 1972 in der Studie ‚Grenzen des Wachstums' des Club of Rome diagnostiziert (Meadows, 1972) – und so muss er unweigerlich in alle geografischen, sozialen und psychischen Bereiche eindringen – unter Verleugnung der Grenzen. Wenn nun aber der quantitative Optimierungszwang allerorten kaum noch zu beherrschende Probleme mit sich bringt, bleibt als Optimierungsprojekt nur noch das Individuum und sein Selbst, das nun, mehr noch als bisher, in einen Strudel des Selbstoptimierungszwanges gerissen wird, um die stockende Maschinerie eines anachronistischen Systems am Laufen zu halten. Die Illusion der grenzenlosen äußeren Verfügbarkeit bringt die Illusion der grenzenlosen Formbarkeit (= ‚Flexibilität') des Selbst hervor."*
>
> (Burchartz, 2023, S. 101)

Wir könnten es also mit einer *ins Individuum verlagerten Krisenlösung* und (abermals) mit einer klassischen Verschiebung zu tun haben, diesmal in Form einer kollektiven Abwehr. Die genannten systemimmanenten Prinzipien unseres Wirtschaftssystems – dynamische Expansion des Marktes, Spektrumserweiterung durch Diversifizierung, Überbietungs- und Steigerungslogik – schlagen sich im Individuum nieder, indem sie auch dieses im Wortsinn ent-grenzen. Dies geschieht, wie nicht anders zu erwarten, unter Nutzung aller zur Verfügung stehenden Technologien, auch jener der Wunscherfüllungs- und Lifestyle-Medizin. Die gemeinsame Klammer ist leicht erkennbar: Beide, die Expansion des Wirtschaftssystems ebenso wie die Veränderung der Sexualordnung, hält die Fortschrittsutopie der modernen Konsumgesellschaft zusammen, das Versprechen der totalen Bedürfnisbefriedigung.

10.6 Neosexuelle Revolution – Ausweitung der Kampfzone oder narzisstischer Rückzug?

Das Wissen um die bereits angesprochene Kontingenz medizinischer Konzepte, im Speziellen der psychiatrischen Diagnosen und sich wandelnden Klassifikationssysteme (Watters, 2016), ist nicht nur für das Verständnis der gegenwärtigen Verschiebungen im Diagnosespektrum von zentraler Bedeutung. Es ist auch relevant für die Einordnung von Umbrüchen auf dem umkämpften Terrain des Sexuellen. Letzteres ist freilich seit eh und je Austragungsort von Kulturkämpfen und Generationskonflikten – nicht erst seit in den Nullerjahren eine diskursive *Dissoziation von Geschlecht und Fortpflanzung* stattgefunden hat, wie Volkmar Sigusch es formuliert (Sigusch, 2005, 2013). Sigusch spricht im Zusammenhang mit seinen Thesen zur „Neosexuellen Revolution“ mit der er den schleichenden, seit Anfang der 1980er Jahre in der westlichen Welt beobachtbaren Strukturwandel der gesellschaftlichen Sexualordnung beschreibt, von *„Neo-sexualitäten und Neo-geschlechtern“* (Sigusch, 1996; 1998a/b; 2001; 2013). Er betont, dass es sich um einen langsam verlaufenden Umwälzungsprozess handele, weniger um einen radikalen Wandel mit schlagartig eintretenden Veränderungen. Begrifflich knüpft er an die „zum realen Mythos der jüngeren Geschichte gewordene" „Sexuelle Revolution" der 1968er-Revolte an, ferner an den Umbruch, der seit dem ausgehenden 19. Jahrhundert in Europa und Nordamerika stattgefunden habe und mit dem sich Freud zum Zeitpunkt der Abfassung seiner Sexualtheorie konfrontiert sah („erste sexuelle Revolution").

Bei der *Sexuellen Revolution der 1968er-Generation* ging es um die Befreiung von einer repressiven Sexulamoral, die Überwindung der Tabuisierung von Sexualität (im vorausgegangenen Jahrzehnt), der Prüderie und vorherrschenden Sprachlosigkeit in Bezug auf sexuelle Themen sowie die Rücknahme der während der 1950er Jahre vollzogenen weitgehenden „Ent-Sexualisierung" der Frau. Eine differenzierte Analyse der stattgefundenen Wandlungen im gesellschaftlichen Umgang mit Sexualität während der bundesrepublikanischen Nachkriegszeit lieferte Sonja Witte mit ihrer wichtigen Arbeit „Vom Wandel der Unschuld – Sexualität und Postnazismus" (Witte, 2014).[144]

Als die wesentlichen, seiner Ansicht nach empirisch beobachtbaren Mechanismen, die dem im Rahmen der „*Neosexuellen Revolution*" sich schleichend vollziehenden Strukturwandel zugrunde lägen und die *Neosexualitäten, Neoallianzen* und *Neogeschlechter* letztlich hervorbrächten, nennt Sigusch „die *Dissoziation* (oder Zerlegung) der sexogenerischen Sphäre, die *Dispersion* (oder Zerstreuung) der sexuellen Fragmente und die *Diversifikation* (oder Vervielfältigung) der Beziehungsformen" (Sigusch, 2013, S. 226). Der *Neosexualität* stehe, so Sigusch, die alte Sexualordnung gegenüber, die er *Paläosexualität* nennt und als deren wesentliche Kennzeichen er Heteronormativität, Triebhaftigkeit („Wollust") und Orgasmusfixierung sowie eine insgesamt starke symbolische Aufladung von Sexualität

144 Witte zufolge war dem ausgeprägtem Konservatismus im Deutschland der 1950er eine Phase mit vorübergehend anderer moralischer und Werteorientierung vorausgegangen; die konservative Wende folgte auf eine kurze Zeit mit deutlich liberaleren Einstellungen zur Sexualität unmittelbar nach dem Zweiten Weltkrieg, als unter dem Einfluss des *American Way of Life* anfänglich zum einen eine vergleichsweise größere Egalität der Geschlechterbeziehungen zu verzeichnen war, zum anderen ein freizügigerer Umgang mit erotisch-sexualisierten Motiven (z. B. in der Werbung) herrschte und auch explizit pornografische Medien erhältlich waren. Was in den 1950er Jahren von Sexualität übrigblieb, sei nur noch Fortpflanzungsmechanik gewesen, Erotik verschwand in den Untergrund.

betrachtet. Vor allem im Zuge der 1968er-Bewegung *(zweite sexuelle Revolution)* sei der Sexualität enorme politische Sprengkraft und gesellschaftsveränderndes Potential beigemessen worden, was heute kaum noch der Fall sei bzw. von Sigusch rückblickend kritisch hinterfragt wird (ebd., S. 227ff.). An die Stelle des Versprechens sexueller Befreiung und der Verheißungen von „Rausch" und „Exstase" (ebd., S. 228) sei zu Beginn der *dritten sexuellen Revolution* zunächst der Diskurs über sexuelle Gewalt, Übergriffigkeit und Missbrauch getreten. Mittlerweile seien die dominierenden Themen der „Neosexuellen Revolution": Geschlechterdifferenz und deren Auslotung, mitunter auch Aufhebung, die Etablierung alternativer, non-heterosexueller, nicht-ehelicher, bisweilen flüchtig-passagerer Lebensformen, die zunehmende Akzeptanz vormals verpönter sexueller Präferenzen und Fetischformen, das In-den-Vordergrund-Treten einer neuen Art von Selbstliebe („Wohllust"; ebd., S. 229), die sich nun nicht selten als „nonsexuelle *Selbstpreisgabe und narzisstische Selbsterfindung*" (ebd.) präsentiere, sowie der mit all diesen divergenten Entwicklungen einhergehende neu- und andersartige „Thrill".

Zu besonderer Bedeutung gelangten zudem die seitens der Körpermedizin angebotenen *„Prothetisierungen"* und damit verbundenen Glücksversprechungen – von Viagra über Intimchirurgie und anderen *Körpermodifikationen bzw. Selbstoptimierungsmanövern* bis hin zu „geschlechtsangleichenden" Operationen bei anhaltender Geschlechtsdysphorie. Neben der ausgeprägten Autoreferenzialität des zunehmend entwurzelten, annonymisierten und überwiegend mit sich selbst beschäftigten Individuums der „Neosexuellen Revolution", deren charakteristische Sexualform von Sigusch (2001, 2013) auch als „Selfsex" oder „Lean Sexuality" bezeichnet wird, seien weitere Merkmale des Wandlungsprozesses: der unaufhaltsame Aufstieg der Sexindustrie, die radikale Kommerzialisierung, Medialisierung und warenästhetische Indienstnahme des Erotischen (zu Werbezwecken im Rahmen von Verkaufsstrategien ebenso wie in Gestalt von Internetportalen zur Partnersuche, kommerziellen Datingplattformen und Online-Sexangeboten) sowie das „Aufkommen emergenter Internet-Sexualitäten" (Sigusch, 2013, S. 227), einschließlich der damit verbundenen Simulations- und Virtualisierungsprozesse, die es zuvor aufgrund der nicht vorhandenen technologischen Voraussetzungen nicht gegeben habe. Dies gehe mit der Entstehung neuer, vormals nicht existierender „Empfangsräume“ für abweichende Geschlechter-, Identitäts- und Beziehungsformen einher, die sich dem bisherigen Sortierschema entzögen. Neue Tendenzen und gesellschaftliche Verschiebungen auf dem weiten Feld des „Sexuellen“ sind in der Alltagskultur und in der Lebenswelt von Jugendlichen besonders rasch zu erkennen. Sie treten dort so schnell und unmittelbar in Erscheinung, weil neue Anschauungen, Denkweisen und soziale Praktiken hier weniger mit alten Strukturen – Meinungen, Überzeugungen, Werten und Normen – und konstitutiv wirkenden Vorerfahrungen konkurrieren. Somit verwundert es nicht, dass gerade die junge Generation empfänglich ist für die Idee einer Pluralisierung der Geschlechter. Folgerichtig werden „Sturm und Drang“ am ehesten geneigt sein, einstige Gewissheiten – die Binarität der Geschlechter ebenso wie die Wirkmächtigkeit des Materiellen und der Biologie – aufzugeben, bisherige Konsensusgrundlagen zu verlassen und in ihrem Ringen um Autonomie und Selbstbestimmung die *Kampfzone auf auf den eigenen Körper auszuweiten* – und darin am Ende einen Fortschritt zu erkennen. Tatsächlich muss es sich aber nicht zwangsläufig um Fortschritt handeln. Genauso gut kann eine sich vollziehende Veränderung des Sexualitätsdispositivs als *Regression* und *Rollback* erkannt werden. So wäre zu diskutieren, ob der Hang zur narzisstischen Selbstliebe und Selbstbezogenheit, die sich in der Entkopplung vom umgebenden sozialen Bezugssystem zeigt und überdies auch in der Subjektifizierung des Körpers als Angriffspunkt (zugleich Projektionsfläche) des Selbstoptimierungszwangs zum Ausdruck kommt, gegenüber der Liberalisierungs- und Emanzipationsbewegung der 1968-Revolution nicht eher einen klaren Rückschritt darstellt.

Suchte man damals, als es „der Prüderie an den Kragen ging“, in der Promiskuität, der – in den Worten von Florian Eichel – „liberalisierten erotischen Vernetzung“ Befreiung und Emanzipation, so stünden heute die Selbstliebe und „die Abgrenzung des sexuellen Ichs von der Umwelt“ im Mittelpunkt, womit „ein Teilerbe der Achtundsechziger widerrufen“ werde. Ganz ähnlich wie Burchartz (s. o.) argumentiert auch Eichel in seinem brillianten, auf ZEIT-online (13.07.2022) erschienenen Beitrag mit dem Titel *Die Liebe zu sich selbst*:

„Für eine zunehmend desillusionierte Gesellschaft bleibt der menschliche Köper das einzige Feld, auf welchem noch neue Freiheiten errungen werden können. Jedes andere überindividuelle Projekt der Zukunft ist dagegen eines der Zurücknahme. Seien es die Bekämpfung des Klimawandels, die Lockdowns zur Pandemieeindämmung oder die Bewältigung der aufkommenden Ressourcenknappheit – im Angesicht solcher Krisen beschränken sich die Handlungsoptionen auf verordneten Verzicht. Diese asketischen Perspektiven vertragen sich allerdings nicht mit dem Gestaltungswillen unserer Kultur. Deshalb wird zum einen der Verzicht als Prozess moralischer Verbesserung verklärt, zum anderen nach neuen Terrains gesucht, auf denen sich noch Fortschritt – und sei es auch nur ein vermeintlicher – erkämpfen lässt. Die Ausbeute fällt gering aus. Vom Reich der Freiheit ist nur noch übrig, was uns am Leibe bleibt. Zwar gibt es noch konsumistische Freiheiten – der Besitz eines Autos, der Flug in den Urlaub, das Essen von Fleisch –, die man sich wider besseres Wissen im Alltag nehmen mag. All diese Kommoditäten kommen uns mittlerweile jedoch teuer zu stehen. Genderfreiheit ist dagegen kostenlos und emmissionsfrei."

(Eichel, 2022)

Anders gesagt: Solange die Wissenschaft keine neuen Geschlechtsteile entdeckt, muss die Menschheit sich damit begnügen, was sie alles mit den vorhandenen anfangen kann. „Liebe deinen Nächsten wie dich selbst", gebietet das Neue Testament (Matthäus 22,39). Woody Allen zugeschrieben wird der Satz: „Machen Sie Masturbation nicht runter, es ist Sex mit jemandem, den man liebt." Und der Komiker Steve Martin bekannte schon 1991: „Wenn ich eine Frau wäre, würde ich den ganzen Tag mit meinen Brüsten spielen." (L.A. Story, USA).

10.7 Reich der Freiheit oder neuer Fesseln? – More sexes, more drugs, less Rock'n'Roll

„Du sollst werden, wer du bist!"

(Friedrich Nietzsche)

Die Pluralisierung, Diversifizierung und Individualisierung der Geschlechterformen und deren Realisierung auf dem Markt der Körpermedizin stehen keineswegs im Widerspruch zum konservativen Politikwechsel und neoliberalen Credo der letzten Jahre. Im Gegenteil: Da sie den bekannten Mechanismen der Profit- und Konsumwirtschaft folgen und sich dem *Angebot-und-Nachfrage-Prinzip* unterwerfen, sind sie dessen logische Konsequenz. Dem Verlust an Freiheit, der sich aus dem „Saldo" sozialer Gerechtigkeit und ökonomischer Sicherheit ergibt – denn dies ist die unvermeidliche Folge der neoliberalen Denk- und Wirtschaftsweise und des damit verbundenen systematischen Rückbaus des Wohlfahrtsstaats –, steht ein „Plus" an *sexueller* Freiheit gegenüber. Zumindest insoweit man die im Zuge der „Neosexuellen Revolution" entstandenen Freiräume und Potentialitäten, also den Zugewinn an Möglichkeiten geschlechtlicher Selbstkategorisierung, -offenbarung und -verwirklichung entlang der neu-definierten kulturellen Intim-, Sexual- und Geschlechterformen, als tatsächliche Bereicherung für das postmoderne Subjekt betrachten möchte.

Dass die „Neosexuelle Revolution" nicht zwangsläufig in ein Reich der Freiheit führt, zu dieser Auffassung gelangt auch Volkmar Sigusch selbst. Vielmehr sei zu erwarten, dass der strukturelle Wandel, die Transformation des Sexuellen auch *neue Unfreiheiten* produziere und *neue Zwänge* mit sich bringe. Letztere resultierten bspw. aus dem gesellschaftlichen Druck hinsichtlich einer dem Subjekt abverlangten Selbstoptimierung, Jugendlichkeitswahn, Steigerung sexueller Performance etc. (Sigusch, 2013). Und dieser Leistungs- und Leidensdruck setzt immer weiter vor den Beginn der Pubertät ein.

Vater: „Tobi, hast du schon mal einen Porno geguckt?"
Sohn: „Papa! Ich bin schon zwölf!"

Klingt lustig. Ist aber nur ein Beispiel für den Preis der Freiheit.

Immer häufiger berichten Eltern und Pädagogen davon, wie viele Jugendliche, manche bereits vor bzw. mit Beginn der Pubertät, im Netz längst alle erdenklichen Porno-Visualisierungen sexueller Praktiken bis hinein in die grausige Welt des Kindesmissbrauchs betrachtet, geteilt und kommentiert haben. Solche Erfahrungen führen nicht unbedingt zu nützlichem Vorratswissen über erotische Diversi- und Perversitäten oder befördern gar eine souveränere Herangehensweise ans „andere" bzw. jedwedes Geschlecht. Sondern sie erzeugen Hemmungen, Verklemmungen und Minderwertigkeitsgefühle in Bezug auf die Preisgabe eigener Wünsche und Sehnsüchte (Korte, 2018). Sensibilisiert zudem durch die MeToo-Debatte, scheut die TikTok-Generation die Erprobung von Ausdrucksvarianten für die intime Ansprache ihrer Gegenüber. Verunsichert durch das krude Anschauungsmaterial im Netz, können die digital Na(t)iven sich bei körperlichen Annäherungsversuchen kaum noch auf einen inneren Kompass verlassen. Sprachlos unlocker wie einst die Headbanger am Rande einer auf Tuchfühlung bevölkerten Disco-Tanzfläche tarnen und vertagen die sexuell überaufgeklärten Jugendlichen heute oft ihren drängenden Wunsch, ihr vermeintliches Know-how in *eroticis* behutsam in eine für beide Seiten akzeptable und erfüllende Praxis umzusetzen.

Erweiterung der Genderdiversität im pornografischen Angebot: Fehlanzeige! Dort dominiert weiter die alte cisnormative Geschlechtsrollen-Stereotypie. Vielleicht bessert sich das, wenn die Wort-zu-Bild-Transformator:innen der KI gelernt haben, aus all den komplizierten Sprachkürzeln der neugeschlechtlichen Freiheitsbewegung politisch korrekte und zugleich triebabführende Video-Avatare auch für den diversen Privatgebrauch zu generieren. Ob die keuschen Sexfilter von Google & Co. dann vor der Flut neuer Porno-Codes kollabieren, ist eine andere Frage. Silicon Valley jedenfalls wird, so Trump die Wahl gewinnt, noch vor ganz anderen Herausforderungen stehen.

Mit den Veränderungen der gesellschaftlichen Sexualordnung, die sich, beginnend mit der sexuellen Revolution der 1968er-Revolte, in den letzten 50 Jahren vollzogen haben, eröffnete sich zweifellos ein anderer Blick, der die Vielfalt menschlicher Sexualität und Geschlechtlichkeit nicht nur als solche erkennbar machte, sondern auch beitrug zu deutlich größerer Akzeptanz zuvor gesellschaft-

lich diskriminierter und unterdrückter sexueller Minderheiten. So sehr dieser Einstellungswandel, der sich freilich auf die pluralistisch-demokratischen, liberalen Gesellschaften westlicher Prägung beschränkt, vorbehaltlos zu begrüßen ist, muss dennoch auch die kritische Frage erlaubt sein, ob die extreme Betonung von sexualitätsbezogenen Differenzmarkierungen in Zeiten von LGBTQA*, ungeachtet des durch die Buchstabenreihung suggerierten Zusammenhalts, nicht auch als Ausdruck einer voranschreitenden *Zerfalls der Gesellschaft in immer weiter fragmentierte, sich abgrenzende Identitäten* bzw. Gruppen und Submilieus zu werten ist, die wenig oder keinen Bezug mehr zu einander finden.
„Du sollst werden, wer du bist!“ flüstern die Influencer-Sirenen aus dem Netz ihrer minderjährigen Klientel zu. Was sie tatsächlich meinen: „Du sollst werden, wer wir sind!“ Dieser Sound klingt nur allzu vertraut. In Zeiten der „Studierendenrevolte“ von 1968 lockte er seine Opfer in die Fänge einer hochdiversifizierten K-Community: KPD, KPD/ML, KPD/AO, KABD, KB, KBW, KBW-ML-ZB, KPD/ML-Roter Morgen, KSG, KSV, KSB. Aus Elternsicht: irgendwas mit Kommunismus. Also rot-dunkelrot. Wer heute werden möchte, wer er/sie/es ist, steht vor einer noch größeren Auswahl: LGBT, LGBTQ, LGBTQ+, LGBTQIA, LGBTQIA+, LGBTI, LGBTIQ, LGBTIQA, LGBTIQA+, MOGAI, QUILTBAG, GSM, SGM, GSRM, TGNC, TNB, MSM, FTM, MTF, AFAB, AMAB, GNC, NB, ACE, ARO, PAN, POLY, GQ, 2S. Aus Elternsicht: irgendwas mit Gender. Also rot-gelb-grün.

Es wäre eine grobe Vereinfachung der komplexen politischen Gemengelage, die abgehobene und alltagsferne Identitätspolitik der „kulturalistischen Linken“ als Chiffre zu verwenden für deren aktuelle Probleme, Wahlen zu gewinnen, und mit dieser These den Aufstieg der „Neuen Rechten“ zu erklären. Gleichwohl erscheint mir Fukuyamas Vorwurf nicht ganz unbegründet, die Politisierung von Identität und übertriebene Fokussierung auf eine „Politik der Differenz“ sei als reine Symbolpolitik zum billigen Ersatz für ernsthafte Bestrebungen geworden, den seit drei Jahrzehnten anhaltenden Trend sich verschärfender sozialökonomischer Ungleichheit in den meisten liberalen Demokratien zu stoppen (Fukuyama, 2019).

Davon abgesehen birgt das Postulat von der „geschlechtlichen Vielfalt“ die große Gefahr eines fatalen Missverständnisses in sich. „Vielfalt“ kann sich, das zu begreifen ist wichtig, ausschließlich auf die unterschiedlichen Optionen bei der individuellen Ausgestaltung von Zweigeschlechtlichkeit, von Geschlechterrollen und des Geschlechtsausdrucks beziehen sowie auf die größer gewordenen Freiheitsgrade und vielfältigen Möglichkeiten in Hinblick auf gelebte Sexualität – aber nicht auf die Erfindung neuer Geschlechter und, viel weniger noch, auf die abstruse Idee, eine solche Schimäre mit den Methoden medizinischen Machbarkeitswahnserschaffen zu können.

Hier schließt sich der Kreis hin zu den offenen, kontrovers diskutierten Versorgungsfragen. Im Unterschied zu anderen Vertretern des Fachs KJP – z. B. Romer und Möller-Kallista (2021), Romer und Lempp (2022) – vertrete ich die Auffassung, dass die aktuellen gesellschaftlichen Transformationen und (mutmaßlichen) Veränderungen des Sexualitätsdispositivs zwar entsprechend adaptierte und differenzierte Vorgehensweisen erfordern, dass es aber auch Fehlentwicklungen durch falsche politische Weichenstellungen aufgrund (unwissentlich oder mutwillig) missinterpretierter gesellschaftlicher Probleme gibt. Nicht jeder unter dem Mantel von Progressivität und Toleranz propagierte Trend und nicht alles, was auf öffentlicher Bühne den Zeitgeist und den Mainstream dominiert, dient dem wissenschaftlichen Fortschritt und im konkreten Fall dem Wohl von Kindern und Heranwachsenden. Es gibt auch kulturelle und zivilisatorische Krisen, die in *Verfallserscheinungen* und Wohlstandsverwahrlosung münden können. Dies drückt sich derzeit an zahlreichen Stellen als *Krise der westlichen Zivilisationen und der Demokratie* aus. Der ums „Geschlecht“ entbrannte Kulturkampf ist nur ein weiterer Beleg für diese Entwicklung.

10.8 Aufklärung im Rückwärtsgang – Somewhere over the rainbow

„Someday I'll wish upon a star
And wake up where the clouds are far behind me.
Where troubles melt like lemon drops,
High above the chimney tops,
That's where you'll find me."

(Dorothy in The Wizard of Oz)

Mit dem süßsauren Kindheitsgeschmack geschmolzener Zitronendrops auf der Zunge stehen wir nun auf dem Boden unserer nackten Tatsachen und betrachten einen zauberhaften Regenbogen, 2018 vom amerikanischen Musiker und Designer Daniel Quasar durch zusätzliche Farben und magische Transgender-Symbole zur lizenzpflichtigen *Progress Pride Flag* aufgebrezelt. Ein globales Erfolgsprodukt aus der Merch-Abteilung des Zeitgeistes. Angesichts der überwältigenden und unbedingt zu begrüßenden Botschaft dieses weltumspannenden Bogens stimmt uns der Blick dahinter nicht ganz so optimistisch. Dort nämlich hocken und locken nicht nur die usual suspects der Zeitgeistvermarktung mit ihrem Online-Bauchladen. Sondern auch die Propagandisten einer Zeitenwende zurück zum Obskurantismus und zur Anti-Aufklärung.

Diese Wende betreiben nicht nur demokratiefeindliche, geschichtsrevisionistische, identitätsfanatische und womöglich von Russland und China gekaufte Extremisten an den politischen Rändern unserer Gesellschaft. Die Antiaufklärer sind mitten unter uns. Sie protzen mit Porsches, Luxusuhren und Champagnerflaschen und grölen dabei „Deutschland den Deutschen, Ausländer raus!" in Sylter Nobelclubs, in schleswig-holsteinischen Elite-Internaten, auf Partys Junger Liberaler in Bayern und anderswo. In unseren Universitäten skandieren derweil Judith Butlers Enkel:innen unisono mit den Sturmtrupps der Antisemiten „Decolonize Palestine!" und „Kalifat ist die Lösung", sie sprühen „Judensau" über Uni-Wände, bedrängen jüdische Kommilitonen, demolieren Hörsäle und Seminarräume – und werden vom Professorenkollegium im Namen der Meinungs- und Versammlungsfreiheit unter Welpenschutz gestellt. Unter den Talaren der Muff aus 75 Jahren Grundgesetz? Eine Berliner Uni-Präsidentin öffnet dem Vandalismus Tür und Tor und zeigt sich überrascht vom Ergebnis, einer anderen „gefällt“ auf der Plattform X „aus Versehen“ ein Foto, das den hakenkreuzbeschmierten israelischen Premierminister zeigt. Erlaubte, ja gebotene Kritik an Netanjahu und seinen Hardlinern oder antikolonialistischer Gendertrouble, wild gewordenes Eiweiß mit Palästinenserkaro?

Und was sagt dazu die grüne Kulturstaatsministerin Claudia Roth, die als Schirmherrin schon mal „aus Versehen“ Beifall klatscht, wenn bei der Berlinale ein (jüdischer) Filmemacher Israel einen Apartheidstaat nennt? Roth spricht sich eindringlich dafür aus, „dass die verantwortlichen Betreiber für Schulungen und Sensibilisierungen bei ihrem Personal sorgen, professionelle Awareness-Teams einsetzen und insgesamt klarmachen, dass es eine Null-Toleranz-Politik gegenüber jeglichen rassistischen, menschenfeindlichen und NS-verherrlichenden Äußerungen geben muss.“[145] Mit „Betreiber“ meinte sie allerdings nicht etwa Präsident:innen staatlich finanzierter Hochschulen und Kunstfestivals, die ihre Schutzräume zur Büchse der Pandora verkommen lassen. Sondern ausschließlich die Veranstalter von Volksfesten und Partyclubs. Die sollen bitteschön vor dem öffentlichen Abspielen des Liedes „L’amour toujours“ von Gigi D’Agostino bzw. nach gleichem Muster gekaperter „Rausschmeißer-Songs“ künftig erstmal Gesinnungscoaching beim Personal vornehmen. „Die schärfsten Kritiker der Elche waren früher selber welche“ (F. W. Bernstein).

Gleich nach dem Skandal im Sylter Ponyclub, nicht aber nach der Erstürmung der Berliner Humboldt-Universität gab unser besonnener Kanzler tiefste Betroffenheit zu Protokoll: „Eklig!“ Eine neue Zeitenwende muss ihm aufgefallen sein. Fremdenhass klang plötzlich nicht mehr irgendwie ostdeutsch, abgehängt, hirnverbrannt, sondern westdeutsch nach Sundowner, Strandkorb und Steueroptimierung. Das Schlagwort „Sylt und Arbeitsrecht“ trendete plötzlich in allen sozialen Medien und ergab Erstaunliches: Ausländerfeindlichkeit mit Abitur kostete Kampenheimkehrer in Corporate Germany eher den Job als andernorts akademische Randale und expliziter Judenhass den Studienplatz. Bis linke Uni-Hierarchen ihre Brandmauern nicht nur zur gesichert rechtsextremen AfD ziehen, sondern endlich auch zu gesichert linksextremen Todfeinden Israels und unserer freiheitlich-demokratischen Grundordnung, wird wohl noch eine Weile dauern.

145 https://www.augsburger-allgemeine.de/bayern/gigi-d-agostino-soll-l-amour-toujours-auf-volksfesten-verboten-werden-id70903661.html

„Durch die Verteidigung der Wissenschaftsfreiheit wird sichergestellt, dass Erkenntnisse und Innovationen nicht durch äußere Einflüsse verzerrt werden und die Gesellschaft von objektiver und unabhängiger Forschung profitiert."

(Bundespräsident Frank-Walter Steinmeier)

Die größte Gefahr droht der Wissenschaftsfreiheit nicht von fehlgeleiteten, fehlgebildeten, fehlsozialisierten Schreihälsen. Sondern von Politikern, Wissenschaftlern und Journalisten, die im guten Glauben, das Richtige und Wichtige zu tun, unbedingt erstmal ihre jeweilige Klientel bedienen und in eselshaftem Trotz (zu lange) auf ihren Irrtümern beharren, womit sie – spätestens seit der Europawahl 2024 ersichtlich – auch die bürgerliche Mitte gegen sich aufbringen. So hat die Ampelkoalition die Energiewende vor die Wand gefahren, für die auch unsereins seit Jahrzehnten eintritt. So haben grüne Funktionäre und Lobbyisten den Umweltschutz, den wir unseren Kindern seit Tschernobyl und Fukushima mit der Muttermilch einflößen, zum Hasswort und Trigger für Gewalttaten gemacht. So wurden aus menschenfreundlichen, zukunftszugewandten Worten wie „Selbstbestimmung" und „Diversität" Moralkeulen, die linksdrehend niedersausen, wo immer Regierungshandeln in Frage gestellt und Kumpanei von Politik, Medien und Academia kritisiert werden.

Es steht zu befürchten, dass unter dem gefühlten „Druck der Straße" und abschmelzender linker Mehrheiten vorerst keine schnelle Besserung eintritt. Im Gegenteil, die Wagenburgmentalität bürgerferner Parteizentralen insgesamt und vulnerabler Lehrstühle insbesondere wird kurzfristig eher zu- als abnehmen. Angesichts des dramatischen gesellschaftlichen Klimawandels werden vor den nächsten Wahlen die kümmerlichen Reste ihrer gesellschaftspolitischen Agenden durchgepeitscht und abgesichert. So wie Deutschland noch ganz schnell „trumpfest" gemacht werden soll, weil die allerletzte Hoffnung auf Kamala Harris womöglich trügt, betätigen sich manche Professoren als Prepper im Elfenbeinturm und halten Papas Antifa-Fähnchen aus dem Fenster in den Wind of Change. Der hat längst Hurricanstärke erreicht, es droht ein langer, harter Winter, draußen wie drinnen.

Nein, das hier ist keine defätistische Nestbeschmutzung, weder von rechts noch von links, sondern – unter Verweis auf mehr als nur anekdotische Evidenz

– ein Weckruf aus der täglichen Praxis. Der Weckruf eines shitstormgeprüften Fachmediziners und Wissenschaftlers, der sieben Jahre lang an den Schnittstellen von Hörsaal und Therapieraum, Leitlinienkommission und Fachkongress, Parlamentsausschuss und pressure group erleben konnte, welche Agenda im Akademikerstreit um „Geschlechtseintrag", „Pubertätsblockade" und „Körpermodifikation" mit allen Mitteln verhandelt wurde: *primum non nocere* – zuvörderst die eigene Nomenklatura und ihre Clanstrukturen nicht beschädigen! Sieben Jahre lang hat eine unheilige Allianz aus Professoren und Politikern einen Holzweg um die wissenschaftliche Wahrheit herum konstruiert und 2024 feierlich der Öffentlichkeit übergeben – gegen alle Warnungen, die erst als transphobe Minderheitsmeinungen diffamiert und, seit sie international Tsunamistärke erreicht haben, als „orchestrierte pressure campaign" abgetan wurden. Nach diesen sieben Jahren ist in der deutschen Kinder- und Jugendpsychiatrie vom hypokratischen Eid „gefühlt" eine hybride Leitlinie übriggeblieben, ein drittklassiges Kompromisspapier als Beipackzettel für ein peinliches Placebogesetz. Disclaimer: Um vulnerable Minderjährige ging es in besagten sieben Jahren am Rande auch, angeblich.

A propos. Es gibt ein fantastisches Kindermusical, „Der Zauberer von Oz" (USA, 1939). Es erzählt unter anderem von den Munchkins, einem kunterbunten, kleinwüchsigen Völkchen, das in ewiger Kindlichkeit gefangen (Pubertätsblockade?) fröhlich singt und tanzt und nur die tückische Hexe des Westens und den Zorn des Zauberers von Oz fürchten muss. Die junge Heldin des Kinomusicals, Dorothy, bricht mit drei angstschlotternden Weggefährten auf zum Schloss des bösen Zauberers. Und siehe da, der überlebensgroß dräuende Magier entpuppt sich als medial aufgeplusterter Popanz und ist in Wirklichkeit ein mickriges Männlein vor einer Kamera. Dorothy zupft ihn frech am Rockzipfel – und schon ist der Spuk vorbei. Happy End!

Wer schützt unsere Munchkins vor Kinderexperimenten und Leitlinienhokuspokus? Wer entzaubert unsere Wizards im Elfenbeinturm? Wer vertreibt die Antiaufklärer vom Campus und aus den Fachgesellschaftsvorständen? Würde ich an Märchen glauben, dann stünde für mich sofort ein neuer Namenseintrag an: „Dorothy".

11 Fazit und Ausblick – Self-empowerment statt Gender trouble und medizinische Transition als ultima ratio

> *„Noch 2020 nutzten erst gut die Hälfte der 14- bis 15-Jährigen (58 %) TikTok, jetzt sind es 76 % der Befragten. Mädchen nutzten mit 84 % noch häufiger das soziale Netzwerk als die 14- bis 15-jährigen Jungen (69 %)"*
>
> (IZI, 2021)[146]

Das war die Realität bereits 2021. Und welche „psycho-pädagogische Leitlinie" fanden und finden Millionen Kinder und Jugendliche seitdem auf dem zurecht immer mehr in die Kritik geratenen Videoportal TikTok? Zum Beispiel diese hier:

> *„Jeder dritte Mann hatte noch nie eine Freundin. Du gehörst dazu? Echte Männer sind rechts – dann klappt's auch mit der Freundin."*
>
> (Dr. Maximilian Krah, AfD)

Deutschlands bekanntester Vulgärpsychologe Doktor Krah, Jurist, lehrt derzeit am Exzellenz-Institut Europaparlament. Die Rechtsaußen-Fraktionsgemeinschaft „Identität und Demokratie" verbannte Krah wegen SS-Verharmlosung samt Partei kurz vor den Europawahlen aus ihren Reihen, die AfD entfernte ihn aus ihrer EU-Delegation, nicht etwa aus der Partei. Seine riesige Reichweite auf TikTok war da schon länger eingeschränkt, gleichwohl werden seine Botschaften on- und offline weiter millionenfach geteilt und republiziert. Gesinnungsmäßig diverser aufgestellte Netzaktivisten, denen die AfD ihre Social Media-Methoden mit großem Erfolg abgeschaut hat, empfehlen sich ihrer adoleszenten Zielgruppe

146 https://jugendhilfeportal.de/artikel/tiktok-noch-beliebter-bei-kindern-und-jugendlichen

mit nicht weniger perfiden Rattenfänger-Clickbaits u. a. als Hüter des Gender-Grals. Die Opfer dieser Influencer füllen mit steilen Zuwachsraten die Praxen und Wartelisten meiner Zunft.

Öffentlich in die Nähe solcher Leute und Parolen gerückt, hatten sich renommierte Kinder- und Jugendpsychiater und -psychologen, die sich vom „Selbstbestimmungsgesetz" (▶ Kap. 4.5) und der scheinbar breit konsentierten AWMF-Leitlinie „Geschlechtsdysphorie bei Kindern und Jugendlichen" (▶ Kap. 8.4.4) – bzw. mit der eher „worst" als „best practice" ihres Zustandekommens – prozessual überrumpelt sahen, lange zurückgehalten. Doch seit Dr. Hilary Cass in ihrem Report den gordischen Knoten durchgeschlagen und das weltweit wachsende Unbehagen gegenüber dem gender-affirmativen Modell benannt und begründet hat, brachen und brechen auch bei uns die Dämme. Dies mussten sogar jene bürgerlichen Medien links der Mitte nolens volens zu Kenntnis nehmen, die sich solidarisch auf der „affirmativen" Seite verorten und akademischen Widerspruch schnell als „rechts" etikettieren.

Etwa zeitgleich mit den Elternselbsthilfe-Organisationen schlug im April 2024 zunächst die Europäische Gesellschaft für Kinder- und Jugendpsychiatrie (ESCAP) mit einer Stellungnahme Alarm (Drobnič Radobuljac et al., 2024). Die Schweizerische Gesellschaft für Kinder- und Jugendpsychiatrie und -psychotherapie (SGKJPP) und die Deutsche Gesellschaft für Psychiatrie und Psychotherapie, Psychosomatik und Nervenheilkunde (DGPPN) kündigten kurz darauf an, die Leitlinie in der aktuellen Form nicht zu konsentieren. Wie erwähnt, forderten auch die Delegierten des 128. Deutschen Ärztetags im Mai 2024 „eine sofortige Überarbeitung der Leitlinie", vor allem bzgl. der umstrittenen Empfehlung zur Pubertätsblockade. Hektisch und ungeplant mussten daher informelle „Dissentierungsrunden" angesetzt werden, über deren Auswirkung auf die finale Fassung der Leitlinie sich Anfang Juli 2024 allenfalls spekulieren, aber nichts prognostizieren lässt. Auf die Abweichler wurde und wird jedenfalls massiver Druck ausgeübt, ihre ketzerischen Wortmeldungen zu widerrufen und sich reumütig einzureihen im Chor der Rechtgläubigen.

Was trieb und treibt die Kritiker auf die Barrikaden? Um es auf den Punkt zu bringen: Die jähe Erkenntnis, dass durch eine offenbar konzertierte politische und medizinische Aktion das Vertrauensverhältnis zwischen Fachärzten, hoch vulnerablen Patientengruppen und ihren Familien zerstört zu werden drohte. TikTok-style formuliert, solle nun gelten: „Affirmativ ist innovativ und links, dann klappt's auch mit dem Geschlecht"!

Ich ziehe, wie hier im Buch und seit 2008 in vielen Publikationen begründet, andere Schlüsse aus medizinischen, politischen und sozialen Evidenzen: Es ist und bleibt dringend geboten, sich in der Behandlung von geschlechtsdysphorischen Kindern und Jugendlichen auf zwei Prinzipien zu besinnen, die bis dato als zwei der wichtigsten Grundsätze der Kinder- und Jugendpsychiatrie und -Psychotherapie galten, gewissermaßen den Kern des Selbstverständnisses des Fachs ausmachten:

- zum einen die Übernahme einer entwicklungspsychiatrischen Perspektive (▶ Kap. 6),
- zum anderen die (im Wortsinn) ganzheitliche Betrachtungsweise (▶ Kap. 7).

Letztere fühlt sich, in Abgrenzung gegenüber einem tumben biologistischen Determinismus, einem mehrdimensionalen, bio-psycho-sozialen Verständnis psychischer Störungen resp. Verhaltensabweichungen verpflichtet und macht ihre Erkenntnisse, vor allem das Wissen um die große Häufigkeit *pubertätsspezifischer Reifungs- bzw. Altersrollenkonflikte* (▶ Kap. 5.5, ▶ Kap. 6) und das Phänomen der sozialen Ansteckung (▶ Kap. 10.2), zur Richtschnur des diagnostischen und therapeutischen Tuns. Bedauerlicherweise wurden diese Grundfesten unseres Fachs in den einseitig transaffirmativen Behandlungsempfehlungen nach dem Urteil eines Großteils der Hauptanwendergruppe der Leitlinie *nicht* ausreichend berücksichtigt. Der entwicklungspsychopathologische Verständniszugang bei der Einordnung geschlechtsinkongruenten Erlebens und Festlegung der therapeutischen Haltung zeichnet sich vor allem dadurch aus, dass Kindern und Jugendlichen ausreichend *Zeit* und ein Entwicklungs*raum* zugestanden werden.

11.1 Kinder sind keine kleinen Erwachsenen – Konsequenzen für die klinische Praxis

Die nachfolgende Zusammenfassung der wichtigsten Empfehlungen für den Umgang mit dem klinischen Phänomen Geschlechtsdysphorie bei Minderjährigen orientiert sich an zwei bekannten Leitsätzen der Kinder- und Jugendmedizin. Deren Berücksichtigung sollte für alle in der Gesundheitsversorgung dieser Kinder tätigen Psychologen, Kinder-/Jugendlichenpsychotherapeuten, Kinder- und Jugendpsychiater und für alle weiteren Facharztgruppen eine Selbstverständlichkeit sein.

11.1.1 Regel Nummer 1: „Kinder sind keine kleinen Erwachsenen. Kinder sind Kinder" [147]

Dieser allgemeine Grundsatz der Pädiatrie gilt nicht nur hinsichtlich der unterschiedlichen Behandlungspfade und Anpassungserfordernisse bei der Medikamentendosierung, sondern ebenso für den diagnostischen Prozess und auch bei der Anwendung der bisweilen konfligierenden Bewertungsperspektiven der deduktiven Medizinethik (► Kap. 8.6). Eine wesentliche Schlussfolgerung daraus sei hier wiederholt: Das ethische Orientierungsprinzip der Autonomie des Patienten, die Forderung nach „Selbstbestimmung" und das Shared Decision Making sind zwar auch in der Kinder- und Jugendmedizin von großer Bedeutung, doch darf dem – unbenommen des Rechts von Kindern auf Partizipation bei Entscheidungen – nicht per se Vorrang eingeräumt werden gegenüber

- erstens, der besonderen juristischen Schutzwürdigkeit und eingeschränkten Einwilligungsfähigkeit von Kindern und Jugendlichen (► Kap. 8.6.1) und
- zweitens, den realen medizinrechtlichen Verpflichtungen, die sich aus der Verantwortung des Arztes ergeben, der eine Behandlungsbedürftigkeit und die Zweckmäßigkeit bzw. Notwendigkeit bestimmter Maßnahmen eben erst feststellt (► Kap. 9.1).

147 Ein bekanntes Zitat Maria Montessoris (1870–1952; Ärztin, Psychologin, Pädagogin, Biologin, Anthropologin, Philosophin – und die erste Italienerin, die einen Abschluss in Medizin erreichte).

Zur Erfüllung genau dieses Auftrags aber halte ich eine Richtlinien-Psychotherapie bei Minderjährigen mit anhaltendem geschlechtsbezogenen Identitätskonflikt für unverzichtbar, als *conditio sine qua non* vor jeder somato-medizinischen „Angleichungsbehandlung".

Wie in ▶ Kap. 8 ausführlich dargestellt, wird die fachliche Debatte über das Für und Wider einer frühzeitigen Weichenstellung dominiert von der kontrovers diskutierten Frage, ob das medikamentöse Anhalten der normalen[148] Pubertätsentwicklung (a.) eine medizinisch *sichere*, (b.) für das Ziel einer Leidensreduktion *geeignete* und (c.) *ethisch vertretbare* Therapie darstellt (Abbruzzese et al., 2023; Bell, 2023; Biggs, 2020; D'Angelo et al., 2021; Korte und Siegel, 2024; Korte et al., 2021). Eine einfache Nutzen-Risiko-Abwägung ist angesichts der vielen offenen Fragen bzgl. potentieller Langzeitfolgen einer pubertätsunterdrückenden Therapie derzeit nicht möglich. Das Dilemma ist und bleibt: Für eine Minderzahl der Betroffenen („Persister", die eine transsexuelle Entwicklung nehmen), kann eine Pubertätsblockade real von Vorteil sein, insofern im Falle späterer Operationen bessere kosmetische Ergebnisse erzielt werden. Für die Mehrzahl der Kinder mit Genderdysphorie ist diese Behandlung hingegen ungeeignet, da sie als „easy-to-fix"-Lösung deren homosexuelle Identitätsfindung blockiert bzw. andere, alternative Lebensentwürfe unmöglich macht. Denn der Einsatz von GnRH-Analoga zur Pubertätssuppression zieht allen verfügbaren Daten zufolge faktisch immer eine konträrgeschlechtliche Hormontherapie (▶ Kap. 9.2 ff.), sowie in vielen Fällen auch chirurgische Maßnahmen (▶ Kap. 9.6) zur „Geschlechtsangleichung" nach sich – mit allen damit verbundenen Risiken und Nebenwirkungen.

Die Debatte über Sicherheit und Wirksamkeit von „gender-affirming care" hat in Deutschland wie auch im Rest von Europa und in den USA dank des Cass-Reports und der kritischen Kommentierungen der AWMF-Leitlinie deutlich an Fahrt aufgenommen. Weil der Nachweis, dass eine frühzeitige Weichenstellung mit einem Benefit für das psychische Wohl verbunden ist, nicht erbracht wurde, hat sich international eine Verschiebung vom transaffirmativen Modell, das den Zugang zu medizinischen Interventionen priorisiert, zu einem Ansatz vollzogen, der sich mit Entwicklungsaspekten, der Frage nach der kausalen Bedeutung von

148 d. h. zu einem definierten und eben nicht beliebigen Zeitpunkt physiologisch einsetzenden Pubertät

sozialen Einflussfaktoren und psychiatrischen Komorbiditäten befasst und die individuelle Entwicklungsätiologie der Trans-Identifizierung in den Fokus nimmt.

11.1.2 Regel Nummer 2: „Keine Diagnose durch die Hose" – Gefahr von Schnellschüssen

Kinder/Jugendliche müssen immer genauestens exploriert und untersucht werden (▶ Kap. 5.2). Auch diese goldene Regel ist übertragbar und bei Behandlung geschlechtsdysphorischer Patienten in Anwendung zu bringen. Für die *differenzialdiagnostisch so wichtige Binnendifferenzierung* innerhalb des extrem heterogenen Spektrums (▶ Abb. 3, ▶ Abb. 4) präpubertärer und adoleszenter Minderjähriger mit Genderdysphorie setzt dies prinzipiell

- eine multiaxiale und entwicklungspsychiatrisch/-psychopathologisch orientierte sowie
- prozessual erfolgende Diagnostik unter Einbeziehung der Bezugspersonen voraus.

Die ist aber *ohne* eine sich über einen längeren Zeitraum erstreckende *Verlaufsbeobachtung* und *ohne* den stabilen Rahmen eines therapeutischen Arbeitsbündnisses schlichtweg unmöglich. Viele Faktoren lassen sich oft erst im Laufe einer Therapie erkennen (und im besten Fall auflösen): Pathogenetisch bedeutsame, familiäre Verstrickungen und eventuelle elterliche Delegationstendenzen mit Übertragung eigener sexualitätsbezogener Konflikte aufs Kind, ebenso wie bestehende (die Entwicklung eines krisenfesten Selbst beeinträchtigende) *ich-strukturelle Defizite*, eine mangelhafte Mentalisierungs- und fehlende Einsichtsfähigkeit auf Seiten des Betroffenen, die es ihm unmöglich machen, Bedeutung, Folgen und Tragweite einer mit lebenslangen Konsequenzen verbundenen Entscheidung absehen zu können. Dies gilt auch für das Erkennen von *Konfliktpathologien* und die Aufdeckung von *Beziehungstraumatisierungen*, sowie ganz allgemein für die Entwicklung eines Verständnisses für die je unterschiedlichen, oft sehr komplexen Bedingungsfaktoren (▶ Kap. 7), die dem transsexuellen Wunsch im individuellen Fall zugrunde liegen.

Dafür aber sind wenige Diagnostik-Termine eben *nicht* ausreichend. Überdies halte ich die Einbeziehung eines kinder- und jugendpsychiatrischen Facharztes für unverzichtbar. Die auffällige Zurückhaltung der deutschen S2k-Leitlinie in Hinblick auf *diagnostische und psychotherapeutische Minimalstandards* sowie die Überbetonung der „Freiwilligkeit", diesen Anforderungen zu entsprechen, sind zweifelsohne den (in sich widersprüchlichen und keineswegs im Interesse der hilfesuchenden Patienten liegenden, sondern vielmehr politisch-ideologisch motivierten) Bestrebungen nach Ent-Pathologisierung geschuldet. Angesichts des zuletzt deutlich gestiegen Anteils psychisch stark belasteter Jugendlicher mit später Erstmanifestation der Geschlechtsdysphorie und der *hohen Rate schwerer Psychopathologie bzw. komorbider Erkrankungen* (▶ Kap. 2.4 u. ▶ Kap. 5.4) ist diese Zurückhaltung nicht nur irrational, sondern schlichtweg verantwortungslos und mit der ärztlichen Sorgfaltspflicht gänzlich unvereinbar.

Falls nach sorgfältiger Exploration der lebensgeschichtlichen Entwicklung der Eindruck entsteht, dass hinter dem mit Leidensdruck einhergehenden Inkongruenzerleben mehr steckt als eine pubertäre Krise, sollte der Kontakt zu einer spezialisierten Einrichtung gebahnt oder diese beratend hinzugezogen werden. Angesichts der Tatsache, dass bei manchen Betroffenen eine sexuelle Traumatisierung, Gewalterfahrung (betrifft vor allem Mädchen) oder eine abgewehrte Homosexualität (Drummond et al., 2008, 2017; Korte et al., 2014; Singh, 2012; Steensma et al., 2013a/b) ein mögliches Motiv für transsexuelle Fantasien bzw. den Wunsch nach einem „Geschlechtswechsel" sein kann, erfordert die diagnostische Klärung ein hohes Maß an fachlicher Expertise. Diese sollte nicht nur allgemeine *entwicklungspsychiatrische* Kenntnisse, sondern optimalerweise auch spezielle *sexualtherapeutische und -pädagogische* Praxis umfassen.[149]

149 Eine entsprechende Expertise kann im Rahmen entsprechender sexualmedizinischer Weiterbildungscurriciula erworben werden.

11.2 Weg zu Autonomie – Genderexplorative Psychotherapie ist keine Konversionsbehandlung

Der Schwerpunkt in der Psychotherapie sollte in der Auseinandersetzung mit Fragen der geschlechtlichen und sexuellen Identität liegen, und die Behandlung hinsichtlich ihres Ergebnisses offen gestaltet werden. Andererseits muss zugleich eine Erfassung und ggfs. Behandlung der häufigen komorbiden psychischen Störungen (▶ Kap. 5.4) erfolgen.

- Im Vordergrund steht die psychotherapeutisch begleitete Ergründung und Reflexion der je unterschiedlichen, individuellen Ursachen für den transsexuellen Wunsch, was von transaktivistischer Seite und Vertretern des transaffirmativen Ansatzes zu Unrecht als Konversationstherapie (Ashley, 2020, 2023; Romer und Möller, 2020) diffamiert wird.
- Ein besonderer Fokus liegt in der Auseinandersetzung mit der Frage, ob es sich bei der Ablehnung der eigenen Geschlechtsrolle und des Geschlechtskörpers primär um eine krisenhafte homosexuelle Entwicklung und/oder um eine maladaptive Reaktion auf einen pubertätsbedingten Altersrollenkonflikt im Sinne einer Adoleszenzkrise handeln könnte.
- In manchen Fällen entpuppt sich die vermeintliche Komorbidität als das eigentliche, übergeordnete Problem, aus dem sich auch der Wunsch nach Transition nährt, d. h. die Trans-Identifizierung ist hier Stellvertreter oder Träger für andere Schwierigkeiten (D'Angelo, 2023; s. dazu auch Lemma, 2018/2022; Lemma und Savulescu, 2021).

Psychotherapie kann mittels ihrer spezifischen und unspezifischen Wirkmechanismen und unterschiedlichen Methoden (positive Beziehungserfahrung, „containing", „holding function", familienzentriertes, bindungsorientiertes, mentalisierungsbasiertes oder aufdeckendes Arbeiten, Abwehr- und Übertragungsanalyse oder kognitive Umstrukturierung) als Katalysator für *Wachstum, psychische Veränderung und Autonomieentwicklung* wirken. Letzteres wird insbesondere dadurch unterstützt, dass der Patient bislang unbewusste Problem- bzw. Erfahrungsbereiche und darüber sich selbst besser verstehen lernt.

- Zentral wichtig ist in diesem Zusammenhang die Frage, welche idiosynkratische Bedeutung auf Patientenseite dem gewünschten und dem unerwünschten „Gender“ beigemessen wird; welche konkreten Aspekte also und welche Stereotype des eigenen Geschlechts abgelehnt bzw. als erstrebenswert im anderen erachtet werden.
- Nicht selten führt dies zu der Einsicht, wie sehr frühere oder aktuelle, negativ-defizitäre Beziehungs-/Bindungserfahrungen und (möglicherweise fehlende) männliche/weibliche Rollenmodelle das gegenwärtige Erleben auch in Bezug auf die eigene Geschlechtsrolle und den eigenen Geschlechtskörper beeinflussen, prägen bzw. maßgeblich bestimmen.
- Psychotherapie bietet einen sicheren Raum, in dem die Betroffenen diese (eigenen oder externen) Zuschreibungen und repressiven Normen für sich hinterfragen können, denen zufolge bestimmte Eigenschaften, Präferenzen, Verhaltensweisen und Empfindungen exklusiv nur mit einem der beiden biologischen Geschlechter verbunden werden.
- Dies alles führt zwangsläufig zu der Frage, ob die medizinische Transition wirklich die Freiheitsgrade erweitert oder ob dieser Weg nicht vielmehr genau diejenigen Normen und Geschlechterklischees aufrechterhält, die als unterdrückend empfunden werden.
- Das kritische Nachdenken über Geschlechternormen lädt dazu ein, kreative, vor allem individuelle Lösungen und bisher ungeahnte Wege zu finden, um sexuelle Vielfalt leben zu können, die deutlich sicherer sind als transaffirmative medizinische Interventionen.

Genau deshalb ist eine ergebnisoffene, dem Gebot der therapeutischen Neutralität folgende genderexplorative Therapie das exakte Gegenteil einer Konversionsbehandlung: Sie bedeutet vielmehr Self-Empowerment bzw. hat dieses zum Ziel, und ist darauf ausgelegt, dass der Patient durch die gewonnene Klarheit über die Ursachen seines inneren Konflikts dazu befähigt wird, die erforderliche Entscheidungskompetenz als Voraussetzung für ein Shared Decision Making zu entwickeln!

Mit Blick auf die psychotherapiefeindliche Ausrichtung und nicht evidenzbasierte Fixierung des transaffirmativen Ansatzes auf somatische Maßnahmen, bei dem mit Einleitung einer medizinischen Transformationsbehandlung ein

Fertilitätsverlust sowie weitere körperliche Langzeitschäden billigend in Kauf genommen werden, soll abschließend Folgendes als Einwand gegen den Versuch vorgebracht werden, ein *psychisches* Problem mittels *somatischer* Maßnahmen lösen zu wollen: Im Falle des Krankheitsbildes der Anorexia nervosa, der in ähnlicher Weise eine Körperwahrnehmungsstörung und vielfach auch eine Ablehnung von Sexualität ursächlich zugrunde liegt, würde niemand in Erwägung ziehen, der magersüchtigen Patientin Abführmittel, Appetitzügler oder Schilddrüsenhormone zu verschreiben, um ihr darüber die angestrebte Körpermodifikation – hier eine weitere selbstinduzierte Gewichtsabnahme – zu ermöglichen. Auch bei der *Body Dysmorphic Disorder* (Körperdysmorphophobie)[150] gilt nahezu jede körpermodifizierende Maßnahme zur Veränderung der äußeren Erscheinung als kontraindiziert. Kohls und Roessner (2023) haben darauf hingewiesen, wie erstaunlich unterschiedlich die Behandlungsstrategien im Vergleich ausfallen und die Sinnhaftigkeit resp. ethische Vertretbarkeit von nebenwirkungsreichen und komplikationsanfälligen medizinischen Eingriffen am gesunden Körper kritisch hinterfragt.

Anders als in der Anorexie-Behandlung, für die sich vielerorts ein eklektischer Therapieansatz[151] bewährt hat, vor allem aber die Vorrangigkeit der psychotherapeutischen Behandlung niemals infrage gestellt wurde, besitzt die Debatte über eine angemessene Versorgung geschlechtsdysphorischer, transidentifizierter und neuerdings auch „non-binärer" Minderjähriger wie kein anderes Thema das Potential, die kinder- und jugendpsychiatrische und -psychotherapische Community zu spalten. Eigentlich wäre es mehr als naheliegend, intensiver als bislang üblich auf die im Kontext der Anorexie-Behandlung gesammelten Erfahrungen mit schweren Körperbildstörungen zuzugreifen und diese mutatis mutandis auch in der Therapie bei massiver Ablehnung des *Geschlechts*körpers zu nutzen, wie Ponseti und Stirn (2019) angeregt haben. Es gibt also viel zu *tun* – nicht nur vieles zu *lassen*.

150 In der ICD-10 zu diagnostizieren entweder als wahnhafte Form unter F22.8, Sonstige anhaltende wahnhafte Störungen, oder als nicht-wahnhafte Dysmorphophobie unter F45.2, Hypochondrische Störung.

151 mit Kombination aus kognitiv-verhaltenstherapeutischen (ernährungsmedizinischen) Maßnahmen mit konfliktzentriert-aufdeckenden, psychodynamischen sowie systemisch-familientherapeutischen Verfahren

„Geh zurück zum Körper – das ist der Ort, an dem die meisten Unstimmigkeiten der westlichen Kultur entstehen."

(Carolee Schneemann, 1963, anlässlich einer Uraufführung einer Perfomance in New York)

11.3 Ultima ratio – „Geschlechtsangleichung" auch bei Minderjährigen?

Wenn Menschen jedweden Alters aufgrund ihrer Geschlechtszugehörigkeit psychisches Leid verspüren und Hilfe in Anspruch nehmen wollen, sollten Ärzte dieses wie auch die individuellen Lebensentwürfe der Betroffenen selbstverständlich stets ernst nehmen. Sie sollten aber auch jeder universellen Heilsvorstellung, die eine Linderung von psychischem Leid vorrangig in der Umsetzung ästhetisch-chirurgischer Maßnahmen sucht, grundsätzlich kritisch gegenüberstehen. Allem voran gilt es, die Vielfalt möglicher Ursachen für die Körper- und Genderdysphorie pubertierender Jugendlicher und junger Erwachsener anzuerkennen und – im Wissen um die hohe Volatilität in dieser Altersstufe – die Identifikationsschablone „trans" nicht übereilt zu bedienen.

Es ist an dieser Stelle nochmals hervorzuheben, dass neueren Untersuchungen zufolge der Anteil der Patienten, die nach einer im Jugendlichen- oder jungen Erwachsenenalter begonnenen „Geschlechtsangleichung" diesen Schritt bereuen und die Hormontherapie abbrechen (Littman, 2021; Vandenbussche, 2022), in einigen Kohorten bis zu 10–30 % betrug (Boyd et al., 2022; Hall et al., 2021; Roberts et al., 2022), und die Detransitionsrate für die mittlerweile veränderte Gruppe deutlich höher liegen könnte als bislang angenommen.

- Sämtliche Schritte sowohl einer vollständigen sozialen, einer juristischen (► Kap. 4.5) als auch einer medizinischen Transition (► Kap. 8 u. ► Kap. 9) sollten erst nach einer ausführlichen Differenzialdiagnostik (► Kap. 5.2 ff.), nach Klärung möglicher Komorbiditäten (► Kap. 5.5) und ggfs. vorliegender Kontraindikationen sowie in aller Regel *erst nach Abschluss der psychosexuellen Entwicklung* erwogen werden, deren identitätsstiftende Erfahrungen Grundlage des Erwachsenwerdens darstellen.

- Gleichwohl bedeutet dies nicht, dass im Umkehrschluss bei Erwachsenen eine Hormontherapie „on demand" erfolgen und jedem Wunsch nach medizinscher Transition entsprochen werden sollte. Wie ausführlich medizin-ethisch und -rechtlich begründet, sollte der Anspruch, durch eine Binnendifferenzierung des Trans-Spektrums die Anzahl der Rückumwandlungsbegehren zu minimieren, nicht als unzulässiges „Gate-keeping" abgetan, sondern als Ausdruck ärztlicher Verantwortung verstanden werden.
- Eine hormonelle Therapie und/oder operative Eingriffe am gesunden Körper können nur in den sehr seltenen Fällen der *Genderdysphorie vom transsexuellen Typus* in einem gewissen Maße erfolgversprechend sein. Strenggenommen kann nicht von einer Indikation im eigentlichen Sinne gesprochen werden. Eine klare Indikation für einen medizinischen Eingriff ließe sich nur dann stellen, wenn dessen Nutzen in Bezug auf eindeutig definierte, kritische Zielvariablen zweifelsfrei erwiesen wäre.
- Medizinrechtlich setzt die erwogene Off-label-Behandlung somit eine Nutzen-Risiko-Abwägung voraus, ist stets eine Einzelfallentscheidung, zu deklarieren als *individueller Heilversuch*. Dabei ist die Einleitung körpermedizinischer, das äußere Erscheinungsbild verändernder, irreversibler und infertilisierender Maßnahmen eine *ultima ratio*, die nur dann in Betracht zu ziehen ist, wenn andere Behandlungsversuche sich für die angestrebte Linderung des psychischen Leids als nicht hinreichend erwiesen haben.
- Die Frage der Finanzierung der erforderlichen, kostenintensiven Maßnahmen durch die Solidargemeinschaft sollte in solchen Fällen nicht der limitierende Faktor sein. Denn unbestreitbar gibt es eine schwer quantifizierbare Subgruppe mit Anhaltspunkten für eine *zeitlich überdauernde Geschlechtsidentitätstransposition* im Sinne einer Transsexualität, die sich durch Psychotherapie alleine nicht in einem für den Patienten positiven Sinne beieinflussen oder auflösen lässt.

Sollte trotz aller fachlich begründeten Argumente und Vorbehalte, die sich aus der unsicheren Evidenzlage ergeben, nicht dennoch in Ausnahmefällen eine Entscheidung für die Einleitung einer konträrgeschlechtlichen Hormonbehandlung auch schon vor Erreichen der Volljährigkeit möglich sein? Die Antwort darauf ist alles andere als einfach. Mit Blick auf die zuletzt gestiegenen Detransitioner-Zahlen ist sie noch schwieriger geworden. Um es mit Karl Valentin zu sagen: Früher war ich unentschlossen – heute bin ich mir nicht mehr so sicher.

Dass Behandlungsentscheidungen dieser Tragweite nicht nach dem kalendarischen, sondern nach dem Entwicklungsalter, d. h. dem individuellen Stand der psychosexuellen, sozio-emotionalen und kognitiven Entwicklung des Patienten zu treffen sind, wurde bereits begründend erläutert. Daraus ergibt sich aber auch: Die Vollendung des 18. Lebensjahres allein ist keine hinreichende Bedingung für den Startschuss zur medizinischen Transition! Die Entscheidung nach der individuellen „Readiness" ist davon losgelässt zu treffen.

Was aber wären die unabdingbaren Voraussetzungen für eine solche, aufgrund ihrer lebenslangen Folgen stets gut zu begründende Entscheidung? Und welche Aspekte gilt es im Rahmen eines sorgfältigen, unter enger Einbeziehung der Bezugspersonen erfolgenden, i. d. R. längerwährenden Diagnostik- und Klärungsprozesses unbedingt zu berücksichtigen? Diese Schlüsselfragen lassen sich vergleichsweise leicht beantworten:

1. Von zentraler Bedeutung ist m. E. die Frage, ob die Geschlechtsidentitätstransposition bereits seit frühester Kindheit bestand, das *Lifetime-Kriterium* also erfüllt ist,
2. und ob das Unbehagen im eigenen Körper (die Ablehnung der primären und sekundären Geschlechtsmerkmale) mit fortschreitender Adoleszenz massiv weiter zugenommen hat,
3. sodass in der Zusammenschau aller anamnestischer Informationen hochwahrscheinlich von einer *dauerhaft fixierten, irreversiblen transsexuellen Entwicklung* auszugehen ist.
4. In diesen seltenen Ausnahmefällen sollte erwogen werden, zusätzlich zur Diskussion im multiprofessionellen Team das *Votum einer klinischen Ethikkommission* einzuholen,

5. um so unter Berücksichtigung der Evidenzlage interdisziplinär eine Nutzen-Risiko-Abwägung und *ethisch begründete Einzelfallentscheidung* vornehmen zu können.
6. Eine *gründliche psychiatrische Diagnostik* muss in jedem Fall erfolgt und die Einsichts-, Urteils- und Entscheidungsfähigkeit, sprich die *Einwilligungskompetenz* gegeben sein.
7. Das setzt voraus, dass *Identitäts- und Persönlichkeitsentwicklung* weit fortgeschritten sind und eine Aussage über die sexuelle Präferenzstruktur getroffen werden kann.

In der Phase der Pubertät, die von der ausklingenden Präadoleszenz bis in die mittlere Adoleszenz reicht, kann dies naturgemäß noch *nicht* der Fall sein, weil es eben genau jene identitätsstiftenden Erfahrungen der Pubertät und der im Zuge dieser erforderlichen psychologischen Anpassungsleistungen sind (▶ Kap. 6) – die Integration des sich reifungsbedingt verändernden Körpers und des eigenen sexuellen Begehrens in ein kohärentes Konzept vom eigenen Selbst –, die grundlegend sind für die Bildung einer reifen, stabilen Persönlichkeit. Kurz gesagt und auf den Punkt gebracht: Identitätsfindung ist das *Ergebnis* einer erfolgreichen Entwicklung in der Pubertät, nicht ihr Ausgangspunkt!

11.4 Ausblick – Zurück in die Zukunft oder Im Westen nichts Neues?

Und wie wird es weiter gehen im Kulturkampf um Sternchensex und Genderflation? Vielleicht erhellt ein Blick weit zurück die Perspektive nach vorn.

In der Spätantike, als das monotheistische Christentum auf den Trümmern des polytheistischen Imperium Romanum triumphierte und sich selbst die Kaiserkrone aufsetzte, eskalierte ein Expertenkrieg zwischen zwei verfeindeten Denkschulen der Bibelexegese. Entlang den Konfliktlinien wechselnder politischer Machtverhältnisse stritten auf der einen Seite die „Arianer", auf der anderen die „Homoiusianer".

- Arius, ein Priester aus dem frühen 4. Jh., vertrat die Ansicht, dass Christus (der Sohn) nicht wesensgleich (*homousios*) mit Gott dem Vater sei, sondern vielmehr ein geschaffenes Wesen, das einen Anfang in der Zeit habe. Nach seiner Lehre war der Sohn dem Vater untergeordnet und somit *nicht* gleich ewig/göttlich wie der Vater. Arius fasste seine Ansicht wie folgt zusammen: „Es gab eine Zeit, da war der Sohn nicht."
- Im Gegensatz dazu lehrten die Vertreter der orthodoxen (nicäischen) Trinitätslehre, dass der Sohn wesensgleich mit dem Vater sei, also von gleicher Substanz und gleich ewig wie der Vater. Diese Ansicht wurde besonders von Athanasius von Alexandria († 373 n. Chr.) und anderen prominenten Kirchenvätern verteidigt – mit Blut, Schweiß und Tränen.

Sex und Gender, Henne und Ei grüßen von Ferne! Das Konzil von Nicäa (325 n. Chr.) erklärte – nach langem geistlichem und weltlichem Ringen – die Leitlinie der Trinität zum obersten Glaubensgesetz im west- und oströmischen Reich und schwor alle Untertanen ein auf die neue Staatsmonopolreligion. Arius wurde verbannt, seine Schriften verbrannt, seine Anhänger als Ketzer verfolgt. Das Zünglein an der Waage indes hätte damals genau so gut auf die andere Seite ausschlagen können (was es danach noch einige Male tat). Letztlich entschied Kaiser Konstantin der Große im eigenen Macht-, nicht im Glaubensinteresse – taufen ließ der wankelmütige Heide sich erst auf dem Sterbebett, sicher ist sicher. Die Glaubenskriege der Reformation zogen später ihre jahrhundertelange Blutspur unter anderem um einen ähnlich akademisch-theologischen Zankapfel, die sog. „Transsubstantiation", also um die Frage, ob sich Brot und Wein nach katholischem Rezept während der heiligen Messe in Jesu Fleisch und Blut verwandeln oder nach Luthers Geschmack lediglich „konsubstanziell", also als spirituelle Beilage zum Abendmahl serviert werden.

Glauben heißt nicht wissen. Und Geschichte wiederholt sich nicht, höchstens als Farce. Wie derzeit jene, die wir um „Sex" und „Gender" aufführen, durchlauferhitzt in Sprechblasen von Medizin, Politik, Medien und Netzaktivisten, während um uns herum der Weltfrieden und die Umwelt wie noch nie bedroht sind. Spätrömische Dekadenz 2.0? Wozu Aufklärung, wenn Verklärung doch auch ins Helle führt! Der Zeitgeist weht ohnehin, wo er will und er strebt nicht nach Wahrheit, sondern nach Mehrheit. Warum also sollen wir Wissenschaftler weiter trotzig beharren auf kleinen und kleinsten Unterschieden wie denen zwischen *Sexus* und *Sozialisation*, statt uns affirmativ dem aktuell vorherrschenden Glauben an die biologische Trinität der Geschlechter anzuschließen? Warum über Irrtümer von Ärztekonzilen dicke Bücher schreiben, die doch sofort auf dem Scheiterhaufen der Hetzer und Hater landen?

Die nächste Reformation wird kommen, vielleicht sogar eine neue Aufklärung. Bis dahin bleibt es die Aufgabe von uns Ärzten, nicht leitlinientreu unseren eigenen Leidensdruck zu senken, sondern zuallererst unseren Patienten nicht zu schaden.

POSTSCRIPTUM

Am 5. Juli 2024 wurde Dr. Hilary Cass, bis 2015 Präsidentin des Royal College of Paediatrics and Child Health und danach Leiterin des nach ihr benannten, unabhängigen Cass-Reports, der die Fehler und Verfehlungen genderaffirmativer Behandlung Minderjähriger aufdeckte und damit Ärzte und Öffentlichkeit in aller Welt aufrüttelte, mit der Aufnahme ins House of Lords geehrt.

Am 15. Juli 2024 unterzeichnete der kalifornische Gouverneur Gavin Newsom ein Gesetz, wonach Lehrer künftig nicht mehr von ihren Arbeitgebern dazu verpflichtet werden dürfen, Eltern über mögliche Veränderungen in der sexuellen Orientierung oder der Geschlechtsidentität von Schülern zu informieren. Vermutlich hält Newsom die Benachrichtigung der Eltern via TikTok und das soziale Netzwerk des Wizzard of Trans für ausreichend.

Am 28. August 2024 erschien der Vorstand der Deutschen Gesellschaft für Kinder- und Jugendpsychiatrie und Psychotherapie (DGKJP) als Beschwerdeführer zu einem Termin beim Präsidenten der Bundesärztekammer. Das oberste Gremium der deutschen Ärzteschaft möge den (mit Zweidrittelmehrheit angenommenen) Leitlinien-kritischen Beschluss des Bundesärztetages zurücknehmen. Als Sachverständige für die Position der Ärztekammer traten die KJP-Professoren Banaschewski (Mannheim), Roessner (Dresden) und Zepf (Jena) sowie der Autor dieses Buches auf. Der Beschluss des Ärztetages blieb unwiderrufen. Die finale Konsentierung der Leitlinie durch die Vorstände der beteiligten Fachgesellschaften wurde gleichwohl für Herbst 2024 angekündigt.

Danksagung

Dieses Buch zieht die Summe meiner ärztlichen, wissenschaftlichen und publizistischen Arbeit zum Thema Geschlechtsdysphorie seit 2005. Es wäre wohl nicht erschienen, hätte mich der Medienexperte, Coach und Freund Stephan Reichenberger nicht in guten wie in schlechten Zeiten unermüdlich angetrieben, ermutigt, kritisiert, lektoriert, gemanagt und durch alle Shit- und Candystorms unserer schönen neuen Medienwelt gelotst. Danke!

Mein besonderer Dank gilt dem Verleger und der Verlagsleitung des Kohlhammer-Verlags, insbesondere auch für die Bereitschaft, den interdisziplinären Ansatz sowie die Idee einer Kombination von wissenschaftlicher Monografie und politischem Debattenbeitrag trotz erwartbarer Kontroversen innerhalb und außerhalb des Wissenschaftsbetriebes mitzutragen. Carmen Rommel und Ruprecht Poensgen haben mich als Autor angefragt zu einem Zeitpunkt, als meine Positionen noch als angebliche Außenseitermeinung diffamiert und angegriffen wurden. Sie konnten nicht ahnen, wie gewaltig sich der Wind im Laufe des Jahres 2024 auch hierzulande drehen und dieses Buch weit vor die Welle tragen würde.

Einige meiner Fachpublikationen, die für dieses Buch neu durchdacht, überarbeitet und fortgeschrieben wurden, tragen in der Urfassung die Namen von Co-Autoren. Danke Klaus M. Beier und Hartmut A.G. Bosinski, die Ihr mich vor 20 Jahren überhaupt erst auf das Thema gebracht und in meiner Arbeit auf diesem Gebiet stets mit Rat und Tat unterstützt habt. Danke Gisela Gille, auf deren „Mädchensprechstunde" ich auch ohne eigenen neuen Geschlechtseintrag niemals verzichten möchte. Danke Volker Tschuschke dafür, dass Sie mich früh auf Fehlentwicklungen (nicht nur) im Fach KJP hingewiesen haben. Danke, Saskia Fahrenkrug, Heinrich Schmidt, Stefan Siegel: Eure Expertise hat mein Wissen erweitert und mir den Glauben an die Aufgaben des Arztes, Therapeuten und Wissenschaftlers erhalten.

Während in Deutschland die mächtige Allianz der Affirmativen meine Hinweise auf mangelnde Evidenz jahrelang als Transphobie diffamierte, erhielt ich jede Menge Zuspruch, Information, Input und Inspiration von internationalen Kooperationspartnern. Dank an die Society for Evidence-based Gender Medicine (SEGM), Zhenya Abbruzzese, Sasha Ayad, Lisa Littman (USA), David Bell und Michael Biggs (UK), Roberto D'Angelo (Australia), Riittakerttu Kaltiala (Finnland), Mikael Landén (Sweden), Céline Masson und Èva-Marie Golder (France), Kenneth J. Zucker (Canada) und Bettina Reiter (Österreich).

Dass kritische Kollegialität und freundschaftlich geteiltes Fachwissen mehr zählen als alle akademischen Titel, Ämter und Würden, bewiesen und beweisen immer aufs Neue meine Mitstreiter Bernd Ahrbeck, Tobias Banaschewski, Veit Roessner und Florian Zepf. Habe die Ehre! Herzlich gedankt sei in diesem Zusammenhang auch Franz-Josef Freisleder, Thomas Pollmächer, Ludger Tebartz van Elst und Christian Rexroth.

Großer Dank für wichtige inhaltliche Rückmeldungen oder inspirierende fachliche Gespräche gilt einer Reihe weiterer Personen unterschiedlicher Professionen, u. a. Stephanie Adam, Rainer Alisch, David Allison, Hermann Berberich, Carina Gasparics, Almut Nillies, Hannes Ulrich und Anna Weber. Für fundamental wichtige Unterstützung ganz anderer Art danke ich Andrea Opitz-Gerz.

Vor Erscheinen des Cass-Reports gehörte nicht nur in linksliberalen Zeitungs- und TV-Redaktionen Deutschlands einiges an Courage dazu, sich dem transaffirmativen Zeitgeist entgegen zu stellen oder zumindest das *audiatur et altera pars* gelten zu lassen. Hut ab vor Beatrice Achterberg und Judith Blage (NZZ), Alev Doğan (The Pioneer), Jan Feddersen und Kaija Kutter (taz), Maik Großekathöfer (DER SPIEGEL), Nike Heinen, Anna Kröning, Ulf Poschardt und Lucas Wiegelmann (WELT), Cecile Magne (arte), Martin Spiewak (DIE ZEIT), Thomas Thiel und Felicitas Witte (F.A.Z.) sowie Saša Vukadinović (Schweizer Monat).

Dass ich als älterer Weißkittel fast noch zum Coverboy bei EMMA taugen würde, hätte ich mir nicht träumen lassen. Alice Schwarzer, auch auf diesem Gebiet treffsichere politische Vordenkerin, und Chantal Louis haben meine feministische Ader kultiviert und mich durch ihr großartiges Beispiel für meine/unsere Sache kämpfen gelehrt. *Allons enfants! La lotta continua! Venceremos!*

Dem Fotografen Christian Angerer besonderen Dank für seinen unbeirrbar subjektiven Blick durchs Objektiv.

Last but not least bedanke ich mich bei den multiprofessionellen Teams meiner beiden Stationen 2 und 4 in der KJP des Klinikums der Ludwig-Maximilians-Universität München (LMU), wo wir über die Jahre in wachsender Zahl Mädchen und Jungen mit Geschlechtsdysphorie und komorbiden Erkrankungen behandelt haben, sowie Miriam Nagel, die sich lange der in der Ambulanz betreuten Patienten angenommen hat. Es ist mir ein Privileg, mit Euch arbeiten zu dürfen!

Literatur

Abbruzzese, E., Levine, S.B., Mason, J.W., 2023. The Myth of „Reliable Research" in Pediatric Gender Medicine: A critical evaluation of the Dutch studies – and research that has followed. J Sex Marital Ther 49 (6), 673–699.

Adorno, T.W. (1951), Minima Moralia. Reflexionen aus dem beschädigten Leben. Gesammelte Schriften, Band 4. Suhrkamp, Frankfurt am Main 1980, S. 43.

Ahrbeck, B., Felder, M. (Hg.) (2022). Geboren im falschen Körper. Genderdysphorie bei Kindern und Jugendlichen. Kohlhammer, Stuttgart.

Aitken, M., Steensma, T.D., Blanchard, R. (2015). Evidence for an Altered Sex Ratio in Clinic-Referred Adolescents with Gender Dysphoria. Journal of Sexual Medicine 12 (3), 756–763. https://doi.org/10.1111/jsm.12817

Aitken, M., VanderLaan, D.P., Wassermann, L. et al. (2016). Self-Harm and Suicidality in Children Referred for Gender Dysphoria. J Am Acad Child Adolesc Psychiatry, 55(6), 513–520.

Alderson, J., Madill, A., Balen, A. (2004). Fear of Devaluation: understanding the experience of intersexed women with androgen insensivity syndrome. Br J Health Psychol, 9, 81–100.

Allison, S., Warin, M., Bastiampillai, T. (2014). Anorexia nervosa and social contagion: Clinical implications. Australian & New Zealand Journal of Psychiatry. 48, 116–120. HTTPS://DOI 10.1177/0004867413502092.

Alsalem, R. (2023). UN Special Rapporteur on violence against women and girls: „Allow women and girls to speak on sex, gender and gender identity without intimidation or fear" (22.5.2023). https://www.ohchr.org/en/press-releases/2023/05

Amelung, T.R. (2024). Ideologisch getriebene Verantwortungslosigkeit. WPATH-Files bestätigen Risiken des gender-affirmativen Ansatzes. In: Queer Nations, 08.03.2024. queernations.de/ideologisch-getriebene-verantwortungslosigkeit/ Zugriff am 26.03.2024

American College Health Association (ACHA). (2022). National College Health Assessment III. Undergraduate Student Reference Group. Data Report.

American Psychiatric Association, 2013. Diagnostic and Statistical Manual of Mental Disorders, 5th ed., DSM-5. American Psychiatric Press, Washington DC.

Anacker, C., Sydnor, E., Chen, B.K. et al. (2021). Behavioral and neurobiological effects of GnRH agonist treatment in mice: Potential implications for puberty suppression in transgender individuals. Neuropsychopharmacology, 46, 882–890. https://doi.10.1038/s41386-020-00826-1

Arbeitsgemeinschaft der wissenschaftlich-medizinischer Fachgesellschaften: Geschlechtsinkongruenz, Geschlechtsdysphorie und Trans-Gesundheit: S3-Leitlinie zur Diagnostik, Beratung und Behandlung. Berlin: AWMF 2018 (Reg. Nr. 138-001)

Arcari, A.J., Gryngarten, M.G., Freire, A.V. et al. (2016). Body mass index in girls with idiopathic central precocious puberty during and after treatment with GnRH analogues. Int J Pediatr Endocrinol, 15. https://doi. 10.1186/s13633-016-0033-7

Arcelus, J., Bouman, W.P., Van Den Noortgate, W. (2015). Systematic review and meta-analysis of prevalence studies in transsexualism. Eur Psychiat, 30(6), 807–815.

Arcelus, J., Claes, L., Witcomb, G.L. et al. (2016). Risk Factors for Non-Suicidal Self-Injury among Trans Youth. J Sex Med, 13, 402–412.

Alfonseca, K. (2023). Map: Where gender-affirming care is being targeted in the US. Retrieved from https://abcnews.go.com/US/ map-gender-affirming-care-targeted-us/story?id=97443087 – zit. n. Zepf et al., 2024

Arnoldussen, M., Steensma, T.D., Popma, A. (2020). Re-evaluation of the Dutch approach: Are recently referred transgender youth different compared to earlier referrals? European Child & Adolescent Psychiatry, 29(6), 803–811. https://doi.10.1007/s00787- 019-01394-6

Ashley, F. (2019.) Thinking an ethics of gender exploration: against delaying transition for transgender and gender creative youth. Clin Child Psychol Psychiatry, 24, 223–236. https://doi. 10.1177/1359104519836462

Ashley, F. (2020). Homophobia, conversion therapy, and care models for trans youth: defending the gender affirming approach. J LGBT Youth, 17, 361–383.

Ashley, F. (2023). Interrogating gender-exploratory therapy. Perspect Psychol Sci, 18, 472–481

Auyeung, B., Baron-Cohen, S., Ashwin, E. et al. (2009). ‚Fetal testosterone and autistic traits'. British Journal of Psychology, 100, 1–22. https://doi.org/10.1348/000712608X311731

Auyeung, B., Baran-Cohen, S., Ashwin, S. et al. (2009). Fetal Testosterone Predicts Sexually Differentiated Childhood Behavior in Girls and in Boys. Psychological Science, 20, 144–148.

Ayad, S., D'Angelo, R., Kenny, D., Levine, S. B., Marchiano, L., O'Malley, S., 2022. A clinical guide for therapists working with gender-questioning youth. Gender Exploratory Therapy Association. https://genderexploratory.com/clinical-guide/

Bachmann, C., Golub, Y., Holstiege, J., Hoffmann, F. (2024). Störungen der Geschlechtsidentität bei jungen Menschen in Deutschland: Häufigkeit und Trends, 2013–2022. Eine Analyse bundesweiter Routinedaten. Deutsches Ärzteblatt International, 121, 370–371.

Baker, K. E., Wilson, L. M., Sharma, R. et al. (2021). Hormone Therapy, Mental Health, and Quality of Life Among Transgender People: A Systematic Review. Journal of the Endocrine Society, 5(4), bvab011. https://doi.org/10.1210/jendso/bvab011

Barnes, H. (2023). Time to Think – The Inside Story oft he Collapse oft he Tavistock's Gender Service for Children. Swift press.

Bauer, G.R., Scheim, A.L. (2013). Sampling bias in transgender studies. Lancet Infect Dis, 13(10), 832.

Baxendale, S. (2024). The impact of suppressing puberty on neuropsychological function: A review. Acta Paediatrica, 113(6),1156–1167 https://doi.org/10.1111/apa.17150

BBC (2024). My life: I am Leo [television programm]. UK: Nine Lives Media.

Beauchamp, T.L., Childress, J.F. (1977). Principles of Biomedical Ethics. Oxford University Press, New York, Oxford.

Beier, K.M., Bosinski, H.A.G., Loewit, K. (2021). Sexualmedizin – Grundlagen und Praxis. Elsevier München (3. überarb. Auflage).

Becerra-Culqui, T.A., Liu, Y., Nash, R. (2018). Mental health of transgender and gender-nonconforming youth compared with their peers. Pediatrics, 141 (5), e20173845.

Becker, S., Bosinski, H.A.G., Clement, U. (1997). Standards der Behandlung und Begutachtung von Transsexuellen der Deutschen Gesellschaft für Sexualforschung, der Akademie für Sexualmedizin und der Gesellschaft für Sexualwissenschaft. Sexuologie, 4, 130–138.

Bell, D. 2023. Primum non nocere. Psyche 77 (3), 193–221.

Bentz, E.K., Hefler, L.A., Kaufmann, U. (2008). A polymorphism oft the CYP17 gene related to sex steroid metabolism is associated with female-to-male but not male-to-female transsexualism. Fertilisation and Sterilisation, 90, 56–59. https://doi.org/10.1016/j.fertnstert.2007.05.056

Berenbaum, S.A., Bailey, J.M. (2003). Effect on gender identity of prenatal androgen and genital appearance. J Clin Endocrinol Metab, 88, 1102–1106.

Berglund, H., Lindström, P., Dhejne-Helmy, C., Savic, I. (2008). Male-to-female transsexuals show sex-atypical hypothalamus activation when smelling odorous steroids. Cerebral Cortex, 18 (8), 1900–1908. https:// doi.org/10.1093/cercor/bhm216

Bernard, A. (2021).Verhaltenslehren, „Germany's Next Topmodel": Du musst einzigartig sein! Über die Berührungspunkte im Menschenbild von Heidi Klum und Hengameh Yaghoobifarah. Zeit-online, 05.03.2021. Zugriff am 14.07.2023

Biggs M. (2019a). A letter to the editor regarding the original article by Costa et al.: Psychological support, puberty suppression, and psychosocial functioning in adolescents with gender dysphoria. Journal of Sexual Medicine, 16, 2043.

Biggs, M. (2019b). Britain's Experiment with Puberty Blockers. In: Morre, M. & Brunskell-Evans, H. (Hrsg.), Inventing Transgender Chilfren an Young People. Cambridge Scholars Publishing, Newcastle upon Tyne, UK.

Biggs, M. (2020a). Gender Dysphoria and Psychological Functioning in Adolescents Treated with GnRHa: Comparing Dutch and English Prospective Studies. Archives of Sexual Behavior, 49 (7), 2231–2236.

Biggs, M. (2020b). Puberty Blockers and Suicidality in Adolescents Suffering from Gender Dysphoria. Archives of Sexual Behavior, 49(7), 2227–2229. https://doi.org/10.1007/s10508-020-01743-6

Biggs, M. (2021). Revisiting the effect of GnRH analogue treatment on bone mineral density in young adolescents with gender dysphoria. Journal of Pediatric Endocrinology and Metabolism, 34(7), 937–939. https://doi.org/10.1515/jpem-2021-0180

Biggs, M. (2022a). Suicide by Clinic-Referred Transgender Adolescents in the United Kingdom. Archives of Sexual Behavior, 51(2), 685–690. https://doi.org/10.1007/s10508-022-02287-7

Biggs, M. (2022b). The Dutch Protocol for Juvenile Transsexuals: Origins and Evidence. Journal of Sex & Marital Therapy, 49(4):348–368y. https://doi.org/10.1080/0092623X.2022.2121238

Blanchard R. (1985). Typology of male-to-female transsexualism. Arch Sex Behav, 14, 247–261.

Block, J. (2023a). Gender dysphoria in young people is rising – And so is professional disagreement. BMJ, 380, p382. https://doi.org/10.1136/bmj.p382

Block, J. (2023b). Norway's guidance on paediatric gender treatment is unsafe, says review. The British Medical Journal, 380, 697. https://doi. 10.1136/bmj.p697

Bockting, W., Benner, A., Coleman, E. (2009). Gay and Bisexual Identity Development Among Female-to-Male Transsexuals in North America: Emergence of a Transgender Sexuality. Arch Sex Behav, 38(5), 688–701.

Borkenhagen, A., Brähler, E. (2010). Intimmodifikationen: Spielarten und ihre psychosozialen Bedeutungen. Psychosozial-Verlag, Gießen.

Borkenhagen, A., Stirn, A., Brähler, E. (2013). Body Modification. Medizinisch Wissenschaftliche Verlagsgesellschaft, Berlin.

Bosinski, H.A.G., Beier, K.M., Korte, A., Siegel, S. (2021). Geschlechtsdysphorie bei Erwachsenen. In: Beier, K.M., Bosinski, H.A.G., Loewit, K. (Hrsg.) Sexualmedizin – Grundlagen und Praxis. Elsevier, München (3. überarb. Auflage), S. 395–432.

Bosinski, H.A.G., Beier, K.M., Korte, A., Siegel, S. (2021). Sexualmedizinische Aspekte bei Störungen der somatosexuellen Differenzierung. In: Beier, K.M., Bosinski, H.A.G., Loewit, K. (Hrsg.) Sexualmedizin – Grundlagen und Praxis. Elsevier, München (3. überarb. Auflage), S. 371–394.

Bosinski, H.A.G., Peter, M., Bonatz, G. et al. (1997a). A higher rate of hyperandrogenic disorder in female-to-male transsexuals. Psychoneuroendocrinology, 22, 361–380.

Bosinski, H.A.G., Schröder, I, Peter, M. et al. (1997b). Anthropometrical measurements and androgen levels in males, females, and hormonally untreated female-to-male transsexuals. Arch Sex Behav, 26, 143–157.

Boyd, I.L., Hackett, T., Bewley, S. (2022). Care of transgender patients: A general practice quality improvement approach. Healthcare, 10(1), 121. https://doi. 10.3390/healthcare10010

Bridge, J.A., Greenhouse, J.B., Ruch, D. et al. (2020). Association between the release of Netflix's 13 reasons why and suicide rates in the United States: An interrupted time series analysis. Journal of the American Academy of Child & Adolescent Psychiatry, 59, 236–243. https://doi 10.1016/j.jaac.2019.04.020.

Brierley, J., Larcher, V., Hadjipanayis, A.A., Grossman, Z. (2024). European Academy of Paediatrics statement on the clinical management of children and adolescents with gender dysphoria. Front Pediatr, 12, 1298884. https://doi. 10.3389/fped.2024.1298884

Brik, T., Vrouenraets, L.J., de Vries, A.M.C., Hannema, S.E. (2020). Trajectories of Adolescents Treated with Gonadotropin-Releasing Hormone Analogues for Gender Dysphoria. Archives of Sexual Behavior, 49, 2611–2618. https://doi.org/10.1007/s10508-020-01660-8

Budde, J. (2013). Das Kategorienproblem: Intersektionalität und Heterogenität. In: Kleinau, E., Rendtorff, B. (Hrsg.). Differenz, Diversität und Heterogenität in erziehungswissenschaftlichen Diskursen. Opladen (Schriftenreihe der Sektion Frauen- und Geschlechterforschung der Deutschen Gesellschaft für Erziehungswissenschaft (DGfE), Bd. 3: 27–46.

Bundesministerium für Familie, Senioren, Frauen und Jugend & Bundesministerium der Justiz [BMFSFJ], 2023). Entwurf eines Gesetzes über die Selbstbestimmung in Bezug auf den Geschlechtseintrag und zur Änderung weiterer Vorschriften. https://www.bmfsfj.de/resource/blob/224548/ee3826a31ca706aed23053b633ff5c60/entwurf-selbstbestimmungsgesetz-data.pdf

Bustos, S.S., Bustos, V.P., Mascaro, A. et al. (2021). Complications and patient-reported outcomes in transfemale vaginoplasty: an updated systemetic review and meta-analysis. Plast Reconstr Surg Glob Open, 9, e3510. https://doi. 10.1097/GOX.0000000000003510

Butler, G., Adu-Gyamfi, K., Clarkson, K. et al. (2022). Discharge outcome analysis of 1089 transgender young people referred to paediatric endocrine clinics in England 2008–2021. Archives of Disease in Childhood, 107(11), 1018–1022. https://doi.org/10.1136/ archdischild-2022-324302

Butler, J. (1991). Das Unbehagen der Geschlechter. Suhrkamp, Frankfurt a.M.

Butler, J. (2024). Who is afraid of gender? Farrar, Straus and Giroux, New York.

Burchartz, A. (2023). Adoleszente Identitätsbildung in Zeiten des Selbstoptimierungszwanges. In M. Teising & A. Burcharzt, Die Illusion grenzenloser Verfügbarkeit. Über die Bedeutung von Grenzen für Psyche und Gesellschaft (S. 99–123). Gießen: Psychosozial-Verlag.

Buts, S., Duncan, M., Owen, T. et al. (2022). Paediatric tic-like presentations during the COVID-19 pandemic. Archives of Disease in Childhood, 107, e17. https://doi.org/10.1136/archdischild-2021-323002

Carmichael, P., Butler, G., Masic, U. et al. (2021). Short-term outcomes of pubertal suppression in a selected cohort of 12 to 15 year old young people with persistent gender dysphoria in the UK. PLoS One, 16, e0243894. 10.1371/journal.pone.0243894

Carmichael, P., Phillot, S., Dunsford, M. et al. (2016). Gender dysphoria in younger children: Support and care in an evolving context. World Professional Associatian for Transgender Health, 24th Sientific Symposium. – zit. n. Biggs, M. (2019b). Britain's Experiment with Puberty Blockers. In: Morre, M. & Brunskell-Evans, H. (Hrsg.), Inventing Transgender Children an Young People. Cambridge Scholars Publishing, Newcastle upon Tyne, UK. S. 46

Cass, H. (2022). Entry 8 – Beyond the headlines. https://cass.independent-review. uk/ entry-8-beyond-the-headlines/ – Zugriff am 03.07.2023

Cass, H. (2024). https://cass.independent-review.uk – Zugriff am 03.06.2024

Care Quality Commission, CQC (2021). The Tavistock and Portman NHS Foundation Trust Gender Identity Service Inspection Report. London: CQC. https://api.cqc.org.uk/ public/v1/reports/6e4fbf84-909c-46d7-835ccaf304cdd485?20221129062 70

Censani, M., Feuer, A., Orton, S. et al. (2019). Changes in body mass index in children on gonadotropin-releasing hormone agonist therapy with precocious puberty, early puberty or short stature. J Pediatr Endocrinol Metab, 32, 1065–1070. https://doi. 10.1515/jpem-2019-0105

Chen, D., Berona, J., Chan, Y.M. (2023). Psychosocial Functioning in Transgender Youth after 2 Years of Hormones. N Engl J Med, 388, 240–250. https://doi. 10.1056/NEJMoa2206297

Chen, M., Fuqua, J., Euqster, E.A., (2016). Characteristics of referrals for gender dysphoria over a 13-year period. Journal of Adolescent Health, 58 (3), 369–371. https://doi. org/10.1016/j.jadohealth.2015.11.010

Cheng, P. J., Pastuszak, A. W., Myers, J. B. et al. (2019). Fertility concerns of the transgender patient. Translational Andrology and Urology, 8(3), 209–218. https://doi. org/10.21037/tau.2019.05.09

Chew, D., Anderson, J., Williams, K. et al. (20189. Hormonal Treatment in Young People with Gender Dysphoria: A Systematic Review. Pediatrics, 141 (4), e20173742. https://doi. 10.1542/peds.2017-3742

Chew, D., Tollit, M.A., Poulakis, Z. (2020). Youths with a non-binary gender identity: a review of their sociodemographic and clinical profile. The Lancet Child & Adolescent Health, 4(4), 322–330. https://doi.org/10.1016/S2352-4642(19)30403-1

Chivers, M.L., Bailey, J.M. (2000). Sexual orientation of female-to-male transsexuals: A comparision of homosexual and nonhomosexual types. Arch Sex Behav, 29, 259–278.

Chodzen, G., Hidalgo, M. A., Chen, D., Garofalo, R. (2018). Minority stress factors associated with depression and anxiety among transgender and gender-nonconforming youth. Journal of Adolescent Health, 64(4), 467–471. https://doi.org/10/ggjm8q

Clark, T.C., Lucassen, M.F., Bullen, P. et al. (2014). The Health and Well-Being of Transgender High School Students: Results from the New Zealand Adolescent Health Survey (Youth'12). J Adolesc Health, 55 (1), 93–99.

Clayton, A. (2023). Gender-affirming treatment of gender dysphoria in youth: a perfect storm environment for the placebo effect-the implications for research and clinical practice. Arch Sex Behav, 52(2), 483–494. https://doi. 10.1007/s10508-022-02472-8

Coleman, E., Radix, A.E., Bouman, W.P. et al. (2022). Standards of Care for the Health of Transgender and Gender Diverse People, Version 8. Internationale Zeitschrift für Transgender-Gesundheit, 23(S1), 1–260. https://doi.org/10.1080/26895269.2022 .2100644

Collin, L., Reisner, S.L., Tangpricha, V. (2016). Prevalence of Transgender Depends on the „Case" Definition: A Systematic Review. J Sex Med, 13(4), 613–626.

Connolly, M.D., Zervos, M.J., Barone, C.J. et al. (2016). The mental health of transgender youth: advances in understanding. J Adolesc Health, 59(5), 489–495.

Conron, K.J., Scott, G., Stowell, G.S., Landers, S.J. (2012). Transgender health in Massachusetts: results from a household probability sample of adults. Am J Public Health,102(1), 118–122. https://doi.10.2105/AJPH.2011.300315.

Costa, R., Dunsford, M., Skagerberg, E. et al. (2015). Psychological support, puberty suppression, and psychosocial functioning in adolescents with gender dysphoria. J Sex Med, 12, 2206–2214.

D'Alberton, F., Scardovi, A. (2021). Children exposed to pornographic images on the internet: general and specific aspects in a psychoanalytic perspective. The Psychoanalytic Study of the Child, 74(1), 131–144. https://doi.10.1080/00797308.2020.1859277

D'Angelo, R., (2023). Supporting autonomy in young people with gender dysphoria: psychotherapy is not conversion therapy. J Med Ethics, 0,1-7. https://doi.10.1136/jme-2023-109282

D'Angelo, R. (2020). The complexity of childhood gender dysphoria. Australas Psychiatry, 28(5), 530–532. https://doi. 10.1177/1039856220917076.

D'Angelo, R., Syrulnik, E., Ayad, S. et al., (2021). One Size Does Not Fit All: In Support of Psychotherapy for Gender Dysphoria. Arch Sex Behav, 50 (1), 7–16.

De Graaf, N.M., Giovanardi, G., Zitz, C., Carmichael, P. (2018). Sex Ratio in Children and Adolescents Referred to the Gender Identity Development Service in the UK (2009–2016). Archives of Sexual Behavior, 47 (5), 1301–1304.

De Graaf, N.M., Huisman, B., Cohen-Kettenis, P.T. (2021). Psychological functioning in non-binary identifying adolescents and adults. Journal of Sex & Marital Therapy, 47(8), 773–784. https://doi.10.1080/0092623X.2021.1950087

Delahunt, J.W., Denison, H.J., Sim, D.A. et al. (2018). Increasing rates of people identifying as transgender presenting to Endocrine Services in the Wellington region. N Z Med J., 131(1468), 33–42.

Delemarre-van de Waal, H.A. (2014). Early medical intervention in adolescents with gender dysphoria. In: Kreukels, B.P.C., Steensma, T.D., de Vries A.L.C. (eds.). Gender dysphoria and disorders of sex development. Springer, Berlin. S. 193–203.

Den Heijer, M., Bakker, A., Gooren, L. (2017). Long term hormonal treatment for transgender people. BMJ, 359, j5027. https://doi.10.1136/bmj.j5027

Devor, A. (1994). Transsexualism, Dissociation, and Child Abuse: An Initial Discussion Based on Nonclinical Data. Journal of Psychology and Human Sexuality, 6 (3), 49–72.

De Vries, A.L.C., Cohen-Kettenis, P.T. (2012). Clinical management of gender dysphoria in children and adolescents: The Dutch approach. Journal of Homosexuality, 59, 301–320. https://doi.10.1080/00918369.2012.653300

De Vries, A.L.C., Doreleijers, T.A.H., Steensma, T.D., Cohen-Kettenis, P.T. (2011a). Psychiatric comorbidity in gender dysphoric adolescents. J. Child Psychol Psychiat, 52, 1195–1202.

De Vries, A.L.C., McGuire, J.K., Steensma, T.D. et al. (2014). Young adult psychological outcome after puberty suppression and gender reassignment. Pediatrics, 134, 696–704. https://doi.10.1542/peds.2013-2958

De Vries, A.L.C., Steensma, T.D., Doreleijers, T.A.H., Cohen-Kettenis, P.T. (2011b). Puberty Suppression in Adolescents with Gender Identity Disorder: A Prospective Follow-Up study. J. Sex Med 8, 2276–2283.

Dewald, U. (2008). Kontrovers: Feministische Linguistik. In: Wissenschaft.de. 16. Januar 2008, Zugriff am 18.Februar 2024.

Dhejne, C., Lichtenstein, P., Boman, M. (2011). Long-term follow-up of transsexual persons undergoing sex reassignment surgery: Cohort study in Sweden. PLoS ONE, 6(2), e16885. https://doi.10.1371/journal.pone0016885

Diamond, M., Watson, L.A. (2004): Androgen insensivity syndrome and Klinefelter's syndrome: sex and gender considerations. Child Adolesc Psychiatr Clin N Am, 13, 623–640.

Diaz, S., Bailey, J.M. (2023). Rapid Onset Gender Dysphoria: Parents Report on 1655 Possible Cases. Archives of Sexual Behavior, https://doi.org/10.1007/s10508-023-02576-9

Diemer, E.W., Grant, G.D., Munn-Chernoff, M.A. et al. (2015). Gender identity, sexual orientation, and eating-related pathology in a national sample of college students. J Adolesc Health, 57(2), 144–149.

Dishion, T.J., Tipsord, J.M. (2011). Peer contagion in child and adolescent social and emotional development. Annual Review of Psychology 62, 189–214. https://doi 10.1146/annurev.psych.093008.100412.

Dörner, G., Götz, F., Rhode, W. et al. (2001). Genetic and epigenetic effects on sexual brain organization mediated by sex hormones. Neuro Endocrinol Lett, 22, 303–409.

Dornes, M. (1993). Der kompetente Säugling. Fischer, Frankfurt a. M. (16. Aufl. 2015)

Dornes, M. (1997). Die frühe Kindheit. Fischer, Frankfurt a. M. (10. Aufl. 2013)

Drobnič Radobuljac, M., Grošelj, U., Kaltiala, R., the ESCAP Policy Division, the ESCAP Board et al. (2024). ESCAP statement on the care for children and adolescents with gender dysphoria: an urgent need for safeguarding clinical, scientifc, and ethical standards. European Child & Adolescent Psychiatry. https://doi.org/10.1007/s00787-024-02440-8

Drummond, K.D., Bradley, S.J., Peterson-Badali, M., Zucker, K.J. (2008). A Follow-Up Study of Girls with Gender Identity Disorder. Dev Psychol, 44(1), 34–45.

Drummond, K.D., Bradley, S.J., Peterson-Badali, M. et al. (2017). Behavior Problems and Psychiatric Diagnoses in Girls with Gender Identity Disorder: A Follow-Up Study, Journal of Sex & Marital Therapy, 44(2), 172–187. https://doi.10.1080/0092623X.2017.1340382

DSGVO (2018). Datenschutz-Grundverordnung. https://dsgvo-gesetz.de

Eichel, F. (2022). Die Liebe zu sich selbst. ZEIT-online, 13.07.2022. https://www.zeit.de/2022/29/gender-debatte-zweigeschlechtlichkeit

Ehrenberg, A. (2015). Das erschöpfte Selbst. Depression und Gesellschaft in der Gegenwart (2. Aufl.). Campus, Frankfurt a.M.

Ehrensaft, D. (2017). Gender nonconforming youth: Current perspectives. Adolescent Health, Medicine and Therapeutics, 8, 57–67. https://doi.org/10.2147/ahmt.s110859

Ehrensaft, D., Giammattei, S. V., Storck, K. et al. (2018). Prepubertal social gender transitions: What we know; what we can learn – a view from a gender affirmative lens. International Journal of Transgenderism, 19(2), 251–268. https://doi.org/10.1080/15532739.2017.1414649

Eisenberg, G. (2019). Zwischen Amok und Alzheimer. Zur Sozialpsychologie des entfesselten Kapitalismus (4. Aufl.). Brandes & Apsel, Frankfurt a.M.

Eisenberg, P. (2018). Debatte um den Gender-Stern: Finger weg vom generischen Maskulinum! In: Tagesspiegel. 8. August 2018, Zugriff am 16. Februar 2024.

Eisenberg, P. (2022). Weder geschlechtergerecht noch gendersensibel. In: ApuZ – Aus Politik und Zeitgeschichte, 72 (5–7), 30–35.

Ekis Ekman, K. (2023). On the Meaning of Sex: Thoughts About the New Definition of Woman. Spinifex Press. ISBN-13:9871925950663.

Engel, G.L. (1977). The need for a new medical model: a challenge for biomedicine. Science, 196(4286), 129–36. https://doi.10.1126/science.847460. PMID: 847460.

Fahrenkrug, S. (2022). Zwischen Stillstand und Neuerung. Zur Dynamik des Diskurses über Transsexualität und Geschlechtsdysphorie. Psychodynamische Psychotherapie, 4, 328–338. https://doi. 10.21706/pdp-21-4-328

Faludi, S. (2018). Die Perlenohrringe meines Vaters. Geschichte einer Neuerfindung. dtv Verlagsgesellschaft, München.

Fausto-Sterling, A. (2000). Sexing the body: gender politics and the construction of sexuality. Basic Books, New York.

Fernández, R., Cortés-Cortés, J., Esteva, I. et al. (2015). The CYP17 MspA1 Polymorphism and the Gender Dysphoria. J Sex Med, 12(6), 1329–1333. https://doi. 10.1111/jsm.12895.

Fernández, R., Esteva, I., Gómez-Gil, E. et al. (2013). The (CA)n Polymorphism of ERbeta Gene is Associated with FtM Transsexualism. J. Sex Med, 11, 720–28.

Fernández, R., Guillamon, A., Cortés, J. et al. (2018). Molecular basis of Gender Dysphoria: androgen and estrogen receptor interaction. Psychoneuroendocrinology, 98, 161–167.

Foucault, M. (1987). Der Wille zum Wissen. Sexualität und Wahrheit. Übers.: Raulff, U. und Seitter, W. Frankfurt a.M.: Suhrkamp [franz. Orig. (1976). Histoire de la sexualité. Vol. 1: La volonté de savoir. Paris: Gallimard].

Freud, S. (1930). Das Unbehagen in der Kultur. Studienausgabe, Band IX. Frankfurt a. Main: Fischer-Verlag; S.197–270.

Freud, S. (1905). Drei Abhandlungen zur Sexualtheorie. Studienausgabe, Band V. Frankfurt a. Main: Fischer-Verlag; S.43-145.

Fukuyama, F. (2019). Identität. Wie der Verlust der Würde unsere Demokratie gefährdet. Aus dem Amerikanischen übersetzt von Bernd Rullkötter, Hoffmann und Campe, Hamburg.

Fuqua, J.S. (2013). Treatment and outcomes of precocious puberty: An update. Journal of Clinical Endocrinology & Metabolism, 98, 2198–2207. https://doi.org/10.1210/jc.2013-1024

Garcia-Falgueras, A., Swaab, D.F. (2008). A sex difference in the hypothalamic uncinate nucleus: relationship to gender identity. Brain, 131, 3132–3146.

Gassó, A. M., Bruch-Granados, A. (2021). Psychological and forensic challenges regarding youth consumption of pornography: A narrative review. Adolescents, 1(2), 2. https://doi.10.3390/adolescents1020009

Gehring, D., Knudson, G. (2005). Prevalence of Childhood Trauma in a Clinical Population of Transsexual people. Int J Transgenderism, 8(1), 23–30.

Giedd, J.N., Raznahan, A., Mills, K.L., Lenroot, R.K. (2012). Review: Magnetic resonance imaging of male/ female differences in human adolescent brain anatomy. Biol Sex Diff, 3(19), 1–9.

Gille, G. (2021). Warum es toll ist, ein Mädchen zu sein! Den eigenen Körper schätzen und schützen lernen. Der Gynäkologe, 54, 616–625.

Gille, G., Layer, C., Hinzpeter, B. (2010). Identität im Fluss – Menstruationsperzeption junger Mädchen. Der Gynäkologe, 43 (1), 87–94.

Gille, G., Oppelt, P.G., Stephan, M. (2017). Weil Dünn-Sein Frei-Sein heißt. Die essgestörte junge Patientin in der Frauenarztpraxis. Der Gynäkologe, 50 (2), 15–163.

Goldt, M. (2002). Was man nicht sagt. In: Goldt: Wenn man einen weißen Anzug anhat: ein Tagebuch-Buch. Rowohlt. ISBN 3-498-02493-0

Gooren, L.J.G., Cohen-Kettenis, P. (1991). Development of male gender identity: role and a sexual orientation towards women in a 46, XY subject with an incomplete form of the androgen insensitivity syndrome. Arch Sex Behav, 20, 459–470.

Grupp, K., Blessmann, M., König, H.H. et al. (2023). Are transgender people satisfied with their lives? BMC Public Health, 23, 1002. https://doi.org/10.1186/s12889-023-15831-4.

Günter, M. (2014). Die Sexualisierung des Lebens in der virtuellen Welt. In: A. Merk (Hrsg.), Cybersex. Psychoanalytische Perspektiven, Psychosozial-Verlag, Gießen, S. 141–162.

Guss, C. E., Williams, D. N., Reisner et al. (2017). Disordered Weight Management Behaviors, Nonprescription Steroid Use, and Weight Perception in Transgender Youth.

Journal of Adolescent Health, 60(1), 17–22. https://doi.org/10.1016/j.jadohealth.2016.08.027 258

Haidt, J., (2023). Social media is a major cause of the mental illness epidemic in teen girls. Here's the evidence. https://jonathanhaidt.substack.com/p/social-media-mental-illness-epidemic. Zugriff am 12.05.2024.

Hajok, D. (2015). Sexting und Posendarstellungen Minderjähriger. Fakten, Hintergründe und Konsequenzen für den Kinder- und Jugendschutz. Jugend Medien Schutz-Report, 38, 2–6. http://doi.org/10.5771/0170-5067-2015-4-2

Hajok, D. (2016). Sexting, Posendarstellungen, Pornografie. Sexuelle Grenzüberschreitungen Jugendlicher in digitalen Medien. Vortrag Fachtag der Bundesarbeitsgemeinschaft Polizei, DVJJ e.V. https://www.dvjj.de/wp-content/uploads/2019/06/ppt_sexuelle_grenzueberschreitung_bag_dortmund_2015-04-14_clear.pdf

Hall, R., Mitchell, L., Sachdeva, J. (2021). Access to care and frequency of detransition among a cohort discharged by a UK national adult gender identity clinic: Retrospective case-note review. B J Psych Open, 7(6), e184.

Hall, R., Taylor, J., Hewitt, C.E. et al. (2024). Impact of social transition in relation to gender for children and adolescents: a systematic review. Archives of Disease in Childhood. Published Online First: 09 April 2024. https://doi. 10.1136/archdischild-2023-326112

Haltigan, J.D., Pringsheim, T.M., Rajkumar, G. (2023). Social media as an incubator of personality and behavioral psychopathology: symptom and disorder authenticity or psychosomatic social contagion? Compr Psychiatry, 121, 152362. https://doi. 10.1016/j.comppsych.2022.15236

Han, V.X., Kozlowska, K., Kothur, K. et al. (2022). Rapid onset functional tic-like behaviours in children and adolescents during COVID-19: Clinical features, assessment and biopsychosocial treatment approach. Journal of Paediatrics and Child Health, 58, 1181–1187. https://doi.org/10.1111/jpc.15932

Harari, Y. N. (2019). Eine kurze Geschichte der Menschheit. (Aus dem Englischen von Jürgen Neubauer). Deutsche Verlags-Anstalt, München.

Hare, L., Bernard, P., Sanchez, F.J. et al. (2009). Androgen receptor repeat length polymorphism associated with male-to-female transsexualism. Biol Psychiatry, 65, 93–96.

Hayes, P. (2017). Commentary: Cognitive, Emotional, and Psychosocial Functioning of Girls Treated with Pharmacological Puberty Blockage for Idiopathic Central Precocious Puberty. Front Psychol, 8, 44.

Hembree, W.C (2011). Guidelines for Pubertal Suspension and Gender Reassignment for Transgender Adolescents. Child Adolesc Psychiatr Clin N Am, 20 (4), 725–32.

Henningson, S., Westberg, L., Nilsson, S. et al. (2005). Sex-Steroid-Related genes and Male-to-Female-Transsexualism. Psychoneuroendocrinology, 30, 656–664.

Herrmann L., Bindt C., Fahrenkrug S. (2021). Autismus-Spektrum-Störungen in einer Spezialsprechstunde für Geschlechtsdysphorie: Wie häufig kommt eine Doppeldiagnose vor und was bedeutet die gemeinsame Prävalenz für eine Behandlung? Zeitschrift für Kinder- und Jugendpsychiatrie und Psychotherapie, 259–271.

Herrmann, L., Fahrenkrug, S., Bindt, C. et al. (2022). „Trans* ist plural": Behandlungsverläufe bei Geschlechtsdysphorie in einer deutschen kinder- und jugendpsychiatrischen Spezialambulanz. Zeitschrift für Sexualforschung, 35 (4), 209–219. https://doi.org/10.1055/a-1964-1907

Herrmann, S. (2003). „Performing the Gap – Queere Gestalten und geschlechtliche Aneignung", in: A.G.Gender-Killer (Hrsg.), Das gute Leben, S. 195–204 (erstmals erschienen in: arranca! Nr.28, Aneignung I, Berlin, S. 22–26).

Heylens, G., De Cupere, G., Zucker, K.J. et al. (2012). Gender identity disorder in twins: A review of the case report literature. J Sex Med, 9, 751–757.

Heylens, G., Elaut, E., Kreukels, B.P. et al. (2014). Psychiatric Characteristics in Transsexual Individuals: Multicentric Study in four European Countries. British Journal of Psychiatry, 204, 151–156.

Heyman, I., Liang, H., Hedderly, T. (2021). COVID-19 related increase in childhood tics and tic-like attacks. Archives of Disease in Childhood, 106, 417. https://doi.10.1136/archdischild-2021-321748.

Hines, M., Constantinescu, M., Spencer, D. (2015). Early androgen exposure and human gender development. Biology of sex differences, 6, 3.

Hines, M., Ahmed, S.F., Hughes, I.A. (2003). Psychological outcomes and gender-related development in complete androgen insensitivity syndrome. Arch Sex Behav, 32, 93–101.

Holt, V., Skagerberg, E., Dunsford, M. (2016). Young people with features of gender dysphoria: Demographics and associated difficulties. Clin Child Psychol Psychiatry, 21(1), 108–18.

Hough, D., Bellingham, M., Haraldsen, I.R. et al. (2017a). Spatial memory is impaired by peripubertal GnRH agonist treatment ad testosterone replacement in sheep. Psychoneuroendokrinologie, 75, 173–182

Hough, D., Bellingham, M., Haraldsen, I.R. et al. (2017b). A reduction in long-term spatial memory persists after discontinuation of peripubertal GnRH agonist treatment in sheep. Psychoneuroendocrinology, 77, 1–8. https://doi.org/10.1016/j.psyneuen.2016.11.029

Hughes, I.A., Houk, C., Ahmed, S.F. et al. (2006). Consensus statement on management of intersex disorders. Arch Dis Child, 91(7), 554–563. https://doi. 10.1136/adc.2006.098319.

Hulshoff Pol, H.E., Schnack, H.G., Posthuma, D. et al. (2006). Genetic contributions to human brain morphology and intelligence. J Neurosci, 26, 10235–10242.

Hutchinson, A., Midgen, M., Spiliadis, A. (2020). In support of research into rapid-onset gender dysphoria. Archives of Sexual Behavior, 49(1), 79–80. https://doi.10.1007/s10508-019-0151

IGLYO, Thomson Reuters Foundation, Detons (2019). Only adults? Good practices in legal gender recognition for youth. A report on the current state of la wand NGO advocacy in eight countries in Europe, with a focus on rights of young people. https://www.iglyo.com/only-adults/. – Zugriff am 13.5.2020.

Jackson, D. (2023). Suicide-related outcomes following gender-affirming treatment: A Review. Cureus. https://doi.org/10.7759/cureus.3642

Jeffrey, S. (2003). Estrogen formulas get FDA „black box" warning. Medscape Psychiatry

Jeffreys, S. (2014). Gender hurts. A feminist analysis of politics of transgenderism. Routledge, London.

Johns, M.M., Lowry, R., Andrzejewski, J. (2019). Transgender identity and experiences of violence victimization, substance use, suicide risk, and sexual risk behaviors among high school students —19 States and Large Urban School Districts, 2017. Morbidity and Mortality Weekly Report, 68(3), 67–71. https://doi.10.15585/mmwr.mm6803a3

Jontry, B. (2018). Does prepubertal medical transition impact adult sexual function? 4thWaveNow. http:// 4thWavenow.com/ – zit. n. Biggs, M. (2019b). Britain's Experiment with Puberty Blockers. In: Morre, M. & Brunskell-Evans, H. (Hrsg.), Inventing Transgender Chilfren an Young People. Cambridge Scholars Publishing, Newcastle upon Tyne, UK. S. 51.

Jorgensen, S.C.J., Athea, N., Masson, C. (2024). Puberty Suppression for Pediatric Gender Dysphoria and the Child's Right to an Open Future. Archives of Sexual Behavior, 53(5), 1941-195. https://doi.org/10.1007/s10508-024-02850-4

Kallitsounaki, A., Williams D.M. (2023). Autism Spectrum Disorder and Gender Dysphoria/Incongruence. A systematic Literature Review and Meta-Analysis. J Autism Dev Disord, 53(8), 3103–3117. https://doi. 10.1007/s10803-022-05517-y. Epub 2022 May 20.

Kaltiala-Heino, R., Bergman, H., Carmichael, P. et al. (2020). Time trends in referrals to child and adolescent gender identity services: A study in four Nordic countries and in the UK. Nordic Journal of Psychiatry 74 (1), 40–44. https://doi.org/10.1080/08039488.2019.1667429

Kaltiala-Heino, R., Bergman, H., Työläjärvi, M., Frisén, L. (2018). Gender dysphoria in adolescence: Current perspectives. Adolescent Health, Medicine and Therapeutics 9 (2), 31–41. https://doi.org/10.2147/AHMT.S135432

Kaltiala, R., Holttinen, T., Tuisku, K. (2023). Have the psychiatric needs of people seeking gender reassignment changed as their numbers increase? A register study in Finland. European Psychiatry 66(1), e93, 1–8. https://doi.org/10.1192/j.eurpsy.2023.2471.

Kaltiala-Heino, R., Lindberg, N. (2019). Gender identities in adolescent population: Methodological issues and prevalence across age groups. European Psychiatry 55, 61–66. https://doi. 10.1016/j.eurpsy.2018.09.003

Kaltiala-Heino, R., Sumia, M., Työläjärvi, M., Lindberg, N. (2015). Two years of gender identity service for minors: Overrepresentation of natal girls with severe problems in adolescent development. Child and Adolescent Psychiatry and Mental Health 9 (1), 9. https://doi.org/10.1186/s13034-015-0042-y

Karamanis, G., Karalexi, M., White, R. (2022). Gender dysphoria in twins: a register-based population study. Scientific reports, 12(1), 13439. https://doi.org/10.1038/s41598-022-17749-0

Karvonen, M., Karukivi, M., Kronström, K., Kaltiala, R. (2022). The nature of co-morbid psychopathology in adolescents with gender dysphoria. Psychiatry Research, 317, 114896. https://doi.org/10.1016/j.psychres.2022.114896

Klann-Delius, G. (2005). Sprache und Geschlecht: Eine Einführung. Metzler, Stuttgart/Weimar. ISBN 3-476-10349-8

Khatchadourian, K., Amed, S., Metzger, D.L. (2014). Clinical management of youth with gender dysphoria in Vancouver. Journal of Pediatrics, 164, 906–911. https://doi.org/10.1016/j.jpeds.20 13.10.068

Khorashad, B.S., Wang, Y., Holmberg, M., Dhejne, C., Davic, I. (2024). Gender Incongruence and Autistic Traits: Cerebral and Behavioral Underpinnings. Arch Sex Behav, 53, 1873-1884.

Kipnis, K., Diamond, M. (1998). Pediatric ethics and the surgical assignment of sex. J Clin Ethics, 9(4), 398–410.

Klaver, M., de Mutsert, R., van der Loos, M.A.T. et al. (2020). Hormonal treatment and cardiovascular risk profile in transgender adolescents. Pediatrics, 145, 20190741. https://doi.org/10.1542/peds.2019-07 41

Klaver, M., de Mutsert, R., Wiepjes, C.M. et al. (2018). Early hormonal treatment affects body composition and body shape in young transgender adolescents. Journal of Sexual Medicine, 15, 251–260. https://doi. org/10.1016/j.jsxm.2017.12.009

Kidd, K.M., Sequeira, G.M., Douglas, C. et al. (2021). Prevalence of gender-diverse youth in an urban school district. Pediatrics, 147(6), e2020049823. https://doi.10.1542/peds.2020-049823

Kim, S.W., Kim, Y.B., Lee, J.E. et al. (2017). The influence of gonadotropin releasing hormone agonist treatment on the body weight and body mass index in girls with idiopathic precocious puberty and early puberty. Ann Pediatr Endocrinol Metab, 22, 95–101. https://doi. 10.6065/apem.2017.22.2.95

Klink, D., Caris, M., Heijboer, A. (2015). Bone mass in young adulthood following gonadotropin-releasing hormone analog treatment and cross-sex hormone treatment in adolescents with gender dysphoria. The Journal of Clinical Endocrinology & Metabolism, 100(2), E270– E275. https://doi.10.1210/jc.2014-2439

Knafo, A., Iervolino, A.C., Plomin, R. (2005). Masculine girls and feminine boys: Genetic and enviromental contributions to atypical gender development in early childhood. J Pers Soc Psychol, 88, 400–412.

Knickmeyer, R., Baron-Cohen, S., Raggatt, P., Taylor, K. (2005). Foetal testosterone, social relationships, and restricted interests in children, Journal of Child Psychology and Psychiatry, 46 (2,), 198–210. doi: 10.1111/j.1469-7610.2004.00349.x.

Knickmeyer, R., Wheelwright, S., Taylor, K. (2005). Gender-typed play and amniotic testosterone. Developmental Psychology, 41(3), 517–528.

Kölch, M.G., Reis, O., Ulbrich, L., Schepker, R. (2023). COVID-19 und psychische Störungen bei Minderjährigen: Veränderungen der Behandlungen nach der Krankenhausstatistik. Zeitschrift für Kinder- und Jugendpsychiatrie und Psychotherapie 51 (4), 295–309. https://doi.org/10.1024/1422-4917/a000935

Korte, A. (2018). Pornografie und psychosexuelle Entwicklung im gesellschaftlichen Kontext – Psychoanalytische, kultur- und sexualwissenschaftliche Überlegungen zum anhaltenden Erregungsdiskurs. Psychosozial-Verlag, Gießen.

Korte, A. (2020a). Lost in Transition. Geschlechtsdysphorie im Kindes- und Jugendalter. Forum Bioethik. Trans-Identität bei Kindern und Jugendlichen: Therapeutische Kontroversen – Ethische Fragen (Vortrag vor dem Deutschen Ethikrat, 19.02.2020)

Korte, A. (2020b). Pornografie – Hypothesen und Fakten zu möglichen Auswirkungen auf die psychosexuelle Entwicklung von Kindern und Jugendlichen. TV diskurs, 94, 24 (4), 65–69.

Korte, A. (2021). Geschlecht im Recht – Stellungnahme zu den Entwürfen zur Aufhebung des Transsexuellengesetzes und zum Erlass eines „Gesetzes zur geschlechtlichen Selbstbestimmung". Pädiatrische Praxis, 96, 149–162.

Korte, A. (2022a). Geschlechtsdysphorie bei Kindern und Jugendlichen aus medizinischer und entwicklungspsychologischer Sicht. In: Ahrbeck, B., Felder, M. (Hg.), Geboren im falschen Körper. Genderdysphorie bei Kindern und Jugendlichen. Kohlhammer, S. 43–86.

Korte, A. (2022b). Kehren wir zurück zu einem Dialog – dem Kindeswohl und der Wissenschaft zuliebe. https://www.welt.de/debatte/kommentare/article239506163/Transgender-Debatte-Kehren-wir-zurück-zu einem Dialog.html

Korte, A., Beier, K.M., Bosinski, H.A.G. (2017). Behandlung von Geschlechtsdysphorie (Geschlechtsidentitätsstörungen) im Kindes- und Jugendalter: Ausgangsoffene psychotherapeutische Begleitung oder frühzeitige Festlegung und Weichenstellung durch Einleitung einer hormonellen Therapie? Pädiatrische Praxis, 88(1), 67–87.

Korte, A., Beier, K.M., Siegel, S., Bosinski, H.A.G. (2021). Geschlechtsdysphorie bei Kindern und Jugendlichen. In: Beier, K.M., Bosinski, H.A.G., Loewit, K. (Hg.), Sexualmedizin. 3. Aufl., Elsevier, 433–456.

Korte, A., Beier, K.M., Vukorepa, J. et al. (2014). Heterogenität von Geschlechtsidentitätsstörungen bei Jugendlichen: Zur differenziellen Bedeutung der psychiatrischen Komorbidität und individuellen Psychodynamik. Prax Kinderpsychol Kinderpsychiatr, 63(6), 523–541.

Korte, A., Calmbach, M., Florack, J., Mendes, U. (2020). Beschleunigte Lebenswelten – Aufwachsen von Kindern und Jugendlichen im Jetzt und Heute. Wie Social media, Online-Games und Veränderungen im Sozialisationsfeld Schule die psychische Entwicklung beeinflussen. Monatsschrift Kinderheilkunde,168 (8), 715–729. https://doi.org/10.1007/s00112-020-00928-6

Korte, A., Gille, G. (2023). Wahlverwandtschaften? Trans-Identifizierung und Anorexia Nervosa als maladaptive Lösungsversuche für Entwicklungskonflikte der weiblichen Adoleszenz. [Elective Affinities? Trans-Identification and Anorexia Nervosa as Maladaptive Attempts to Resolve Developmental Conflicts in Female Adolescence]. Sexuologie, 30 (3–4), 105–122.

Korte, A., Goecker, D., Krude, H. et al. (2008). Geschlechtsidentitätsstörungen im Kindes- und Jugendalter. Zur aktuellen Kontroverse um unterschiedliche Konzepte und Behandlungsstrategien. Dtsch Arztebl, 105, 834–839.Korte, A., Pfeiffer, E., Salbach, H. (2005): Traumatisierung im Kindes- und Jugendalter – Zur Problematik der Diagnose der Posttraumatischen Belastungsstörung (PTBS) im Kontext kinder- und jugendpsychiatrischer Begutachtungen. Praxis der Rechtspsychologie, 15(1):23-52.

Korte, A., Schmidt, H., Mersmann, M. et al. (2016). Zur Debatte über das TSG: Abschaffung der Begutachtung zur Vornamensänderung auch bei Minderjährigen mit der Diagnose Geschlechtsidentitätsstörung? Z Sexualforsch, 29 (1), 48–56. http://doi.org/10.1055/s-0042-102714

Korte, A., Siegel, S. (2023). Fachärztliche und sexualwissenschaftliche Sachverständigen-Stellungnahme zum sog. Selbstbestimmungsgesetz. Sexuologie, 30 (3–4), 169–173

Korte, A., Siegel, S. (2024). Genderinkongruenz. In: Tebartz van Elst, L., Schramm, E., Berger, M. (Hg.), Psychiatrie und Psychotherapie. 7. Aufl. Elsevier, München, 977–992.

Korte, A., Tschuschke, V. (2023). Sturm und Drang im Würgegriff der Medien – Die Leiden der jungen Generation am eigenen Geschlecht. Zeitschrift für Kinder- und Jugendpsychiatrie und Psychotherapie, 51 (5), 1–15. https://doi.org/10.1024/1422-4917/a000944

Korte, A., Wagner, A. (2020). Diagnostik und Behandlung von Essstörungen. CME, Ausg. 4, Springer. https://www.springermedizin.de/essstoerungen/sonstige-essstoerungen/diagnostik-und-therapie-von-essstoerungen/17886866

Korte, A., Wüsthof, A. (2015). Geschlechtsdysphorie (GD) und Störungen der Geschlechtsidentität (GIS) bei Kindern und Jugendlichen. In: Oppelt, P.G., Dörr, H.-G. (Hg.), Kinder- und Jugendgynäkologie. Thieme, Stuttgart, 452–469.

Kotamarti, V. S., Greige, N., Heiman, A. J. et al. (2021). Risk for venous thromboembolism in transgender patients undergoing cross-sex hormone treatment: A systematic review. Journal of Sexual Medicine, 18, 1280–1291. https://doi.org/10.1016/j.jsxm.2021.04.006

Kozlowska, K., Chudleigh, C., McClure, G., et al. (2020). Attachment pattern in children and adolescents with gender dysphoria. Frontiers in Psychology, 11, 582688. https://doi.10.3389/fpsyg.2020.582688.

Krone, E. (2011). Das pubertierende Gehirn. Droemer Verlag, München.

Kruijver, F.P., Zhou, J.N., Pool, C.W. et al. (2000). Male-to-female transsexuals have female neuron numbers in a limbic nucleus. The Journal of clinical endocrinology and metabolism, 85, 2034–2041.

Kuper, L E., Stewart, S., Preston, S. et al. (2020). Body dissatisfaction and mental health outcomes of youth on gender-affirming hormone therapy. Pediatrics, 145, 9. https://doi. org/10.1542/peds.2019-3006

Kuyper, L., Wijsen, C. (2014). Gender Identities an Gender Dysphoria in the Netherlands. Arch Sex Behav, 43, 377–385.

Lahlou, N., Carel, J. C., Chaussain, J. L. et al. (2000). Pharmacokinetics and pharmacodynamics of GnRH agonists: Clinical implications in pediatrics. Journal of Pediatric Endocrinology & Metabolism, 13 (1), 723–737. https://doi.org/10.1515/jpem.2000.13.s1.723

Lamminmäki, A., Hines, M., Kuri-Hänninen, T. et al. (2012). Testosteroen Measured in Infancy Predicts Subsequent Sex-Typed Behavior in Boys and Girls. Hormonal Behavior, 61(4), 611–616.

Laufs, A., Katzenmeier, C., & Lipp, V. (Hrsg.). (2015). Arztrecht (7. Aufl). Verlag C.H. Beck, München.

Lawrence, A.A. (2003). Factors associated with satisfaction or regret after male-to-femal sex reassignment surgery. Arch Sex bahav, 32, 299–315.

Lee, W. G., Butler, G., Carmichael, P. et al. (2023). Urological and gynaecological considerations for the use of gonadotropin-releasing hormone analogues in transgender and nonbinary adolescents: A narrative review. European Urology Focus, 9(1), 35–41. https://doi. org/10.1016/j.euf.2022.11.002 – zit. n. Cass, 2024

Leite, A. L., Galo, E., Antunes, A. et al. (2022). Do GnRH agonists really increase body weight gain? Evaluation of a multicentric Portuguese cohort of patients with central precocious puberty. Frontier in Pediatrics, 10, 816635. https://doi.org/10.3389/fped.2022.816635

Lemma, A., (2022). Transgender Identities. A Contemporary Introduction. Routledge, Abingdon, UK.

Lemma, A., (2018). Trans-itory identities: some psychoanalytic reflections on transgender identities. Int J Psychoanal, 99(5), 1089–1106. https://doi.10.1080/00207578.2018.1489710.

Lemma, A., Savulescu, J. (2021). To be or not to be? The rolr of the unconscious in transgender transitioning: identity, autonomy and well-being. J Med Ethics, 49, 65–71.

Lenz, S. (2019). Linguist Peter Eisenberg: „Die Genderfraktion verachtet die deutsche Sprache". In: Berliner Zeitung, 12. Mai 2019. Zugriff am: 10.03.2024

Lenzen-Schulte, M. (2022a). Transgenderklinik in London könnte vor Klagewelle stehen. Deutsches Ärzteblatt (online)

Lenzen-Schulte, M. (2022b). Transition bei Genderdysphorie: Wenn die Pubertas gestoppt wird. Dtsch Arztebl 119 (48), A-2134/B-1766.

LeVay, S. (1991). A difference in hypothalamic structure between heterosexual and homosexual men. Science, 253, 1034–1037.

Levine, S.B., Abbruzzese, E., Mason, J.W. (2022a). Reconsidering informed consent for trans-identified children, adolescents, and young adults. Journal of Sex & Marital Therapy, 48(7): 706–727. https://doi.10.1080/0092623X.2022.2046221

Levine, S.B., Abbruzzese, E., Mason, J.W. (2022b). What Are We Doing to These Children? Response to Drescher. Clayton, and Balon Commentaries on Levine et al., Journal of Sex & Marital Therapy. https://doi.org/10.1080/0092623X.2022.2136117

Levitan, N., Barkmann, C., Richter-Appelt, H. (2019). Risk factors for psychological functioning in German adolescents with gender dysphoria: Poor peer relations and general family functioning. European Child & Adolescent Psychiatry, 28(11), 1487–1498. https://doi.org/10.1007/s00787-019-01308-6

Lilla, M. (2016). The End of Identity Liberalism. In: The New York Times, 18.11.2016.

Littman, L. (2018). Parent reports of adolescents and young adults perceived to show signs of a rapid onset of gender dysphoria. PLOS ONE 13 (8), e0202330. https://doi.org/10.1371/journal.pone.0202330

Littman, L. (2021). Individuals treated for gender dysphoria with medical and/or surgical transition who subsequently detransitioned: A survey of 100 detransitioners. Arch Sex Behav 50 (8), 3353–3369. https://doi. 10.1007/s10508-021-02163-w

Littman, L., O'Malley, S., Kerschner, H., Bailey, J.M. (2023). Detransition and Desistance among Previously Trans-Identified Young Adults. Archives of Sexual Behavior. https://doi.org/10.1007/s10508-023-02716-1

Lobo, S. (2023). Die große Vertrauenskrise: Ein Bewältigungskompass, Kiepenheuer & Witsch, ISBN 978-3-462-00582-0

Louis, C. (2020). Sie Er Ich. Einfach das Geschlecht wechseln? Emma, Januar/Februar 2020, 50–65.

Ludvigsson, J.F., Adolfsson, J., Höistad, M., et al. (2023). A systematic review of hormone treatment for children with gender dysphoria and recommendations for research. Acta Paediatr, 112, 2279–2292.

Lutchmaya, S., Baron-Cohen, S (2002a). Human sex differences in social and non-social looking preferences, at 12 months of age. Infant Behavior & Development, 25(3), 319–325. https://doi.org/10.1016/S0163-6383(02)00095-4

Lutchmaya, S., Baron-Cohen, S. Raggatt, P. (2002b). Foetal testosterone and vocabulary size in 18- and 24-month-old infants. Infant Behavior & Development, 24, 4018-424,

Mahfouda, S., Moore, J. K., Siafarikas, A. et al. (2017). Puberty suppression in transgender children and adolescents. Lancet Diabetes & Endocrinology, 5, 816–826. https://doi.org/10.1016/s2213-8587(17)30099-2

Mahfouda, S., Moore, J.K., Siafarikas, A. et al. (2019). Gender-affirming hormones and surgery in transgender children and adolescents. Lancet Diabetes Endocrinol, 7 (6), 484–498. https://doi. 10.1016/S2213-8587(18)30305-X

Mahler, M.S. (1972). On the first three subphases oft he separatio-individuation process. Int J Psychoanal, 53, 333.

Mahler, M.S., Pine, F., Bergmann, A. (1980) Die psychische Geburt des Menschen. Frankfurt am Main, Fischer

Maraska, S., Singh Ospina, N., Rodriguez-Gutierrez, R. et al. (2017). Sex steroids and cardiovascular outcomes in transgender individuals: A systematic review and meta-analysis. Journal of Clinical Endocrinology & Metabolism, 102, 3914–3923. https://doi.org/10.1210/jc.2017-01643

Marchiano L. (2017). Outbreak: On Transgender Teens and Psychic Epidemics, Psychological Perspectives, 60, 345–366. https://doi. 10.1080/00332925.2017.1350804

Marchiano, L. (2021). Transgender children: The making of a modern hysteria. Psychological Perspectives, 64(3), 346–359. https://doi.10.1080/00332925.2021.1959220

Martínez, V., Jiménez-Molina, Á., Gerber, M.M. (2023). Social contagion, violence, and suicide among adolescents. Current Opinion in Psychiatry, 36(3), 237–242. https://doi.org/10.1097/YCO.0000000000000858

MacKinnon, K.R., Expósito-Campos, P., Ariel Gould, W. (2023). Detransition needs further understanding, not controversy. Br Med J, 381, e073584. https://doi. 10.1136/bmj-2022-073584

Meadows, D. (1972). Die Grenzen des Wachstums. Bericht des Club of Rome zur Lage der Menschheit. Deutsche Verlagsgesellschaft, Stuttgart.

McGuire, J. K., Doty, J. L., Catalpa, J. M., Ola, C. (2016). Body image in transgender young people: Findings from a qualitative, community based study. Body Image, 18, 96–107. https://doi.org/10/f8455d

Mertens, W. (1997). Entwicklung der Psychosexualität und Geschlechtsidentität. Band 1 und 2. Stuttgart: Kohlhammer.

Meybodi, A.M., Hajebi, A., Jolfaei, A.G. (2014). Psychiatric axis I comorbidities among patients with gender dysphoria. Psychiatry Journal, 2014, 71814. https://doi.org/10.1155/2014/971814

Meyenburg, B. (2013). Sexuelle und Geschlechtsidentitätsstörungen bei Kindern und bei Jugendlichen. In: Briken P, Berner W (Hrsg.). Praxisbuch sexuelle Störungen. Stuttgart: Thieme; 2013. S. 230–238.

Meyer-Bahlburg, H.F.L., Dolezal, C., Baker, S.W., New M.I. (2008). Sexual orientation in woman with classical or non-classical congenital adrenal hyperplasia as a function of degree of prenatal androgen excess. Arch Sex Behav 37, 85–99.

Migeon, C.J., Wisniewski, A.B., Brown, T.R. et al. (2002). 46, XY intersex individuals: phenotypic etiologic classification, knowledge of condition, and saticfaction with knowledge in adulthood. Pediatrics, 100(3), e32.

Minto, C.L., Liao, L., Conway, G.S. et al. (2003). Sexual function in women with complete androgen insensitivity syndrome. Fertil Steril, 80, 157–164.

Money, J. (1973). Gender Role, Gender Identity, Core Gender Identity: Usage and Definition of Terms. Journal of the American Academy of Psychoanalysis, 1, 397–402

Morandini, J.S., Kelly, A., de Graaf, N.M. et al. (2023). Is Social Gender Transition Associated with Mental Health Status in Children and Adolescents with Gender Dysphoria? Archives of Sexual Behavior 52 (3),1045–1060. https://doi.org/10.1007/s10508-023-02588-5

Mueller, A., Gooren, L. (2008). Hormon-related tumors in transsexuals receiving treatment with cross-sex hormones. Eur J Endodrinol, 159(3), 197–202.

Müller-Vahl, K.R., Pisarenko, A., Jakubovski, E. e. al. (2022). Stop that! It's not Tourette's but a new type of mass sociogenic illness. Brain, 145, 476–480. https://doi.org/10.1093/brain/awab316

Müller-Vahl, K.R., Roessner, V., Münchau, A. (2020). Tourette-Syndrom: Häufig eine Fehldiagnose. Deutsches Ärzteblatt, 117, 332–333.

Mul, D., Versluis-den Bieman, H.J.M, Slijper, F.M.E et al. (2001). Psychological assessments before and after treatment of early puberty in adopted children. Acta Paediatr, 90(9), 965–71. https://doi.org/10.1080/080352501316978011

Murugesh, V., Ritting, M., Salem, S. et al. (2024). Puberty Blocker and Aging Impact on Testicular Cell States and Function (preprint) https://doi.org/10.1101/2024.03.23.586441

Mustanski, B.S., Chivers, M.L., Bailey, J.M. (2002). A critical review of recent biological research on human sexual orientation. Annu Rev Sex Res, 13, 89–140.

Nadrowski, K. (2023). A New Flight from Womanhood? The Importance of Working Through Experiences Related to Exposure to Pornographic Content in Girls Affected by Gender Dysphoria. Journal of Sex & Marital Therapy, 50 (3), 293–302. https://doi. 10.1080/0092623X.2023.2276149

National Institute for Health and Care Excellence (NICE) (2021a). Evidence review: gender-affirming hormones for children and adolescents with gender dysphoria. https://arms.nice.org.uk/resources/hub/1070871/attachment

National Institute for Health and Care Excellence (NICE) (2021b). Evidence review: Gonadotropin releasing hormone analogues for children and adolescents with gender. https://arms.nice.org.uk/resources/hub/1070905/attachment

Navabi, B., Tang, K., Khatchadourian, K. et al. (2021). Pubertal suppression, bone mass, and body composition in youth with gender dysphoria. Pediatrics, 148, e2020039339. https://doi.10.1542/peds.2020-039339

Neiman, S. (2023). Links ist nicht woke. Übersetzt von Christiana Goldmann, Hanser, Berlin. ISBN 978-3-446-27802-8.

Neyman, A., Fuqua, J. S., Eugster, E. A. (2019). Bicalutamide as an Androgen Blocker With Secondary Effect of Promoting Feminization in Male-to-Female Transgender Adolescents. The Journal of Adolescent Health. https://doi.org/10.1016/j.jadohealth.2018.10.296

Ngun, T.C., Ghahramani, N., Sanchez, J.J. (2011). The genetics of sex differences in brain and behavior. Front Neuroendocrinol, 32 (2), 227–246. https://doi. 10.1016/j.yfrne.2010.10.001

Nota, N. M., Wiepjes, C. M., de Blok, C. J. M. et al. (2018). The occurrence of benign brain tumours in transgender individuals during cross-sex hormone treatment. Brain, 141, 2047–2054. https://doi.org/10.1093/brain/awy108

Nuruddin, S., Bruchhage, M., Robstad, E. et al. (2013). Effects of peripuberal gonadotropin-releasing hormone agonist on brain development in sheep – magnetic resonance imaging study. Psychoneuroendocrinology, 38(10), 1994–2002. https://doi. 10.1016/j.psyneuen.2013.03.009

Olson, K.R., Durwood, L., Horton, R. et al. (2022). Gender identity 5 years after social transition. Pediatrics, 150 (2), e2021056082. https://doi.org/10.1542/peds.2021-056082

Olezeski, C.L., Pariseau, E.M., Bamatter, W.P. (2020). Assessing gender in young children: constructs and considerations. Psychol Sex Orientat Gend Divers. 7(3), 293–303. https://doi. 10.1037/sgd0000381

Ott, A., Garcia Nunez, D. (2018). Der Substanzkonsum von trans* Personen aus der Minoritätenstressperspektive. Suchttherapie, 19(4), 193–198.

Panday, P., Ejaz, S., Gurugubelli, S., et al. (2024). Incidence of Type 2 Diabetes Mellitus in Transgender Individuals Undergoing Gender Affirming Hormonal Therapy: A Systematic Review. Cureus, 16(4), e58137. https://doi.10.7759/cureus.58137

Papadima, M. (2019). Rethinking self-harm: A psychoanalytic consideration of hysteria and social contagion. Journal of Child Psychotherapy 45(3), 291–307. https://doi.1 0.1080/0075417X.2019.1700297

Park, J., Kim, J.H. (2017). Change in body mass index and insulin resistance after 1-year treatment with gonadotropin-releasing hormone agonists in girls with central precocious puberty. Ann Pediatr Endocrinol Metab, 22, 27–35. https://doi. 10.6065/apem.2017.22.1.27

Paulus, T., Bäumer, T., Verrel, J. et al. (2021). Pandemic tic-like behaviors following social media consumption. Movement Disorders, 36, 2932–2935. https://doi. org/10.1002/mds.28800

Pfaller, R. (2018). Eine Streitschrift gegen den neoliberalen Kapitalismus. In: Domradio: Autorengespräch.11. Juli 2018, https://www.domradio.de/artikel/robert-pfaller-ueber-die-politische-krise-der-gesellschaft, Zugriff am 18. Februar 2024.

Pollatschek, N. (2020). Deutschland ist besessen von Genitalien: Gendern macht die Diskriminierung nur noch schlimmer. In: Tagesspiegel.de. 30. August 2020, https://www.tagesspiegel.de/kultur/gendern-macht-die-diskriminierung-nur-noch-schlimmer-4192660.html, Zugriff am 17. Februar 2024.

Ponseti, J., Stirn, A. (2019). Wie viele Geschlechter gibt es und kann man sie wechseln? Z Sexualforsch 32, 131–147.

Preus, W. (2016). Geschlechtsdysphorie, Transidentität und Transsexualität im Kindes- und Jugendalter. München: Ernst Reinhardt Verlag, ISBN 10: 3497025542, ISBN 13: 9783497025541

Pringsheim, T., Ganos, C., McGuire, J.F. et al. (2021). Rapid onset functional tic-like behaviors in young females during the COVID-19 pandemic. Movement Disorders, 36, 2707–2713. https://doi.org/10.1002/mds.28778

Pusch, L.F. (2013). Generisches Femininum erregt Maskulinguisten, Teil1. www.fembio.org/biographie.php/frau/comments/generisches-femininum-erregt-maskulinguisten-teil-1/20. Juli 2013, Zugriff am 16. Februar 2024.

Pusch, L.F. (2017). Unsere Grammatik bevorzugt Männer. In: an.schläge – Das feministische Magazin. Nr. 8, 17. November 2017, Zugriff am 17. Februar 2024.

Purtschert, P. (2017). Es gibt kein Jenseits der Identitätspolitik. Lernen vom Combahe River Collective. In: Widerspruch. Heft 6936, 36. Ausgabe, 1/2017, S. 15–24.

Rahman, Q. (2005). The neurodevelopment of human sexual orientation. Neurosci Biobehav Rev, 29, 1057–1066.

Rawee, P., Rosmalen, J.G.M., Kalverdijk, L., Burke, S.M. (2024). Development of Gender Non-Contentedness During Adolescence and Early Adulthood. Arch Sex Behav. https://doi. 10.1007/s10508-024-02817-5. Online ahead of print

Reckwitz, A., (2021). Die Gesellschaft der Singularitäten. Zum Strukturwandel der Moderne (5. Aufl.). Suhrkamp, Berlin.

Reed, S., Guyatt, G. (2023). What is grade? [BMJ Best Practice]. https://bestpractice.bmj.com/info/toolkit/learn-ebm/what-is-grade/ abgerufen am 21.02.2024

Redmount, R.S. (1953). A case of female transvestite with marital and criminal complications. J Clin Exer Psychol, 6, 95.

Reisner, S.L., Vetters, R., Leclers, M. et al. (2014). Mental Health of Transgender Youth in Care at an Adolescent Urban Community Health Center: A Matched Retrospective Cohort Study. J Adolesc Health, 56(3), 274–279.

Respaut, R., Terhune, C. (2022). Putting numbers on the rise in children seeking gender care. https://www.reuters.com/investigates/special-report/usa-transyouth-data/

Riedl, S. (2020). Hormonelle Behandlung von Jugendlichen mit Transidentität. J Klin Endokrinol Stoffw, 13, 16–23.

Roberts, C.M., Klein, D.A., Adirim, T.A. et al. (2022). Continuation of gender-affirming hormones among transgender adolescents and adults. J Clin Endocrinol Metab, 107 (9), e3937–e3943. https://doi.10.1210/clinem/dgac251

Rodríguez, M.F., Mora, P.G., Sánchez, E.M. et al. (2017). Caracteristicas de los menores de edad con disforia de género que acuden a la universidad de tratamiento de identidad de género. Rev Esp Salud Publica, 91(1): e1–e9.

Römhild, R. (2007): Fremdzuschreibungen – Selbstpositionierungen. Die Praxis der Ethnisierung im Alltag der Einwanderungsgesellschaft. In: Schmidt-Lauber, B. (Hrsg.): Ethnizität und Migration. Berlin: Reimer, S. 157–177.

Romer, G., Möller, B. (2020). Geschlechtsinkongruenz und Geschlechtsdysphorie im Jugendalter. Aktuelle Paradigmenwechsel und Herausforderungen für die psychotherapeutische Praxis. Ärztliche Psychotherapie 15 (2), 87–94. https://doi 10.21706/aep-15-2-87

Romer, G., Möller-Kallista, B. (2021). Geschlechtsidentität, Geschlechtsinkongruenz und Geschlechtsdysphorie im Kindes- und Jugendalter. In: Fegert, J., Resch, F., Plener,

P. et al. (Hrsg.), Psychiatrie und Psychotherapie des Kindes- und Jugendalters. Springer, Berlin/Heidelberg.

Romer, G., Lempp, T. (2022). Geschlechtsinkongruenz im Kindes- und Jugendalter. Ethische Maßgaben und aktuelle Behandlungsempfehlungen. Nervenheilkunde 41, 309–317.

Rosenthal, S.M. (2021). Challenges in the care of transgender and gender-diverse youth: An endocrinologist's view. Nature Reviews Endocrinology, 17(10), 581–591. https://doi.10.1038/s41574-021-00535-9

Roughgarden, J. (2004): Evolutions Rainbow. Diversity, Gender, and Sexuality. UoC Press

Ruuska, S.M., Tuisku, K., Holttinen, T., Kaltiala, R. (2024). All-cause and suicide mortalities among adolescents and young adults who contacted specialised gender identity services in Finland in 1996–2019: a register study. BMJ Mental Health. https://doi.org/10.1136/bmjment-2023-300940

Sanchez, J.J., Vilain, E. (2011). Genes and brain sex differences. Prog Brain Res, 186, 65–76.

Schagen, S.E., Wouters, F.M., Cohen-Kettenism P.T., et al. (2020) Bone development in transgender adolescents treated with GnRH analogues and subsequent gender-affirming hormones. Journal of Clinical Endocrinology and Metabolism, 105, e4252–e4263. https://doi.10.1210/clinem/dgaa604

Scharmanski, S., Hessling, A. (2021). Jugendsexualität 9. Welle. BzgA-Faktenblätter Köln: Bundeszentrale für gesundheitliche Aufklärung.

Scheu, R. (2019). Liebe Sprachbenutzerinnen und Sprachbenutzer: Wie halten Sie es mit der Sexualisierung der Sprache von oben? In: NZZ.ch. 4. Oktober 2019, Zugriff am 17. Februar 2021.

Schilder, P. (1935). The image and appearance of the human body. Studies in the constructive energies of the psyche. Kegan Paul, London.

Schienkiewitz, A., Damerow, S., Schaffrath Rosario, A., Kurth, B.M. (2019). Body-Mass-Index von Kindern und Jugendlichen: Prävalenzen und Verteilung unter Berücksichtigung von Untergewicht und extremer Adipositas. Bundesgesundheitsblatt. https://doi.10.1007/s00103-019-03015-8

Schneider, M.A., Spritzer, P.M., Soll, B.M.B. et al. (2017). Brain maturation, cognition and voice pattern in a gender dysphoria case under pubertal suppression. Frontiers in Human Neuroscience, 11, 528. https://doi.10.3389/fnhum.2017.00528. eCollection 2017. PMID: 29184488

Schwartz, D. (2021). Clinical and ethical considerations in the treatment of gender dysphoric children and adolescents: When doing less is helping more. Journal of Infant, Child, and Adolescent Psychotherapy, 20(4), 439–449. https://doi.10.1080/15289168.2021.1997344

Schwartz-Mette, R.A., Rose, A.J. (2012). Co-rumination mediates contagion of internalizing symptoms within youths' friendships. Developmental Psychology 48, 1355–1365.

Schwarzer, A. (1975). Der kleine Unterschied und seine großen Folgen. Protokolle und Essay. Fischer, Frankfurt. Überarbeitete Neuauflage 2002, Fischer. Kiepenheuer & Witsch, Köln.

Schwarzer, A. (2002). Die Gotteskrieger - und die falsche Toleranz. Kiepenheuer & Witsch, Köln.

Schwarzer, A. (2010). Die große Verschleierung - für Integration, gegen Islamismus. EMMA/KiWi-Buch, Köln.

Schwarzer, A. Louis, C. (2022). Transsexualität. Was ist eine Frau? Was ist ein Mann? - Eine Streitschrift. Kiwi-Taschenbuch, Köln.

Seiffge-Krenke, I. (2018). Bisexuelles. Schwanken und homoerotische Bestrebungen bei Mädchen. Kinder- und Jugendlichen-Psychotherapie, 178, 291–312.

Shorter, E. (1992). From paralysis to fatigue. A history of psychosomatic illness in the modern era. New York, NY: The Free Press.

Shrier, A. (2020). Irreversible damage: The transgender craze seducing our daughters. Regnery Publishing.10.1037/a0027484.

Siegel, S., Korte, A. (2024). Geschlechterdifferenzen in der Gesundheitsversorgung trans-, „cis"- und inter-geschlechtlicher Menschen. Zeitschrift für Medizinische Ethik, 70, 214–229.

Sievert, E. D., Schweizer, K., Barkmann, C. et al. (2021). Not social transition status, but peer relations and family functioning predict psychological functioning in a German clinical sample of children with Gender Dysphoria. Clinical Child Psychology and Psychiatry, 26(1), 79–95. https://doi.org/10.1177/1359104520964530

Sigusch, V. (1996). Die Zerstreuung des Eros. Über die „neosexuelle Revolution". Der Spiegel, 50(23), 126–130.

Sigusch, V. (1998a). Die neosexuelle Revolution. Über gesellschaftliche Transformationen der Sexualität in den letzten Jahrzehnten. Psyche, 52, 1192–1234.

Sigusch, V. (1998b). The neosexual revolution. Arch Sex Behav, 27, 331–359.

Sigusch, V. (2001). Lean sexuality. Sexuality & Culture, 5, 23–56.

Sigusch, V. (2005). Neosexualitäten. Über den kulturellen Wandel von Liebe und Perversion. Frankfurt a.M.: Campus-Verlag.

Sigusch, V. (2009). Von der politischen Pornographie zur Kopulation von Klischees. Pro familia magazin, 1, 4–5.

Sigusch, V. (2013). Sexualitäten. Eine kritische Theorie in 99 Fragmenten. Frankfurt a.M.: Campus-Verlag.

Simonsen, R.K., Giraldi, A., Kristensen, E. et al. (2016). Longterm follow-up of individuals undergoing sex reassignment surgery: Psychiatric morbidity and mortality. Nord J Psychiatry 70 (4), 241–247. https://doi: 10.3109/08039488.2015.1081405

Singh, D. (2012). A Follow-Up Study of Boys with Gender Identity Disorder. Doctoral Thesis. Department of Human Development and Applied Psychology, Ontario Institute for Studies in Education.

Singh, D., Bradley, S.J, Zucker, K.J. (2021). A follow-up study of boys with gender identity disorder. Frontiers in Psychiatry, 12, 632784. https://doi.10.3389/fpsyt.2021.632784

Sinyor, M., Schaffer, A., Heisel, M. J. et al. (2018). Media Guidelines for Reporting on Suicide: 2017 Update of the Canadian Psychiatric Association Policy Paper. The Canadian Journal of Psychiatry, 63(3), 182–196. https://doi.org/10.1177/0706743717753147

Slijper, P.M., Frets, P.G., Boehmer, A.L. et al. (2000). Andogen insensivity syndrome: Emotional reactions of parents and adult patients tot he clinical diagnosis of AIS and ist confirmation by androgen receptor gene mutation analysis. Horm Res, 53:9–15.

Smith, Y.L., van Goozen, S.H., Kuiper, A.J. et al. (2005). Transsexual subtypes: clinical and theoretical significance. Psychiatry Res, 137: 151–160.

Socialstyrelsen (2015). Care of children and adolescents with gender dysphoria: Summary (PDF). The National Board of Health and Welfare (Socialstyrelsen). https://www.socialstyrelsen.se/globalassets/sharepoint-dokument/artikelkatalog/kunskapsstod/2022-3-7799.pdf

Sohn, M., Schlosshauer, T., Rieger, U. (2021). Operative Angleichung des Geschlechts. In: Beier, K.M., Bosinski, H.A.G., Loewit, K. (Hrsg.) Sexualmedizin – Grundlagen und Praxis. München: Elsevier (3. überarb. Auflage), S. 419–428.

Sorbara, J.C., Chiniara, L.N., Thompson, S., Palmert, M.R. (2020). Mental Health and Timing of Gender-Affirming Care. Pediatrics, 146(4), e20193600.

Staphorsius, A.S., Kreukels, B.P., Cohen-Kettenis, P.T. et al. (2015). Puberty suppression and executive functioning: An fMRI-study in adolescents with gender dysphoria. Psychoneuroendocrinology, 56, 190–199. https://doi. 10.1016/j.psyneuen.2015.03.007. Epub 2015 Mar 11. PMID: 25837854

Steensma, T.D., Biemond R, de Boer F, Cohen-Kettenis, P.T. (2011a). Desisting and persisting gender dysphoria after childhood: A qualitive follow-up study. Clin Child Psychol Psychiatry, 16 (4), 499–516.

Steensma, T.D., Cohen-Kettenis, P.T. (2011b). Gender Transitioning before Puberty? Arch Sex Behav, 40, 649–650.

Steensma, T.D., Cohen-Kettenis, P.T. (2012). Dutch Approach to Gender Dysphoria in Children and Adolescents. Journal of Homosexuality, 59, 301–320.

Steensma, T.D., Cohen-Kettenis, P.T., Zucker, K.J. (2018). Evidence for a change in the sex ratio of children referred for gender dysphoria: Data from the Center of Expertise on Gender Dysphoria in Amsterdam (1988–2016) [Letter tot he Editor]. Journal of Sex & Marital Therapy, 44(7), 713–715.

Steensma, T.D., McGuire, J.K., Kreukels, B.P.C. et al. (2013). Factors associated with desistence and persistence of childhood gender dysphoria: A quantitative follow-up study. J Am Acad Child Adolesc Psychiatry 52 (6), 582–590.

Steensma, T.D., van der Ende, J., Verhulst, F.C., Cohen-Kettenis, P.T. (2013). Gender variance in childhood and sexual orientation in adulthood: A prospective study. J Sex Med, 10(11), 2723–2733. https://doi.10.1111/j.1743-6109.2012.02701.x

Stekel, W. (1920). Fragment der Analyse einer Transvestitin. In: Die Gefühlskälte der Frau. Berlin/Wien: Urban & Schwarzenberg.

Stern, D. (1999). Die Lebenserfahrung des Säuglings. 5. deutschsprachige Auflage. Klett-Cotta, Stuttgart.

Stock, K. (2021). Material Girls: Why Reality Matters for Feminism. Fleet Press. ISBN-10: 0349726620

Stoffers, I.E., de Vries, M.C., Hannema, S.E. (2019). Physical changes, laboratory parameters, and bone mineral density during testosterone treatment in adolescents with gender dysphoria. Journal of Sexual Medicine, 16, 1459–1468. https://doi.org/10.1016/j.jsxm.2019.06.014

Stolk, T. H. R., Asseler, J. D., Huirne, J. A. F. et al. (2023). Desire for children and fertility preservation in transgender and gender-diverse people: A systematic review. Best Practice & Research Clinical Obstetrics & Gynaecology, 87, 102312. https://doi.org/10.1016/j.bpobgyn.2023.102312

Stoller R. (1968). Sex and Gender: On the Development of Masculinity and Femininity. New York City: Science House.

Stoller R. (1968). The transsexual boy: mother's feminized phallusy. Br J Med Psychol 43. https://doi.10.1111/j.2044-8341.1970.tb02110.x

Strang, J.F., Meagher, H., Kenworthy, L. et al. (2018). Initial clinical guidelines for co-occurring autism spectrum disorder and gender dysphoria or incongruence in adolescents. Journal of Clinical Child and Adolescent Psychology, 47(1), 105–115. https://doi.10.1080/15374416.2016.1228462

Surace, T., Fusar-Poli, L., Vozza, L. et al. (2020). Lifetime prevalence of suicidal ideation and suicidal behaviors in gender non-conforming youths: A meta-analysis. European Child & Adolescent Psychiatry. https://doi.org/10/gg3t7p

Tang, A., Hojilla, J.C., Jackson, J.E. et al. (2022). Gender-Affirming Mastectomie. Trends and Surgical Outcomes in Adolescents. Ann Plast Surg, 88 (4 Suppl.), 325–31.

Tangpricha, V., den Heijer, M. (2017). Oestrogen and anti-androgen therapy for transgender women. The Lancet. Diabetes & Endocrinology, 5(4), 291–300. https://doi.org/10.1016/S2213-8587(16)30319-9

Taylor, J., Hall, R., Heathcote, C. et al. (2024a). Clinical guidelines for children and adolescents experiencing gender dysphoria or incongruence: a systematic review of guideline quality (part 1). Archives of Disease in Childhood, Published Online First: April 2024. https://doi.org/10.1136/archdischild-2023-326499

Taylor, J., Hall, R., Heathcote, C. et al. (2024b). Clinical guidelines for children and adolescents experiencing gender dysphoria or incongruence: a systematic review of recommendations (part 2). Archives of Disease in Childhood, Published Online First: April 2024. https://doi.org/10.1136/archdischild-2023-326500

Taylor, J., Hall, R., Langton, T. et al. (2024c). Characteristics of children and adolescents referred to specialist gender services: a systematic review. Archives of Disease in Childhood, Published Online First: April 2024. https://doi.org/10.1136/archdischild-2023-326681

Taylor, J., Hall, R., Langton, T. (2024d). Care pathways of children and adolescents referred to specialist gender services: a systematic review. Archives of Disease in Childhood, Published Online First: April 2024. https://doi.org/10.1136/archdischild-2023-326760

Taylor, J., Mitchell, A., Hall, R. wt al. (2024e). Interventions to suppress puberty in adolescents experiencing gender dysphoria or incongruence: a systematic review. Archives of Disease in Childhood, Published Online First: April 2024. https://doi.org/10.1136/archdischild-2023-326669

Taylor, J., Mitchell, A., Hall, R. et al. (2024f). Masculinising and feminising hormone interventions for adolescents with gender dysphoria or incongruence: a systematic review. Archives of Disease in Childhood, Published Online First: April 2024. https://doi.org/10.1136/ archdischild-2023-326670

Thompson, L., Sarovic, D., Wilson, P. et al. (2023). A PRISMA systematic review of adolescent gender dysphoria literature: 3) Treatment. PLOS Global Public Health, 3, e0001478. https://doi.org/10.1371/journal.pgph.0 001478

Thompson, L., Sarovic, D., Wilson, P. et al. (2022). A PRISMA systematic review of adolescent gender dysphoria literature: 1) Epidemiology. PLOS Glob Public Health 2 (3). https://doi.org/10.1371/journal.pgph.0000245

Thornton, P., Silverman, L. A., Geffner, M. E. et al. (2014). Review of outcomes after cessation of gonadotropin-releasing hormone agonist treatment of girls with precocious puberty. Pediatric Endocrinology Reviews, 11, 306–317.

Thornton, P., Zehr, J.L., Loose, M.D. (2009). Effects of prenatal androgens on rhesus monkeys: a model system to explore the organizational hypothesis in primates. Horm Behav, 55, 633–645.

Thrower, E., Bretherton, I., Pang, K.C., et al. (2020). Prevalence of autism spectrum disorder and attention-deficit hyperactivity disorder amongst individuals with gender dysphoria: A systematic review. Journal of Autism and Developmental Disorders, 50(3), 695–706. https://doi. 10.1007/s10803-019-04298-1

Thyen, U., Lanz, K., Holterhus, P., Hiort, O. (2006). Epidemiology and Initial Management of Ambiguous Genitalia at Birth in Germany. Horm Res, 66:195–203. https://doi. 10.1159/000094782

Togun, A., Sankar, A., Karaca-Mandic, P. (2022). FDA safety warnings and trends in testosterone marketing to physicians. Am J Manag Care, 28: e78–79.

Türcke, C. (2021). Natur und Gender. Kritik eines Machbarkeitswahns. C. H. Beck, München

Türcke, C. (2022). Der Feldzug gegen die Binarität. Zum Identitätsgefühl im digitalen Zeitalter. In Jean-Pierre Wils (Hrsg.), Scheidewege. Schriften für Skepsis und Kritik. Neue Edition, Band 52, Stuttgart: Hirzel.

Treibel, A. (2000). Geschlecht als soziale Konstruktion: Ethnomethodologie und Feminismus. In: Treibel, A. [Hrsg.]. Einführung in soziologische Theorien der Gegenwart. Wiesbaden: VS Verlag für Sozialwissenschaften, S. 133–153

Trutkowski, E. (2020). Vom Gendern zu politischen Rändern. In: NZZ.de, 22. Juli 2020. https://www.nzz.ch/feuilleton/gendergerechte-sprache-die-diskussion-ist-politisch-vergiftet-ld.1567211 – Zugriff am 3. April 2024.

Tschuschke, V. & Hopf, H. (2021). Emotionen und Affekte bei Kindern und Jugendlichen. Ihre Bedeutung für Entwicklung, Psychodynamik und Therapie. Stuttgart: Kohlhammer.

Twist, J., de Graaf, N.M., 2019. Gender diversity and non-binary presentations in young people attending the United Kingdom's National Gender Identity Development Service. Clin Child Psychol Psychiatr 24 (2), 277–290. https://doi. 10.1177/1359104518804311

Ujike, H., Otani, K., Nataksuka, M. et al. (2009). Association Study of Gender Identity Disorder on Sex-Hormone-Related Genes. Progresses in Neuro-Psychopharmacology & Biological Psychichiatry, 33, 1241–1244.

Van Anders, S.M., Hampson, E. (2005). Testing the prenatal androgen hypothesis: measuring digit ratios, sexual orientation, and spatial abilities in adults. Horm Behav, 47, 92–98.

Van Caenegem, E., Wiereck, K., Elaut, E., et al. (2015). Prevalence of gender nonconformity in Flanders Belgium. Arch Sex behave, 44: 1281–1287.

Van Cauwenberg, G., Dhondt, K., Motmans, J. (2021). Ten years of experience in counseling gender diverse youth in Flanders, Belgium. A clinical overview. International Journal of Impotence Research, 33(7), 671–678. https:// doi.org/10.1038/s41443-021-00441-8

Van de Beek, C., van Goozen, S.H., Buitelaar, J.K., Cohen-Kettenis, P.T. (2009). Prenatal Sex Hormones (Maternal and Amniotic Fluid) and Gender-Related Play Behavior in 13-month-old Infants. Arch Sex Behav, 38 (1), 6–15.

Vandenbussche, E. (2022). Detransition-related needs and support: A cross-sectional online survey. J Homosex 69 (9), 1602–1620.

Van der Loos, M.A., Klink, D.T., Hannema, S.E. et al. (2023). Children and adolescents in the Amsterdam Cohort of Gender Dysphoria: Trends in diagnostic- and treatment trajectories during the first 20 years of the Dutch Protocol. Journal of Sexual Medicine, 20 (3), 398–409. https://doi.org/10.1093/jsxmed/qdac029

Van der Miesen, A.I., de Vries, A.L., Steensma, T.D., Hartman, C.A. (2018). Autistic symptoms in children and adolescents with gender dysphoria. Journal of Autism and Developmental Disorders, 48(5), 1537–1548. psyh. https://doi.org/10/gdcw8v

Van der Miesen, A.I., Hurley, H., De Vries, A.L. (2016). Gender Dysphoria and autism spectrum disorder: a narrative review. Int Rev Psychiatry, 28(1), 70–80.

Van der Sluis WB, de Nie I, Steensma TD, et al. (2021). Surgical and demographic trends in genital gender-affirming surgery in transgender women: 40 years of experience in Amsterdam. British Journal of Surgery, 109, 8–11. https://doi.10.1093/bjs/znab2013

Vlot, M.C., Klink, D.T., den Heijer, M., et al. (2017). Effect of pubertal suppression and cross-sex hormone therapy on bone turnover markers and bone mineral apparent density (BMAD) in transgender adolescents. Bone; 95: 11–19.

Voß, H.J. (2019a): Auch biologisches Geschlecht wird mittlerweile prozesshaft und individuell gedacht. In: Spahn, Annika; Wedl, Juliette (Hg.): Schule lehrt/lernt Vielfalt: Praxisorientiertes Basiswissen und Tipps für Homo-, Bi-, Trans- und Inter*freundlichkeit in der Schule. Reinhausen/Gleichen: Edition Waldschlösschen Materialien. S. 176–178

Voß, H.J. (2019b): Kommentar zu „Wie viele Geschlechter gibt es und kann man sie wechseln?" aus biologischer Perspektive. Zeitschrift für Sexualforschung, 32, S. 153–156.

Vrouenraets, L. J., Fredriks, A. M., Hannema, S. E., Cohen-Kettenis, P. T., & de Vries, M. C. (2015). Early Medical Treatment of Children and Adolescents With Gender Dysphoria: An Empirical Ethical Study. The Journal of adolescent health: official publication of the Society for Adolescent Medicine, 57(4), 367–373. https://doi.org/10.1016/j. jadohealth.2015.04.004

Wagenknecht, S. (2021). Die Selbstgerechten. Mein Gegenprogramm – für Gemeinsinn und Zusammenhalt. Campus, Frankfurt am Main, ISBN 978-3-593-51390-4

Wallien, M.S., Cohen-Kettenis, P.T. (2008). Psychosexuell Outcome of Gender-Dysphoric children. J Am Acad Child Adolesc Psychiatry 47 (12), 1413–1423.

Wang, A.M.Q., Tsang, V., Mankowski, P., et al. (2022). Outcomes following gender affirming phalloplasty: a systemetic review and meta-analysis. Sex Med. Rev, 10, 499–512.

Warrier, V., Greenberg, D.M., Weir, E. et al. (2020). Elevated rates of autism, other neurodevelopmantal an psychiatric diagnoses, and autistic traits in transgender and gender-diverse individuals. Nature Communications, 11(1), 3959, https://doi.org/10.1038/s41467-020-17794-1.

Watters, E. (2016). Crazy like us. Wie Amerika den Rest der Welt verrückt macht. dgvt Verlag, Tübingen.

Weill, A., Nguyen, P., Labidi, M., Cadier, B., et al. (2021). Use of high dose cyproterone acetate and risk of intracranial meningioma in women: Cohort study. BMJ, 372. https://doi.org/10.1136/bmj.n37

Wiepjes, C.M., Blok, C.J., Staphorsius, A.S., et al. (2020). Fracture risk in trans women and trans men using long-term gender-affirming hormonal treatment: A nationwide cohort study. Journal of Bone and Mineral Research, 35: 64–70.

Wiepjes, C. M., Nota, N. M., de Blok, C. J. M. et al. (2018). The Amsterdam Cohort of Gender Dysphoria Study (1972–2015): Trends in Prevalence, Treatment, and Regrets. J Sex Med, 15 (4), 582–590

Wienke, A. (2008). Rechtsfragen der wunscherfüllenden Medizin: Einbecker Empfehlungen der DGMR. GMS Mitt AWMF, 5, Doc26.

Wisniewski, A.B., Migeon, C.J., Meyer-Bahlburg, H.F.L. et al. (2000). Complete androgen insensitivity syndrome: Long-term medical, surgical, and psychosexual outcome. J Clin Endocrinol Metab, 85, 2664– 2669.

Wisniewski, A.B., Migeon, J. (2002). Long-term perspectives for 46, XY patients affected by complete androgen insensitivity syndrome or congenital micropenis. Semin Reprod Med, 20: 297–304.

Wissenschaftliche Dienste des Deutschen Bundestages (2023). Sachstand – Gesetzliche Verbote von Pubertätsblockern im Ausland. WD 9 – 3000 – 064/23. Stand 18.10.2023. Fachbereich: WD 9: Gesundheit, Familie, Senioren, Frauen und Jugend

Witte, S. (2014). Vom Wandel der Unschuld. Sexualität und Postnazismus. Extrablatt, 9, 8–15.

Wojniusz S, Vögele C, Ropstad E, et al. (2011). Prepubertal gonadotropin-releasing hormone analog leads to exaggerated behavioral and emotional sex differences in sheep. Horm Behav, 59(1), 22–27. https://doi.org/10.1016/j.yhbeh.2010.09.010.

Wojniusz S, Callens N, Sütterlin S, et al. (2016). Cognitive, emotional, and psychosocial functioning of girls treated with pharmacological puberty blockage for idiopathic central precocious puberty. Frontiers in Psychology, 7: 1053.

Wood, H., Sasaki, S., Bradley, S.J. et al. (2013). Patterns of referral to a gender identity service for Children and adolescents (1976–2011): age, sex ratio, and sexual orientation. J Sex Marital Ther, 39(1), 1–6.

Zepf, D. F., König, L., Kaiser, A., Ligges, C., Ligges, M., Roessner, V., Banaschewski, T., Holmann, M. 2024. Beyond NICE: Aktualisierte systematische Übersicht zur Evidenzlage der Pubertätsblockade und Hormongabe bei Minderjährigen mit Geschlechtsdysphorie. Zeitschrift für Kinder- und Jugendpsychiatrie und Psychotherapie (2024), 1–21. https://doi.org/10.1024/1422-4917/a000972

Zhang, T.R., Harel, D., Rivera, A. et al. (2024). Incidence, complications, and long-term outcomes of gender-affirming phalloplasty: analysis of a large statewide population-based dataset. Urology, 185, 27–33. https://doi. 10.1016/j.urology.2023.10.044.

Zhang, Q., Rechler, W., Bradlyn, A. et al. (2021). Changes in size and demographic composition of transgender and gender non-binary population receiving care at integrated health systems. Endocrine Practice 27, 390–395. https://doi.org/10.1016/j.eprac.2020.11.016

Zhou, J.N., Hofman, M.A., Gooren, L.J. et al. (1995). A sex difference in the human brain and its relation to transsexuality. Nature, 378, 68–70.

Zucker, K.J. (2005). Gender Identity Disorders in Children and Adolescents. Annu Rev Clin Psychol 1: 467–92

Zucker, K.J. (2017). Epidemiology of gender-dysphoria and transgender identity. Sexual Health, 2017; 14, 404–411.

Zucker, K.J. (2019). Adolescents with gender dysphoria: Reflections on some contemporary clinical and research issues. Archives of Sexual Behavior, 48(7): 1983–1992.

Zucker, K.J., Aitken, M. (2019). Sex ratio of transgender adolescents: A metaanalysis. In: 3rd biennal EPATH Conference Inside Matters. On Law, Ethics and Relegion, S. 48

Sachwortverzeichnis

A

B

C

D

E

F

G

H

I

K

L

M

N

O

P

Q

R

S

T

V

W

Z